道教と医学 論文集 第二巻

附・日本医史学会総会抄録集
チャクラ・丹田・奇経八脈と禅

吉元 昭治

たにぐち書店

目次（道教と医学 論文集 第二巻）

道教と医学 論文集（その一）

道教と医学 論文集（その二）

道教と医学　論文集（その一）

■評論／東洋医学史の再検討

一、中国伝統医学と道教（1）

吉元医院院長
順天堂大学産婦人科講師
吉元昭治

はじめに

道教と中国伝統医学とがどう結びついているのか、どう影響し合っているのか。その流れと、現在の姿はどうなっているのか等々について、ごく簡単に、また平易に主だったところを述べてみたいと思います。もちろん、この二つのどちらも大きな広い内容ですし、道教の専門家とはいえない浅学非才な私には十分意をつくせないところもありましょうが、この問題に触れた研究はまだ我が国ではありませんので、あえて書いてみたいと思ったわけです。

本誌を発行している自然社では昭和五一年一月、『仙学』を発行し、大正大学の吉岡義豊教授が平易に道教について連載解説されました。惜しいことに吉岡先生は昭和五四年の夏に急逝されたので、『抱朴子』研究の第一人者、関西学院大の村上嘉実教授があとを引き継がれました。

私が、道教に関心を抱いて教えを乞うたのが、この故吉岡教授でした。先生は、医者で道教に興味を持ったのがいることを喜んで下さったのか、または珍しく思われたのか、それこそ参考書の名前から教えて下さり、研究会などにもお呼び下さいました。また、日本を代表する多くのこの方面の研究者にも御紹介いただきました。医学関係の学会の雰囲気しか知らない私にとり、それは新鮮で刺激的なものでした。

なお筑波大酒井忠夫教授、東海大宮川尚志教授、早稲田大福井文雅教授、関西学院大村上嘉実教授、東洋大山田利明講師らの諸先生にも御教示賜りましたことを、連載にあたって初めに感謝申し上げます。

今日、このいわれ深い自然社発行の『東洋医学』に、小論を載せる機会を得たのも、深い感慨があります。

現在、「気功」が我が国でも多くの人々の関心を呼びつつあり

ます。「気功」といっても、その内容と実際は多岐にわたっていますが、ルーツを辿れば導引といわれるもので、これは道教における一つの大きな修練法でもあったわけです。

　私がなぜ道教というものに興味を抱いたか、それを述べますと読者のみなさんも納得されるものがあろうかと思いますので、若干それに触れさせてもらいます。

　従来我が国では、漢方の原典、バイブル的なものは『傷寒論』であり、鍼灸方面では『素問・霊枢』といわれてきました。

　私も『素問』をひもといて（いわゆる林億注素問、または新校正本、あるいは重広補注黄帝内経素問、といわれる今日みることができる素問）、まずその初篇である上古天真論の初めに、「昔黄帝生而神霊……登天」とあり、その注釈として黄帝が鼎湖というところで、白日昇天したと書いてあるのをみてまず驚きました。それまで私の貧しい知識では、道教とは中国の土俗信仰で、セックスを無上のように考えているいかがわしいものだという先入観があったのです。

　一方で、白日昇天とは仙人が道を得て天に登っていくこと、この仙人とは道教の究極の姿であるというくらいの思いはあったわけです。さらにこの『素問』を読んでゆくと、はたしてこの書は鍼灸だけのものであろうかと疑問が涌いてきました。それ以外に、『素問』は何か訴えているものが、主張しているものがあるのではないかと考え始めたわけです。例えば、陰陽に順《したが》い自然な生き方をするとか、飲食、日常生活、気候、その他いろいろな養生に関することがらが記されています。そこで先人、先輩の『素問』に関する書をあさったのですが、どうもはっきりそれに答えてくれるものがありません。

　ここまでの短かい部分でも、仙人つまり神仙説と養生説とは、道教の二つの大きな基礎であることに注目していただきたいと思います。

　さらにその後、『道蔵』（正式には正統道蔵といわれるもので、中国明代正統年間に集大成された一切経、道教教典集、仏教の大蔵経に相当する）をみて驚いたのは、この中に『黄帝内経素問』、『霊枢』さらに『八十一難経』、さらには『備急千金要方』（孫思邈）などがおさめられていたことです。経典集の中に純然たる『素問』という医学書（……と今まで思われていた）があるということは、どういう解釈をしたらよいのだろうかとまず迷ったのが正直なところです。

　これは中国医学と道教の関係を考えるうえに、大変重要な鍵を与えてくれるものでした。道蔵つまり道教教典を読んでいた道士、すなわち道教徒は、これら医学書をも読んだだけではなく、実際に、医療にたずさわっていたに相違ないと考えてよいのではないでしょうか。

　我が国でも中世紀は僧医、近世になると儒医などといわれる医師がいましたし、西洋社会でも僧侶＝医師であった時代があった

わけです。今日、病院を意味するホスピタルの語源は、参拝者や巡礼者の宿泊所を指す言葉から来ているのをみても、宗教と医療との関係がわかるというものです。

また更に時代をさかのぼれば、宗教の開祖者はその伝道に医学の力（たとえ、マジック的要素があったとしても）を大いに利用しました。お釈迦様として知られるシャカムニ、キリスト、マホメットなどの事蹟をみると、このような奇蹟的に人々の病いを救った話が数多く残されていますし、その後継者達も、各地にちらばって医療活動にはげみながら信者を増やし、今日のグローバルな宗教にと成長していったのです。すなわち、医学と宗教は共通な土台があったといってよいでしょう。「生死」の問題は「医学」と「宗教」にかかわっていたのです。

道教についても全くこの点は同じでした。東漢時代も中頃を過ぎますと世の中は戦乱にあけくれ、飢餓に苦しみ、人々の生活はそれは悲惨なものでした。人々はこのような時に、メシヤの助けを願い、ユートピア社会を夢見るわけです。こうした中からいわゆる五斗米道や太平道の農民一揆が起こり、大きな勢力を持つようになりました。

これらのうち、太平道では、符水を飲ませたり、「九節の杖」をもってする睨術的な治療をして、多くの人々の病気を治し、帰依させたそうです。今日伝っている『太平経』はこれらの姿を伝えています。

一方の五斗米道では、三官手書といって、自分の過ちを三通かかせ、山上、地中、水中に納め、それぞれの神々に捧げて祈ったり、静かな室で瞑想させ、これまた大いに治療効果があったということです。信者は、『老子道徳経』（今日我々のいう、『老子』）をバイブルとしていたともいいます。この五斗米道の開祖は張陵といい、前の太平道が鎮圧されて消滅したのに対し、天師教、さらに正一教と名前を変えて延々現在まで生き残りました。こうして道教の大きな流派となり、中国南部、台湾、東南アジアの道教の主流になっています。

このような太平道、五斗米道をもって道教のもとはほぼ確立したとみる見方が、多くの研究者達によって証明されています（原始道教）。道教という宗教と見なされるのは五世紀以後になります。

中国における宗教

中国における宗教をみますと、御承知のように、この道教、孔子を始祖とする儒教、さらに仏教があり、これを三教といっています。この三教は歴史的に現在では混合してしまって正統的なもの以外ではどれがどれと分離することさえ難しい状態ですが、これについては後に述べます。

このうち、言うまでもなく仏教は外来宗教ですし、儒教は果たして宗教といってよいのか、これを疑問視するむきもあります。

儒教の教とは教育の教だという人もあります。こうなると道教こそが、中国固有の宗教といえなくはありません。それは昔より今まで、中国の人々の心の奥底より支持され、日常生活のなかに融けこんでいるもので、さらには、我が国の伝統的風習、習慣、民俗まで大きな影響を及ぼしているのです。

よく、中国人は表では儒教、裏にまわれば道教信者だと言われます。また、「貴方は何教の信者ですか?」と聞くと、ほとんど「仏教です」と答えるそうです。しかし中身は「道教」的な要素が多分にというより、大いにあり、それを意識させないほど日常生活が道教的なヴェールに包まれているのです。

私も台湾で、一方が孔子を祀る「孔子廟」、道を隔てて、道教の医神である保生大帝を祀る「保安宮」の両者に行ったことがありますが、「孔子廟」は、お参りする人が余りなく子供の遊び場になっていました。反対側の「保安宮」は多くの信者がお参りして焼香の煙が一面にたちこめていました。そこで現地の人に「何故孔子様にお参りしないのか?」と聞いたところ、「孔子様を拝んでも、孔子様はお金儲けの相談にのってくれないから」という返事です。保安宮の方は、病気平癒などを願ったりする人々で混雑しているわけです。中国人の現世利益を願う執念といったものを感じないわけにはいきませんでした。

先に少し触れたとおり、神仙説や養生説などが道教のバックボーンになっていますが、中国人は少なくとも仏教が中国に入ってくるまでは、輪廻思想とか死についてきびしい考えはなかったようで、死より生、現世の喜び、生の快楽、幸福を願いました。長生き、不老の想いはついには永遠の肉体不死観念にまで及び、仙人になって自由に天地を行き来したいという願望になったわけです(神仙説)。

他方、そのためにも体を鍛え、精神を錬り、病気に負けない体、また病気にならないような心懸け、用心、注意も大切なことになってきました(養生説)。

中国の薬物学書である本草書にはよく薬草の効能のなかに軽身作用があるというのが書いてあります。身を軽くして自由に空を飛べるようになりたいという願いがどこか隠されているように私には思えてなりません。身が軽くなるという事は、体をやせさせてしまうというマイナス効果をいっているのではないのです。

ともあれ、この少しでも長生きしたいという思いは、これを願う者を援助し、働きかけるものがなくてはなりません。その一つはその理論背景であり、もう一つはその実際面であります。すなわち前者は道教、後者は医学的な面とも言えます。この両者にまたがり一体となっているのが、「道教医学」というもので、私はこの「道教医学」の存在を声を大にして言いたいのです。

「仏教医学」という言葉があります。これは仏教教典を側面とした印度医学とも言えましょう。これと同じように、「道教医学」も道教教典を側面とした中国医学と言うべき性質を有していま

す。この点は、中国医学と道教を理解するうえで重要なこととおもっています。

よく、「福禄寿」と言いますが、これは中国人の昔からの最高、最大公約数の願いでもあるわけです。家庭では、多くの子供に恵まれ、外では官吏になって出世し、金持ちとなり、長生きをしたいというのです。また、五福（長寿、多子、富貴、無病、出世）、六極（若死、病気、憂い、貧乏、醜さ、体が弱い）という言葉もあるぐらいです。結婚もしないで死んでしまうなどとは不幸中の不幸なので、これらの願いの実現に手をかしたのが、道教医学であると言えるでしょう。

先に、道教医学が道教教典を側面にしているといいましたが、道教教典集である『道蔵』だけでも、いわゆる上海版では五万頁に近く、それにつづく『道蔵輯要』でも一万頁を越し、道教教典のダイジェスト版ともいえる『雲笈七籤』でも千七百頁になんなんとしています。さらに、その他の道教に関する経典類、注釈や道教についての研究論文、およびこれらの周辺的書籍などを総合すると、天文学的な数字というのは少し大げさですが、膨大なものになります。この中から医学的事項を抽出、整理、分類をしなくてはならないのです。現在この作業を行いつつあり、内容的に大きな仕事で「しんどい」と言っては申し訳ないのですが、地味で根気のいることで、誰かがいつかはやらなくてはならないものであると思って頑張っている次第です。読者の皆様の御支援を切にお願いするところであります。

有名な魯迅は、「人はしばしば、坊主を憎み、尼を憎み、回教徒を憎み、キリスト教徒を憎むが、道士は憎まない。この理窟が分れば中国のことは大半分る」といっていますが、けだし名言と言うべきです。あえて、私は先人のこの言葉をかりて、「中国医学を知るには、道教を理解すべきであり、道教を理解すれば、中国医学のことはよくわかる」と言いたいのです。

今回は、序文的なもので、まとまりもありませんでしたが、次回より道教とは何か、その定義とその流れさらに道教医学の内容等について書かせていただくつもりです。

（つづく）

（東洋医学、十四（五）、一九八六、昭和六十一年）

■評論／東洋医学史の再検討

一、中国伝統医学と道教（2）

吉元医院院長
順天堂大学産婦人科講師
吉元昭治

道教とは

道教の定義は、簡単なようでなかなか万人が納得するクリアーな定義がないのが実情です。つまり、道教の内容はそのおのおのが置かれている立場で異なるし、日本での考え方と西欧の学者とでもこれまた違っているようです。

また道教とは、見方をかえれば中国文化そのものといえるでしょう。宗教としてはもちろん、政治・歴史・文学・美術・哲学・社会・経済といった人文、社会科学、これから問題とする医学、また天文・地理・暦などといった自然科学の方面、更に民俗・風習といったところにも道教は顔を出してきます。したがって、道教を研究するにはこれらを包含した中国そのものを理解し、研究しなくてはなりません。道教の研究では、地の分野でもそうでしょうが、これらに対する広い知識が要求されるのです。前回申しあげた魯迅の言葉が浮かんでくるわけです。

道教の定義で、外国の学者は、老荘思想を中心とする道家と宗教としての道教を一つとして考えますが、我が国では哲学、思想である道家と道教とを分けています。

道教の定義をいう前に、宗教とは、ということになりますが、宗教とは教祖、教堂、教典、教団、教徒などが備わって初めていえることで、更にその後継者、布教といったところまで重要な要素となります。太平道、五斗米道は前回もいいましたが道教の始まり（原始道教という人もいます）といっていいでしょう（道教の確立は五世紀頃）。

ところでその道教の定義ですが、東大教授であった窪徳忠氏の説が一般に理解しやすいと思われますので、紹介したいと思います。

「道教とは、古代の民間信仰を基盤として、神仙説を中心として、

それに道家、陰陽、五行、讖緯、医学、占星などの説や、巫の信仰を加え、仏教の組織や、体裁にならってまとめられた、不老長生を主な目的とする呪術的傾向のつよい現世利益的な自然宗教である。」

このうち、古代の民間信仰は、今日いわゆる甲骨文（殷または商）金文（周代）などから推察することができます。殷では巫といわれる人々が、神々すなわち祖先神、同族の祖先神、山川の神々、天地の神々に神意を尋ね、犠牲を捧げて、その許しを乞い、怒りを鎮めたのです。いわゆるシャーマニズム的でもあり、多神教といってよいでしょう。続く周代の王は、天すなわち上帝の代理、天子というように呼ばれ、天と交感できるとされたのです。天に対する信仰が強かったのですが、今日でいう天文学と無関係ではなく、これがいわゆる「易」にも繋がって行きます。これらのことから、殷王はいわゆる巫で、政治と宗教（信仰）の両面を握っていたのですが、時代とともに王は政治を、巫は信仰面と、職能面で分離し、巫はまた方術に長けていましたから、戦国時代には方士と呼ばれました。この影響を残したのが道士でもあるわけで、道教の中に強くシャーマン的、マジック的な要素が残っているというのはこのためで、そのルーツははるか遠い時代のものです。

神仙説についてはさきにも少し触れましたが、秦の始皇帝は現在の山東半島にやってきて、渤海《ボッカイ》中にあるという蓬莱《ホウライ》、瀛洲《エイシュウ》、方丈《ホウジョウ》の三神仙に不老長生の薬があると方士から聞かされ、船をしたてて取りに行かせるのですが、傍まで行っては風に吹き流されうまくいきませんでした。また徐福（徐市《ジョフツ》）に、童男、童女数千人を船に乗せ、東海の彼方より仙薬を持ち帰るように命じたのですが、遂に彼らは再び帰ってきませんでした。これらの話は、有名な司馬遷の『史記、始皇本記』に書かれています。徐福は一説に日本にやって来たといいます。現に和歌山県新宮市にはその墓があり、またその伝承地もあちこちにあります（『日本神話・伝承の旅』参照）。

また、始皇帝は山東省泰山で「封禅」を行っていますが、これは天子として天に最も近いところ―山―で祭りを行うわけです。山岳信仰として考えてみると、興味があります。といいますのは、道教では仙人になるための修業は人里離れた山深いところですべきだとされ、神仙説は山岳信仰とも結びつけられるのです。

ついで漢の武帝は、黄金の器で飲食したり、仙人掌といって、露を集めて飲むと長生きできると方士らに教えられ実行しました。これらは錬丹術や服餌ということなどに関係がありそうです。

讖緯説とは、讖は予言、緯は経（タテイト）に対するヨコイトといった意味で、儒家の経註ということですが、天文・地理・占星・陰陽五行が説かれ、分野説から革命思想まで含まれているというので弾圧を受けたこともあります。内容的に神仙思想と共通の考えもあるとされています。

巫とは前に少し触れましたが、シャーマン（東北アジア地方に

古くからある民間信仰でマジック的要素が強く、天人相感の考えが濃い）といって、中国では巫とは女子、覡とは男子のそれをいいます。現在でも台湾、東南アジア地方、いわゆる「残された中国」で、童乩《タンキー》などにその姿をとどめています。巫の職能としては降神（神がかり）、解夢（夢判断）、予言、祈雨、占星、呪い（いわゆる消災祈福）、医療（病気は神の怒りで邪をもたらし悪魔のなせるわざとされた）などがあり、『山海経《センガイキョウ》』をみますと、巫人の名が多くでてきますが、これらは巫医のことをいっているとされています。そういえば私たちが日常使っている「医」という字も、毉→醫→医という、移り変わりがあったことは、ご承知だと思います。自然宗教とは自然的に発生した宗教といった意味です。

道教は不老長生を主な目的とする宗教ですから、死より生の追求を行いました。あくまで現世利益の願いをこめたものです。明治大学の下出積與教授は、道教を、①哲学的部門、②倫理的部門、③医学的部門、④方術的部門に分類されました。道教は、この不老長生と現世利益を中心とし、いかに生命を維持するかが重要なことで、これらのうち医学的部門が最重要項目になるのは当然なことです。この部門は更に辟穀、服餌、調息、導引、房中の要素に分けられています。この最大部門である医学部門を、『道蔵』『道蔵輯要』などから抜き取ってしまうと、空気の抜けた風船のようになってしまいます。

道士が医学を兼修したことはこれらの点からも伺えますが、葛洪の『抱朴子』雑篇には、「昔は初めて道士で道を学ぼうとしたもので、医術をともに学ばないものはいなかった。こうして身近にある、さしせまった禍を救ったのである」とあります。また全真教開祖の王重陽が書いた『立教十五論』には、「薬は山川の秀気で草木の精華でもある。これについてよく学べば、人の命を活かすことができる。もし医学をしらないものは、人の身体を傷つけてしまうから、道を学ぶ人はよく医学にも通暁していなくてはならない」と述べています。道教と医学の関係について、昔の偉い人ははっきりと言っていたのです。

ここで、許地山氏の道教の源流についての考え方のパターンを、吉岡先生の『道教の実態』からお借りしてご紹介します（図1）。原始信仰からの流れがわかり、このうち史とあるのは史官のことで、史官とは占星・文書の記録保管、暦の記録を司っていましたが、『左伝』等には祝史・祭史・筮史・巫史ともあり、史とは巫でもあるわけで、道家の源は史であり巫でもあったのです。この黄老道が、秦漢時代には老荘思想となったことは前にも少し触れて置きました。

道教の歴史

次に、道教の歴史について大急ぎで見てみることにしましょう。すでに、道教として存在する以前のことと、太平道や五斗米道をもって道教が始まったことを述べてありますので、それ以後のこ

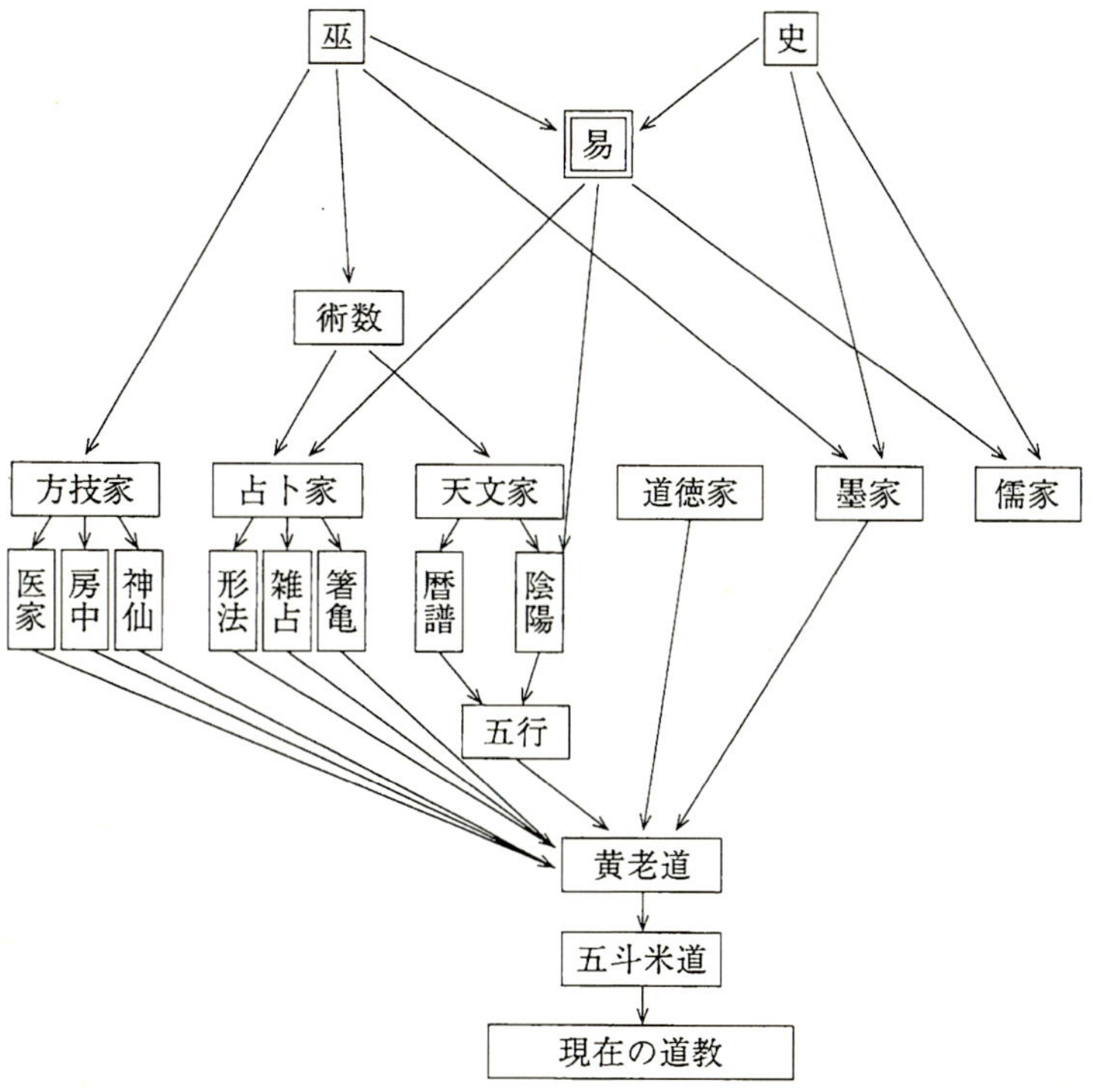

図１　許地山氏「道教源流」

とについて述べたいと思います。

後漢も終りを告げ、劉備玄徳、関羽、張飛、諸葛孔明、孫権、曹操など英雄が活躍した三国時代や次の南北朝時代になると、道教は仏教からの影響刺激と、仏教に対抗する必要から方術的方面を払拭して理論的武装が必要となってきました。

外国の学者のうち、これからの道教を新道教という人もいます。

この理論化に努力した人に魏伯陽と葛洪がいます。魏伯陽は不老長生の目的完遂のため、実際にどうしたらよいかを考え、『周易参同契』を書きました。この書は、その書名からもわかるように、易の思想で、丹薬を煉製すべきだと説き、天地、陰陽、五行の原理で丹を練り不老長生を図ろうとしたものです。一般に他の道教教典にも言えることですが、殊にこの「練丹」に関する内容・語句は、師伝、口伝のためか隠語や比喩が多く、理解に困難がともない、時には全く意味が読みとれない場合もあるのです。

葛洪（二八三〜三四二年、または三六二年）は東晋時代の人で、その著『抱朴子』（抱朴子は彼の号）の中で、不老長生つまり仙人になるための実際的行動を示し、胎息、房中、服薬等を重視し、魏伯陽の考え方を更に押し進めました。この『抱朴子』（村上教授の和訳本があります）を読むと、道教信者が実際に何を考え、実行していたかよくわかります。

他方この理論化、実際化とともに、道教の再編成、システム化も行われ（仏教に対抗上）、北魏に寇謙《コウケン》之《シ》（三六五〜四四八年）が出て、新天師道といわれる道教教団を作ったのです。道教も教祖を奉る必要上、老子をもってきました。ここでまた繰り返しますが、老子は道教を初めた人ではなく、道家という思想哲学者集団の一人です。彼の語録は、いわゆる『老子五千言』といわれる、今日の『老子』という短いものが残されているに過ぎません。「和光同塵」「天長地久」「大器晩成」「千里之行、始二於足下一」「天網恢恢、疎面

不レ失」など私たちが今日何気なく使っている言葉もこの中にあります。道の思想、恬淡無欲や無為自然が長生きに繋がるとか、「ふいご」に例えられた呼吸、気の考え方などが道教の教義にも取り入れ易かったともいえましょう。この老君は太上老君ともいい、寇謙之はこの太上君より天師の位を授けられ、新天師道を創設しました。時の北魏太武帝より深く信じられたそうで、太武帝はこれが亢じてついに仏教を弾圧（世にいう三武一宗の法難の第一回）するに到ります。こうして民衆的でもあった道教は国家宗教まで高められ、国の厚い保護を受けるようになるのです。

道教で最高神であった老子―太上老君は時代とともにその最高の位が下がり、現今では玉皇大帝が道教の最上位になります。これも道教の特徴とするところで、東海大の宮川教授は道教を「交替宗教」だとされています。

北魏の新天師道が成立してからしばらくして、現在の江蘇省の茅山を中心として新しい道教教団が生まれました。これを上清派、茅山派、または茅山道といい、この派の成立には陸修静（四〇六～四七七年）が大きな力を貸しました。また更に陶弘景（四五六～五三六年）がでてこの流派を確立しました。彼は道教史の中でも重要な人物であることはもちろん、医学者でも突出したスーパー人間、マルチ人間の見本のような偉大な人でした。政治家としては時の梁武帝より深く信頼を受け、山中宰相ともいわれ、政治上の相談を武帝より受けたといわれます。道教教典として現在残る重要な『真誥』『登真隠訣』『真霊位業図』などを著わしたのです。最後のものは、道教の神々をヒエラルキー的に上下関係で示したもので、多神教的な道教の性格をよく示しており、さきの交替宗教からいっても興味深いものがあります。更に私たちにとって大切なことは、『神農本草経』の集註（『名医別録』）『陶隠居本草』『肘後百一方』『養生経』『養生延命録』などを書いていることです。『真誥』を見ますと、彼は儒教、仏教との調和を図り、更に道教教理のシステム化を図ったようで、これ以後道教もこの点を離れては考えられなくなります。例えば中国仏教の一つともいうべき浄土宗の曇鸞は、陶弘景から呼吸長生法を教えられ、一時は道教徒になろうとしたほどで、今日では『曇鸞大師服気法』という書物の名が残っています。このように互いに共通的なところがあるのも見逃せません（他に『禅宗』があります）。

次の隋唐時代、殊に唐朝は道教が最も花開いた時代ともいえましょう。この世界的国家は、宗教には寛大でした。文化というものは、宗教がその尖兵的役割を担うように、シルクロードを伝わって、キリスト教の一派である景教が伝来（六三五年）し、またマニ教も都長安にやって来ました（六九四年）。このマニ教は古代ペルシアの宗教であった拝火教の名残りともいえるもので、道蔵の中にもこれと関係するものがあるという研究もあります。

唐の王朝は代々李姓を名乗り、これが老子の姓である李と同じことから唐朝では厚く老子を敬い、これが道教をして鎮護国家的

な宗教、国家宗教ともなった理由の一つとされています。

このように完備した形態を教団道教、理論道教、成立道教（橘樸《シラキ》氏）ということがあります。またこれに対し民間、民衆の間で信仰されているのを民衆道教、通俗道教（橘樸氏）といいます。しかしこのように区分けするのに反対を唱えている道教学者もいます。

この時代活躍した人に、唐末の杜光庭（八五〇〜九三三年）や茅山派の司馬承禎（六四七〜七三五年）などがいます。

有名な鑑真和上は何回も密航を企てて日本にやってきたのですが、何故密航までしなくてはならなかったかというと、大和朝廷から唐に名僧の招来について懇請したところ、唐朝では仏教とともに道教もセットとしてもってゆくようにいい、これについて難を示したため、鑑真は密航までしなくてはならなかったという説もあります。

この時代、いわゆる錬丹術による水銀汚染中毒は思いの他はなはだしく、唐朝皇帝のうち六人までがこのため世を去っています。更に一般の人々にとっても被害がひどかったと思われます。また神仙に対する憧れは、李白などの唐詩をみれば明らかなところでもあります。

水銀化合物服用によるいわゆる外丹の反省から、呼吸法によって人体を爐鼎にたとえ、丹をつくろうとする努力—内丹術—がこれから以後主流となってきます。調息、胎息、練気などといわれるものがこれで現在の気功などにも関係してくるわけです。

次の元代になると、仏教では禅などが起こり、理論仏教から実修仏教にと衣替えしていきます。禅（殊に臨済宗）は道教にも影響を及ぼし、道教もこれに対して、理論道教より実修道教へと向かい、南宋、元末になると教会の革新と新しい教団がいくつか生まれ、仏教と一方では争いつつ、他方では儒仏道の融合が進み新しいスタイルを生むようになります。

唐のあのスケールの大きな世界的国家は次の宋になると、中国に限定した中国的国家になります。唐の異国的、貴族的趣味は庶民的な生活となります。これらのことは宋詞や今日に残る『清明上河図』や『東京夢華録』を見ますと、活々とした当時の暮らしをみることができます。

宋代の道教は唐の後を引き継ぎ他の二教と融合していきますが、宋とこれにつづく金、元は歴史的事情にもよりますが、中国のあらゆる面が激しく揺れ動いた時期で、道教にとっても一つの変換期、交差期でもあったのです。

北宋の張君房は、今日に残る『雲笈七籤』をあみ、大きな恩恵をもたらしてくれました。彼は茅山道と天師道の二つの立場にあったとされています。また林霊素（一〇七六〜一一二〇年）も有名な人です。

北方異民族国家である金、モンゴル族国家である元では、いろいろな教団が輩出しました。

まず、金朝下では王重陽（一一一二〜一一七〇年）がでて山東省地方を中心として全真教を始め、馬丹陽（一一二三〜一一八三年）以下の後継者、いわゆる全真教の七真人がこの流派の発展に寄与しました。王重陽はさきに『立教十五論』のところで触れた人です。

この全真教の他に劉徳仁（一一二二〜一一八〇年）の真大道教や、蕭抱珍（一一六六年没）の太一教などが起こり、また古くからあった天師道は龍虎山をよりどころとして正一教といわれるようになりました。このうち現在残っているのは、全真教と正一教を主としています。

馬丹陽と同じ七真人の一人、丘長春（一一四八〜一二二七年）は七〇歳を過ぎてから、ジンギス汗の招きでモンゴルの奥深くまで出かけ、中国人民の安寧を願いました。この道中記は『長春真人西遊記』として今日見ることができます。彼は、中国が金朝の次にモンゴルに支配されることを予見していたといいます。元朝が確立されると丘長春は長春真人といわれるようになり、現在北京にある白雲観を創立しました。現在ここに丘祖殿という正殿があります。ここは全真教の総本山でもあり、今日「中国道教協会」もここに置かれています。さきの文化大革命で大きな被害を受けましたが、最近立派に修復され、一般の人も拝観できるようになりました（附図参照）。

北京では西方にこの白雲観があり、東方に正一教の東岳廟（東岳とは泰山のこと）があって、その有様は『帝京景物略』などの古い書物にも出てくる名所でした。私も北京に行ったときこの東岳廟を尋ねたのですが政府機関となっていて中に入れませんでした。小柳司気太氏『白雲観志』（附東岳廟志、一九三四）や吉岡義豊氏『道教小志』（一九四〇）、『道教の実態』（一九四一）等に詳しくでています。

元より明にかけては流派の分立とともに、教権の衰退が目立ってきます。明となるとその後は更に三教融合が進み、国家の保護は望めなくなり、ついに道教は正統のもの以外は民間信仰あるいは民間宗教の中に埋没してゆきます（民衆道教、通俗道教）。

このことについては、後で更に述べることにします。

話を少し戻して、全真教のその後の移り変わりを述べると、このところは少し複雑ですが、また大事な点でもあります。

元代も中頃を過ぎますと、金丹道というのが生まれます。名の通り金丹を重視したグループです。この初まりは、唐末、宋初の頃の呂純陽（呂洞賓）だとされています。この金丹道は全真教の南宗と名乗り、王重陽の全真教を北宗といい区別しました。この後、明代になると全真教には二つあって、北宗の祖は馬丹陽、南宗の祖は張紫陽（九八四〜一〇九二年）という考え方が定着しました。この南宗の布教に力があったのが陳致虚でした。彼は一四世紀前半の人で、金丹道は王重陽―馬丹陽―陳致虚の系統であると主張し、金丹道をうまく全真教のうちに組み入れてしまいます。

これ以後、北方の全真教、南方の正一教という布教分布は今日

まで変わっていません。

内容的にみると、北宗は修性的性命双修を唱え、仏教の禅宗に近いところがあり、出家道士で戒律も厳しいものがあります。これに対し、南宗は修命的性命双修というべきで、「禅為性宗、道為命宗」という言葉もあるくらいですから北宗と禅宗とはよく似ているといってよいでしょう。

ここでいう性命双修とは、全真教の内面的修練をいわゆる内丹（性）として、服食、服薬類、すなわち外功を外丹（命）として、この両者を兼ねて修めることをいい、何れかの比重の重さで、修性的、修命的というわけです。

以上のようにこの時代の道教界は内に禅宗の影響を受け、更に実修道教の気運が亢り、また儒仏道の融和が進み漸次民衆の中に滲透していきました。

北方の全真教は実修的でもあり、自力的傾向も強かったのですが、他方南方の正一教は符録や斉醮などを主とした呪術的傾向があり、他力的傾向があるといってもよいと思います。

道教一〇〇%とはいえませんが、明清時代になると倫理的面としての「善書」といわれるものが、民間の教養人士から人々に伝わりました。このうち『太上感応篇』『関聖帝君覚世真経』『文昌帝君陰隲文』『功過格』などが有名で、「諸悪莫作、衆善奉行（悪事はしないで、よいことをしなさい）」の思想をわかりやすく教えています。今日の中国人の深層心理にも深く食い込んでいると思います。「善書」については稿を改めて述べることにします。

社会、経済面から、また「反清恢明」の現われから、白蓮教の流れを汲む秘密結社が生まれ、中国のブラック社会を築きました。大刀会、小刀会、義和団、天地会、洪門会、哥老会、紅帮、青帮などがそれです。宗教、慈善結社としては有名な世界紅卍字会、中国共産党に最後まで抵抗した一貫道、また理教、徳教、羅教などがあり、最近では西王母を崇める瑶池金母信仰もなかなか栄んになってきました。これらの内容は儒仏道三教だけでなく、キリスト教、回教まで加わった五教が混然となっているものもあります。この三教混合は、寺廟に行くとはっきりわかります。ここに私が実地に調べた各地の寺廟の平面図をお目にかけます（図2、3）。まさに神仏のデパートといった観があります。神々の説明は医薬神のところで述べることにしますが、祈る対象が多ければ多いほど御利益があるという、民衆の現世利益主義がよくわかります。キリスト教や、イスラム教の一神教の厳しさはそこにはありません。

私もこのようなところにいるといつの間にか心が和んできて、温かい気持ちになります。確かに日本の仏像とは違って、ケバケバしたところがあり、荘厳さに欠けてはいますが、それだけ神仏は身近にいて、願事や祈りもすぐ聞いて下さるような思いがし、一心不乱にあたりかまわず祈っている人を見たり（写真1、2）、寺廟にお参りする人々の多いのを見ると、本当に心から支持され、

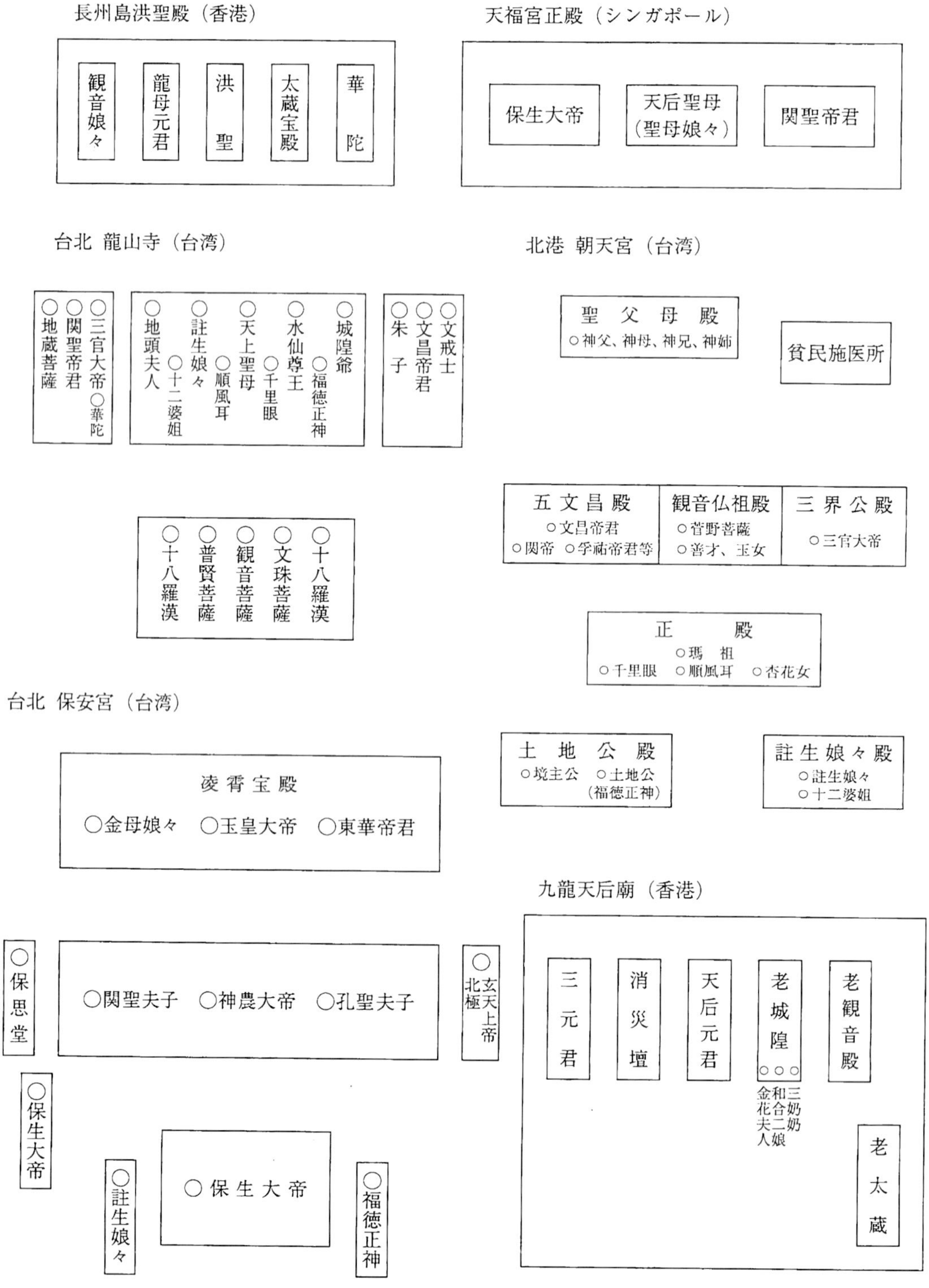
長州島洪聖殿（香港）
観音娘々
龍母元君
洪聖
太蔵宝殿
華陀
天福宮正殿（シンガポール）
保生大帝
天后聖母（聖母娘々）
関聖帝君
台北 龍山寺（台湾）
北港 朝天宮（台湾）
聖父母殿
○神父、神母、神兄、神姉
貧民施医所
五文昌殿
○文昌帝君
○関帝 ○孚祐帝君等
観音仏祖殿
○菩薩
○善才、玉女
三界公殿
○三官大帝
正殿
○媽祖
○千里眼 ○順風耳 ○杏花女
台北 保安宮（台湾）
凌霄宝殿
○金母娘々 ○玉皇大帝 ○東華帝君
土地公殿
○境主公 ○土地公（福徳正神）
註生娘々殿
○註生娘々
○十二婆姐
○関聖夫子 ○神農大帝 ○孔聖夫子
○保思堂
○玄天上帝
○保生大帝
○註生娘々
○福徳正神
九龍天后廟（香港）
三元君
消災壇
天后元君
老城隍
○三奶奶 ○和合二娘 ○金花夫人
老観音殿
老太蔵

図2

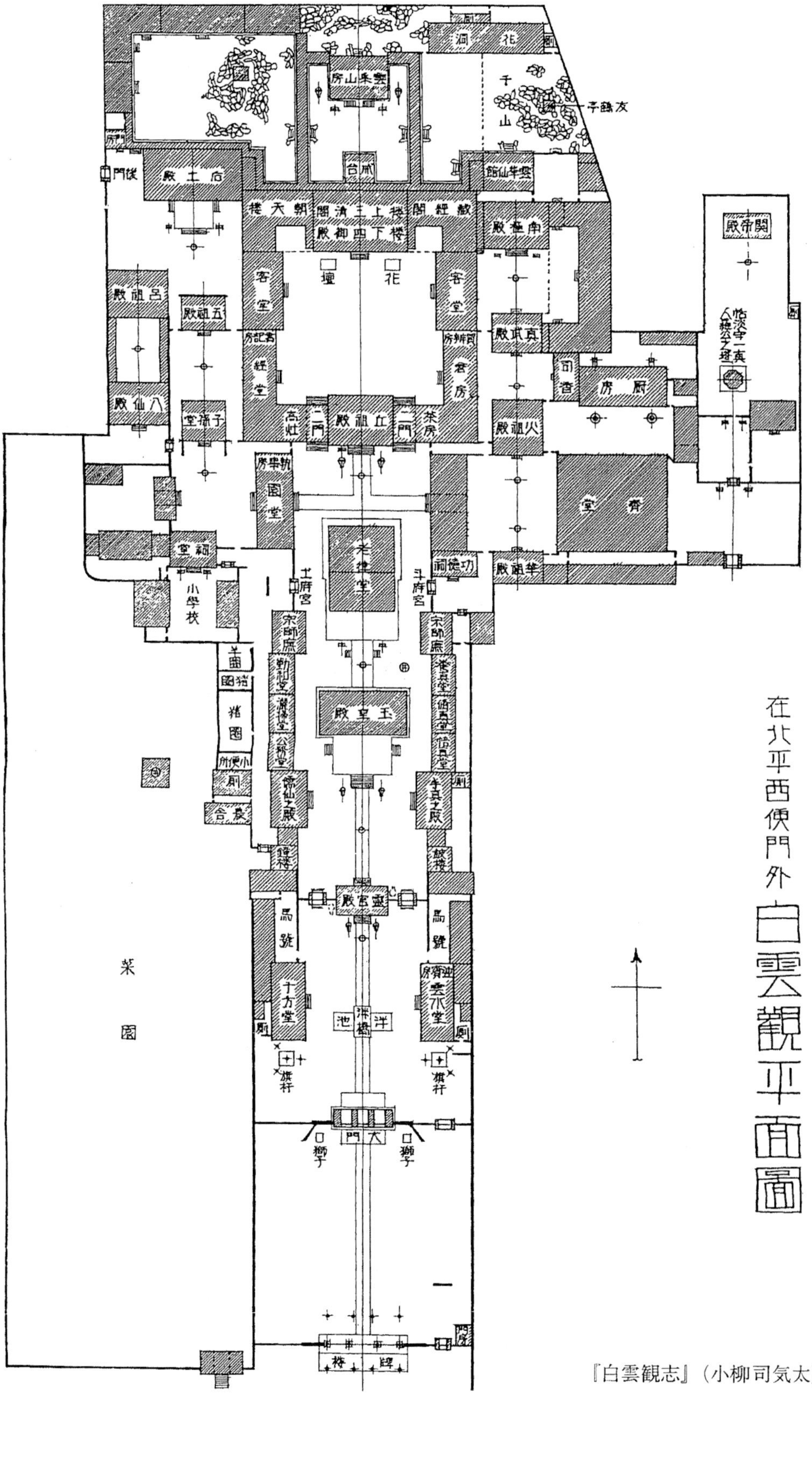

図3

『白雲観志』（小柳司気太）

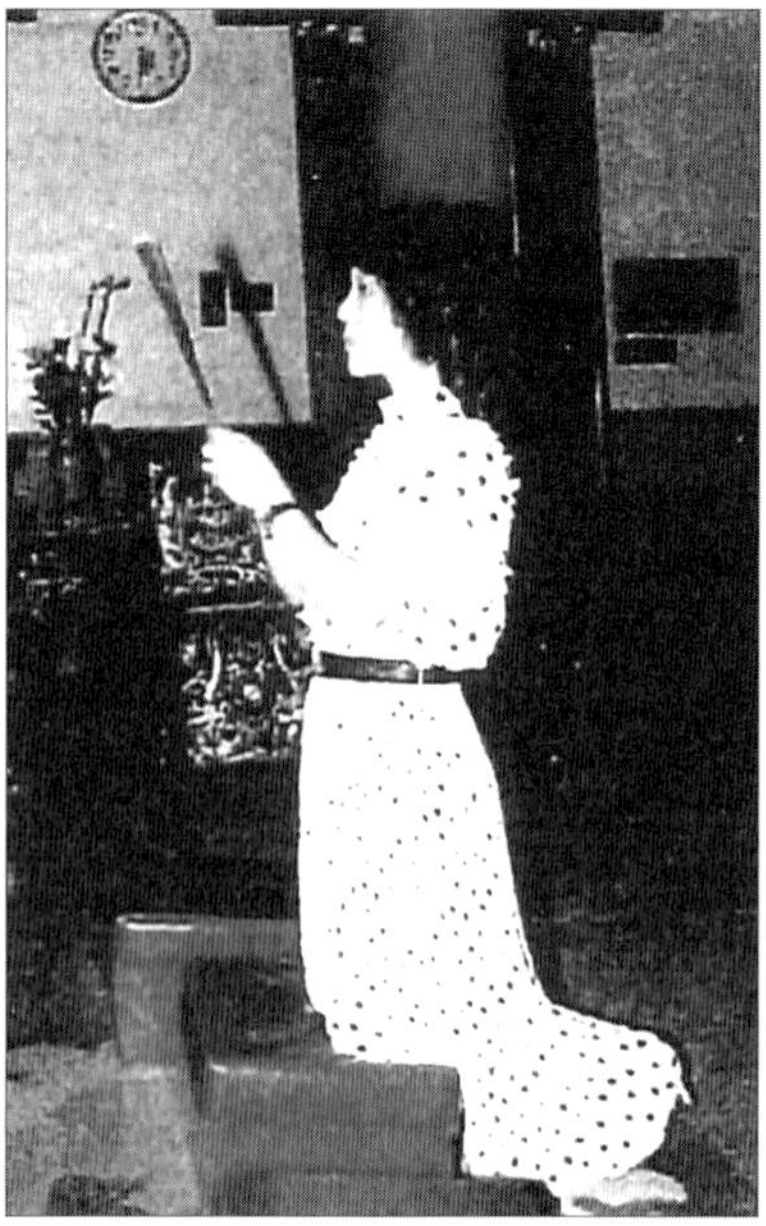

写真１　祈りの風景
（台湾・高雄）

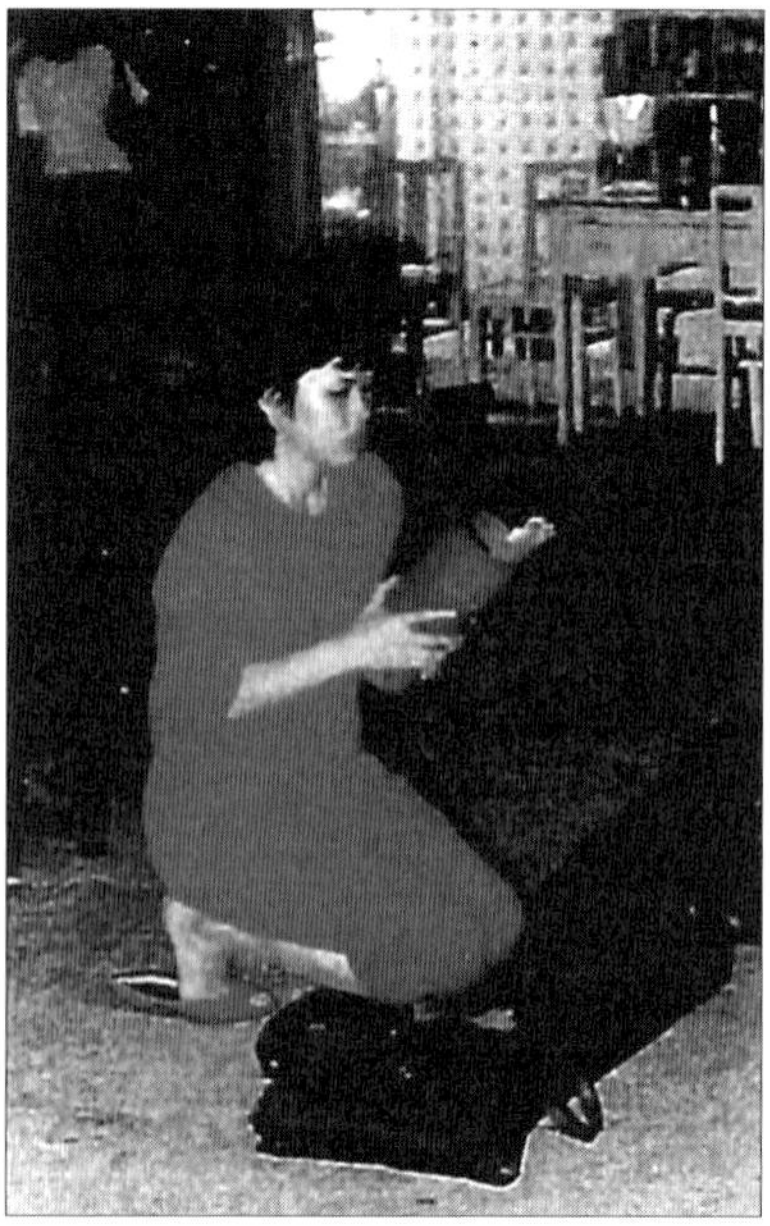

写真２　祈りの風景
（抽籤。シンガポール、千灯等）

『道教と不老長寿の医学』より

厚い信仰を寄せられていると知るわけです。これを見てどうして低級だとか、ばかばかしいといえましょう。

観音様といえば女性ですが、観音大士というと男性だとされるおもしろいところもあります。

次のパターンは終戦時台北大学の助教授であった増田福太郎氏のものです（図４）。台湾の民間信仰を分析すると、儒仏道の三つになりますが、このうち道教的要素が最も大きいことを示しています。この点、道教がさきほど民間信仰の中に埋没したといいましたが、この中でも最も大きい部分を残しているという、重要な示唆を与えてくれます。

次回は、いよいよ「道教医学」について私の考え方を述べさせていただきます。

道教の流れ――道教史――を簡単に述べたつもりですが、歴史的事実の羅列は、元来つまらないものかもしれませんが、「道教医学」と対応し、重ねてみる上で必要なことと思っているわけです。

（つづく）

（東洋医学、十四（五）、一九八六、昭和六十一年）

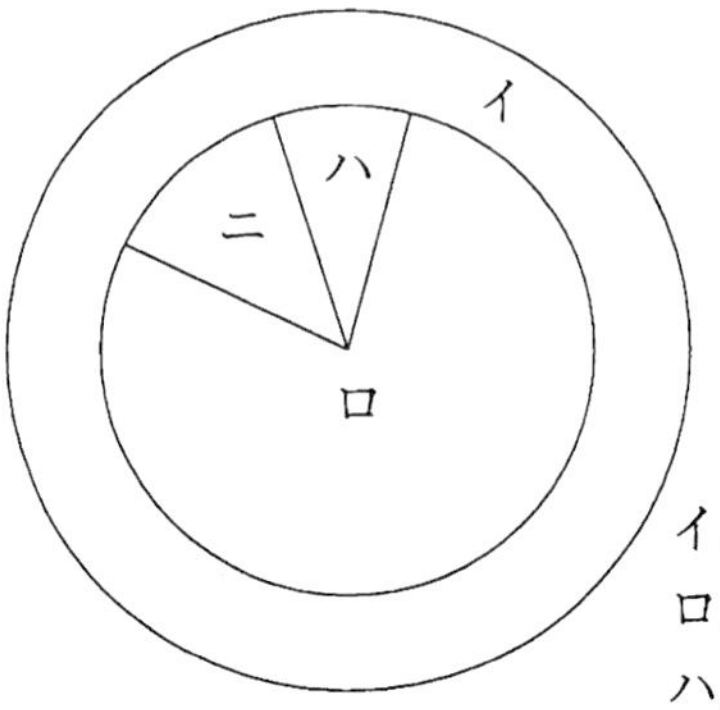

イ．民間信仰
ロ．道教的（神秘的なるもの）
ハ．儒教的（人格的なるもの）
ニ．仏教的（超越的なるもの）

図４　増田福太郎氏『台湾本島人の宗教』より

■評論／東洋医学史の再検討

一、中国伝統医学と道教（3）

――道教医学について――

吉元医院院長
順天堂大学産婦人科講師
吉元昭治

祭祀と方術

道教医学とは、一口でいえば、道教教典を側面とした中国医学であるということは初めに述べました。つまり、理論と実践面では、前者は道教的理論であり、後者は中国医学的内容をいうのです。

ここで「医学」という言葉を使いましたが、その時代時代により医学の内容、程度は異なるし、地域とか地方性（つまり、その医学の基盤的な地域、地方性といった意味。たとえば西洋医学と東洋医学、さらに細分すれば中国医学、アラビア医学、さらにインド医学というようなもの）の特色もあります。いま問題としている道教医学も、現在の西洋現代医学からみれば、医学というには遠いようですが、私は少なくともその当時、理論的背景（それが道教でも、仏教でも、シャーマニズムでも、中国伝統医学でもよいわけですが）があって、ある程度の系統化があり、医療の第一線をになっているものであれば医学といってよいのではないのかと考えています。勿論、今日でいえば、医術の段階で止まってしまったのもありますが。

さきに、歴史的にたどると、巫（シャーマン）が医療を担当していたことを述べました。表1をみて下さい。シャーマニズムといわれる原始的宗教では、シャーマン

表1

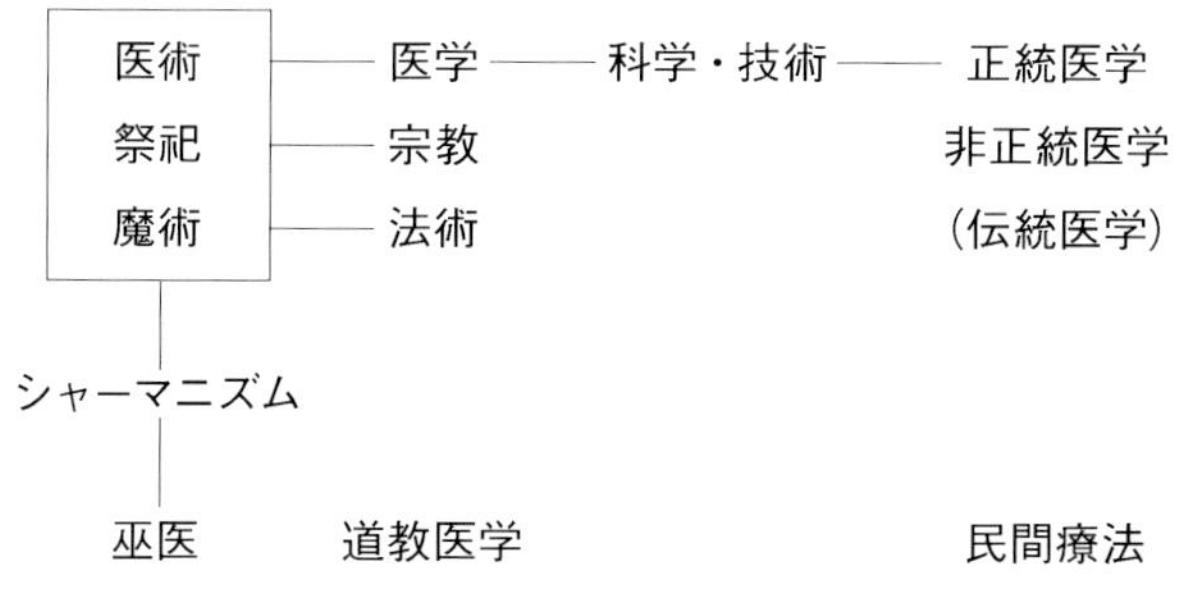

が医術、祭祀、方術を行っていました。このうち、巫医的な面を強く残しているのが道教医学でもあるということができます。道教が民間宗教（民間信仰）のなかに埋没していたように、今では道教医学も民間治療（民間療法）の中にその姿をみることができるというのが私の所論の一つです。

時の流れとともに、医術は経験をかさね、理論化、系統化が進んで医学の形となります。祭祀の面では、教祖がうまれ、教典ができ、教団が組織され、布教活動がおこり、宗教という方向に進みます。さらに方術は、人々を驚かし、心理的に強く働きかけ空想化がすすみマジック的要素があったのですが、これら三つの部分がそれぞれ独立、専門化されるにつれて、方術を専門とする人々は方士とよばれるようになり、戦国時代頃になると神仙説をとなえるようになり、さらに時代が下がると道士の一面ともなるのです。この祭祀、方術の二点は道教のルーツ的な面でもあり、道教と医学の結びつきを考えるうえにも重要なところでもあります。

中国医学の時代区分

医学は、ヨーロッパにあってはルネッサンス、産業革命をへて中世の暗黒時代を抜け、科学・技術の進歩、発展で、近代―現代（西洋）医学の途をたどり、今日の正統医学というグローバル医学へと育って行きました。他方、中国医学は、伝統性は維持しつつも、その理論的内容が異なっているところは注意すべきでありましょう。

中国医学史のうちで重要な書名と著者をあげてみますが、こうすると中国医学もある程度、時代区分ができるようです。

『素問』、『霊枢』、『傷寒雑病論』（張仲景）など現在の中医学の基礎となっている秦漢医学。

『諸病源候論』（巣元方）、『千金翼方』『備急千金要方』（孫思邈）、『黄帝内経太素』（楊上善）などの隋唐医学。

『大平聖恵方』（王懐隠）、『銅人腧穴鍼灸図経』（王惟一）、『太平恵民和剤局方』（陳師文）、『聖済総録』（太医院）、『三因極一病証方論』（陳無択）、『婦人良方大全』（陳自明）、『察病指南』（施発）、『鍼灸資生経』（王執中）（以上宋）、『素問玄機原病式』『脈因証治』（劉完素）、『医学啓源』（張元素）、『儒門事親』（張従正）、『脾胃論』『医学発明』（李東垣）、『湯液本草』（王好古）、『十四経発揮』（滑寿）、『格致余論』『丹渓心法』（朱丹渓）などの（宋）金元医学。

『普済方』（朱橚）、『校注婦人良方』『女科指要』『外科発揮』（薛己）、『鍼灸聚英』（高武）、『古今医統大全』（徐春甫）、『医学入門』（李梴）、『本草綱目』『奇経八脈考』『瀕湖脈学』（李時珍）、『医学綱目』（楼英）、『鍼灸大成』（楊継洲）、『証治準縄』（王肯堂）、『寿世保元』（龔廷賢）、『済陰綱目』（武之望）、『類経』『景岳全書』（張介賓）、『温疫論』（呉有性）、『医門法律』（喩昌）、『外科大成』（祁坤）、『医方集解』（汪昂）、『医宗金鑑』（呉謙）、『医学源流論』（徐大椿）、『本草綱目拾遺』『串雅内、外編』（趙学敏）、『温病条弁』（呉塘）、『医学実在易』『女科要旨』『医学三字経』（陳修園）、『銀海指南』（顧錫）、『傳青主女科』

（傳山）、『医林改錯』（王清任）、『植物名実図考』（呉其濬）、『理瀹駢文』（呉尚先）の明清医学。

現代では『医学衷中参西録』（張錫純）などがあります。

これらは、中国医学史上、著名なものをあげたにすぎませんが、以上述べてきたように、中国医学は伝統的だといっても、秦漢、隋唐、金元、明清と現代といったように、内容その他からいって時代区分が可能のように思われます。最近では、さらに中西医結合の方向にも向かっているのはご承知のとおりです。

現在、我が国の医学システムは、医学教育、医学的経済性（保険医療制度）や、医学法律的（医療法や医師法）などからいって西洋現代医学が正統であるとされ、他は中医学をも含めて非正統的な扱いをされています。中国や韓国では中国伝統医学をも正統的なものとしているわけです。

表2は、以上の点を一まとめにしてみたものです。中国医学と道教とのかかわりあい、道教医学の内容、これらの変遷をまとめてみたものです。

表2

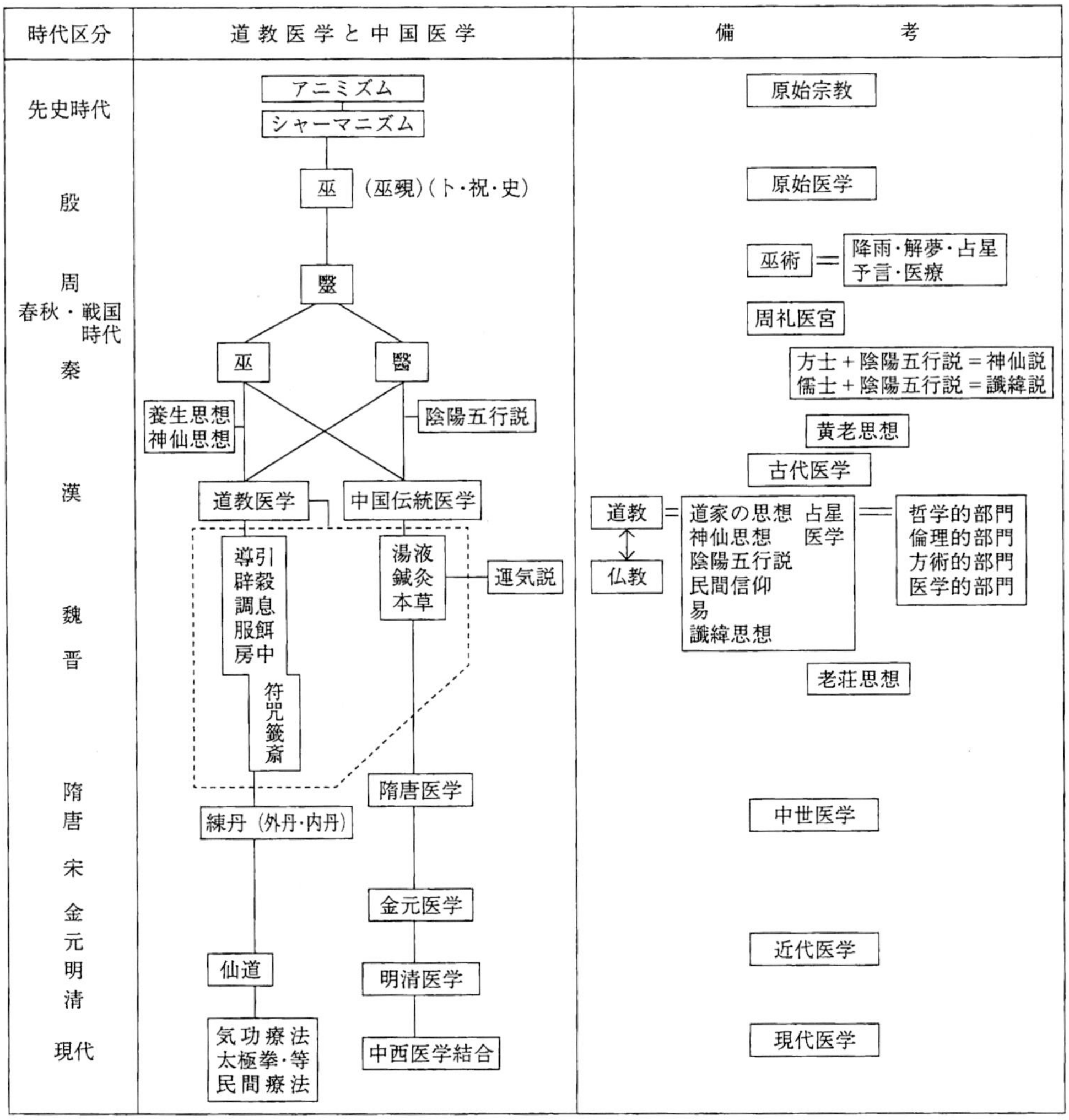

つぎに、私が考えている中国医学と道教医学とが一致しているところをひろってみることにします。ともにそのルーツが同じだとすれば当然なことかもしれません。

1　陰陽五行説がその中心となっている。

2　易の思想。

3　自然観があり天、地、人の三位一体の思想。天人合一、天地相感の考え、現在の天文学に相当する独特な宇宙観。人問を小宇宙としてとらえる。

4　サイクルの思想。年、四季、月、日、時の循環思想、自然との対比を重視した。

5　疾病予防的な養生思想。

6　個人的医学である。中国人の現世利益主義から当然ともいえ、社会性に乏しい医学。

7　精、気、神の三大重要項目。

8　巫の影響が色濃い（中医学では後に排除される―後述）。などが頭にうかんできます。道教医学には独特な人体解剖学、生理・病理学といったものがあります。その一つとして身神があります。体のどこにでも神が宿っているという考え方があり（一説には三万六千神）、多神教的な道教ならではの思想ともいえます。このことは後で詳しくふれることにします。

9　表層医学（例えば望聞・問・切。鍼灸、経絡等で外科的に体部内に入る事はなかった）であった。

巫からの医の独立

最後の巫との関係にもう少しふれますが、これも重要なところです。『史記・扁鵲伝』に、病気が治らない原因の六つのうちの一つとして、巫を信じて医を信じない場合のことが記されています。このことから巫と医の分離がこの時代すでにあったとする考え方がありますが、果して如何なものでしょうか。『素問』に「祝由」という言葉がでてきますが、これを専門に行ってきた医学の科目に「祝由科」というのがありました。内容的にいって方術的な色彩が濃いマジック的な治療を行っていたようで、道教医学の一分野とも考えられます。我が国にも律令時代に「咒禁科」というのがありましたし、平安朝時代の「陰陽道」の内容にもこの片鱗をみることができます。「祝由科」は長く金元時代までありましたし、隋唐医学の中にも同じようなところもままあります。

私が驚いたことは、北宋の首都汴京、現在の開封市の繁栄を描いた「清明上河図」（図1）をみたときです。清明節の街のにぎわいを克明にみることができますが、その中に薬店や、医師の家をみることは、よく知られています。しかしよくみていたら、「祝由科」の看板のある家が描かれていたのです。この図のように何気なく、目立たないところですが、原図を虫メガネ的に目をこらしてみると、確かに「祝由科」と読めます。その後、文献をあたると、「清明上河図」の中に「祝由科」の家が描かれているとい

うことが出ていました。このように、巫医的なものははるか時代が下っても存在していたことは事実で、現在でも民間療法の中に、巫医の存在があるわけです。

それでは、やはり一つの重要なポイントとなりますが、中国医学が、巫医との訣別、つまり巫と医とが分離したのはいつからだということになります。

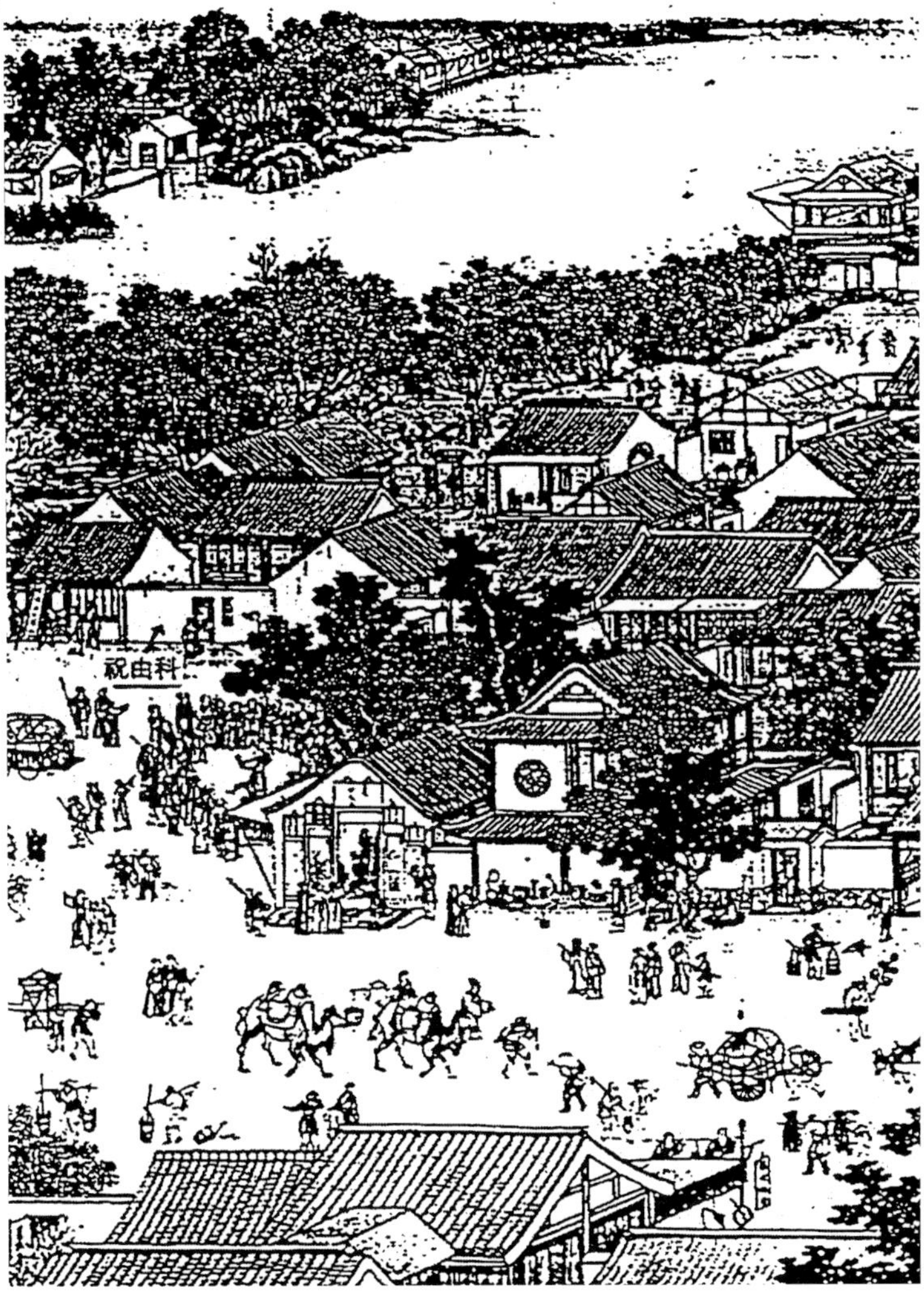

図1　清明上河図にみる祝由科

巫、医分離の時期

以下この点につき、私の考えを述べます。まずさきに、「中医学」と今日言われ、「祖国医学」とも言われているものはどのようなものであるかを知らなくてはなりません。

私は、「内経をその理論の中心におき、金元以後の医学を解放以後とりまとめたもの」と考えています。

つぎに、もう一度、歴史的な背景をふり返ってみます。

中国数千年の歴史は、みようによって、南北抗争の連続であったとも言えます。初めは匈奴が西北地方より押し寄せ、漢の武帝などの活躍で漢民族が優位を保ちましたが、金、元時代になると、北よりの脅威はついに中国全土を呑みこみました。明代で漢民族国家がうまれても、また東北地方より押し寄せた清により異民族の支配を受けるようになります。ただ例外的に八世紀、チベット族の吐蕃が南より侵入しています。現在蒙古にラマ教があるのはこの時の名残りでもあるわけです。

このように、中国の人々はつねに北から

の異民族の侵寇を意識しなくてはならなかったわけで、この最も激しかったのが金ついで元の侵略でしょう。道教関係でも全真教を初めとして、いくつかの宗派がうまれましたし、仏教も儒教も変革しました。儒教は宋代に新儒教といわれる朱子学などが起こり、これら三教合一のスピードがあがってきます。政治的には、宋は金の圧迫で南方に移って南宋となり、ここで北中国よりの人口移動がおこります。このことによりほぼ現在の中国の人口分布、言語分布が固まったことにもなります。

政治的にはこのように混乱しても、文化的には中国文化、科学には大変寄与した時代でもあります。忘れてならないのは印刷術の完成だと思います。宋は国家的管理のもとで、精力的に古典の校註、印馴、配布を行い、教育にも力を入れました。このことは医学の普及に効果がありましたし、次の金元医学というほぼ今日の中医学をうむ下地をつくったのです。私達が今、『素問』『霊枢』『傷寒論』『金匱要略』といって手にとり、よむことができるのは、この時代に校註され、印刷され、残されてきたものなのです。この恩恵の有難さは忘れてはならないと思います。

こうして、医学も新しい波が打ち寄せ、その一つとして方術的、巫術的な医学からの脱脚がありました。隋唐医学にみられたこれらの要素を取り除き、劉河間、張子和、李東垣、朱丹渓などのいわゆる金元の四大医家が活躍し、中医学の理論構成に大きな力を与えました。そこで残された巫術、方術的部分は道教医学として、今日民間療法の中に生きているというように私は理解しています。「儒の門は宋にわかれ、医の門は金元にわかれる」（四庫全書総目）といわれるぐらい、宋、金、元の十二、三世紀は中国のあらゆる方面が動き、変革し、現在の中国の形態をととのえた重要な時代であったことを強調したいと思います。

道教医学の内容

ここで、道教医学の内容を分析してみることにします。私が現在考えているもので『道蔵』『道蔵輯要』『雲笈七籤』などから抽出、分類したもので、次の三つの大きなカテゴリーに組みわけてみました。こうすると理解しやすいと思います。

カテゴリーⅠ

現在の中医学とほぼ同じ内容をもっています。中国医学と道教との最も接点が近い部分ともいえます。湯液、本草、鍼灸と、道教の特色とする外丹術（錬丹術）もここに入れてみました。というのはこれは、中国医学の発展過程（科学的にも）に大きく貢献しました（その反面、大きな薬害もあったのですが）。また「医食同源」というぐらい、食養という面も、養生思想から離れては考えられません。ここもやはりこの部分に入れるべきではないかと思います。

カテゴリーⅡ

自力的傾向の強いもの、道教医学の特徴を備えています。導引、調息、内丹、却穀、房中などがこれに含まれます。今日風にいえば、

運動体操療法、呼吸療法、精神療法、絶食療法、性科学といったところでしょうか。道教でいえば丹鼎派で支持されていたものです。

カテゴリーⅢ

他力的傾向の強いもの、民間信仰、民間療法に関係する部分です。符、占、籤、呪、咒、祝、斎、禁などがこれに含まれます。戒律的、倫理的なものから、祭記の儀式（それは複雑でもあります）から、神々の名前（医に関係する神も多くいます）まで、道教の道教らしさのところでもあります。方術的でもあり、心理的療法ともいえます。道教でいえば、符録派の人々が支持しているところに一致しています。

これら三つのカテゴリーを一つの図にまとめてみたのがこの図2です。同心円の中心にカテゴリーⅠが、中間円にⅡが、外周円にⅢがあります。これらが一つとなって、道教医学、民間療法を形成しているのです。長い歴史の中で、これが一つの円柱をつくっているわけで、この三層の厚薄は時代によって違いがあっても、

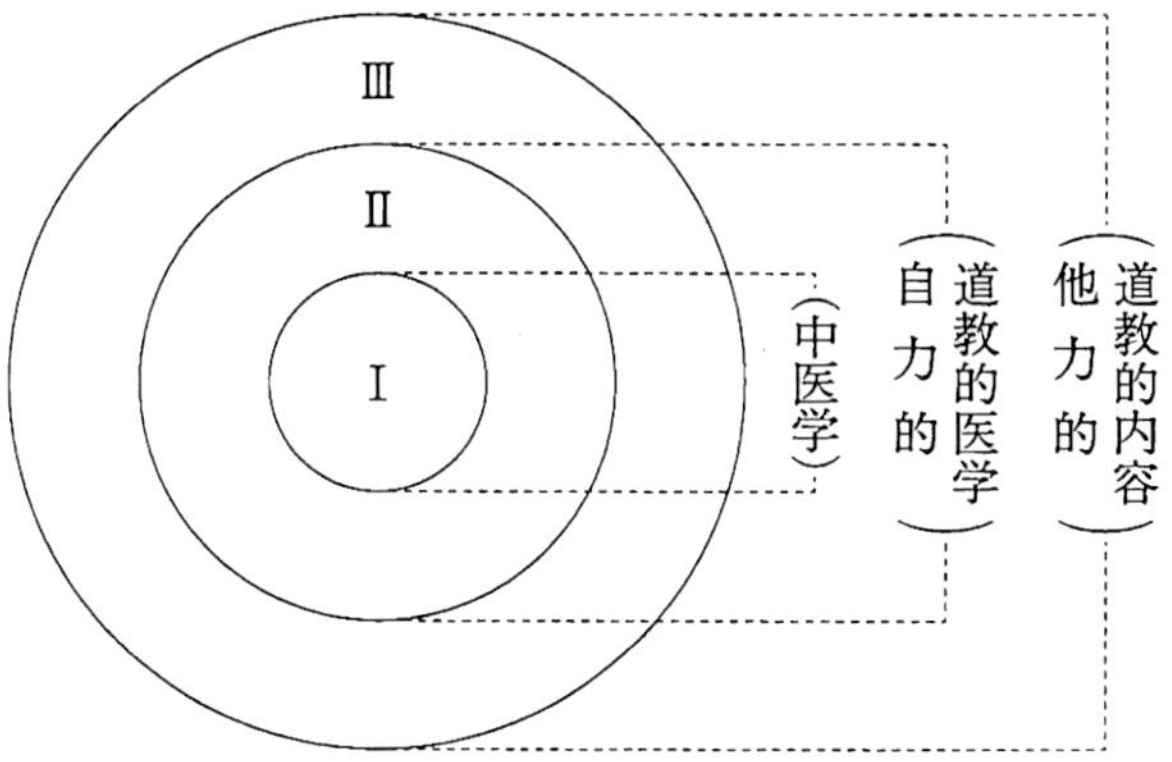

図２　道教医学

三つの円はどこでこの円柱を輪切りにしてもあるわけで、ちょうど「金太郎飴」のように、どこで切っても、金太郎の顔がでてくるのと同じようなものです。

医師＝道士の存荘

ここで道教と中国医学の関係を示す一例として、医師＝道士、あるいは医師で道教に理解をもっていた人々をあげてみることとします。

歴史順にならべると、皇甫謐（鍼灸甲乙経、寒食散論、黄帝三部鍼経）、葛洪（神仙服食薬方、肘後方、玉函方、抱朴子、老子注、神仙伝、三元遁甲図、太清神仙服食経、養生論、葛洪肘後百一方）、陶弘景（肘後百一方、本草経集注、陶氏服餌方、名医別録、金丹節度、真誥、登真隠訣、真人水鏡、補肘後救卒備急法、老子注、効験方、養生延命録、導引養生図、神仙玉芝瑞草図）、孫思邈（老子注、芝草図、真金銘、九幽福寿論、龍虎乱月論、五臓旁通明鑑図、千金方、千金類方、千金翼方）、楊上善（黄帝内経太素、三教詮衡、黄帝内経明堂類成、老子注、道徳三略論、六趣論）などの名前をあげることができます。これらの書のうちすでに亡失しているものが多くありますが、「老子注」などが多いことも目立つところですし、魏晋より隋唐代にかけての人々で占められ、著者ではないが、王冰もこのなかに入る人です。

王冰（王砅）はいうまでもなく、『素問』の新校正本をつくっ

た人です。彼は全元起本（金元起とすることもある。いわゆる初校正本）の篇次をかえてその第九巻を巻首にそえ、「上古天真論」としました。それなりの彼の主張をみる思いがします。王冰の序文に「若い頃より道教をしたい、早くより養生を好み、さらに別に『玄珠』を選した」とあります。この『玄珠』とは、『玄珠密語』ともいい、『素問六気玄珠密語』というのが正式な名前で、『道蔵』の中にみることができます。その序文をさらにみますと、「玄珠子（玄珠とは道教用語で、道の本体といった意味）に啓門したので、自分の号を啓元子ということとした。この書は『素問』の奥深くかかれた言葉を理解しようとするためにあるもので、これを会得すれば百二十歳まで生きることができる」と書かれています。

王冰は唐の役人でもあり、彼は道教徒であったとも思われます。また『霊枢』ですが、ある人はこの書は道教徒が命名したものであるともいっています。『霊枢』という言葉は、『道蔵』中にもでてくる言葉でもあります。また『金匱要略』も、道教徒が名付

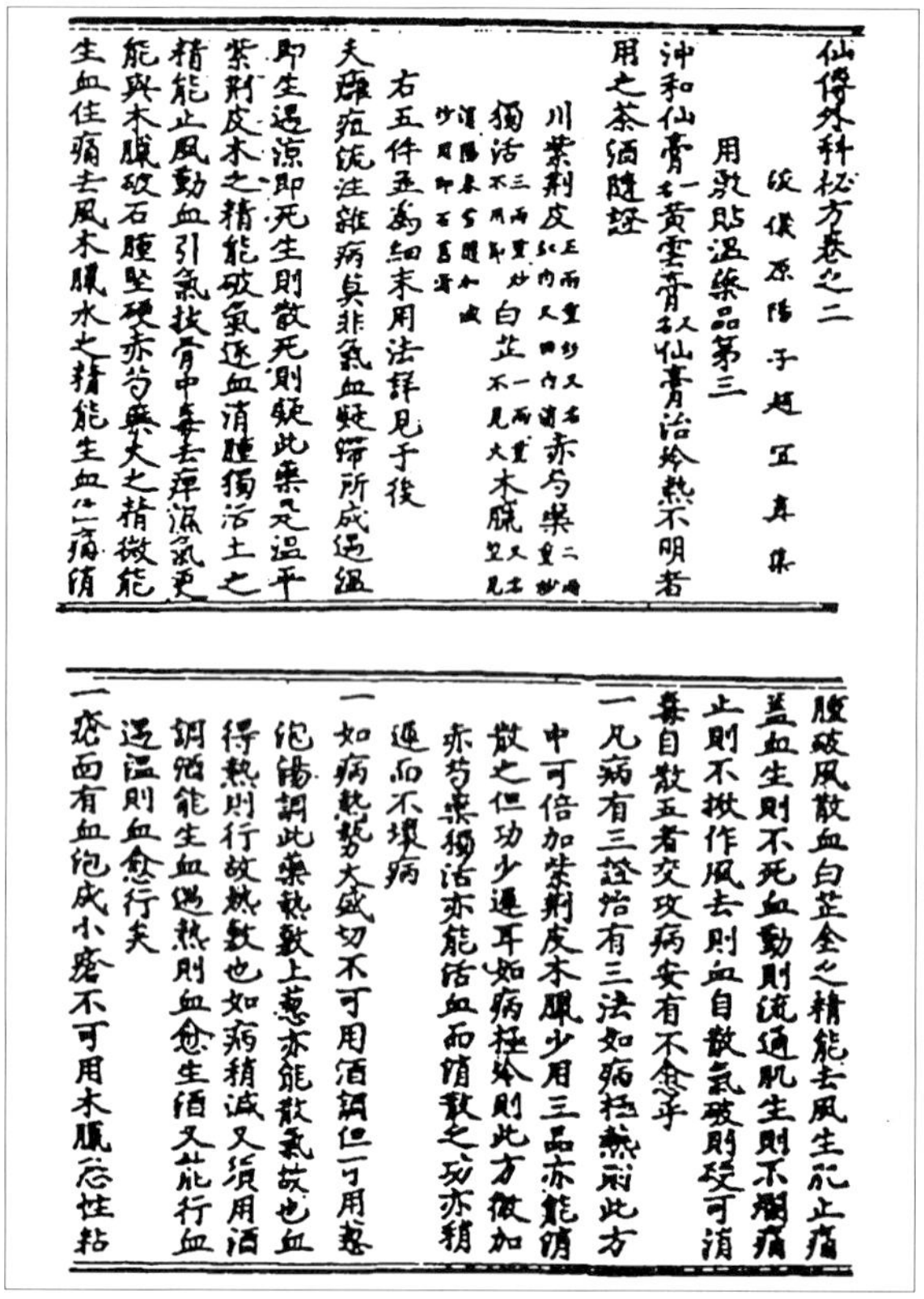
仙傳外科秘方巻之二
原陽子趙宜真集
用敷貼温藥品第三
沖和仙膏一名黄雲膏又名仙膏治冷熱不明者
用之茶酒随證
川紫荊皮　赤芍藥
獨活　白芷　木蠟
右五件並為細末用法詳見于後
夫癰疽流注雜病莫非氣血凝滞所成遇温
即生遇涼即死生則散死則凝此藥是温平
紫荊皮木之精能破氣逐血消腫獨活土之
精能止風動血引氣拔骨中毒去痺濕氣更
能與木蠟破石腫堅硬赤芍藥火之精微能
生血住痛去風木蠟水之精能生血止痛消
腫破風散血白芷金之精能去風生肌止痛
蓋血生則不死血動則流通肌生則不爛痛
止則不撚作風去則血自散氣破則硬可消
毒自散五者交攻病安有不愈乎
一凡病有三證治有三法如病極熱則此方
中可倍加紫荊皮木蠟少用三品亦能消
散之但功少遲耳如病極冷則此方微加
赤芍藥獨活亦能活血而消散之功亦稍
遅而不壊病
一如病熱勢大盛切不可用酒調但可用葱
泡湯調此藥熱敷上葱亦能散氣故也血
得熱則行故熱敷也如病稍減又須用酒
調煖能生血遇熱則血愈生酒又能行血
遇温則血愈行矣
一瘡面有血泡成小瘡不可用木蠟恐性粘

図３　仙伝外程秘方

表３

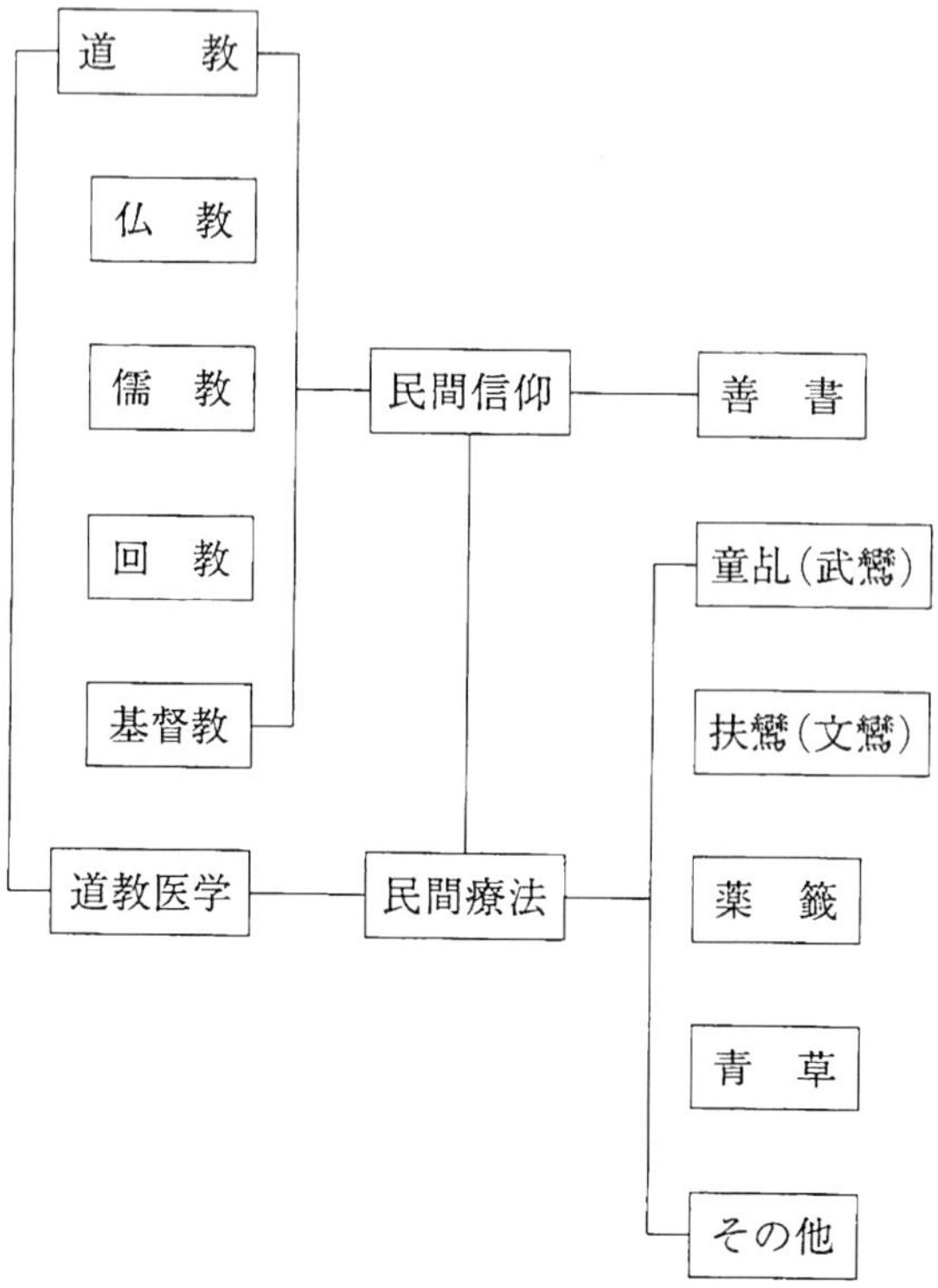

けたものだという人もいます。『霊枢』『金匱』というひびきは、何か道教のにおいがしています。

このように、歴史的に著名な医師が道士であったり、著名な道士が医師であった例が数多いことは、中国医学と道教を考えるうえに大切な点です。

外治療法と道教

最後となりましたが、中医学治療法（膏薬療法）と、道教とのかかわりあいを述べたいと思います。

外丹―錬丹術の発展は、中国薬物療法の一つとしての膏薬療法（外治法。内服の内治法に対して）をうみました。秦漢医学では化学的な薬剤、膏薬類をみませんが、晋以後『抱朴子』にみられるように、錬丹術は鉱物類を使う科学的反応を利用したものですから、これらから外用薬がうまれました。「丹」というのはまさにこれで、朱砂HgSがこれらのもとになっています。

中国医学での外科は、開腹手術などをしたわけでなく、おもに皮膚の化膿、腫瘤、炎症などの治療をその主な目的としていました。今でも「紅升丹」「白降丹」などという鉱物性外用薬の名前をみることができます。このように錬丹術から導かれたものですから、道教医学の一つの特色になっています。清代になりますと呉尚先の『理瀹駢文』（一八六四）がでて膏薬療法で知られるようになります（駢文とは六朝時代流行した文体）。

中国医学と道教の関係については、これで四回目となりますが、これからは、各論的にお話をすすめたいと思います。

（つづく）

（東洋医学、十五（二）、一九八七、昭和六十二年）

■評論／東洋医学史の再検討

一、中国伝統医学と道教（４）

――道典中の湯液療法について――

吉元医院院長
順天堂大学産婦人科講師
吉元昭治

すでに、道教医学についてはその三重構造について述べ、その中心には中医学そのもの、あるいは極めて密接な部分があることを指摘しておきました。それは、湯液、本草、鍼灸、および外丹（錬丹）の類、またいわゆる「医食同源」の見地からいえば食養といわれるものも包含されるということを述べました。

今回、このうちの湯液部分について述べるわけですが、これだけでも多くの教典類から抽出してみると、膨大なものになってしまうので、極くその概要にとどめることにいたします。詳しいことについては、後日、稿を改めることにしたいと思っています。

なお、題名にある「道典」という言葉は、道教経典という意味、つまり『正統道蔵』、『道教輯要』、『雲笈七籤』などの教典を指すもので、筆者の造語です。道蔵中に『道典論』という経典もありますから、そう間違っている言葉遣いでもないと思っています。なお、『正統道蔵』の正統とは、明の正統年間（一四三六〜一四四九）ということで、正統とか非正統という意味ではないので、ショウトウと読むのが正しいとされています。

さて、湯液療法を道典中にさがしますと、唐の孫思邈がかいた『備急千金要方』を最上のものとしてまずあげたいと思います。道蔵では『孫真人備急千金要方』となっています。孫真人とはいかにも道教的な命名ですが、この孫真人とは今なお薬神として祀られているところからみても、道教、医学また民間信仰の面でも考えなくてはならないところでしょう。道典中（全巻九三）のものと、一般的に読まれているもの（全巻三〇）とは、『千金要方』としての内容は同じであるところから、道士は即ち医師でもあった証明にもなります。

つぎに、湯液療法に関係する道典としては、『急救仙方』、『仙

伝外科秘方』を専門的なものとしてあげたいと思います。『千金要方』については、すでに紹介されておりますので本稿では除外しますが、これらは余り知られていないものです。『千金要方』は、人間の命は千金より重いというところから命名されたことでよくしられていますが、この『急救仙方』（徐守貞）は、「病気のうちでなんといっても婦人の病気ほど難しいものはない。母と子の両者の存亡にかかわるものがあり、孫邈真人（孫思邈のこと、千金要方をさす）も、婦人の病気のことから説き初められている」という序文があり、二〇巻よりなっています。

一方、『仙伝外科秘方』（趙宜真）は、明の洪武一一年（一三七八年）の序文があり、そこに『外科集験方』という書がわずかに残っていたが、これは揚清叟が編述したもので、彼はこれを呉寧極に授けた。彼の子、有華は、善観李に授け、この先生が私（宜真）に授けてくれたものである。私は紫陽観（道教の寺院）で、二〇年間学んだが、師弟のものが数年間、全身のできもので苦しみ、荊黄湯、敗毒散などを服用したが効かない。そこで私が外科方的見地から反魂湯を授けたところ、たちまち治ってしまった。またある人が、寒熱往来が激しく長い間苦しんでいた。この人は五積散を投与されていたという誤りがあったので、私は小柴胡湯に変えて投与したら数服で寒熱がとれた。このように、「雑病（外科皮膚科的疾患）には方があり、傷寒に法がある。この両者に精通してこそ良医といえるのだ」と述べています。

次にこの両者の内容をかいつまんでみてみることにしましょう。

急救仙方

さきに述べたように、産婦人科的項目が第一にきます。（用量略）主なものにとどめます。

朮苓湯＝妊娠不安を治す。白朮、黄芩等量。

立効散＝胎動不安があり、重たいものが落ちてきたように感じ、氷が張ったように冷たく感じるもの。川芎、当帰等量。

二黄散＝妊娠して出血するもの。生地黄、熟地黄等量。

葶藶散＝次の三方は妊娠浮腫に用いられます。葶藶、白朮、白茯苓、桑白皮、郁李仁。

防已湯＝防已、桑白皮、赤茯苓、紫蘇茎葉、木香、大便不通には枳殻、檳榔を加える。

当帰芍薬散＝妊娠中の腹痛。白芍薬、当帰、茯苓、沢瀉、川芎、甘草。

茯苓半夏湯＝妊娠悪阻。半夏、赤茯苓、熟地黄、陳皮、人参、施覆花、芍薬、川芎、桔梗、甘草。

紫苑湯＝妊婦のせきがつよく胎動不安がある場合。紫苑、天門冬、桔梗、甘草、桑白皮、杏仁、防風。

加味四物湯＝妊娠の傷寒諸証。熟地黄、当帰、川芎、芍薬。

子癇の場合には、葛根、貝母、牡丹皮、防已、防風、当帰、川芎、甘草、沢瀉、白茯苓、桂心、独活、人参など。子癇症にはこの他にもう一方があります。

難産の場合、月数が充分でないのに下腹痛があり分娩開始の徴があるものには、菖蒲根をついた汁を口に流しこむとか、夫の下着五寸ばかりを焼いて酒でのむなど、おもしろいのもあります。『傷寒論』にも、焼褌散というこれに似た薬方があります。

烏蛇散＝骨盤位を治す。烏蛇蛻、蝉蛻、血余（髪のこと）。骨盤位のとき、細い絹針で生まれかかっている児の足を三〜五回刺し、塩を少し刺した処に塗るとか、児の足に塩を塗るとか、爪でここをひっかいて、母胎の腹を塩でさする。児の足にその父親の名を書くとすぐ生まれるとか、奇妙な方術的なものも記されています。

産後、後陣痛のつよいものには、延胡索、川芎、当帰、芍薬、乾姜、など。

衛生湯＝体が弱くて月経がこないもの。芍薬、当帰、黄耆、甘草、人参。

瓜蔞散＝乳汁分泌不全。括蔞根、薄荷幹。

蒲黄黒神散（一名、益陰丹、通真丸、勝金丹、金釵煎、保生丸、四順理中丸）

婦人の風虚、労冷、分娩前後の血滞、悪露、貧血などすべてに効く、黒豆（煎って皮をむく）、香附子、乾姜、生および乾地黄。

ついで本書は、外科的疾患におよんできます。頭蓋骨の挫創から各種の骨折に対する整復、固定法、薬剤の投与が記され、外用貼布剤として黒竜散（川山甲、丁香皮、枇杷葉根、土当帰、百草霜）が重要視されています。その他、内服薬として、乳香散、鼈甲散、小紅丸、駆風丸、首烏丸、五積散、大成湯（一名大承気湯）、小承気湯の名が記され、創を洗う洗浄剤もあります。巻八に庁瘡治療法、巻九に痔の治療法があり、このうち、痔の外治療法として水澄膏（欝金、白笈）が、内服としては、潤腸丸（大黄、枳殻、当帰）、内補散（人参、黄耆、当帰、桔梗、芎藭、厚朴、官桂、防風、白芷、甘草）、雙全散（黄連、欝金）、導赤散（生地黄、黄芩）などの名前が、注入薬として注青膏（五倍子、玄胡索、白礬）があり、これは、紙に張って、瘡口内に注入する方法です。

巻一〇、一一は現在の肺結核のごとき伝屍病に対するもので、三尸説（いずれも後日述べることになります）とも関係が深いものですが、天霊蓋散（天霊蓋＝頭蓋骨、阿魏、麝香、辰砂、安息香、檳榔、連珠甘遂）を初め数種の処方がならびます。おもしろいのは釣虫丸というものです。伝屍病は体の中の虫によってなると考えられていましたから、磁石、竜骨、硇砂、麝香、戝粉を蝋でかため、小さな桃実大とし、そこに孔をあけ、糸をつけ、その先に大きな古銭をつなぎます。早朝病人を座らせ、温水で薬をのませ、患者の歯で古銭を固定させます。患者が気持ちわるくなり、吐き、そ

の中に虫がいればよいが（いれば熱くたぎった油の中に投げ入れて殺す）、糸に血がついていたり、一〜二合の涎が出てもよい効果があったというのです。これに似たものに、釣虫神功奪命散というのもあります。

以上は、『急救仙方』のなかのごく一部を紹介しました。

仙伝外科秘方

巻一初頭に、癰疽は外科で第一の病気で、命に寸刻かかわるものであるといい、癰は陽に発し、熱実であり、疽は陰に発し、虚冷なものであるといっています。これらは気欝によるが、内因、外因、不内外因がある。内因は八迎（左手関節前一分）、外因は気口（右手関節前一分）でみるか、これらが平脈であれば不内外因によるものであり、その源は気候、情内欝、体虚外感、風冷や食餌、灸、酒、服丹の誤り等がその原因となる。陽は気、陰は血であるから、陽が動けば陰も気に随いめぐる。すなわち血行がよくなり治る。しかし気が動かなければ、血は死し、ついで皮膚も死し、人は死んでしまう。例えば、冷証であれば、熱薬を用いるのは、その気血をめぐらすためで、血気が熱に会えば動き出し、涼に会えば止まってしまうのであるなど、皮膚化膿性座炎に対する治療原則をいっています。

営衛返魂湯（通順散、何首烏散）

当帰、木通、赤芍薬、白芷、茴香、土烏薬、陳枳穀、甘草等よりなりますが服薬通変品第二の第一に、大きなスペースを割いて記されています。これは流注癰疽が背部に生じた場合に用いられ、背中にできて長く治らないのは、前医が涼薬を与えすぎたからで、脾が内傷をうけ、脾は筋力を主るから、筋がなえ、血が行かず、ただれてしまう。そこで、理脾理健が重要となる。流注が傷寒によるものは、四肢経絡に余毒がとどこおり流注を来すからで、潮熱があり体内に寒が潜んでいる。現在でいう流注膿瘍を指していると思われますが、その他いろいろなケースに対して、きめこまかい加減法が説かれています。

慢性骨髄炎の場合の腐骨形成は、附骨疽とか、白唇飛戸といい、その処置が記され、膝の慢性関節リウマチか、慢性変型性膝関節による膝関節痛は婦人では類血風、男子では類軟風といい、風温痺、または歴節ともいい、附子八物湯加減などが用いられています。頸部の淋巴腺炎（多くは結核性）は、瘰癧癰といい、無熱冷証で十宜散で補すがよいとされています。骨は腎の余だから腎虚になって骨冷し、痛みが起こる。これを骨疽といい補腎が必要となります。

冲和膏（一名、黄雲膏）

用敷貼温薬品第三にあげられているもので、冷熱不明のものに用い、川紫、荊皮、赤芍薬、独活、白芷、木蠟等よりなります。皮膚がただれ、なかに毒気が著しく、骨片をみるのは骨癰といい、流れてついには廃疾になる。すなわち骨癰は、流注の敗証である

と述べ、他にいろいろな症状、治療が記されています。

回陽玉龍膏

敷貼熱薬品第四にまずあげられているが、これは草烏、南星、軍姜、白芷、赤芍薬、肉桂等よりなります。雑病（外科皮膚科疾患）は、皮膚手足の病気だが、必ずその本（原因）を五臓六腑に求めなくてはならない。臓腑の血脈経絡は一日中、全身を巡っているから、ある臓が侵されると、脈に変化が出る。その理由は陰陽は手足にも分かれているからである。熱するものは治りやすく、冷たいものは治り難い。また肚癰という病気は十のうち九は死んでしまう。この場合、胃は陰に属し、外寒表熱を来すと外に出ないで内癰を来す。初め腹痛が起こり、痛みが激しく、移動する（気塊）。もし動かなければ、外にわずかに赤味を感ずることもある。毒気が出てくると、外癰となる。現在の腹腔内膿瘍、化膿性腹膜炎を指すようですが、通順散加忍冬が用いられ、軽がるしく切開を加えてはならないといっております。

洪宝散（一名、金丹、寸金、四黄散、一黄散、破血丹、黄薬）

敷貼涼薬品第五にまずあげられ、これは天花粉、姜黄、白芷、赤芍薬等よりなります。これは涼作用があり、血を水に変化させるので、血瘀（瘀血症）を除き、ただれた皮膚、破れた血腫、気滞による痛みをとめ、膿が出たり止まったりするものによいとされ、これらは一般に涼にあえば効なく、熱にあえば、効果があるという原則から十分な陽証でなくては軽がるしく用いてはならないとあり、他にいろいろな場合の処方が記されています。

黄礬丸（護膜散、明礬、黄蠟）

合用諸方第六にあり、これは、膿瘍の破れないものに用いられるが、他方すでに破れているものについても護膜作用があり、救心作用と、毒が内攻するのを防ぐ。

三石散（人参、白朮、当帰、白芍薬、桔梗、知母、山梔子、茯苓、連翹、天花粉、乾葛、肉桂、藿香、木香、甘草、朴消、寒水石、石膏、滑石、大黄）

これは、瘡があって小便が頻回なるものによいとされ、他に、瓜蔞散、海上方、真君妙貼散、追風丸、捜損尋痛丸、復煎湯、神鋒散、烏金散、索血散、葛根湯、散血散、退血散、鶏鳴散、薫洗方（創を洗う薬）麝香軽粉散、神貝四七膏等の名があげられ、それぞれの適応症が記されています。

ついで、治癰疽経験品（巻五）には、肉補散等二二方が、治諸疔瘡経験品（巻六）に一五方以上が、神劭治療癧品（巻七）に七方、経験治喉品に九方、経験風狗咬人方に六方があがっています。

巻八には癰疽疔の病気で膿を生じるのは、天から降ったり地から涌いたのではなく、ごく小さいときから早く処置する必要があり、これを軽んじると人を死に追いやってしまうことがある、と注意を述べ、熱が皮膚の下に出て、腫れ、その根が一～二寸になったものが癰で、大きくなりかたまり、熱が出て、先が軟かくなり拡がって行くものは癰疽であり、これに虚実、実熱、虚実の別が

あり、難易があるといって、内托千金散、秘伝十六味流気飲（内補散）、鉄筒抜毒膏など並びます。

おもしろいのは、吸毒竹筒の法というものです。蒼朮、白蘞、烏檑皮、厚朴、艾葉、好茶芽、白笈、白蒺藜などを煎じておき、別に竹の長さ一寸のものを、節をとり青皮をむいて紙のように薄くしますが、癰疽疔瘡の程度に応じて大小のものを作っておきます。この煎薬を沸騰させ、乾くのを待って患処におき、さらに熱くなった竹筒を手で軽く押しつけ、口で強く吸うのです。こうして膿血が中に溜まり自然に脱落するのですが、もしうまく行かないときは別の竹筒に代えてみる。こうして三〜五回繰りかえすと治癒するというものです。

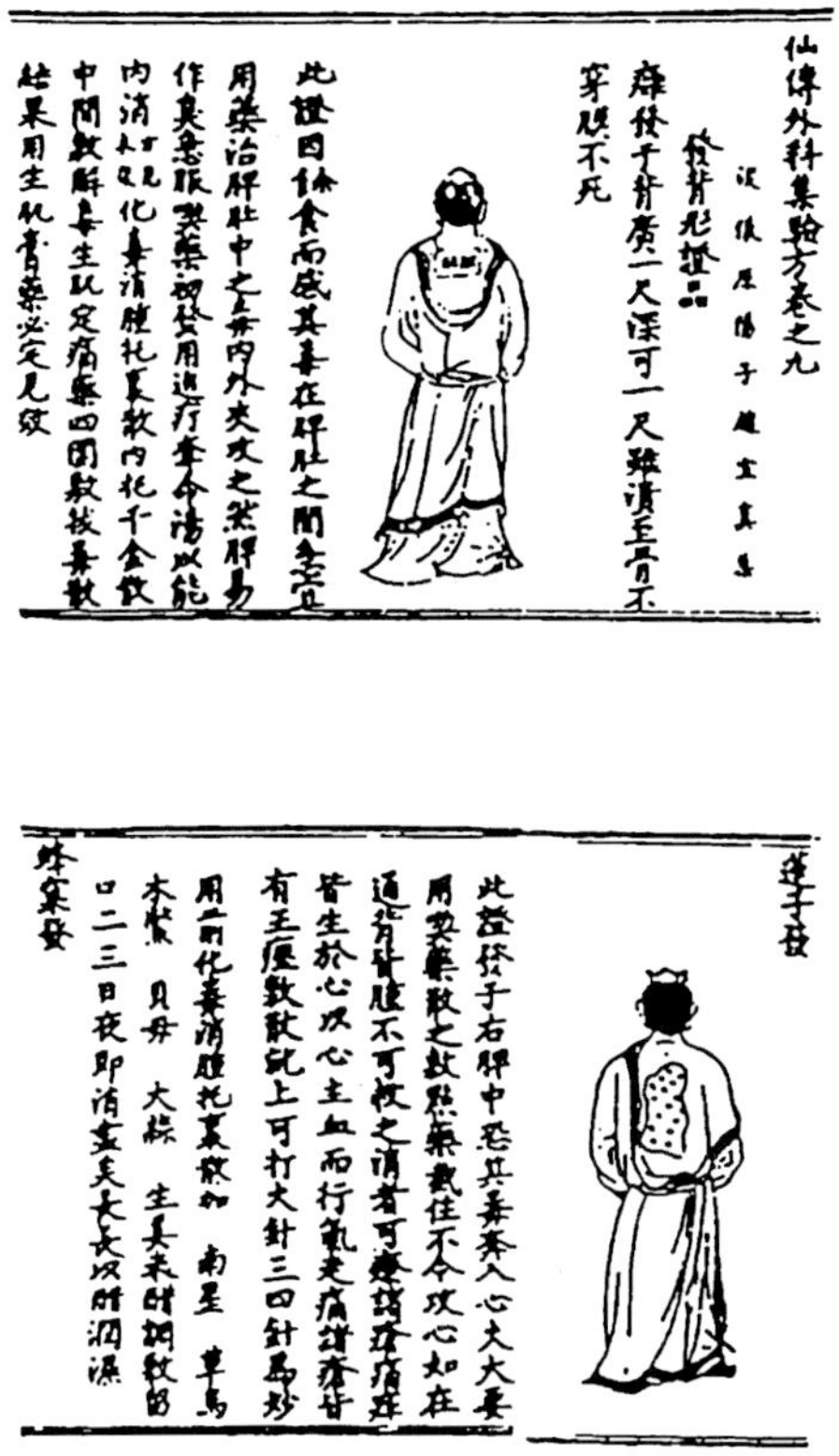

図１

巻九は発背形証品というもので、癰疽の各種形態について図示されており、二四の図例があります。その一例を示しておきます（図１）。さらにその後半にいろいろな治療法が記されています。

巻一〇は治諸雑証品で、縊死、溺死、冬水に落ち凍死した者、暑さあたりで死んだ者、渇死、卒中、高い処よりおちた者等に対する方法が述べられていますが、今日的にみると、如何であろうかと思われるものがあり、救急処置の手の打ちようがない面をのぞかせています。

五絶とは、圧死、縊死、溺死、魘死、死産後の暈絶などをいい、気絶したものをいいますが、このとき、半夏を末として、豆粒大とし、鼻中に吹き入れると生き返るということです。ついで産科的な催生方や、脂盤留残、産後出血に対する処方、方法が並びます。

最後の巻一一は、治諸雑証品で、小児科的疾患、眼科疾患（点眼薬など）が記され、大風（癩病）に及びます。ここでは、消風散、追風散、磨風散、洗浄薬等が記されており、よく知られている大風子も用いられています。

癩者には、皮死麻酔、肉死割死不痛、血死潰潤成膿、筋死手足脱落、および骨死鼻梁崩、揚眼、断唇啞などの五死の症状が記されており、治癒不能だといっています。さらに五風というものがあり、それらは一風が肺経を侵かし、眉毛が脱落し、二風で肝経が侵され紫胞ができ、三風で腎経が侵され、足の裏に穴があき、四風で脾経が侵され、全身に癬様の皮膚湿疹が、五風で心経が侵

され、眼が損われるというものです。

この病気の人は、すでに墳墓にいる祖宗や父母、夫妻、家人などから伝染し、あるいは、身体を痛めつけるなど、悪い星の運命に会ったのであって、この病気になった人の苦難やその汚穢なとは例えようもないものである、と記されています。治療法とはいっても絶対的なものはなく、静かな室に入れ、酒色を絶ち、冷たいもの、なまぐさいものを食べず、心を清め、神医に懺悔し祈るなどが必要であることを説いています。

以上で『急救仙方』『仙伝外科処方』についての概略を終えますが、この二つの古典については、㈠過去あまり紹介がなかったこと、㈡外科的疾患の多くが記されていて、化膿性皮膚疾患が抗生物質の恩恵をうけている現在の我々からは想像しえない重大な疾患であったこと、㈢医学的にみても、民間療法の色濃い部分があること、㈣道典中にみられるこれらの事実は、道教徒、道士といった人々がもっぱら医療の多くの面を荷なっていたと思われること、㈤「道教医学」であっても、これらの部分は、中医学と密接なつながりあること、㈥また、ここでは述べなかったが、中国医学のうち外科学は、過去、皮膚化膿疾患に対する膏薬療法が主と考えられていたが、骨折に対する整復固定、創傷に対する切開や縫合術も記されていること、㈦伝染性疾患（例えば肺結核や癩）に対する認識もあったこと、等々、深く考えさせられるものがあります。

次に、他の湯液療法の部分に移りましょう。紙数の関係でごく簡単に述べることとします。

その他の湯液

「道教」の究極の目的は、仙人になって羽化登天することですが、その意味は、不老長生、延年益寿ともいわれるように、いかに現世での生の延長を図るかにあったわけです。これは中国人の現世利益主義に適い、そのために多くの手段が講ぜられました。死を怖れ、死にはことさらタッチしない死の向こうの暗い世界には立ち入らないという考えが濃かったのです。ここに「道教医学」という道教と同じ基盤に立つ医学が存在したわけです。この道教医学の中で、不老長生、延年益寿に関連する湯液について考えてみたいとおもいます。（〔　〕はその出典名を示し、その用量は略します。）

霊宝三天方〔太上霊宝五符序〕

巨勝（胡麻）、威僖、蜀椒、乾姜、菖蒲、これらを交ぜて作ります。製法にもくわしい規定と順序等がありますが省略します。服薬に先だち、斎戒、焼香し、六〇日間服用すると身体が軽くなり、次の六〇日で四肢がよくきくようになり、次の六〇日で顔色が艶やかになり、さらに六〇日で五臓はみな実し病気とならず、また次の六〇日で体が強くなり、さらに六〇日で耳目聡明となり、二年たつと白髪が黒くなり、歯は強くなり、三年で身体の中まで神が

入ってくる。四年で百神がやってきて、五臓は飢えなくなる。五年で沈んだり浮いたり、自由に縦のものを横にできるようになり、六年で仙人となることができる……というわけです。

延年益寿神方〔同前〕

胡麻を晒し乾かし蜜で鶏卵大にして、一日三回、または末として三升として服用すると、一年で身体は滑らかに美しくなり、二年で白髪は黒くなり、三年で欠けた歯が生え、四年で水に入っても濡れず、五年で火に入っても焼けず、六年で馬のように走ることができます。

延年益寿方〔同上〕

一年の間、周盈という菊の茎、日精という菊の花、神精という菊の実、長生という菊の根などを採り日陰干しにし、松脂で桐実大とし、一日三服すると、前に述べたような変化がでてきて、五年たつと身体が光り、昼夜照らすことができ、羽もないのに飛ぶことができ、六年で三〇〇歳、七年で千年の寿命が延び、八年で眼は千里先のものが見え、音は万里先のものが聞こえるようになり、九年で三千年寿命が延びる、とされています。まったく、金斗雲にのった孫悟空を思いだす話です。

餌杏子法〔同前〕

「道典」では、胡麻、松柏、菖蒲、茯苓、黄精、霊芝、雲母などは不老長寿の薬とされています。ここの杏も杏子湯を作り、そのかすをとり去り、そのうわずみが七~八升になるくらいにして、糠の火の上におき、羊脂を加え煮詰め、金色になったものを用いる。一〇〇日飲むとその父母でもわからないくらい顔が美しくなる。夏衒舒という人の母はこれを飲んで七〇〇年も生きてついに仙去したとあります。

霊宝黄精方〔同上〕

黄精（一名、仙人余粮）を五〇日間、日陰干しにしてその実を煮て食うのもよいし、根をよく洗ってうわずみをとり、また煮て、これに大豆米を煎って加え餅のようにしてもよいし、根を蒸して食べてもよいし、茎葉を茹でて食べてもよい。これを重樓というが、このときの煮汁は飲めるから捨ててはいけない。いずれもが身体のためによいものだといっています。

また、黄精を服用すると、百病が癒え、二〇〇年の寿を加え、山に入っても虎や狼も怖くなく、兵火もおそれず、よく食わず飲まずにいられるのだとされています。黄精は一名、黄華ともいい、救窮ともいわれ、凶年の年でもこれを食することができるということです。

黄帝四扇散方〔太極真人九転還丹経要秘〕

松脂、沢瀉、山朮、乾姜、雲母、乾地黄、石上菖蒲、桂。これを飲むと濁気がとれ、百病を除き、食事をとらなくてもすむ。黄帝が風后より授かった却去還童の方法であるというものです。

王母童散方〔同前〕

胡麻、天門冬、茯苓、朮、乾黄精、桃肉。王母とは西王母を指

します。陽気を保ち、栄衛六腑を調和するとあり、嬰童にたちかえる極秘の道でもあり、填精補脳の作用があるとされています。

固本補陰丸〔呂祖志〕

生地黄、熟地黄、天門冬、麦門冬、人参、杏仁などを蜜でねり、桐実大とし、毎日七～八〇個を空腹時、白湯や酒でのみます。補陰作用があるので命が延びるというわけです。

安和合臓腑丸方〔雲笈七籤五七巻、諸家気方〕

茯苓、桂心、甘草、人参、柏子仁、薯蕷、麦門冬、天門冬。

治潤気液膏方〔同上〕

天門冬煎、朮煎各五升、茯苓、桂心、薯蕷、沢瀉、甘草。これは膏といっても外用薬ではなく飲む薬です。中国の薬でよく△△膏というのがありますが、すべては外用薬でないことも注意する必要があり、内、外両用のものもあります。これらはすべて五臓六腑を安らかにする理気作用があり、無病の者が飲めば健康増進に、病気のある者が飲めば治療となるものです。

南嶽真人鄭梢雲伝授五行七味丸〔雲笈七籤七七巻、方薬〕

硫黄、白龍骨、安息香、柏子仁、菟絲子、五味子、蓯蓉。体の衰えを盛り返し、血脈を潤し、筋骨が強くなり、髪は黒くなり、性的効果もあるといいます。

九眞中経四鎮丸〔同前〕

太一禹余粮、当帰、薫陸香、人参、鶏舌香で一組、丹沙、甘草、青木香、乾地黄、詹糖香で一組、茯苓、白朮、乾姜、防風、雲母粉で一組、麦門冬、乾棗膏、附子、胡麻、龍骨で一組。これらを合わせて四鎮神丸といい、一年服用すると、久病は除かれ、二年で易息（易はかわること）、三年で易気、四年で易脈、五年で易体、六年で易筋、七年で易骨、八年で易歯、九年で易形、一〇年で鬼神を使役し、虎や狼を自由に操り、わるいものが近づかなくなると記されています。

老君益寿散方〔同上〕

天門冬、白朮、防風、熟地黄、細辛、乾姜、桔梗、天雄、桂心、遠志、肉蓯蓉、沢瀉、石斛、柏実、雲母粉、石葦、杜仲、牛膝、斛茯苓、菖蒲、五味子、蛇牀子、甘菊花、山茱萸、附子等からなり、服用三〇日で気力が増し、四〇日で病気は除かれ、六〇日で体が軽く、飛ぶようになり、七〇日で顔が艶々し、八〇日で神通力が出て、九〇日で精神は並々ならぬものとなり、一〇〇日でまた老いることがなく、セックスを慎めば長生も可能であると記されています。

胤丹〔同前〕

これは鉄より作るもので、煉丹術が丹砂等の水銀製剤より作るのと異なるものなので、ここで述べておきます。剛鉄百斤のよいものを打って鏡を作り、中央に孔をあけ、五寸径とし、よくけずって平面にする。ついで、神水法といって、蔵塩、磁石などを加え甕に入れ地中に埋め、一五〇日後にとり出し、鉄の表面をけずって清酒を加え上澄をとり、また酒を加え、これを三回行って、乾

かす。他の方法は、甕の底に小孔をあけ、地中に埋め、中に水が流れるようにして絶やさぬようにする。百日たつと、いわゆる胤丹ができる。婦人、子供、鶏や犬、病人がこれを見てはいけないとあります。この胤丹にいろいろな薬草を加えるが、その四六方の処方が載っています。鉄器で食事を作ると貧血によいとされているところから、この方法は理に適っているといえましょう。

　鉄を火に溶かすと形が変わるが、それは、神もおそれるところで、人は玉石薬の貴さは知っても、鉄胤が筋骨を強め益気作用があって人を健にし、延年益寿、補精填髄作用、起陰発陽作用等があり、命を長らえる働きがあるのを知らないといっています。錬丹の華々しさに比べて、本法はやはり余り紹介されていなかった方法といえましょう。

　湯液ではこの錬丹服用の水銀中毒に対する解丹作用、三尸に対する処方、絶穀を助ける処方などがありますが、それはそれぞれのところで述べることにします。次に、いろいろある処方から肺疾患に対するものを代表としてみます。

　『黄庭内経五臓六腑補瀉図』『四気攝生図』『修真十書』などのなかに、共通して、五臓六腑の疾患に対する処方が載っています。

　いわゆる五臓神図などがありますが、ここにその一例として、肺疾患を治す薬剤について、この三つの道典から平行して並べて比較したいと思います。

　この三者を比較検討しますと、処方構成薬は、『四気摂生図』排風散のうちの虎骨、天麻以外は他のものと同じ構成であることがわかりますし、薯蕷と山薬とは同一であり、天雄とは附子のことです。ここで若干くわしく話をすすめます。各構成薬の分析をすると、これらが何の疾患に対処するかが判明するからです。

　人参＝補気剤。大補元気、安神益腎、健脾益気、生津作用があり、肺腎陰虚、例えば肺結核、喘息や慢性気管支炎に用いられる。

　防風＝解表剤。祛風解表、祛湿解虚、止瀉止血作用、祛風の主薬、風寒、風熱、風湿に用いる。

　羌活＝解表剤。祛風解表、祛風湿、止痛、外感風寒、風湿に用いる。

　沙参＝補養剤。養陰清肺、清虚熱、潤燥止咳作用、慢性咳嗽、皮膚瘙痒に用いる。

　天雄＝温裏裏寒、回陽救逆、温暖脾腎、散寒止痛作用、陰性水腫、

黄庭内経五臓六腑補瀉図	四気摂生図	修真十書
相肺臓療法 排風散 人参　防風　羌活 沙参　天雄　薯蕷 丹参　苦参　秦艽 山茱萸　玄参 （一一味）	起居法 排風散 人参　丹参 防風　天雄 羌活　秦艽 山茱萸　沙参 虎骨　山薬 天麻（一一味）	治病肺臓方 消風散 人参　玄参 防風　沙参 天雄　薯葉 丹参　苦参 秦艽　山茱萸 （一〇味）

全身水腫（脾腎陽虚）、陽虚衰弱、風寒湿病、寒性腹痛に用いる。

薯蕷＝補養剤。補脾胃、益肺腎作用、肺腎虚証、一般的な滋養補益剤、慢性咳嗽、肺脾両虚（肺結核）に用いる。

丹参＝理血剤。活血祛瘀、涼血、活血安神作用、鎮静、精神安定、鎮痛に用いる。

苦参＝清熱剤。情熱、湿、祛風殺虫作用、皮膚瘙痒症に用いる。

秦艽＝祛風湿薬剤。祛風湿、退黄除虚熱作用、骨蒸潮熱、陰虚内熱、痺証肝疾患に用いる。

山茱萸＝固渋剤。補益、滋精、斂汗、滋養、収斂作用があり、腎虚（陰虚、陽虚）、気血両虚、止汗（とくに亡陽）、自汗（気虚）、盗汗（陰虚）に用いられる。

玄参＝清熱剤。滋陰清熱、瀉火解毒作用、肺炎、気管支炎の熱、頸部リンパ腺結核に用いられ、滋陰降下（滋養作用と解熱、利尿、消炎作用）の主薬でもある。

虎骨＝祛風湿薬剤、散風、健筋骨作用、風湿の関節痛、骨骼発育不良に用いる。虎骨酒は有名。

天麻＝熄風鎮痙剤、鎮静、鎮痛作用、頭痛、めまい、湿性皮膚瘙痒に用いる。

以上、ややくわしく処方分析を記しましたが、五行説で「肺は皮毛を司る」というところから、本剤は皮膚瘙痒症や皮膚の病変に効があることもわかりますし、肺結核を中心とした結核症、慢性気管支炎などの呼吸器官疾患、さらには、一般的な虚証に対して、体力を回復させるようにする作用があることが知られます。

これらの「道典」には、さらに他の五臓六腑に対する処方のみならず、呼吸法や養生法についても記されていますが、他の処方例は略し、呼吸法、養生法についてはそれぞれの項目のところで述べることとします。

酒と香方

酒は薬であったこと（酒は百薬の長）や「醫」という漢字の意味はよく知られているところです。(注1) すでに『五十二病方』や『内経』の中にも酒のことが記されていますが、「道典」の中でも薬酒のことはよく出てきます。

例えば、『太上宝霊王符序』には、朮酒方、胡麻酒方、地黄神酒方、松脂酒方、章陸酒方、枸杞酒方、五茄酒方、天門冬酒方、神酒方、神仙乾酒方、真人醸天門冬酒方、健体仙酒方、治百病酒方、霊宝服養地黄枸杞酒方、作神酒方等が載せられており、その製造法や効用が記されています。

香法とは、焼香のときに用いられる香りの薬であり、この香のかおりに感応して、天上から玉女や諸神が降りてくるというものです。『三洞枢機雑記』には、三真九和香珠丸や、神燭油法等が載っています。

後者は零陵香、甘松等七種を、こまかい絹の袋に入れ、油の中に三～五～七日間入れてから燈火とすると、霊香馥郁として、斎

祀に必要なものである、といっています。その他に清遠香方として、香附子、玄参、甘松、白芷、零陵香など一〇種を加えてつくるのもあります。

以上で今回の稿を終えますが、いまさらながら「道典」の膨大で難解、そのかつ複雑さをおもいしらされています。今回のものはそのごく一部しか、あげることができませんでしたが、いずれ、改めてもっと整理、追加すべきだと思っています。

次回は本草方面に移りたいと存じます。

（つづく）

（注1）醫＝殹（悪い姿）と酉（酒）との合字、昔は酒を用いて病気を治した。（三省堂版漢和辞典）

（東洋医学、十五（三）、一九八七、昭和六十二年）

■評論／東洋医学史の再検討

一、中国伝統医学と道教（5）

『道典』と『本草』

吉元医院院長
順天堂大学産婦人科講師
吉元昭治

今回は『道典』中の本草に関するものについて述べることにします。本草はいうまでもなく薬物であり、中国伝統医学の湯液療法の基となるものは、薬物―本草であるわけで、現在の内科学に対する、薬物、薬理学、あるいは、薬学における生薬学といったようなものでしょう。

『道典』の中にも、当然、この本草に関した書をみることができます。たとえば、第一にあげなくてはならないのは、『孫真人備急千金要方』でしょう。これはまえの、湯液のところでもあげましたが、本草についてはその内容からいって、当然あげなくてはなりません。

ついで、本草の専門書として収められているのは、『図経衍《えん》義本草』です。今回はこれを、中心に述べることにします。

多くの『道典』のなかには本草に関する部分がふくまれているわけですが、なかには、いわゆる外丹―鉱物―もあるわけです。

『図経衍義本草』

歴史

本草書は、その薬物についての実際的記載を必要とするので、古くから薬物の形態学的な絵図が載っています。たとえば本草学の歴史上、図経といわれているものを並べますと、唐の有名な『新修本草』の頃のものに『図経』七巻の名をみますが、散佚しています。その流れに『本草図経』がありますが、これも現在はありません。宋・金時代に『重広補註神農本草経並図経』や『新編類要図経本草』四十巻が出ます。後者はすでに中国にはありませんが、日本の宮内庁図書寮にはあり、これから、『正統道蔵』の中

におさめられている、いわゆる道蔵本の『類編図経集注衍義本草』四十二巻が出てきます。

これは元の僧医慧昌が再編したものとされています。これが明代になって『道蔵』の中におさめられ『図経衍義本草』になったのです。

この『図経衍義本草』の土台になったのは、宋の冠宗奭《かんそうせき》の『本草衍義』二十巻です。『道蔵』中の『図経衍義本草』は、宋・通直郎弁験薬材・冠宗奭編撰、宋・太医助教弁験薬材、許洪校正となっています。

著書

『本草衍義』二十巻は、宋の冠宗奭の撰ですが、『文献通考』『群斎読書』では『本草広義』となっています。これは、中国では、代々皇帝の諱をさける風習があり、宋の寧宗の諱の「広」を改め「衍」としたということです。この冠宗奭の出生地、生年、没年の年月は残念ながら分かっていません。承直郎澧州（現在の湖南省澧縣）の司戸曹事という役にあって、宋代の政和六年（一一一六年）に『本草衍義』が完成したようです。これを奉上した結果、通直郎添差充収売薬材所、弁験薬石という役につきました。これは文字通りの薬物を買い集め、検査するところの政府機関でしたから、彼の職はそう高くはなくとも、彼の薬学的研究には、非常に好都合であったとおもわれます。彼の研究はさらにすすみ、宣和元年（一一一九年）、彼の兄の子の宣教郎知解州縣丞の寇約が、さらに校勘し、版にきざみ刊行したいきさつがあります。

冠宗奭は、「人が病気になって求めるのは、医師であり、医師は、方（治療）がそのもとになる。さらにその方は薬がたよりになるのだ」といっています。

内容

『図経衍義本草』は、『道蔵』中にあったためか、何故かよく紹介されてはいなくて、本草学の歴史のなかでも、辺縁的存在でありました。以下その内容の大筋を述べることにします。

本書は四十二巻にわたる厖大なものですが、このうち上巻は一から五まであって、序文や総論的記述にあてられており、巻六から巻四十二というのが各論的な内容になっています。そして、各論にはさまざまの引用書が記されています。その主なものだけを拾うと次のようになります。

（イ）引用書

『抱朴子』（晋・葛洪）〔抱朴子云〕

『肘後備急方』（晋・葛洪）〔肘後方云〕

『鬼遺方』（晋・劉涓子）

『本草経集註』『名医別録』（梁・陶弘景）〔陶隠居云〕

『本草拾遺』（唐・陳蔵器）〔陳蔵器云〕

『外台秘要』（唐・王燾）

『新修本草』（唐・蘇敬等）
『千金翼方』（唐・孫思邈）
『日華子諸家本草』（唐・日華子）〔日華子云〕
『嘉祐補註本草』（宋・掌禹錫）〔禹錫云〕
『太平聖恵方』（宋・王懐隠）
『雷公薬対』『雷公敩炮』（不明）
その他にもまだ数々の引用がしるされています。

（ロ）薬物的分類と巻数との関係

巻一―巻二　玉石部上品（一二種、三五種、計四七種）
巻三―巻四　玉石部中品（一三種、四一種、計五四種）
巻五―巻六　玉石部下品（二六種、四十種、計六六種）
巻七―巻九　草部上品之上（一〇種、十三種、二七種、計五〇種）
巻十―巻十一　草部上品之下（一四種、二九種、計四三種）
巻十二―巻十三　草部中品之上（一七種、二四種、計四一種）
巻十四―巻十五　草部中品之下（二〇種、五六種、計七六種）
巻十六―巻十八　草部下品（一四種、二二種、計三六種）
巻十九　草部上品（二七種）
巻二十―巻二十一　木部上品（二二種、二七種、計四九種）
巻二十二―巻二十三　木部中品（一四種、三二種、計四六種）
巻二十四―巻二十五　木部下品（二五種、五四種、計七九種）
巻二十六　人部（一二種）
巻二十七　獣部上品（一八種）
巻二十八　獣部中品（一五種）
巻二十九　獣部下品（二〇種）
巻三十　禽部上品、中品（四〇種）
巻三十一　蟲魚部上品（二六種）
巻三十二　蟲魚部中品（三七種）
巻三十三　蟲魚部下品（二三種）
巻三十四　蟲部下品（二六種）
巻三十五　果部上品（二一種）
巻三十六　果部中品（二二種）
巻三十七　米穀部上品（五種）
巻三十八　米穀部中品（二二種）
巻三十九　米穀部下品（一三種）
巻四十　菜部上品（二八種）
巻四十一　菜部中品（一三種）
巻四十二　菜部下品（二二種）
合計　一〇〇〇種以上の薬物があります。

（ハ）図説明

図は四九〇の薬物について載っています。しかしたとえば、黄精十、附子六、三陵五、白蘞五、人参四、沙参四、苦参四、玄参四、狗背四、前胡四、秦艽四、款冬花四、大戟四、威霊仙四、骨砕補四、烏薬四、菖蒲三、菊花三、等と、産地別に鑑別に便利なための図があるので、図の実数は、これらよりさらに多くなります。おも

しろいのは、海塩の製造過程の図もあることです。

このようにして、玉石類という鉱物類、草、木、果、菜部という植物類、人、獣、禽、虫、魚という動物類という分類をしているわけです。

『道蔵』の中になぜ本書が収められているのかという理由として、それが図説してあるのは、医師や道士が山に採薬に入っても便利なことや、その内容が臨床的、実際的であったほかに、「道教」という見地からも、それがうけいれられるという素地があったからではないでしょうか。それだからこそ、明代になって『正統道蔵』の中に組み込まれたものとおもっています。

つぎに、本書の内容を、かいつまんでみることにします。

総論内容

巻四の序例には、内科的疾患を主として治療の際、簡単に薬物が選べるよう各種疾患に適応できる薬物名をあげています。それぞれに、甘苦の味、毒の有無、寒熱の別をしるし、君臣佐使の区別を記しています。当時の医師ないし道士にとって便利このうえない記載ではなかったかとおもわれます。

たとえば、「傷寒」の項では、麻黄、葛根、杏仁、前胡、柴胡、大青、龍胆、芍薬、薫草、竹林、牡丹、虎掌、朮、防已、石膏、牡蠣、貝母、鼈甲、犀角、羚羊角、葱白、生姜、鼓、人溺、芒硝、栝樓、葱根、大黄、雄黄、白鮮皮、梔子、射干、茵陳蒿、寒水石、青竹茹、水牛角、紫草、菓耳、虎骨、知母、半夏などが記されていますが、現在では、いわゆる「傷寒」について用いられていないものもあります。

「大便不通」では、大黄、巴豆、石蜜、麻子、牛胆、猪胆、朴硝、芒硝、大戟、檳榔、牽牛子、郁李子など。「上気咳嗽」では、麻黄、杏仁、白前、橘皮、紫苑、桂心、款冬花、五味子、細辛、蜀椒、半夏、生姜、桃仁、紫蘇子、射干、芫花、百部根、乾姜、貝母、皂莢、蛤蚧、縮沙蜜、鐘乳、獺肝、烏頭、藜蘆、鯉魚、海蛤、硫黄、淡竹薬、など。

「嘔吐」では、厚朴、橘皮、人参、半夏、麦門冬、白芷、鉛丹、薤白生姜、鶏子、甘竹葉、旋覆花、白豆蔲、附子、竹茹など。

「瘀血」では、蒲黄、琥珀、羚羊角、牛膝、大黄、乾地黄、朴硝、紫参、桃仁、虎扙、茅根、䗪虫、䖟虫、牡丹、藕汁、天名精、射干などが記されています。

このように五五の病名についてのべられていますが、いわゆる君臣佐使の記載もあるので、主薬と補薬の区別が簡単にできるものといえます。

次に第五巻は、外科、産婦人科疾患、救急的な疾患に対応しています。

「癰疽」では、絡石、黄耆、白歛、烏啄、通草、敗醤、白及、大黄、半夏、玄参、薔薇、鹿角、蝦蟇、土蜂子、伏龍肝、甘焦根、蛎石、烏賊蘼魚骨、鹿茸、竹麻、側子、赤子豆など。

「蚘虫」(回虫)には、薏苡根、藋菌、乾漆楝根、茱萸根、艾薬、石榴根、檳榔、鶴蝨、龍肝が、「寸白」(条虫)には、檳榔、蕉荑、貫衆、狼牙、雷丸、青箱子、橘皮、菜萸根、石榴根、榧子、桑根白皮、など。

「陰萎」には、白石英、陽起石、巴戟天、肉蓯蓉、五味子、蛇床子、地膚子、鉄精、白馬茎、菟絲子、原蠶蛾、狗陰茎、雀卵、樗鶏、五加皮、覆盆子、牛膝、石南、白及、小豆花、山茱萸、天雄など。

「婦人崩中」では、石胆、禹余粮、赤石脂、代赭。牡蛎、龍骨、蒲黄、烏賊魚骨、黄耆、鮀甲、鼈甲、馬蹄、膠、丹雄雞、阿膠鬼箭、鹿耳、大小薊根、馬通、伏龍肝、乾地黄、柏葉、地楡、続断、淡竹茹、蝟皮、飴糖、白芷が、「安胎」では紫蔵、白膠、桑上寄生、鯉魚、烏雌鶏、葱白、阿膠、生地黄、猪苓、艾薬など。

「服石薬中毒」では、白鴨屎汁、人参汁などの名がみられ、合計七四の病名に対する薬名が記されています。

「服薬食忌例」では、たとえば、黄連、桔梗では猪肉を、細辛では生野菜を、半夏、菖蒲では、飴糖、羊肉を、商陸では犬肉を、茯苓では、酷物を、天門冬では鯉魚の併用はよくないとしています。また服薬するときには死骸を、妊産婦は汚穢なものをみてはいけないなど、細かい注意が払われています。

さらに調合するとき、湯や酒に入れてはいけないものとして、鉱物類一七、草木類一八、動物類二九種をあげています。

各論的事項

（一）鉱物類

以下、重要とおもわれるところを摘要してみます。

諸薬中のトップにあげています。長くのむと、不老軽身となり、神明が通じ、神仙になれるとあります。辰州で採れるものが最もよいので一名辰砂とも言いますが、広州に採れるものもよいとされています(葛洪がこれを捜しにはるばる広東の羅浮山まで出かけたことはすでに述べてあります)。

これを焼けば、水銀が出るが最上のものを光明砂というとあります。すでにこれが疥癬に効果があることが記されているのです。

雲母(同右)

長くのむと、軽身延年作用があり、顔がツヤツヤして寒暑にも耐えるといっています。泰山、廬山、琅琊北定山などの産がよいといっています。泰山は、五嶽第一の東嶽泰山であり、廬山(江洲)は七十二福地の中の一つであります。『呂祖志』では呂洞賓に関係する名山とあり、また、『道蔵』中には、『廬山太平興国宮採訪真君事実』という教典が残っています。このことから、霊薬というのは、道教上でも重要な、貴い霊山に存在しているという主張がみられるように道教との結び付きが強く感じられます。

玉屑

雲母に次ぎますが、これも軽身延年作用があります。中国では古来、死人の口に玉を含ませる習慣があり、ここでも、死人の口に玉珠二枚を含ませたところ、穢気が無かったといっています。

玉泉

玉屑とともに、長安の東南にある藍田（藍水ともいい七十二福地の一つ）がよいとされるが、これは玉の精華であって、これを解くと水になるので玉泉というとあり、人が死ぬとき、これを五斤ばかりのむと三年経っても変化なく、古来、墳墓より発掘されたもので、生きているように見える屍骸があるが、これはこのためであるといっています。

石鍾乳

延年益寿作用があり、少室山、泰山、茅山のものがよいとされています。少室山も七十二福地の一つで、道教の中心の一つです。茅山はあの茅山道の発祥の地でもあるわけで、やはり道士が延年不老のため、いかに努力していたかわかります。

ついで硝石、芒消、の区別がしるされ、禹余糧と太一禹余糧もここに記されています。この両者は元来同じもので、「太一とは道の源《みなもと》ということで、太は大、一は道をいっている」と附記されています。

雄黄（玉石部中品）

延年益寿作用があり飢えない、として、煌煌山のものがよいとされています。

食塩

食塩については、海水から塩を採る図が描かれていますが、北方の人は、塩からいものは好まないので、長生きし、病気は少なく、顔色も良いが、東方、南方の人はいつも塩からいものを食べているから、寿命が短いともいい、臍の上で塩を焼いて載せると小便が出ないとか、子供の病気によいとしています。今でも塩を焼いて、臍に載せ、その上にお灸をすることは行われています。

水銀

大毒で、朱砂中の液であり、還丹のもとで、虱などの皮膚寄生虫に効があるとしています。ごく最近まで、水銀製剤はこの目的に使用されていたり、皮膚の消毒にも使われていました（今では水銀製剤は使われません）。『漢武帝内伝』によれば、封君達という隴西の人は初め黄連を五十余年、さらに鳥峯山という山に入って水銀を百年ばかりのんで、故郷に戻りましたが、年齢は二十歳位のままだったそうです。彼は青牛にいつも乗っていたので、世の人は青牛道士といったそうです。

磁石

南方によいものがあり、針を吸うこと、三、四本相連なるものがよいとされています。もし小児が針を誤ってのんでしまったら、棗核大の磁石をよく磨いて糸に吊るして口から入れると針が出てくるといっています。なお、人体寄生虫をとるにもこの方法が利用され、鉤虫法といいますが、『三尸説』のところでまた出てくるとおもいます。

伏龍肝（玉石部下品）

かまどの黄土をいいます。かまどには、神様（竈神）がいるので伏龍肝といいますが、同じかまどの土でも、十年も使っているかまどのものでなくてはならないといっています。つわりなどに用いられています。

東壁土

同じ土でもこれは脱肛によく効くとされます。家の東方の壁土で、日光に当っている部分をとるべきだと思います。

菊華水

南陽酈縣というところの山中に谷水があり、そこには、甘菊がはえています。その菊花が水に落ちると水が甘く、それでそこの人は井戸を掘らず、その水をのんでいますが、そのため、皆歳をとらないといわれています。しかし菊の花は九月より十月にしか咲かないので、他の時期にはどうなっているのかと疑問を本書に投げかけています。

その他、梁土塵（家のはりの土にたまったちり）、車の脂、鍛竈灰（ふいごの中の灰）、屋漏水（あまもりの水）などという不可思議のものが並んでいます。甘露蜜というのは、あの漢の武帝が、方士のすすめによって作った承露盤の液と同じもので、これをのむと仙人になれると書かれています。

（つづく）

（東洋医学、十五（四）、一九八七、昭和六十二年）

■評論／東洋医学史の再検討

一、中国伝統医学と道教（6）

『道典』と『本草』（その2）

吉元医院院長
順天堂大学産婦人科講師
吉元昭治

（二）植物類

黄精（華部上品の上）

植物類のトップに出てきます。それだけ重要なものといえるわけで、図がここでは十種も描かれています。（図1）

長く服用すると軽身延年不飢の作用があり、仙人余糧ともいわれます。嵩山（五嶽の一つ。中嶽）茅山のものがよいとしていますから、道士がこの採取につとめていたとおもわれます。ある人が召使いをいじめますと、彼女は山に逃げこみ中々みつかりません。彼女は野草、木の葉などを採ってたべていたのです。やがて彼女は甚だ美しくなり、飢えることなく、身も軽くなり、夜は木の上に寝（虎をおそれたため）、昼は平地に降り、すばやく走れたそうです。ところが、ある山の頂上で火をたいたところをみつかり、とうとう捕まってしまいました。そして、どうしてこのようにして生きていられたのか、なにを食べていたのかを訊ねたところ、彼女が指さしたものをみたら、これがこの黄精だったという

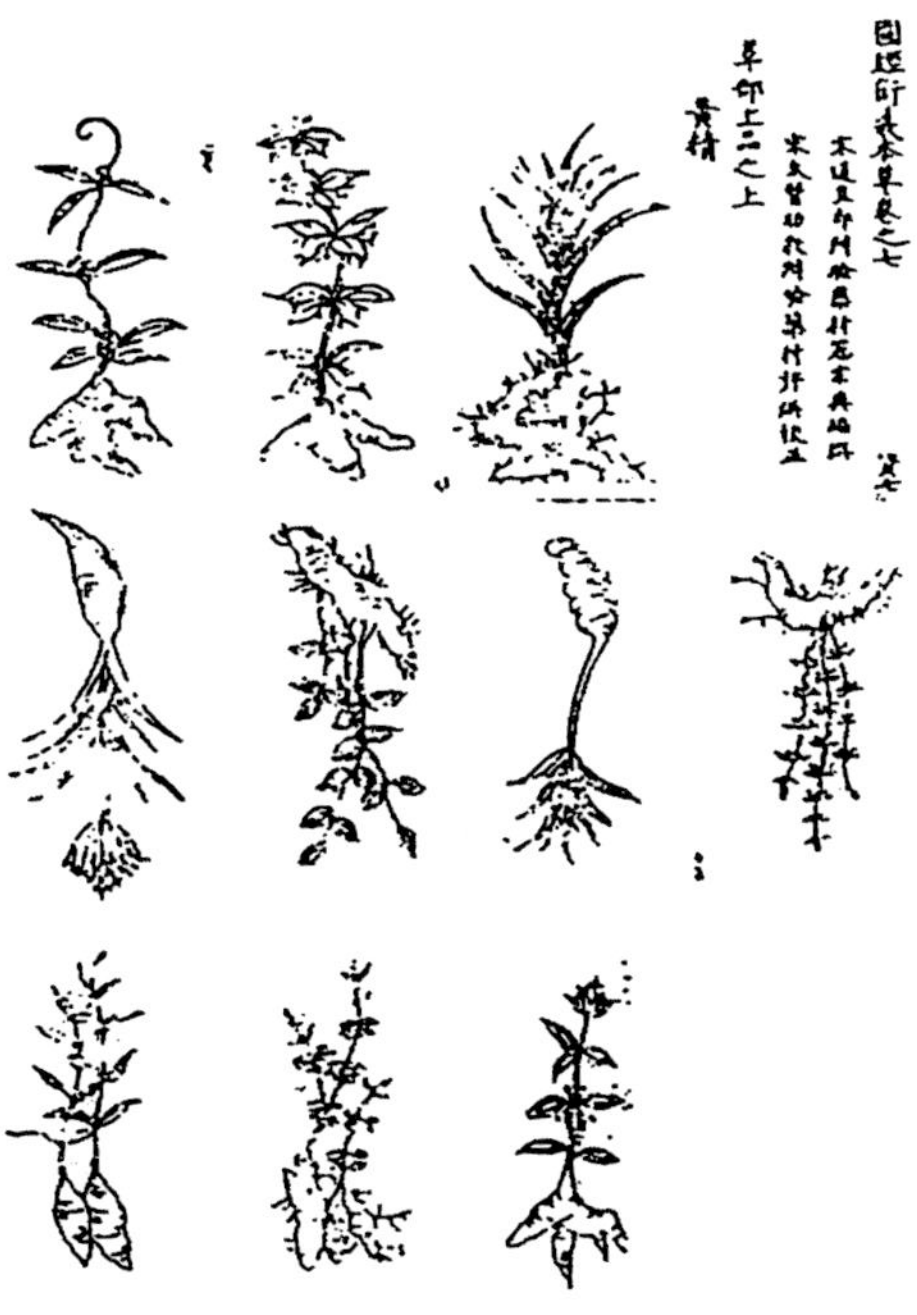

図1　黄精の図

ことです。

菖蒲

根が一寸、九節のものがよいとしており、産婦がのんでもよく、急死した者に、その根のしぼり汁を口からそそぐと、生きかえるともいっています。図が三つ描かれています。

人参

図が四つ示されています。久服軽身延年作用があり、人の形をしたものは、神がこもっているのだとしています。遼東、高麗のものがよく、試しに最上級の人参をのんだ人と、のまない人を一緒に走らせたところ、人参をのまなかった人は、三、四里（一里は約五七六メートルに相当）ばかりで、ぜいぜいと息を切らしてしまってだめだったということです。現代にも通じる興味ある実験だったとおもいます。

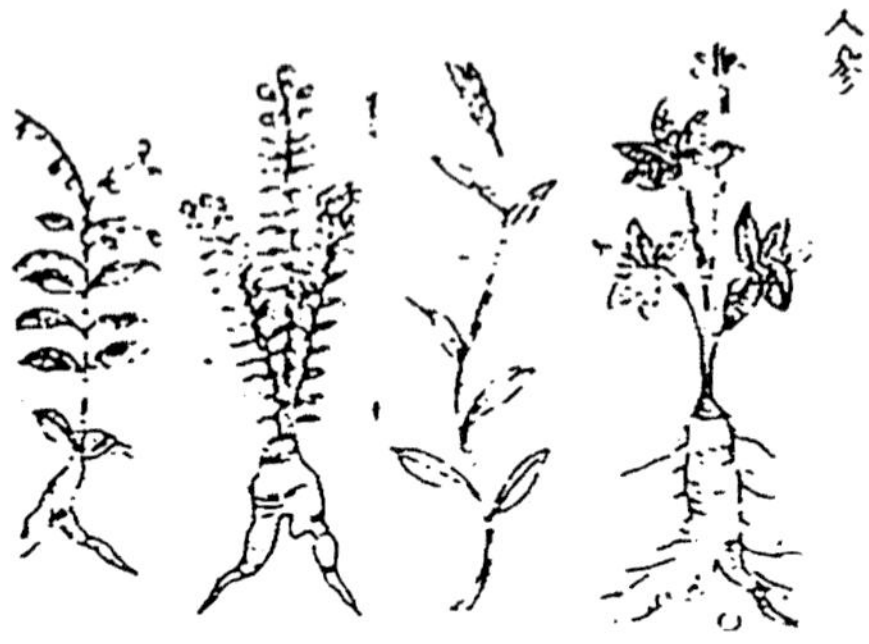

図２　人参の図

生乾地黄

産婦人科疾患によく用いられますが、人体寄生虫にも効があるといいます。これについておもしろい話が載っています。昔ある人が、この病気に三年もかかってついによくならず、死んでしまいました。死にのぞんで、自分が死んだら必ず解剖してその原因をしらべるように、と家人に言い残しました。家人が言い付けの通りにしたところ、寄生虫がいましたので、竹節の中に入れ、地黄で作っただんごを与えたところ、この虫はついにぼろぼろになったそうです。これ以後、この方法がとられるようになったと記されています。またある婦人は、心病を患い、ついに気絶しました。早速地黄をのませたところ、一寸ばかりのものを吐き、それが、がまのような形をした目足のないものだったということです。

朮

図が三つ描かれています。やはり嵩山、茅山のものがよいとされています。久服軽身延年作用があるといいます。『抱朴子』には一名山精ともいい、『神農薬経』をひいて長生きしたければ常に山精をとることとしています。

昆布（草部中品）

この他多くの薬草が記されていますが、すべて略します。昆布の項で、海中の菜はみな癭瘤結気を療するとあります。ヨードの効力を知っていたのにちがいなく、現在の甲状腺腫をいっているのだとおもいます。

胡麻（米穀部上品）

一名巨勝といい、陶弘景は、茎が四角いものを巨勝といい、丸いものを胡麻といい、胡麻は穀物のうち最も大勝なので巨勝ともいうとあり、このように一物二種は、天雄と附子と同じだと記してあります。また一つの葉で二つの莢があるものは巨勝だといいます。いづれも潰して油（胡麻油）を採りますが、これは便の秘結をし、熱のあるものに効きます。道教では胡麻は重要な服餌法で、これが不飢、絶穀作用ありとされ、神仙道の一つの大きな方法となっています。本書では「道家多食レ之」と記されています。二人の人物が天台山（道教修業の地でもあります）に薬草を採りに入り道に迷ったとき、二人の女性が出てきて、二人の名を旧知のようになれなれしく呼び、なんで貴方達はくるのが遅くなったのかと言って家につれてゆき、胡麻飯を食わしてひき留めた、ということです。

麻実

多く食すると鬼を見たようになり狂走する。とあり、麻実の持つ興奮作用をいっています。一名麻勃といいます。七月七日に採るのがよいとしています。

（三）動物類

人乳

乳汁が目に効果があるのは、人の心は血を生じ、肝は血を蔵する。肝は血をうければ、よく物を見ることができる。おもうに、水が経絡に入れば血となるからで、肝は目に関係するからだといい、血は上に行っては、乳汁となり、下っては月経血となる。すなわち乳汁は血であると記しています。

人糞

よく人糞を用いることがあったようです。人中黄（人中白は人尿）ともいって、今日では薬籤の中にその名をみます。東に向いた便所のものがよいといいます。ある少数民族では、焼いた銅を弓のやじりにしたということですが、人糞をのむとそのやじりで受けた傷が治ると、陶弘景は記しています。そして、ぶたや犬を射っても死なないのは、彼らが日頃、糞を食べているからだと、変なこともいっています。

天霊蓋

犬に噛まれて（狂犬病？）なにをしても治らないで、暴れて犬のような鳴き声を出すものには、人の頭蓋骨を焼いて灰にしたものを一さじ水に溶してのませると治る、と『外台秘要』を引用し

てあります。

龍骨

泰山の巌岸にある穴の中には、龍の死骸があると記されています。晋州の龍門にもあって、龍骨とは魚の骨ではないかとか、雌雄があるとか記されていますが、現在でいう動物の化石とは違っています。沢洲の山中にも龍骨がありますが、これは多分龍が脱皮したぬけがらであろうとし、崖崩れしたとき多く見られたということです。しかし一方、ある家が壊れたとき、そのあとから龍骨の体肢、頭、角のすべてを備えたものが出てきたということで、これからして龍骨はぬけがらではなく、ある動物が変化したものであろうとも書かれていて、今日でいう化石に近い考え方も書かれています。

珂膠

出血に用いますが、山東省の阿縣の牛皮を煮つめてつくるので阿膠と言うとあり、ここの北にある井戸水でつくるのが本物であるとしています。

牡狗陰茎

陰茎や婦人病に効くといい、六月にとり、百日間渇かして用いるとしています。その他、犬では胆嚢(白犬がよい)、肉(黄犬がよい)もいろいろ用いられています。

蛤蚧

大守宮《やもり》で、尾に効力があるので、捕まえるとき、尾を切ってにげないように注意して捕まえるべきだといっています。いつも雌雄が一緒にいて、嶺南、嶺外地方（今日の広東省より広西省、さらにはベトナム地方）にいるといい、長さは四、五寸で、桂林地方では、よく鳴くので、このさまの俗称で、蛤蚧というとあり、この雌雄を薬として用いますが、男性は雌を、女性は雄を用いることもあると書かれています。

本書は勿論、本草書としての性格が充分備わっており、以上のべたところはほんの一部で、殊に、「道教」と関係がありそうなところをピックアップしたにすぎません。以下その地の書についてのべます。

（一） 茅山志

巻一九、霊植検篇の、「神芝寄薬」の項には、句曲山には神芝五種があるとして、龍仙芝、参成芝、燕胎芝、夜行洞草、白科玉芝の名をあげています。また禹余粮、芍薬、黄精、何首烏、附子、烏頭、菖蒲、茯苓、白朮、枸杞、沢瀉、黄連、決明子、茅芎、桔梗、細辛、前胡、貝丹、防風、玄胡索、天南星、山薬なども記され、茅山にはいろいろの薬草（多くは、いわゆる久服軽身、延年益寿作

用がある）、霊薬があったことがわかります。茅山派、茅山道という道教の大きな流派の発生地だといえば充分説明がつきます。

(二) 仙都志

巻下、「草木」の項に、草木でしばしば山野に採取してもその名がわからないことがあるといって、木草書に載っている多くのものをあげ、黄精、菖蒲、菊花、天門冬、麦門冬、地黄など二〇二種の名前をあげています。

(三) 洞神八帝妙精経

仙人曰くとして、太陰の草、名づけて鉤吻といい、食すると直ちに死す。太陽の草、名づけて黄精という。食すると長生可能である。しかし、俗人は鉤吻が人を殺すことや、黄精の益寿作用があることを信じない、と記されています。

(四) 太清金闕玉華仙書八極神章三皇内秘文

このなかに、「弁識三十六種芝草変形章第八」があります。まず仙足芝（紫星）、丹芝（朱星）、紫芝（黄星）、景芝（青星）、雲芝（元星）、天芝（黒星）、地芝（緑星）、煙芝（褐星）、神芝（紅く緋色のふちどりあり）があり、これらは元は一つのもので、名山にあって、万々年の精神霊石の気が結してできたもので、巖の間から光が天に向って指しているからわかるとあり、さらに、碧芝（青花）、霊芝（黒花）、焔芝（紫花）、水芝（白花）、気芝（黄花）、玉芝（朱花）、宝芝（粉紅花）、龍芝（碧花）、虎芝（緑花）などがあって、これらもまた、元は一つのもので、江海山水、大小河辺で、山水の秀気がでるところに生じ、三〜五尺あって細かい麻の葉形をしており、夏でも冬でも枯れず、その上にいつも雲のような気がただよっているのでわかるとも言っています。

さらにまた、瓊芝（花形）、桂芝（木形）、花芝（禽形）、金芝（人形）、玄芝（雲朶形）、錦芝（獣形）、青芝（無形状）、湿芝（水形）、風芝（楼塔形）があり、これも元は一つのもので、石山洞窟、石室中に生じ、根本より雲が、梢より煙を出し、それが凝結してできたもので、大小いろいろ、形もいろいろである。以上の二十七種のものを、もし採って服用できたら仙人になれると書いてあります。古く仙人は、「霊芝が腹に入れば自由昇天できる」といったのはこの事である、と言っています。また、枯木や朽ちた株、宮殿、庭室の水辺にできる雲精芝（雲朶形）、黄芝（犬形）、英芝（桜閣形）、端芝（おしどり形）、秀芝（鶴形）、華芝（花果形）、木芝（きくらげ形）、草芝（虎形）、上芝（人形）もあげ、これらは延年益寿作用があると言っていますが、本来のきのことといえば、これが近いものといえましょう。

「弁識三十六種、仙薬形像章第九」では、朱砂精、膏青精、石膏精、雄黄精、硫黄精、白礬精、突青精、雲母石精、石砂精をあげ、これらはみな金石の変化した仙薬で、大きな鬼の朱髪紅眉の

ような形をしていて、色がさまざまであるといい、また、烏石精、禹余精、井泉石精、塩土精、雌黄精、滑石精、陽起石精、石脂精、水銀精をあげ、これもまた金石の変化したもので、形はムカデのようであると言っています。さらにまた、人参精、花苓精、枸杞精、大黄精、琥珀精、万年老葛精、老藤精、黄精、蒼朮精をあげ、この九種の仙薬の精はみな草木が変化したもので、名山に多く、形、色で区別すると記しています。また、天麻精、遠志精、地黄精、牛膝精、烏頭精、白朮精、地黄精、松蘿精、甘草精、の九種は、芝草の変化した仙薬の精であると言っています。こうしてこれら三六種の仙薬を認めたら、白紙のうえに形をかき、名を記し、念呪して、息を三回吹き付けておく。こうしてこの仙薬をのめば、足下より風雲を生じ、人をして不死長生に導くといっています。

(五) 蓬萊山西竈還円歌

いくつもの仙薬が記されていますが、現実にどの薬草かと比定するのが難しいものが記されています。この数も多く、たとえば、「金花舟第百四十二」には、「俗に祥姉芝というが、名はない。性冷で、渭南にある、葉は尖って、茎は長い。いろいろな風病を治す」とあり、つづいて詩があって、そこには「登登紅葉遶青冥、万朶黄花布地生、採取之時問方朔、唯君不得犯神霊」と書かれています。この書はみなこのスタイルとなっています。

(六) 白雲仙人霊草化

遠道草、白雲草、海宝草などが記されています。

(七) 太平経

「草木方訣第七十」があります。治療してたちどころに治ったものは天上神草木で、延年作用のあるものは、天上仙草木である。十中みな治したものを帝王草、十中九治したものを大臣草、十中八治したものを人民草といい、これ以下のものは用いない方がよく、人を誤らせる草である。一日して愈した方を一日愈方、二日のものを二日方、三日かかったものを三日方といい、おのおのその草木の名を記しておくがよい。一日方は天神が、二日方は地神が、三日方は人鬼が治してくれたのである、と書かれています。

(八) 無上秘要

巻七八に「地仙薬品」があり太上道君曰くとあり、松柏陰脂、山薑伏精、菖蒲門冬、巨勝黄精、菊華枸杞、崖蜜茯苓、桃皮沢瀉、萎蕤黄連、椒麻地黄、赤板朱英、雲飛水桂などがあり、これらを服用すれば身体が艶々してきて、白い髪などは黒くなり、顔も童顔となり、千人もの神々を使えるようになり、地仙となって五嶽を往き来し、名山といわれるところに自由に遊べるとあります。さらに、天仙薬品、太清薬品、太極薬品、上清薬品、玉清薬品と並びますが、これらが具体的にどのようなものかははっきりして

いません。

（九） 三洞珠嚢

さきに「無上秘要」の「地仙薬品」が紹介されています。その巻四に、「神仙薬品名」というのがあります。そこには、丹砂、雄黄、雌黄、空青、薫陸香、消石、紫石黄、青木香、白石黄、真塊拾芥、陽起石、雲舟、胡粉、鶏舌香、石黛、戎塩、金牙石、石硫黄、龍骨、虎脳、珠子、白附子、磁石、太一禹余粮、などの仙薬の名をあげています。

（十） 孫真人備急千金要方

『千金要方』のことですが、その巻一、「論処方第五」「論用薬第六」には、いろいろのことが記され、後者には上薬（百二十種、君とし、養命を主る。天に応じ、無毒、久服しても人を傷つけず、軽身益気不老延年作用がある）、中薬（百二十種、臣となし、養性を主る。人に応ず、有毒のものも無毒のものもある）、下薬（百二十五種、佐使となす。地に応ず、多用、久服は不可）の三つに分け、計三六五種は一年に応じるとあります。つづいて、「玉石上部」から、「米中部」まで、九七種の名が並び、さきの『図経衍義本草』と似ているところがあります。

「論合和第七」、「論服餌第八」、「論薬蔵第九」などが、総論的に出てきます。いずれもくわしい内容は省略します。

（十一） 太上霊宝芝草品

霊芝について図説してある書で、青玉芝、赤玉芝、黄玉芝、以下全部で一二七種におよぶ霊芝の数々が記されています。なかには妙な形をしたものもありますが、いかに霊芝に対して、熱い思いがあったかわかります。服用すれば十万年もの命が得られるといったものもあり、千年などという延命効果はざらです（図3）。

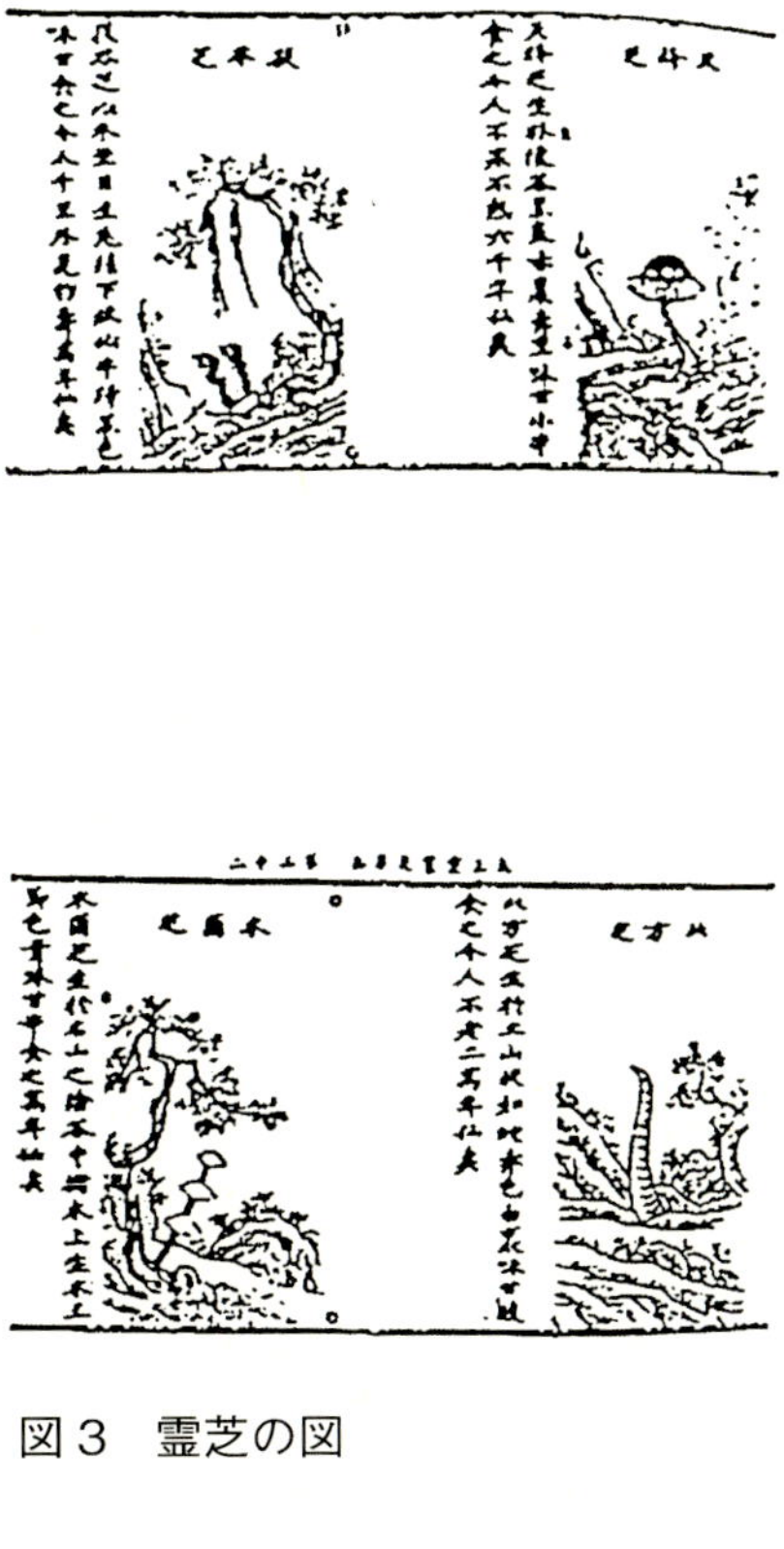

図3　霊芝の図

（十二） 太清道林攝生論

家にいても、遠く旅行をするにも、いつも熱した艾（灸のため）、大黄、芝确、甘草、乾姜、桂心、蜀椒などは必ず身に付けておくべきであると言っています。

（十三） 岱史

さきの茅山史と同じく、岱山（秦山の別名。五獄第一の名山。東

獄秦山）の博物誌的なものです。「第十二巻物産志」に、秦山ではすでに「山海経」に記されているように多くの宝があると記され、芝草玉石の類が多いと書かれています。

天麻、青芝、赤石脂、紫石英等の霊薬があり、薬草については遠志、天門冬、太乙余糧、石鐘乳、硫黄、白石英、磁石、滑石、雲母、龍骨、柏実、茯苓、丹参、茵蔯、連翹、藜蘆、香附子、玄胡索、蒼朮、黄精、黄連、黄芩、玄参、苦参、沙参、地母、益母、貫衆、山査子、山薬、地黄、地楡、南星、枸杞、防風、木蘭、荊芥、完花、花椒、百合、草烏、柴胡、牽牛、桔梗、藁本、芎窮、麦門冬、威霊仙、青木香、車前子、硝石、玉不留行などが、花については、牡丹、芍薬、辛夷、梔子などが、穀類については胡麻が、果実については、梨、栗、棗、柿、梅、桃、李、石榴、銀杏、梅桃、林檎などがあって、治療に用いられる薬剤をほとんどカバーしうることがわかります。まさに泰山は薬剤の宝庫でもあるわけです。

ところで、こうして山に採薬に入るには、すでに『抱朴子、登渉篇』にもみられるように、いろいろな注意、しきたり、予防法などがあったわけです。また「入山符」を身につけておきます。最後になりますが、これを以下に述べます。

（十四）天皇至道太清玉冊

その「修身口訣」の項に、食物や薬をとるには、蒜や石榴、猪肝、犬肉を禁忌とする。神薬をのむときは、北方を向いてはならない。亥の日にはつばしてはならない。なぜなら、精が亡び、気を失い、命を損じるからである。道士はセックスをしてはならない。一回で一年分の薬力を損じることになるからである。

修道して仙を求めるには、死人を見てはいけない。山を行くには、雲笠を用いる。これは黒い絹で包まれていて、風や塵や砂を避ける。冬にはコートをまとい、左の腋には鹿皮の袋を付ける。中に薬を入れておく。また歩行には震霊杖を用い、邪気を追い払って歩く。また騾《らば》に乗ったら、子供にその杖を持たせて後からついてこさせる。山にいるには、首から一宇巾というふくろをぶらさげ、これにいろいろな薬草を入れておく。また山に採薬に入るには、山に着かないうちに百歩行ったら、百歩あとずさりする。これは山の精が人を犯さないためである（『抱朴子』には山の精は一本足で足が後向きになっているとしるされている）と、書いてあります。

おわりに

以上で、今回の「本草」と「道教」との関係を終わり、道教と医学の関係の概略を書いたつもりです。まだ十分に言い尽したとはいえません。しかし、医学と道教の関係がいかに深いかの証の一つとなっているのがおわかりになったこととおもいます。全く、くどいほど、不老長生のための手設の数々がみられるわけです。

（東洋医学、十五（五）、一九八七、昭和六十二年）

二、古代中国医学と道教（1）

—中国医学のルーツの一つとして道教に関するノート—（その一）

吉元医院院長
順天堂大学産婦人科講師
吉元昭治

「医学は外のどんな自然科学よりも歴史上の知識を必要とする」
——ルドルフ・ウィルヒョー（一八二一〜一九〇二年）

「人はしばしば坊主を憎み、尼を憎み、回教徒を憎み、キリスト教徒を憎むが、道士は憎まない。この理窟がわかれば中国のことが大半わかる」——魯迅（一）（一八八一〜一九三六年）

「黄砂にて重き空の下連翹の黄の暮れ残る坂を歩めり」——下関市・由岐中貞子（毎日歌壇五四・六十六）

はじめに

春一番の風がふくころ、空は風と共に黄色くにごることが毎年ある。黄砂現象といわれるもので、その黄砂は風と共に遠く中国、黄河、オルドス地方の黄土が風にのって我が国にやってくる。それは砂というより細かい土であるといった方が正しいようだ。この黄土地帯は有史以来、偉大な文明をきずき黄河流域の肥沃をささえ、歴史の栄光と悲劇をみつめてきたのである。著者は、この黄砂をみるにつけ、我が国と中国の地理的にも密接な関係があることをまざまざみせつけられる思いがするとともに、古い時代にも郷愁さえもおぼえる。

著者はすでに、中国医学のルーツには、深く道教が関与していることをのべたが、（『道教と不老長寿の医学』）そのもとともなった事項を約十年前にメモ的にしるしておいた。そこでこの総論的なもの、すなわち、道教ノートとして、細かい解説は省略して、道教とはいかなるものであり、中国医学及び日本とどのように関係し、それがどのように成立し、影響しているか、そのアウトラインをのべてみたい。道教と中国医学の関係については、宗教史、哲学思想史、科学史、技術史、中国研究者等から断片的には

のべられているが、どういうわけか、医学的関係者からは多くはない。しかしさらにさかのぼって、江戸時代の医学者、つまり一部にはいわゆる儒医といわれる人々は関心を寄せていた。当時の医師はまず儒学の洗礼をうけ、教養の基本としたが、当然、それからさらに、老荘の思想や、道教にも関心をもったにちがいない。もちろんそれは、その評価において＋《プラス》か－《マイナス》かであっても、関心をもったということは研究もしたであろう。医師は当時にあって最も教養のある集団であり、今日のように専門的でなく、むしろ博物的な人物（代表例として本草を学んだ平賀源内（一七九九年没））が多かったようである。その他平田篤胤・貝原益軒・三浦梅園、安藤昌益、なども忘れてはならない。また中国医学と道教とを考えるとき、ジョセフ・ニーダム氏[二]とか、アンリ・マスペロ氏[三]、マックス・ウェーバー氏[四]、ミシェル・スワミエ氏[五]、マイケル・サソー氏[六]等のように深い造詣と、理解があった方々をも忘れてはならない。いわゆる西欧人よりみた、道教を通じての東洋古代思想観は、我々の気付かなかった多くの点を指摘してくれる。

我が国における、道教の系統的研究は、妻木直良氏が明治四五年に先端をひらき、津田左右吉[七]、小柳司気太[八]氏等、中国哲学的研究分野で老子、荘子等の研究からはじまり、深く各方面に及んだのは最近のことといわねばならない。終戦後まもなく亡くなった橘樸氏[九][一〇]（一九四五年没）の名は殊に忘れてはならないと思う。また、氏の友人中野江漢氏も深い造詣を有しておられた。また幸田露伴も道教に理解があった。

道教およびその周辺的領域に関係する著名な研究家の方々（間接的な方もふくめて）の名をあげさせて戴くと（参考文献の項を参考されたい）。

藪内清[一一][一二]、吉田光邦[一三][一四]、佐中壮[一五]、山田慶兒[一六][一七]（以上科学技術史的関係。中国医学に関係する部分が多い）、吉岡義豊[一八]〜[二一]（経典の研究）、牧尾良海[二二]〜[二四]（風水思想と道教）、酒井忠夫[二五][二六]（善書の研究）、木全徳雄[二七]（ニーダムの訳等の研究）、福永光司[二八][二九]（荘子の研究）、秋月観暎[三〇]（中世道教の研究）、宮川尚志[三一][三二]（六朝時代の研究）、中村璋八（讖緯説の研究）、下出積与（日本との関係について）、沢田瑞穂[三三]（宝巻の研究）、窪徳忠[三四]〜[三六]（庚申の研究）、出石誠彦[三七]、森三樹三郎[三八][三九]（中国古代神話）、白川静[四〇]（神話、甲骨、金文の研究）、安井香山[四一]〜[四三]（緯書、易の研究）、和歌森太郎[四四]〜[四七]、桜井徳太郎[四八]（山岳信仰、修験道の研究）、飯島忠夫[四九]、吉野裕子[五〇][五一]（陰陽五行説に関する研究）、藤堂明保[五二]（漢字、中国語の研究）、坂出祥伸（養生）、石田秀実・黒田源次・小野沢精一他・平田禎吉（気について）氏、また中国医学のルーツについては山田慶兒・石田秀実・加納善光等があげられる。もちろんこの方々以外にも道教に、直接、間接に関与されている方は数多いとおもわれる。しかし、前述したように医学を専門にした方で、道教との関係についてのべた方は、なかなかうかばない。

以上の諸氏のうち、吉岡義豊氏は大正大学中国学科教授で、先頃おしくも急逝された。青年の頃より中国にわたり、中国人とも

生活され、身についた道教の研究をなさっておられ、著者に道教の手ほどきを授けられた恩師でもあるので、一言申しそえておくと共に、御冥福をお祈り申し上げる次第である。（『道教の実態』等多数）

道教ノートとしてのこの小論を、システム的にものを考え、まとめ、創造するのに大変役立つのは、（五三）東工大教授森政弘氏のデザインスゴロクであるとおもうのでこれを利用させていただいた。これは機械工学やシステム工学の方面に使われるものと考えるが、一つのテーマに対して十の項目が有機的にむすびついているもので思考過程のうえでスムースにまた、ポイントをつかみやすい。著者もこの小論で次の四つの項目にしぼって考えてみた。

一、中国医学のルーツをさぐる（第一図）
二、陰陽、五行説（第二図）
三、道教とは（第三図）
四、日本への影響（第四図）

一、中国医学のルーツをさぐる

著者が中医学の源流について興味をもった理由の一つとして、次のような疑問点があり、果してこれはどういうことなのかということでもあった。

（一）陰陽、五行説とは？
（二）華陀という名前は？
（三）扁鵲は、別図（第五図）のように鳥の姿として表現され、針をもっている。このわけは？
（四）『難経』の八十一とはどういうことなのか？
（五）何故、『黄帝○○』であり、『神農○○』であるのか？
（六）『素問』、『霊枢』、あるいは『神農本草経』、または『傷寒論』の冒頭をかざる文章等に一貫としてながれる医学思想は？

――等々であった。これらについても、折りにふれて自分なりの解釈をのべてみたいとおもう。

中国最古の医書は、従来、『黄帝内経（素問、霊枢）』であるとされたが、最近、中国における発掘作業からこの面での書き替えも必要となったようでもある。武威漢代医簡（甘粛省博物館・武威県文化館編・『武威漢代医簡』文物出版社・七三年十月、が発行されている）、および（五四）長沙馬王堆三号漢墓の出土品等がある。後者からは、著者が先頃紹介した導引図を初め、『十一脈灸法』『足臂十一脈灸法』、『陰陽脈死候』、『五十二病方』が出た。B.C.一六八年に死亡したとおもわれる軑候第二代利蒼の子の墓といわれる。また老子道徳経が徳道となっているものもあらわれ、（いわゆる甲、乙本といわれるもの）、副葬品の多くから医学史のみならず各方面にも大きな影響を与えた。少なくとも現存中国医学書

二、古代中国医学と道教（1）

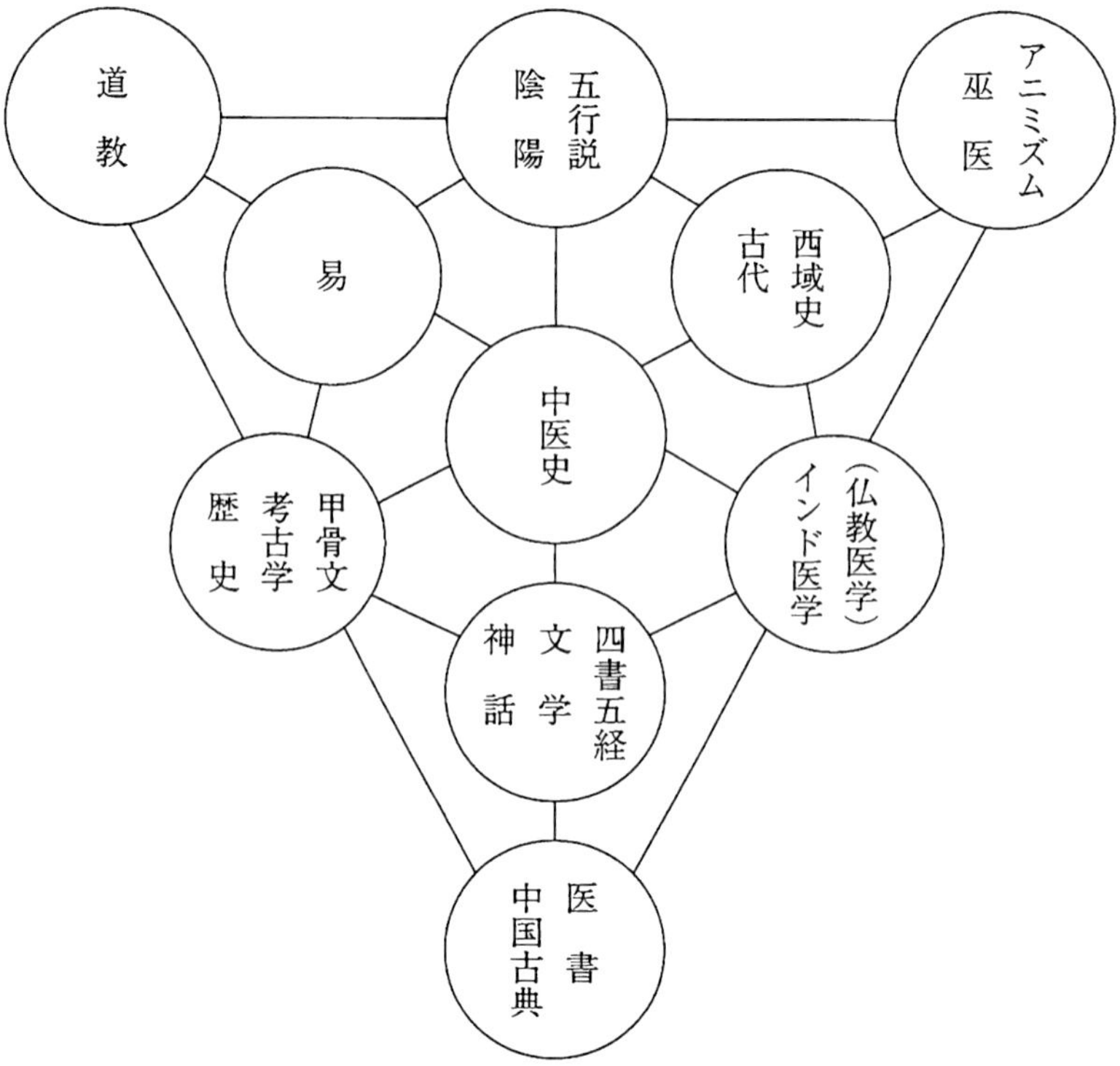

第一図　中国医学のルーツをさぐる

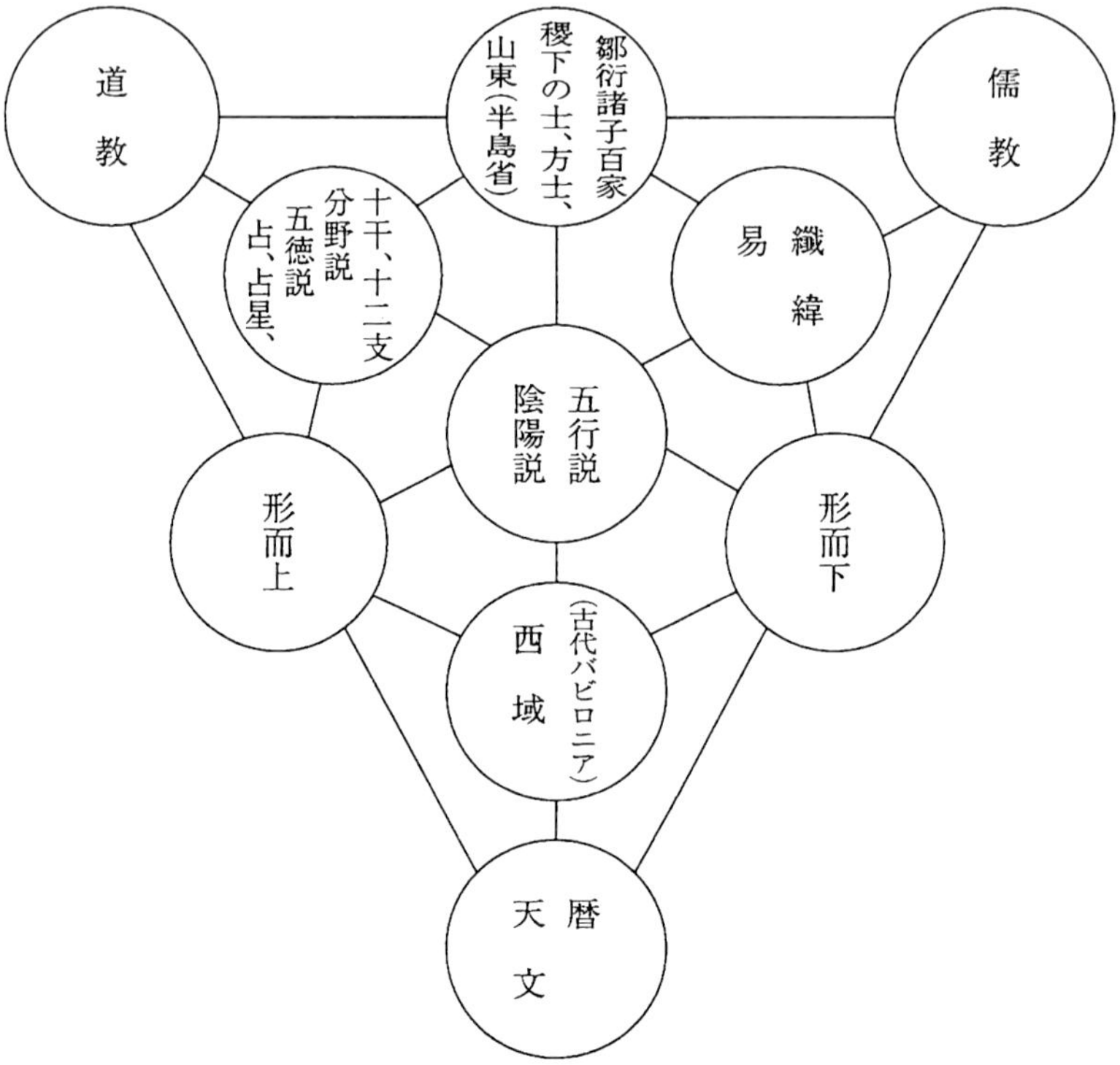

第二図　陰陽、五行説(原則的には、陰陽五行説は、陰陽説、五行説と別個である)

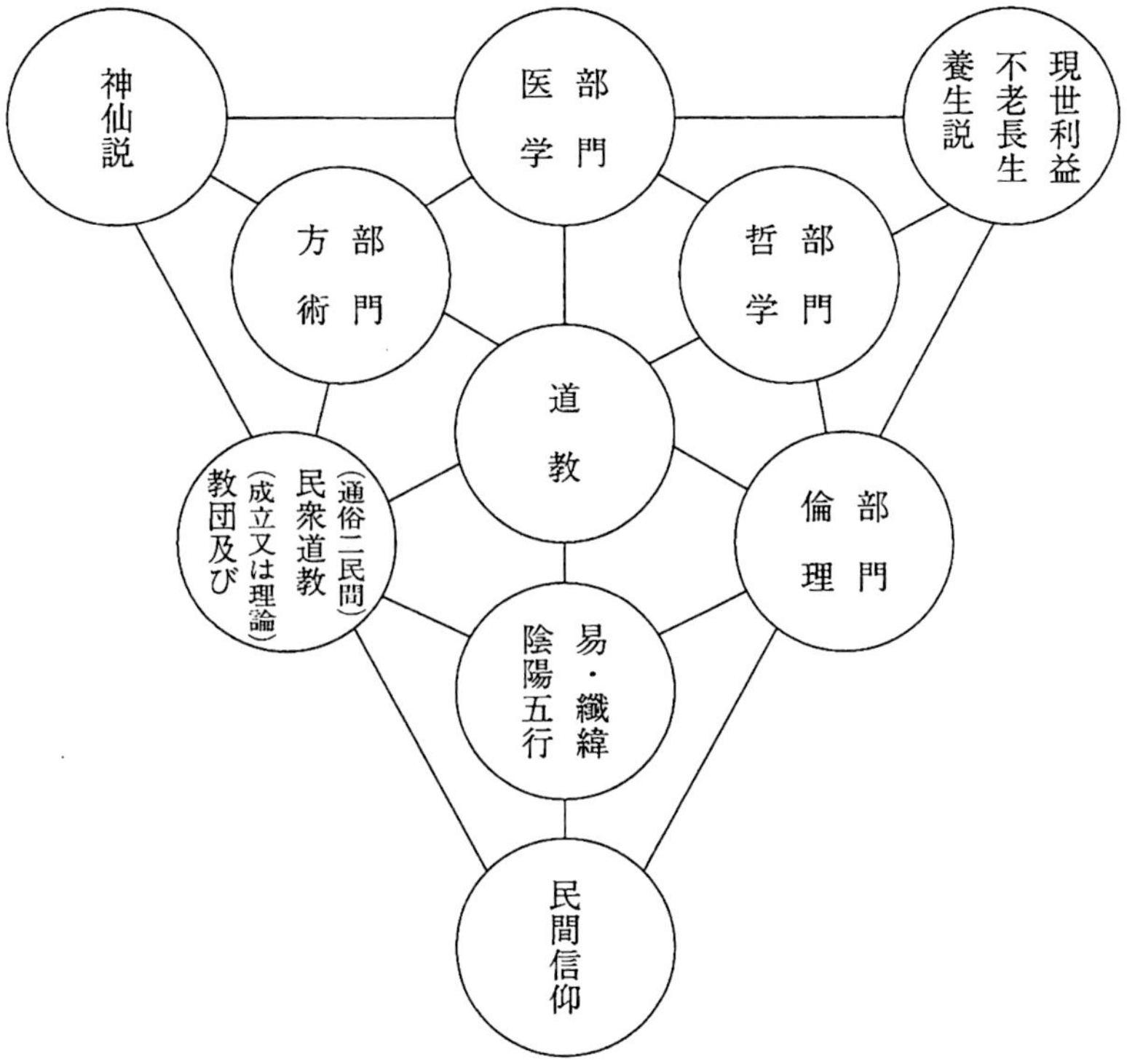

第三図　道教とは

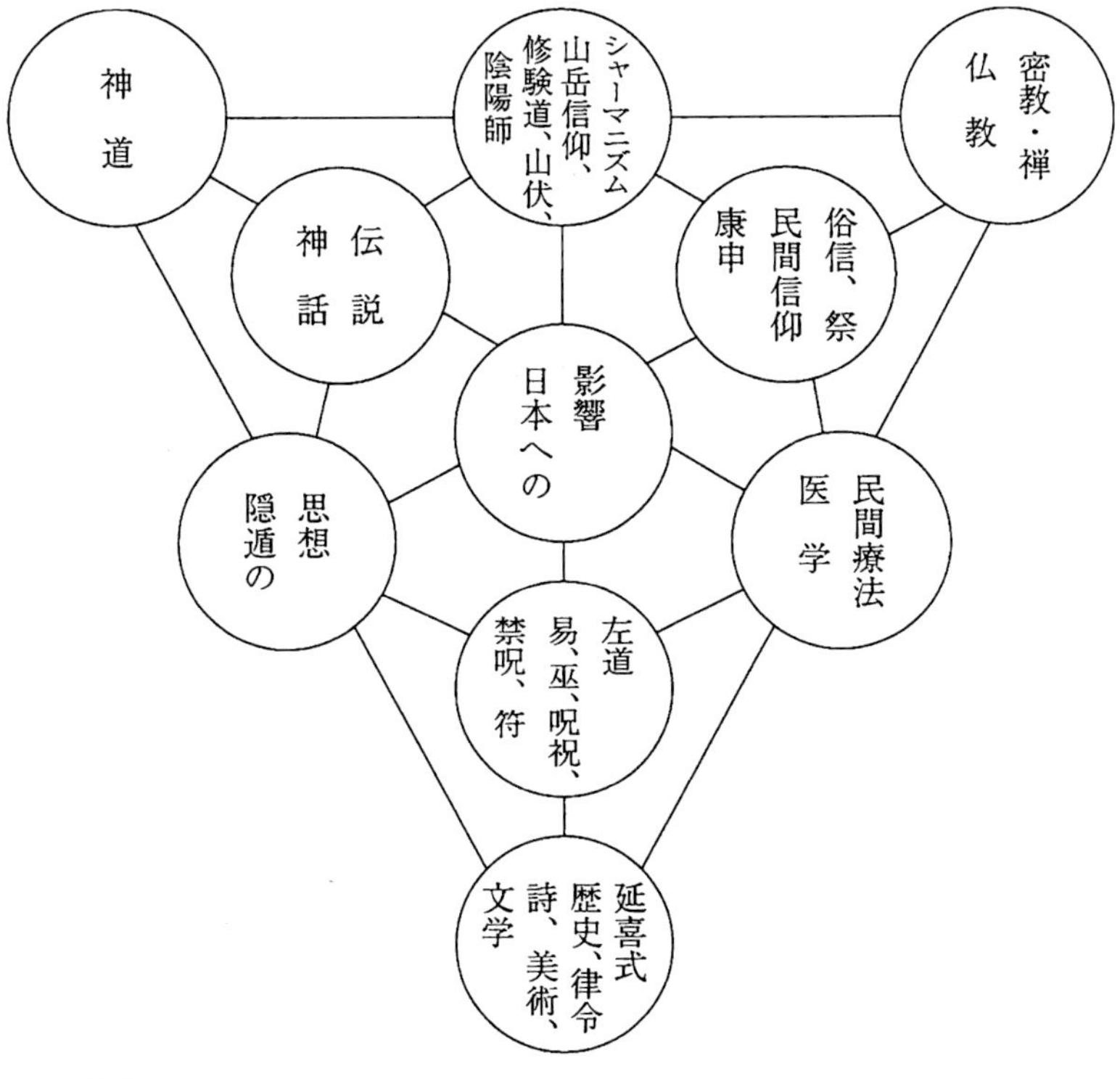

第四図　日本への影響

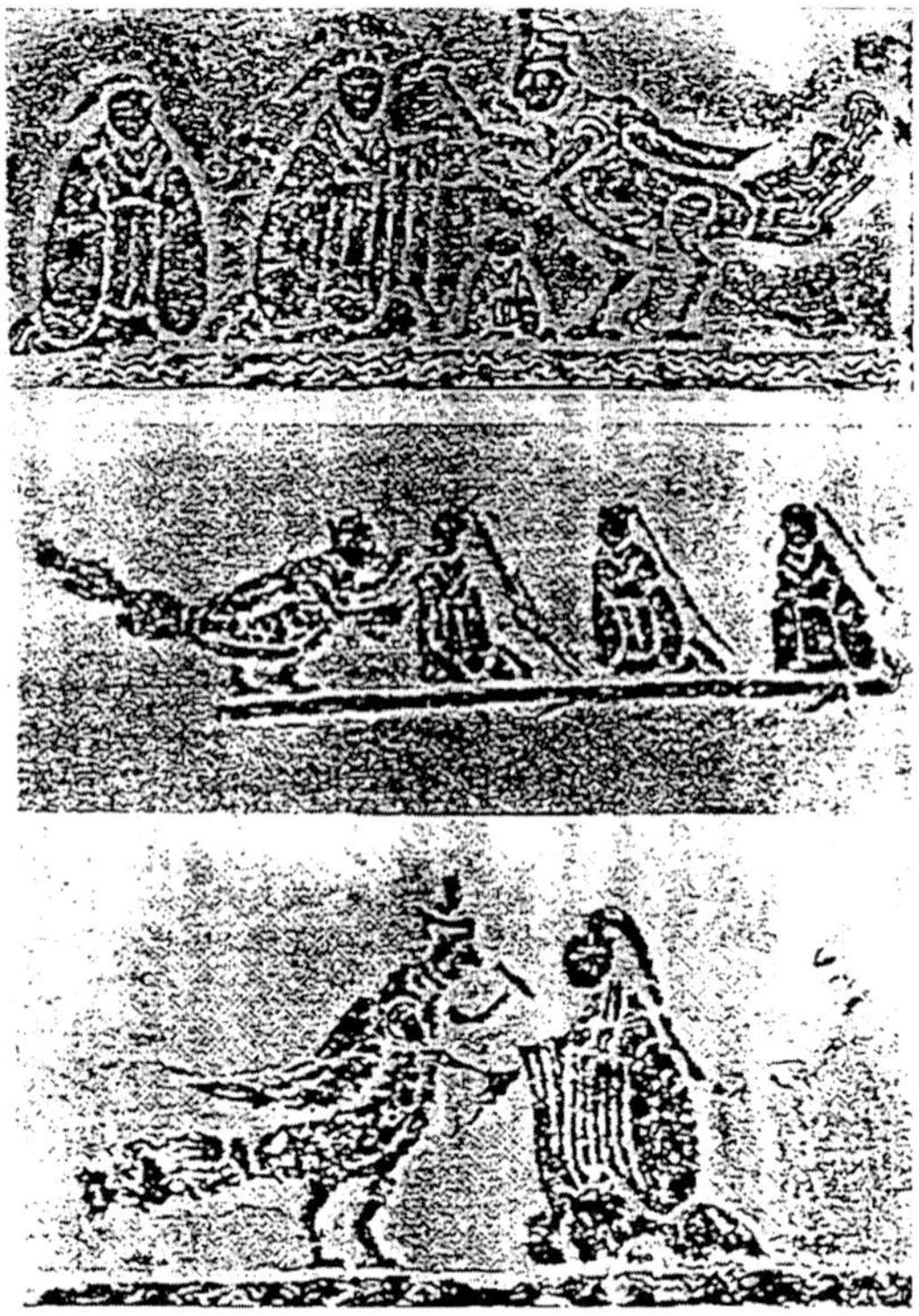

第五図　漢畫象石上的針灸圖

が紀元前まで確認しえたことは、中国医学のルーツというテーマに大きな刺激を与えずにはおかない。

最近、山田慶兒氏は、黄帝内経の成立という標題のなかで、『素問』『霊枢』が問答形式でなされている処より、またその立場が逆転したり、対象人物名が異なる点より、当時各学派があり、それが集大成されたのが『黄帝内経』、『黄帝外経』であろうとされている。即ち、黄帝派、岐伯派、伯高派、少兪派、少師派、等があったが、このうち黄帝派が優位を占め、やがて黄帝学派となったのであるが、これに関与したのが、黄老思想の人々であったとするのである。黄老思想が（一般に黄老思想とは両漢時代、老荘思想とは魏晋時代以後といわれる）道家の思想とすれば、やがてそれは後に道教とも接触してゆく運命にあったと解釈してもよいのではなかろうか。

世界のどの種族をみても、最古の時代においては、天然自然現象が人間の生活を律しており、森羅万象に霊がやどるものとした。これが精霊主義とか、アニミズムともいわれるもので、疾病に対する考えもこのカテゴリーに属していた。呪祝を行うシャーマンすなわち巫（女性、男性は覡という）は降神、解夢、予言、祈雨、医術、占星、呪い等を行っていた。病気は悪魔、あるいは罪業のなせるわざとして、そこに巫医の発生をみた。殷もその王はシャーマンつまり巫とされる、つまり祭政一致であった。

今日でいうシャーマニズムがそれであり「毉」という字からもうかがえる。さらに殷時代になると発掘された甲骨文から、巫と医との関係が密なることがうかがいしれる。甲骨文よりみた疾病及びその治療については後述する機会があろう。周代になると医官制度がとられ、巫と医が分離される。つまりB.C.二〇〇〜四〇〇年頃がそれに相当する年代であろう。このうち、巫の方面に向かったのは戦国時代の方士でさらに後の道教徒の源をなすのではなかろうか。ここにも道教と中医学の密な関係があることがうかがえるとおもわれる。医の方に向かったものでも、現代でいう科学的、実証的な面が強いものではなく、なお、神秘的、マジック的な面を有していたことはいなめない。

つぎに、中医史をみる場合、中国自体のみに限定して考えるのは誤りだとおもう。今日で考える以上に、中国と隣接諸国との交流は深かったと考えるべきであろう。インド医学、または仏教医学といわれるものが、いわゆる漢方医学に与えた影響、鍼灸医学の経絡の思想とチャクラ及びナディの類似性、いわゆるタントラや、あるいは今日話題となっている密教、ヨーガやチベットボンまたはラマ教（またはチベット医学等）等さらに中国少数民族の医学や宗教にも我々も関心をもたざるをえないところとなっている。

西域との問題についても、深く考えてみる必要がある。それは、次にのべる陰陽、五行説とも関係する。(五五) シルクロードというと、何かロマンティックなひびきがあり、シルクつまり絹が西方に、つまり東→西のルートと考えやすい錯覚におちいりやすい。しかし古代にあっては、このいわゆるシルクロードよりはるか北を迂回し、ステップ地方までのび、スキタイ文化を中国に伝えたルートがあったのである。時代が下って、シルクロード（天山南路と北路とに分かれるが）は東→西の一方通行ではなく、西→東の交通路でもあり、むしろ中国に与えた文化的影響つまり西→東の流れはかりしれなく大きかったといわねばならない。それは考古学にメルクマールとされている彩陶、黒陶（新石器時代）の発掘よりも西→東の流通が証明されているのであり、これと共に他にいろいろな文化的要素も取り入れられた事は事実と思われる。

また、古代にあっては西→東のパターンは文化的のみならず、政治的にも見られるとおもう。殷を滅した周、さらに中国を最初に統一した秦はいずれも四方より中原に攻めこんだ部族で西方遊牧民族であるとされ（殷のみは逆に東→西に）、西方との関係は当然あったであろう。この古代における文化的、政治的西→東パターンは、後ちに政治的には北→南の形となる。古くは匈奴、さらに金、また元、清の征服王朝がそれである。

時代はさがって宋、明ごろからアラビア沿岸諸国との貿易やいわゆる西洋との交通路によりシルクロードは海上交路と代わり、殊に清代になって広東を中心として文化の窓口が開かれるようになる。以上横道にそれたが歴史的にみた、文化的交流パターンに一言した。小論のテーマに無関係ではないと信じるからである。

次に、中医学を理解するには、陰陽、五行説をさけてとおることはできない。

また易は中国古代の思想でもあり、やはり一応は理解しなくてはならないであろう。

道教に関しては、次の陰陽、五行説と共に、第二、三章にのべるので、ここでは道教の医学部門について略述しよう。道教は現世利益追求の宗教で、不老長生、養生をその基本としていることから、その発生（大平道〔黄巾の乱一八四年〕五斗米道等を創めとする）からすでに医学分野との接触、または医学そのものといった部分が多かった。その主な内容は辟穀、服餌、調息、導引、房中等である。これらの説明は「道教とは」という章でのべる。

以上、中医学のルーツをさぐる方法として、単に、中国古典医書を研究して足れりとするのみでなく、より綜合的に巨視的に、みつめて行くことを提唱したい。それには、完全とはいい難いが、第一図の如きデザインスゴロクに集合して考えるがよいと思われる。この中でも、道教との関係についての追求が最もおくれているようでもあり、かつ重要な内容をふくんでいることも強調したい。

中国医学に黄帝内経派、神農本草派、傷寒論派、と地域的に時間的に発生が異なったとする三元説が今までとなえられているが著者はこれをとらない。

中国医学のルーツを知るには（どの時代でも、どの世界でも同じであるが）単に医学の歴史ということではなしに、その時代全体の歴史的・文化的背景、社会像をとらえ、その一部としての医学を把握すべきであることも併せて強調したい。

中国の医師は同時に道教徒（道士、時には方士とか仙人ともいわれた）であった人が多い。現在我々が知っている人でもその人が道士であったといって驚くようなことがある。つまり当時では医師でもあり、道士でもあったのでそう考えると中国医学の本質も理解しやすいのではなかろうか（巻頭の魯迅の言の如く）。

明の李時珍[五六]（一五一八～一五九三年）というと『本草綱目』の著者として有名であるが、彼は『奇経八脈攷（考）』を著している。一体に道教では奇経を重視し、この点さらにくわしくのべるつもりだが、彼はこの中で「故医而知乎八脈則十二経十五絡之大旨得矣。仙而知乎八脈則虎龍升降玄牝幽徼之竅妙得矣」とか「八脈散在群書者略不悉、医不知此罔探病機、[五七]仙不知此難安爐鼎」とかのべている。五台山霊空禅師の著といわれる『解穴治傷秘方』[五七]には我々が最近の中国新奇穴として理解していた「子宮穴」が全く同じところに書いてある。また道書で有名な『抱朴子』の著者、葛洪[五八]は家庭医学救急書ともいうべき『肘後備急法』を書いている。

道教の一つである調息法が進んだ、小周天方は、丹田にためた陽気を督脈から上げ、頭の中にある泥丸に入れ、ついで前面に下って任脈におろし丹田にもどす。初めは奇経のうち任・督脈にしか気が流れないが、なれると地の奇経にも流れるようになり、ついには全身の経絡にもゆきわたるようになるという。

（つづく）

参考文献

（一）『魯迅作品集3』竹内好訳　筑摩書房　昭四九年八月
（二）ジョセフ・ニーダム『中国の科学と文明　第二巻』東畑精一他　思索社　昭四九年一二月
（三）アンリ・マスペロ『道教』川勝義雄訳　東海大学出版社　昭四一年六月
（四）マックス・ウェーバー『儒教と道教』木全徳雄訳　創文社　昭四六年九月
（五）ミシェル・スワミエ『道教研究一～四』吉岡義豊　共著　道教

刊行会　昭四一年一二月
(六) マイケル・サリー『道教秘訣集成』龍溪書舎　昭五三年八月
(七) 津田左右吉『神遷思想の研究、津田左右吉全集、第十巻』岩波書店　昭三九年七月
(八) 小柳司気太『老荘の思想と道教』森北書店　昭一八年六月
(九) 橘樸中野江漢『道教と神話伝説』改造社　昭二三年一月
(一〇) 橘樸『中国の研究』勁草書房　昭四一年一月
(一一) 藪内清『中国文明の形成』岩波書店　昭四九年二月
(一二) 藪内清『中国科学技術史』日本放送協会　昭五四年四月
(一三) 吉田光邦『中国科学技術史論集』日本放送協会　昭四七年一〇月
(一四) 吉田光邦『不死の信仰』毎日新聞社　昭五三年三月
(一五) 佐中壯『戰国、宋初間の信仰と技術の関係』皇学館大学　昭五〇年七月
(一六) 山田慶兒『黄帝内経の成立・思想』岩波書店　昭五四年八月
(一七) 山田慶兒『東と西の学者と工匠　上・下』ニーダム訳　河出書房　昭四九年六月
(一八) 吉岡義豊『永生えの願い』淡行社　昭四五年一月
(一九) 吉岡義豊『道教と仏教　二・三』国書刊行会　昭五一年五月
(二〇) 吉岡義豊『道教経典史論』道教刊行会　昭四一年三月
(二一) 吉岡義豊『アジア仏教史　現代中国の諸宗教』佼成出版社　昭四九年一月
(二二) 牧尾良海『風水』デ・ホロート訳　大正大学出版部　昭五二年九月
(二三) 牧尾良海『道教と風水思想　吉岡博士道教研究論集』国書刊行会　昭五二年五月
(二四) 牧尾良海『招魂葬考　大正大学大学院研究論集　第二号』昭五三年二月
(二五) 酒井忠夫『中国善書の研究』国書刊行会　昭五二年六月
(二六) 酒井忠夫『道教の綜合的研究』国書刊行会　昭五三年九月
(二七) 木全徳雄『儒教と道教(4)及び中国の科学と文明(2)の訳』
(二八) 福永光司『気の思想』東大出版会　昭五三年六月
(二九) 福永光司『荘子』朝日新聞社　昭五三年七月
(三〇) 秋月観暎『中国近世道教の形成』創文社　昭五三年三月
(三一) 宮川尚志『六朝史研究』宗教篇　平楽書店　昭三九年三月
(三二) 宮川尚志『中国の宗教史研究』同朋舎　昭五八年三月
(三三) 沢田瑞穂『宝巻の研究』国書刊行会

（東洋医学、十九（四）、一九九一、平成三年）

二、古代中国医学と道教（2）

—中国医学のルーツの一つとして道教に関するノート—（その二）

吉元医院院長
順天堂大学産婦人科講師
吉元昭治

二、陰陽、五行説

一般的には、五行とは『書経』(六〇)、『洪範』で箕子（殷の遺子で、周の武王に「洪範九疇」をささげ、その第一が五行、次いで五事、八政、五紀、星極、三徳、稽疑、庶徴、五福、六極となっている。箕子はその後朝鮮の祖とされる）がのべた事が最初とされる。それには第一に水、第二火、第三木、第四金、第五土となっている。しかし、今日我々が理解している五臓色体図と違った点もあり、『管子』四時篇、『呂氏春秋』十二紀のそれとも異なっているので、この点大いに留意する必要がある。つまり今日我々の使用している五臓色体図は歴史的にみた場合大いにその形を変えているということである。

『書経』はまた、儒教の五経の一つとして貴ばれていたのであるが、同じ五経の一つ『易経』にもこの陰陽説が入ると、乾坤等の八卦、易の思想ともなる。この易（『周易』）はまた、道教とも関係し（例えば『周易参同契』(六一)）、以後一つの理論的根拠ともなる。またこの占の思想は、殷の時代よりの甲骨占を初めとし、占星、天文とも関係し、ここに十干、十二支（黄道十二宮の思想はすでにインド、バビロニアにもみられた）をうみ、さらにこれと結合して讖緯思想をうみ、ますます難渋な、深奥なものとなり、易占いとか、占星術、宿曜経などともつながりをもつようになる。

甲骨文の示す処によれば殷代にはすでに四方位、四方風の信仰、風雨晦明の気象の専門的観測があり、占星官というものがあった。ことに四季により風の異なる性質（方向、緩急、湿冷等）をメルクマールとして、それぞれ四つの神（東＝青竜、西＝白虎、南＝朱雀、北＝玄武）がありとし、これに春秋初期頃、中央に土＝黄帝

を加え、五行がなりたったという説がある。陰陽は現在、中国の簡体字では阴阳で、それぞれ丘の上の月と日をあらわすが、この陰陽説と五行説の結合は時間的にそうへだたりはないのではなかろうか。陰陽は、その思想の中に、反と合、及び循環の思想があり、五行説も四季の循環と相生及び相剋という思想もあるから、ともに相合し、相関して展開して行ったものであろう。

人民出版社、范文瀾著[六二]『中国通史　第一冊』には、孟子を五行学説創始者としている。それは『孟子』に「五百年必有王者興、由舜至千湯五百有余歳……由湯至干文王五百有余歳……由文王至千孔子五百有余歳」とあり、五行説に近い説明がなされている。この孟子のややあとに鄒衍（B.C.二五〇年頃）がでて、五行学説をひろめ、陰陽五行家をつくった（王朝交代の根拠となる五徳終始説をとなえる—註）。秦漢時代孟子一派の儒者と陰陽五行家が結集して、大いに統治者の尊敬をあつめた。『周易』では陰陽を、『洪範』では五行をとなえていたが、元来これは二つとも同じ哲学思想ではなく、陰陽は素朴な弁証法であり、五行は唯物論であり、斉の鄒衍が両種の思想を混合し、唯心論にしてしまい、これに強い神秘性を加え、陰陽五行家を創立したとのべている。そして後世長く伝えられたが、戦国諸家学説中最も有害なものの一つであるとしるしている、鄒衍は諸子百家のうちで、山東のいわゆる稷下の士といわれているものの一人である。陰陽五行説は今日、中国医学の世界で身近なところでなお生きつづけている。ことに古典派とか、経絡派とかいわれる方々の脈診にはかかせないところである。しかし易と医学の面で二千年もつづいたことを思えば、単に迷信とか不当なものとして片付けられないのではなかろうか。

陰陽五行説は、五行とはいうまでもなく、木、火、土、金、水という物質であり、この循環より相剋、相生説をうむが、あくまでマクロ的な物質観であり、物質の素材のとらえ方としては植物と鉱物とであり、現在でいう気体の概念はなかった（火を今日でいう気体として理解していたかはうたがわしい）。ギリシャ哲学のうむミクロ的思想には到らなく、中国では別個に気という思想（漢方医学ではのちに気、血、水、道教では精、気、神）をうむようになる。仏教では地、水、火、風。

しかし、別個の見方からいえば、木、火、土、金、水とはいうまでもなく、太陽をとりまく五惑星である。陰陽を先述したとおり日月とすれば、五行は五惑星である。当時肉眼的に天空を周期的に移動する惑星は五つしかみられなかった。このうち木星は歳星または攝提格ともいい、約十二年で天を一周し、この十二等分することから十二宮の星座をうむ。さらに二十八宿ともなる。いずれにしろ、五行とは惑星、つまり天文とか暦とかに無関係ではない。やはりここにも循環の思想をみる。ここでさらにその起源説として、この天文、暦との関係から五行の発生が中国ではなく、とおくバビロニアであるとする説があり、飯島忠夫氏はつとにこ

の説をとられている。またさらにゾロアスター教（六三）（拝火教）との関係も重視すべきであろう。序言でものべたごとく、古代中国と西域との関係は今日我々が考えている以上に密なものがあり、西↓東の文化伝来パターンの一つとして五行の基礎が西域伝来という説も根拠がないとはいえない。しかし中国では五行を中国固有のものであるとする説があり、古くは新城新蔵氏があり、最近でも中山茂氏（六四）、中国の夏鼎氏（六九）等はこれをバビロニアの発生とする説をとっていない。

なにはともあれ、陰陽五行説の今日における存在の情況は（いわゆる凝似科学ともいわれる）、その発生以来の過程において、中国人の特色である演釈的態度で、形而上学的なものも形而下学的なものもすべてこれで律しようとした点にあるのではなかろうか。また中国人の得意とする何事でも分類してしまうことや、対称（または対偶の思想）を好むことにもよるのであろう。我々はそこで、陰陽五行説の歴史的課程をふまえて考えなくてはならないであろう。陰陽五行説が生きている易占いの「当たるも八卦、当たらぬも八卦」というのとちがって、少なくとも医学ではそれでは許されぬであろうからである。『黄帝内経』には陰陽五行説があるが、それ以後の医書とされている『傷寒論』では、序文以外に五行には言及していない。今手許にある、最近中国で発行された鍼灸医書で陰陽五行説が説明されているか否かについてみたので一言しておく。

一応かいてあるもの……中医学概論（南京中医学院）

少しふれているもの……鍼灸学講義（中医学院鍼灸教研組編）、中国針灸学概要（針灸学概要編輯小組）

全くふれてないもの……針灸学（上海中医学院）、新針灸学（朱璉）、針灸（河北新医大学）、針灸学（江蘇新医学院）、針刺療法（上海市六・二六新針療法門診部）、針灸腧穴学・経絡学（上海中医学院）、経絡十講（経絡十講編写維）、針灸配穴（天津中医学院）、針灸学手冊（王雪苔）、針灸基本知識（商務印書館）、針灸治療手冊（上海市針灸研究所）、針灸十四経穴治療訣（柯伝灝）、針灸集錦（鄭魁山、甘粛省）、針灸（河北省衛生庁）、快捷針刺療法（余輝）、常用針刺療法（陸杏林）、針灸医学全書（揚医亜）、実用針灸医療法大全（朱子揚）、針灸取穴証治参考手冊（蔣玉伯）、針灸学簡編（中医研究院）、最新針術手法（焦勉）、中医学（紅蘇省医学院）等々、その他赤脚医（いわゆるはだしの医者）の教科書にも全く書いてなく、この中のあるものには経絡の説明すらないものもある。もって陰陽五行説に対応する現代中国医学の態度がうかがいしれよう。

以上、陰陽、五行説の成立（陰陽と五行説は成立は同じでない）が、広く自然の森羅万象をとらえたものであり、古代にあっては科学でもあり、哲学でもあったことは確かで、これが演釈的にも医学にも用いられ、今日まで及んでいたのである。その発生は儒教とも密接であり、易の思想から占いの思想、さらに繊緯、すなわち緯書との関係としてとらえると道教との関係もうかんでくる。

一般に中国人は物事を演釈的に考えてしまう、おおらかなところがあり、帰納的に処理する思考課程は苦手なようである。これがのちに西欧世界より科学の面で後れをとる一つの原因でもありまた、文学方面では推理、探偵小説が不毛な点でもなかろうか。

三、道教について

道教とは何かということになるが、まずその定義をのべよう。いろいろとあろうが、現在、窪徳忠氏の説が要領よくまとめられている。すなわち、道教とは、古代の民間の信仰を基盤とし、神仙説を中心として、それに道家、易、陰陽、五行、緯緯、医学、占星などの説や巫の信仰を加え、仏教の組織や体裁にならってまとめられた、不老長生を主な目的とする呪術的傾向のつよい現世利益的な自然宗教でもあるといえる。

つまり、個人の利益を追求して禁欲的、戒律的な面は（勿論あるにはあるが、例えば禅宗〔殊に臨済宗〕に近い全真教などにおいて殊に）、他のグローバルな宗教ほど、人類の救済とか済世、自己犠牲といった面とか、死後の世界についても、語るところは少なかった（地獄観は仏教から）。そしてその倫理的サポートとして罪業の報いをおそれ、善行をすすめ、それが究極的な目的である仙人に近づく方向でありとし、誰でも理解しうる点を有し、決して難解な教えでもなく、日常生活にとけこみやすいものがあった。これが民衆にうけ入れられたところでもある。この点、ジョセフ・ニーダム氏の説は傾聴に値する。すなわち、道教は人類がかつて経験したうちで、本質的には反＝科学的でなかった唯一の神秘主義的体系であったとする。そして道教の起源に二つあり、その一つは、戦国時代に、人間社会の「道」に従うよりも、自然の「道」に従い、それゆえ封建諸侯の宮廷での仕官を捜し求める代わりに、荒行に隠遁してそこで自然の理法を黙想し、またその無数の現れを考察した人びと、すなわち隠者といわれる人々である。もう一つは、古代のシャーマンや魔術師の一団であって、この一団の人々はそれぞれ北方および南方の本来の活動領域から中国文化の中へごく初期に入ってきたもので、のちには北東の沿海地域に沿って、特に斉や燕の国々（山東地方いわゆる稷下の士―註）に集中した人々である。彼らは巫や方士の名のもとに（『漢書』芸文志にみる―註）、一種の大地的な宗教および魔術（根本的にはシャーマニズム的な）の代表者として古代中国人の生活の中で重要な役割を演じ、緊密に人民大衆に結びつき、儒教に支援された天中心の国家宗教に反対した。古代中国時代における以上の二つの異なった要素がどうしてあのように完全に合体し、後世の道家的宗教を形成したのかということは一見したところ理解しにくいかもしれないが、しかし実際に余り困難ではない。科学と魔術はその初期には区別のつかないものである。道家的哲学者たちは、自然に力点をおいているためやがて純観察的なものから実験的なものへ進まざるをえなかった。

そしてこれは我々は全く道家的な原始的科学たる錬金煉丹術の

歴史の中で学ぶはずであり、そして薬学と医学との起こりもまた道教ときわめて密接に結びついた。道家的哲学者――老子や荘子の高度の抽象に基づいてはいるが、不死の丸薬を調合するためにおのおの煉丹術の炉の火をたき、五行と陰陽の働きを黙想することによって心の安らぎを得ている人々――と龍神を統御するために神秘的な呪文を浄書するか、もしくは礼拝の儀式に従事する道家的魔術師とを人々が区別する相違点は何もなかったのである。そして世界は、この見解を信じる神秘的作業者と、それを信じない合理主義者に分かたれたのであった。魔術と科学とが見分けられるようになるのは、人間社会の歴史において比較的後期になってからである（以上、同氏『中国の科学と文明』第二巻より）。

道家の思想は、両漢時代には黄老ともいい、魏晋時代になると老荘思想ともいわれるが、すでに孔子時代、同じ儒家から極端な個人主義をとなえた揚朱[六六]（『列子』にあり）も道家の一人といえよう。

また、儒家を今日的でいう体制側、道家を反体制側として、それを春秋戦国時代におき、その出生地及び主として活躍した地域を分けてみると興味ある事実を見出すことができる。孔子（魯）、墨子（魯）、孟子（騶）、荀子（趙より燕へ）。以上は儒家の人々であり、いずれも周王室に関係する姫姓の国々の生まれであり、孔子は当時乱れた世の中を昔の周に（つまり自分の出生した国の歴史の中で）もどそうと努力し、諸国をまわった。また他方、老子[六七][六八]は楚、荘子は宋の生まれ（B.C.三六五）とされている。楚は中原の南にあって漢民族から異民族ともみられ、独自の文化楚文字（『楚[六九]辞』、屈原の悲劇は有名B.C.二七八年）を有していた。つまり老子はすでに出生より（しかし没年も不明であり、実存の人かうたがわしい面もある）、当時の体制派とは相いれないところがあり、無為自然、剛より柔、直より曲というような思想があり、『老子五千言』に残されているようにその内容は深奥な哲学である。荘子の生まれた宋は殷が滅ぼされて、その遺民が移された国である。おもうに国は貧しく彼の生涯も決して豊かなものではなかったであろう。現状を直視するより、理想の社会をもとめたであろう、さらにそれは遠く神話的寓話にえがかれた哲学思想にもつながる。殷の遺民は、国の滅亡後、流浪の生活を送り（今日の商人という言葉は殷の別名、商より来ている）、諸国を放浪して生活していた。また宋人というと一種侮蔑の意味もあった。このように道家を支えた人々には著者の思うに、儒教の人々のように恵まれた境遇にあったとは思えず、儒教のとりすました、行動の伴わない観念的な、体制べったりなものには我慢できなかったのではなかろうか。そしてこれがのちにふかく民衆の中にとけこむ要素の一つとなったのであろう。これは道教と儒教の違いを考えるうえに一つの重要なファクターと思っている。

道教とはさきに現世利益の追求であるとしたが、『書経』、『洪範』には五福として、長寿、富、安らか、善徳を治めている名誉、年老いて天寿を全うすることであるとし、六極として、第一

に幼児のうちの死、未成年の死、成婚に至らぬうちの死、第二に病気、第三に憂い、第四に貧窮、第五に醜さ、第六に身体が虚弱であることであるとのべられてすでに、道教的思想（一般の中国人の希望するものでもあるが）がうかがい知れる。これが現在の五福では長寿、多子、富貴、無病、及び官吏になることとなっている。また、福、禄、寿といわれるものも同じ現世での願いである。

第三図にもどってのべることにする。道教は前述したように単一な教えというものがなく、いろいろの要素が混然としてまじり合い、それが一つでも欠けていても道教とはいえないということはなく、そのどの一つの要素をとっても道教であるという面をもっている。

道教は、教団（成立または理論）道教と、民衆（通俗または民間）道教とに分けて考えることが以前にあった（現在ではこの分け方を否定する人が多い）。前者は有名な北京の白雲[附注]（道教では寺院とはいわず観といい、さらに小さくなると廟という）などで行われているもので、その流派はいろいろあるがくわしいことは省略する。後者は、民衆の間に根をおろしたもので、よく中国人はたてまえでは儒教、本音は道教といわれている位、生活に深く根ざしている。新中国になって、宗教が圧迫され、道観も荒れたり少なくなり、道士もいないとされていたが、最近の情報では、道教的な廟の復活があり、そのお祭には人出が多いとか、占い師が出てきたとか、宗教の自由を叫ぶ声が出てきたという。民衆に根強くのこっている宗教の力強さを物語るものである。

図に従ってのべると、

哲学的部門とは、老荘、黄老の思想、つまり道家の思想であり、道家＝道教ではないことに留意されたい。道家つまり、老子、荘子は、後に道教が確立されてよりその教典としてむかえられたので、キリスト教、仏教、または回教のように教祖をもたないのも道教の一つの特色ともいえよう。つまり多神教的である。その教典類は、『道蔵』[七〇]（上海版『正統道蔵』一四七六部（明、正統年間一四三六〜四九年）、五四八五巻）におさめられており、道教を理解するには『老子』、『荘子』は勿論、『列子』、『韓非子』[七一]、『抱朴子』[七二]、『山海経』[七三]、『淮南子』[七四]等は必読書ともいえよう。

なお『雲笈七籤』[七五]（宋、張君房撰）も忘れてはならない。

論理学問的部門とは、仏教と競合するうえに、人間はいかに身を処さねばならないかを教える部門で、善書といわれるものがそれであり、『太上感応篇』[七六]、『陰騭文』、『功過格』、『関聖帝君覚世真経』[七六]、等がある。ここにかかげるものは（第六、七、八図）民衆にいかに善行をすすめるのがよいかを示したものである。

方術的部門とはマジック的な要素が多く、先述したシャーマニズムに類似したもので、そののこりともいえよう。禁呪（のろい、まじない）、符籙（おふだ）、斉醮、科儀（ともに祭祀に関した儀式）とか、巫祝（祝とはよいことを、呪とはわるいことを、いのるということ。みこ、のりと。覡は男性）等からなる。

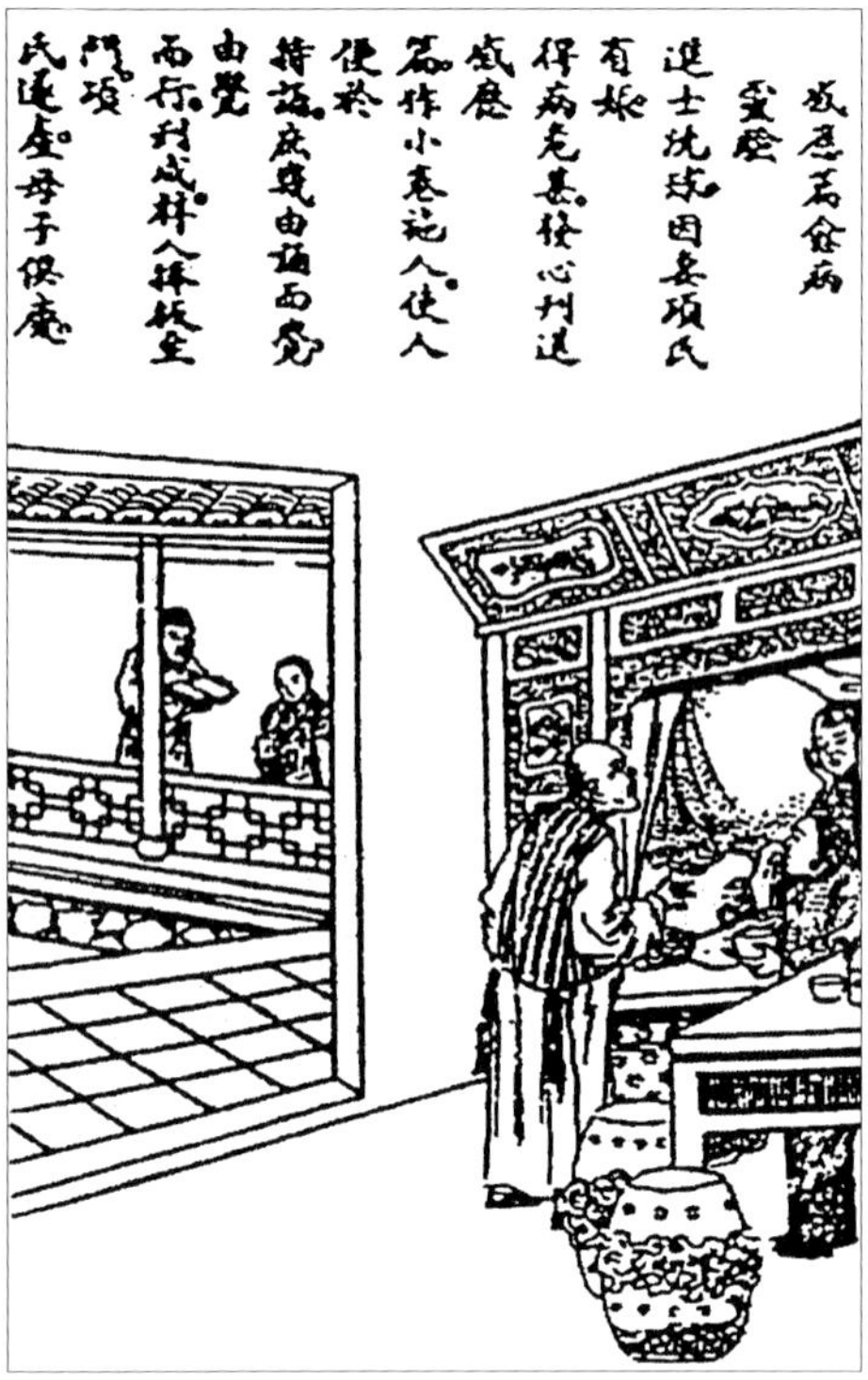

第六図

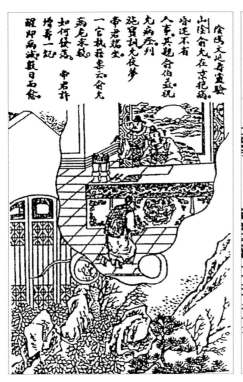

第七図

中国人の現世利益主義をサポートする医学的部門とは、道教は不老長生、養生思想を柱とし、さらにその発生源である大平道、

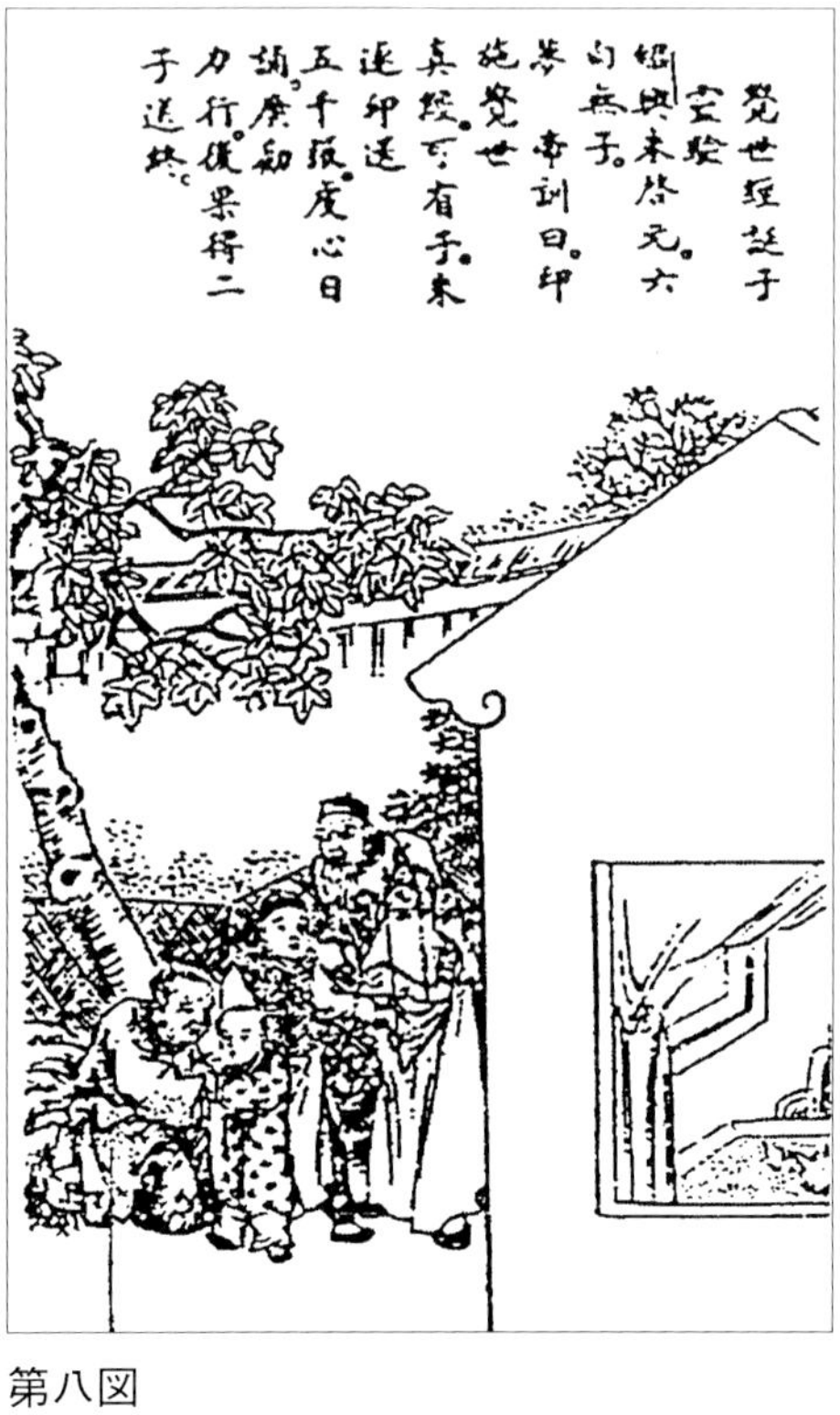

第八図

五斗米道、が民衆への伝道に治病を中心とし、符水とか、三官手書とかいったものを用いたことで、事実これが大きな効果をあげたという。また『道蔵』には、今日我々が『黄帝内経素問』、『霊枢』『運気』といっているものがそのまま入っていたり、いわゆる不老長生のための練丹術（魯迅(七七)には五石散に関する記載がある）から導かれた鉱物薬品、さらに植物薬品（『神農本草経』にみる上・中・下薬等）、いわゆる本草や漢方薬に道教が関与した面は大きい。『道蔵』の内容をみても医学部門として分類されるところが多く、道教的思想に彩られた人体(七八)(七九)解剖図がある。さらに導引(八〇)調息より導かれた気の循環は奇経八脈に関与し、さらにこれが易筋(八一)、八段(八一)錦、五禽之戯(八二)、あるいは太極拳、少林寺拳法あるいは我が国でいう空手等と、今日の養生術、健康法とか中国武道や気功の流れと

なっている。この医学部門は辟穀（こくだち）、服餌（薬や丹をのんだり、食事に注意する。すなわち健康食、医食同源）、調息（胎息ともいい、呼吸法で、いわゆる外丹の害がはっきりしてより次の導引とともに主流となる）、導引（導引、按摩ともいわれ、体操法でもある。導引図については別稿でのべた）、房中等がある。これは、いわゆるセックスによる不老長生をうる方法で、単にその快楽をうるのではない。『医心方』[八三]〜[八五][八六]房内篇、「雙梅景闇叢書」にみる『素女経』、『素女方』、『玉房秘訣』、『洞玄子』、さらに『易筋経』等にもその一端がうかがえる。世人往々この点を誤解しているが、道教徒にとっては真面目に、この方面の追求を行っていたらしい。中国人の願いである家族第一、祖先崇拝、多子思想、男児祈願と無関係ではない。黄帝は素女より教えをうけ、女性千二百人を御し、白日昇天し仙化したという。なおここにも、女の精力が強いと（女＝水）、男が弱る（男＝火）とあり、ここにも五行相剋説（水剋火）がみられる。なお房中術の基本は還精術である。

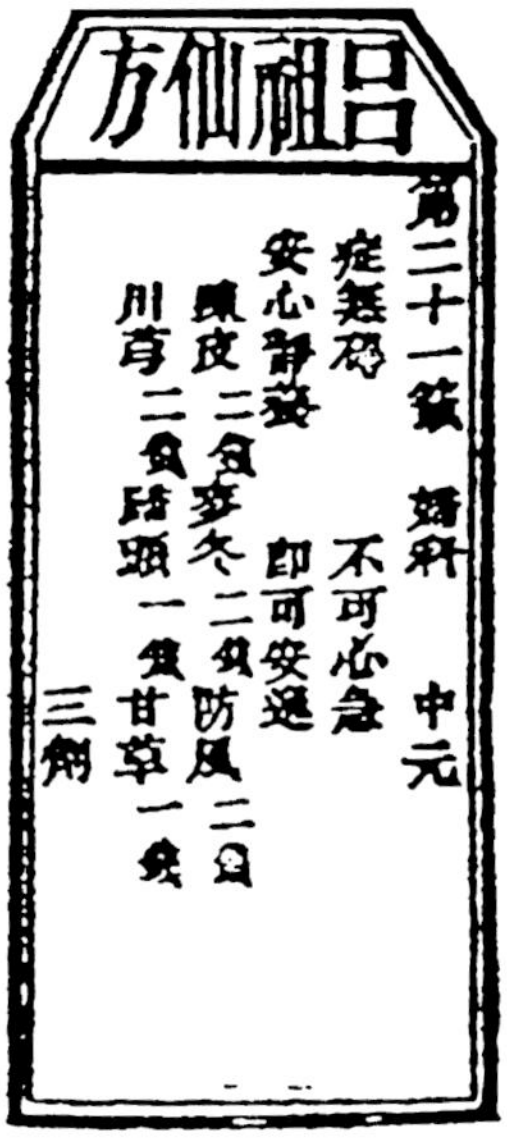

第九図

ここに道教と医学の結びつきとして、Wong & Wu 氏[八七]"History of Chinese Medicine" よりとった抗州臨潁の道僧院での籤による治療法をのせておく（第九図）。呂祖とは五代宋初、呂洞賓のことで、病気になると、医者へ行くより、廟にいっておみくじをひいてその薬の処方をうる。このおみくじの中で最も人気のあるのがこの「呂祖霊籤」で、今日台湾で三聖思主というと呂祖、関帝、および竈神をいう。

さらに子供が病気になると娘々《ニャンニャン》廟におまいりする。また同書に別図のように、"Scheme-Illustrating some of the Sources of Chinese Medicine." としてのっているので本論文の主意とも合致する点もあり、さらに読者の理解にもなると思い訳しておく（第十図）。

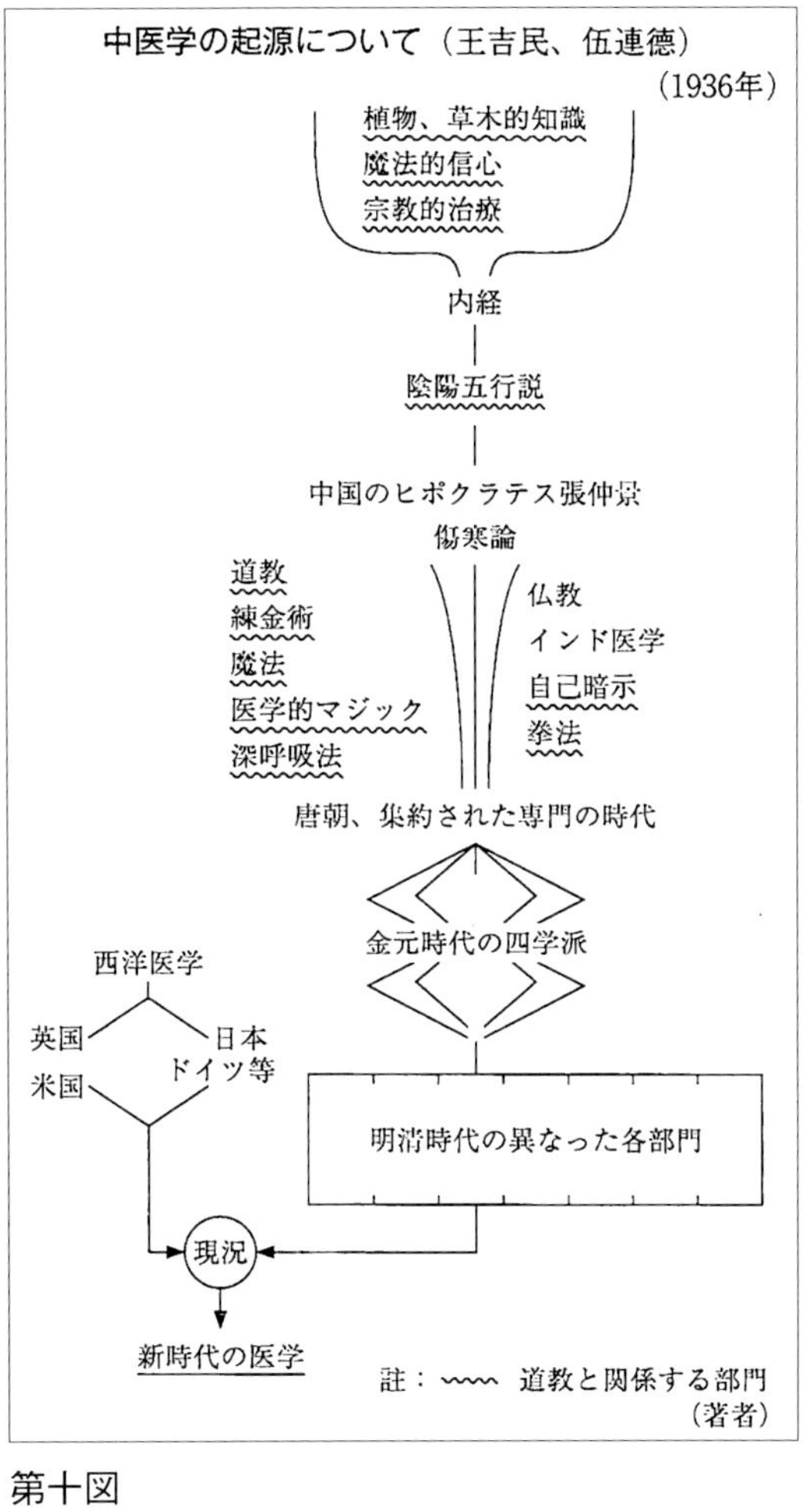

第十図

文学的要素としては、古くは『楚辞』屈原にみる西王母への思慕と、悲劇的な最期をうたった詩（これに対し『詩経』は儒教側としてとらえられている）、『穆天子伝』、六朝のいわゆる竹林の七賢人にみる隠遁の思想、書聖の王羲之[八八]、詩人の李白[八九]～[九一]、杜甫[九二][九三]、陶淵明[九四][九五]、白居易[九六]、寒山[九七][九八]、洪自誠[九九][一〇〇]（『菜根譚』）、近くは魯迅等の著述に神仙思想や不老長生、養生思想がみられ、ひいては次章の我が国における影響にも関係する。なお中国の小説及び随筆集の一つの特色として神仙的な色どりや、怪奇的なものが多い。倒えば『封神演義』『聊斎志異』[一〇一]、『紅楼夢』[一〇二]、『西遊記』[一〇三]、『捜神記』[一〇四]、『幽明録』[一〇五]、『遊仙窟』[一〇六][一〇七]、『平妖伝』[一〇八]等があり、このなかに医学に関係した部分も多々散見する。

（つづく）

附註　北京白雲観は以前から一元の拝観料で入れる。東嶽廟は、発見できたが、政府の機関になっているらしく、入ることは許されなかった（平成三年十月）。

参考文献

（六〇）赤塚正『書経』平凡社　昭五一年五月
（六一）釘木由次郎『周易参同契』明徳出版社　昭五二年七月
（六二）范文瀾『中国通史・一』人民出版社　七八年六月
（六三）伊藤義教『ゾロアスター研究』岩波書店　昭五四年四月
（六四）中山茂『占星術』紀伊国屋書店　昭五四年七月
（六五）夏鼎『考古学和科技史』科学出版社　七九年四月
（六六）小林信明『列子』明治書院　昭五三年一〇月
（六七）小川環樹訳『老子・荘子』中央公論社　昭四三年七月
（六八）森三樹三郎『老子・荘子』講談社　昭五三年七月
（六九）星川清孝『楚辞』明治書院　昭四五年九月
（七〇）『道蔵（正統道蔵）』芸文印書館　全六〇冊
（七一）竹内照夫『韓非子』明治書院　昭五一年三月
（七二）本田済『抱朴子』平凡社　昭四〇年九月
（七三）高馬三良『山海経』平凡社　昭四四年九月
（七四）戸川芳郎『淮南子』平凡社　昭五二年九月
（七五）『雲笈七籤』自由出版社　民国五一年八月
（七六）小柳司気太、他『道教聖典』世界文庫刊行会　大正一二年三月
（七七）増田渉訳　魯迅『鋳劔』ゆまにて社　昭五〇年三月
（七八）華陀『華陀玄門内照図』自由出版社　民国六五年八月
（七九）肅天石『道海玄徴』自由出版社　民国六三年一二月
（八〇）日本伊藤光遠『養生内功秘訣』自由出版社　民国六七年一二月
（八一）西竺遠摩大祖師『真本易筋経』自由出版社　民国六五年一月
（八二）席裕康『内外功図説輯要』自由出版社　民国六〇年二月
（八三）吉田隆他『医心方　房内篇』出版科学綜合研究所　昭五三年六月
（八四）望月学他『医心方　養生篇』出版科学綜合出版所　昭五三年

六号

（八五）丹波康頼『医心方』新文豊出版社　民国六五年七月

（八六）雙梅景閶叢書　出版科学総合研究所　昭五二年九月

（八七）Wong and Wu, History of Chinese Medicine, A.M.S. Press, 1936.

（八八）吉川忠夫『王羲之』清水書院　昭四七年一月

（八九）武部利男『李白』筑摩書房　昭四七年四月

（九〇）郭沫若『李白与杜甫』人民文学出版社　七一年一〇月

（九一）福原龍藏『李白』講談社　昭四九年二月

（九二）橋川時雄訳『馮至　杜甫』筑摩書房　昭五二年六月

（九三）福原龍藏『杜甫』講談社　昭四九年二月

（九四）松枝茂夫訳『李長之　陶淵明』筑摩書房　昭四一年一一月

（九五）岡村繁『陶淵明』日本放送協会　昭四九年一二月

（九六）高木正一註『白居易上　下』岩波書店　昭三三年二月

（九七）入矢義高『寒山』岩波書店　昭五三年八月

（九八）延原大川『平訳寒山詩』明徳出版　昭五〇年一月

（九九）延原大川『詩訳菜根譚』明徳出版　昭五〇年一月

（一〇〇）神子侃他訳　洪自誠『菜根誠』徳間書店　昭五四年一月

（一〇一）松枝茂夫、他『聊斉志異』平凡社　昭三八年四月

（一〇二）伊藤瀬平『紅樓夢』平凡社　昭三八年四月

（一〇三）太田辰夫他『西遊記』平凡社　昭三八年一月

（一〇四）竹田晃訳『千宝　捜神記』平凡社　昭三九年一月

（一〇五）前野直彬他『幽明録』平凡社　昭四〇年五月

（一〇六）前野直彬他『遊仙窟』平凡社　昭四〇年五月

（一〇七）八木沢元『遊仙窟全講』明治書院　昭五〇年一月

（一〇八）太田辰夫訳『馮夢竜　平妖伝』平凡社　昭四六年七月

（東洋医学、十九（六）、一九九一、平成三年）

二、古代中国医学と道教（3）

―中国医学のルーツの一つとして道教に関するノート―（その三）

吉元医院院長
順天堂大学産婦人科講師
吉元昭治

おわりに

「はじめに」と題した序文の疑問に二、三答えておこう。

まず、華陀（一一〇～二〇七年？）という名前であるが、元来華陀は異人でないかとされてはいた。それが、最近、華陀という名はイラン人で医王をあらわすフワダー（Khwad）の対音で、彼のあざな元化とは王の徳化の意であるという（井本英一大阪外大教授）。

別図（第五図）にかかげた鳥人の姿をした扁鵲（B.C.四〇七～三一〇?）といわれるものについて述べてみる。これは、「文物」七二年第六期にあり、山東省曲阜微山縣両城山より出土した東漢画象石（紀元二世紀のころとされている）である。この中では人頭鳥身の医師が鍼をもって将に刺鍼しようとしているが、棒状の石鍼をもっているものもある。一体この漢時代にはすでに鍼は鉄製であり、石鍼ではないはずである。しかしこれは、すでに当時、往時の聖医を懐古し、表頌する手段だとすれば不思議ではない。[一九〇]（任勉芝、『中国医薬史大綱』）。[一九一]この〝人頭鳥身的医師〟は他にもあり、春秋戦国時代の名医、扁鵲のことであろうとされている。[一九二]扁は鶣ともいう。[一九三]扁鵲とは扁扁（ヘンペン＝ひらひら）と羽ばたく鵲（カササギ）で、彼はこのようにして各地を廻って病気を治していたのであるという。（当時一般に人頭鳥身をあがめることが広く行われたのであろう。）扁鵲の名は、『戦国策』[一九四]『史記』[一九五]にみられ、『史記』の「扁鵲倉公伝」にくわしい。それによると、渤海郡の鄭の生まれで、姓は秦、名は越人とされ、（どうもこの秦越人という名のいわれも分からないし、おかしな名でもある。秦と越との国名からきているのか、秦には関係があるらしい。――後述）、斉、趙、晋、虢（西

虢と東虢があるので間違えやすい)、周等をめぐり、遂に秦で殺されてしまうのである。しかし、後世でも、名医のことを扁鵲の如し、あるいは秦越人といったり、『難経』の著者が扁鵲とされたり、また各地でいろいろの専門医になっていることから、扁鵲とはある特定のひとりの人物ではなく、当時の名医の何人かにつけた代名詞的な名前ではないかともいわれている。『史記』「扁鵲伝」に、斉の桓公（B.C.六四三年没）のことがでてくるから、その頃の人であることが分かる。

ここで一寸横道にそれるが、春秋戦国時代のうつりかわりをみてみよう。扁鵲の生まれたのは鄭の国で、西周の鄭国はもとは謂水上流、当時の西虢の西、現在の西安の東にあったが、のちに東部に進出した。彼の生地は、この東部に移ったため新鄭ともいわれる処で、洛陽の東南に近い処にあった。のち西周の力が衰えると、鄭が東に開拓していたので、その助けをもって周は東へ移動し、東周時代をむかえ（B.C.三六七年）、これ以後、春秋戦国時代に入るのである。つまり鄭は周に近い国であった。この西周のあとに次の時代をになう秦が、西周の地を占めるようになる。この周も秦もいわゆる西戒とされるもので、かつては西方の遊牧民族であったが、有史以後すでに土着し、農耕民族となっていた。また殷時代に羌人（姜姓）といわれるチベット系民族がいた。殷に滅ぼされたが、周王朝の創立に功があり、故地を回復された。そのうち、姜姓四国の一つである斉は周の一族である魯を守るため、はるか東の山東に封ぜられた。そしてこの周は姜姓の国と通婚関係をむすぶことになる。以後、戦国時代斉で、いわゆる稷下の士とか、稷門とかいって新しい学問がどうして栄えたかを考える時に、大きなヒントになる。

また先述の漢画象石のでた曲阜附近は、古くは郯（タン）、の国といわれた処で、この国は、嬴（エイ）姓の国、すなわち秦と同じ源で、のちに二つ、つまり東と西に分かれたものである。これで鄭も郯も、それぞれ周と秦、つまり西方民族と関係があったことが分かる。西方民族のその更に奥地の夕日の沈む夢幻の彼方には、長身、青眼、深目、高鼻な異民族があり、中国に占星、暦、天文術を伝え、新しい文化をもたらしたのであろう。これが、のちには中国における五行説、分野説の発生ともなり、西方への憧れは、西王母や昆崙山についての『山海経』等にみる記述ともなり、それが更に仙人、神仙境として変わっていった。あるいは『楚辞』『荘子』にみられる神秘的な話ともなり、道教にも影響を及ぼすのである。いずれにしろ、二千年たった今でも中国ではカササギが鳴くとよいことがあるといい、この鳥を「喜鵲」とよび、わるいことをときほぐしてくれる使者だとしている。

『左伝』[一九六]に、鄭から子産が晋候の見舞いに行き、実沈、台駘の崇りであるときいたというところがある。この実沈は歳（星の名）名の一つで、古イランの神名の一つであるともいわれ、鄭と西域との関係がうかがいしれる。また鄭は東方に位置するが、『左伝』

に郯子の国の伝承をあげている。『国語』（一九七）には、嬴姓は少皞金天氏が租で、秦、趙、郯等九国があるとする。その伝承の中で少皞は、国をつくった時、鳳鳥がきたので鳥師と名づけ、鳳鳥氏、玄鳥氏等の鳥官をもって政治を行ったという。更に秦については、「秦本紀」に、秦の先は帝顓頊の末で、女脩が玄鳥（燕）の卵を飲み、大業をうむとあり、大業の子大費は二子をうみ、その一子は大廉といい、鳥俗氏となる。この玄孫を中衍という。これは鳥身人言であるとされている。『墨子』『非攻(下)』に禹は三苗が反乱した時、人面鳥身の神がいて、矢をうっておおいに祥を示したとある。話しはそれるが、孔子が老子を訪問したという象石図では、孔子はおみやげに鳥をもって捧げている。

以上、扁鵲の人頭鳥身の説明が長くなったが、要するに、その意味するところは、漢時代となっても、過去の伝承における（口碑的な）記憶が、扁鵲という聖医の姿を鳥の形として表現させたのだろうと思われるということである。そしてその画像石が発掘された地である鄭の国は、秦の一族の国であり、秦は鳥をトーテム的に民族のシンボルとしていたことも忘れてはならない。

また彼の生国鄭も周一族の国であり、彼が活躍した斉は呂姓で周と親しく、また趙も嬴姓で秦の一族であるということである。つまり扁鵲は西方（西戎）系の人であり、当時の最新の医学を身につけていたのであろう。それが聖医とあがめまつられ、秦の聖なるシンボル鳥の姿をかりて偶像化され、それが漢代まで伝承されたのではないかと考えている。

一体に秦は名医の輩出した処で、『左伝』に、晋景公、晋平公がそれぞれ病になり、秦に名医を乞うたがその時の名医、医和と医緩の名は今日に残っている。医緩は今日の「病膏肓に入る」でも有名である。このように秦に名医が多かったことの一つには、西周の医官制度をまねたことと、例の焚書の命から、医薬、卜筮、農業等の書がまぬがれたことによるのかもしれない。（B.C.二二一年）また秦代の学術を知るうえで、呂文章の著した『呂民春秋』（一九八）は欠かせない。これは各家の思想についてのべているが、医学関係部門には、道家的思想から述べられているところがある。陰陽家、道家の授ける処であるとか「保持体健、当講求養生」「室大則多陰、台高則多陽、此陰陽不適之患世」とか、「適耳目、節嗜欲、釈智謀、去朽欲」または「凡事之本、必先治身、用其新、棄其奮、腠理遂理、及其天年、此之謂真人」「聖人審陰陽之宜、弁万物之利以便生、故精神安乎形、而年寿得長焉」等々、道家思想に通じる記載があり、小論のテーマにとっても考察すべき重要なものがある。

『難経』（一九九）（二〇〇）「八十一難」は、文字通り難解で、読むほどに一難去ってまた一難、難経（行）苦行を強いられる典籍である。なぜ八十一なのか。このことにふれている書は従来あまりない。一体に日本では数字は偶数をよしとし、奇数を忌む傾向があるが、中国では逆で、奇数を嘉とするのである。そのなかでも奇数の最高

の九を最高とする。偶数での最高は何故か八でなく六であるとする（易の教えるところでもある）。しかして更に、中国人は九を最高としたが、その更に九倍、すなわち九×九＝八十一を考えられる最もよい数としたのである。『難経』「八十一難」はまさにそれである。この他にも、『老子道徳経』は八十一篇からなり、『素問』や『霊枢経』も巻第八十一篇で終わっている。さらに『西遊記』の三蔵法師は八十一回の難にあっている。こうみると八十一という数字は、中国人の例の演釈的な思考からつくられたといわざるをえない。現在の中国には八一勲章という名誉ある勲章も存在する。ちなみに、九×八＝七十二という数字についてもいろいろある。道教では七十二福地といって、『雲笈七籤』に神仙のいる処として第一肺山から第七十二東海山までをあげている。七十二弟子といえば孔子の弟子の秀れたものをいい、七十二候というと『礼記』に出ているが、古代黄河流域での季節区分で、五日を一候、三候を一気、一年を二十四気として、七十二候とした。いずれにしろ、多数の意を現わす意味でもあろう。おもしろいのは、奇数の最高の八十一鱗というと龍のことで（皇帝のことも表わす。逆鱗に触れるという言葉があるが、これは皇帝の怒りをかうことである）偶数の最高の三十六鱗というと鯉で、前者は陽、後者は陰とする。

神農○○、黄帝○○とは勿論、後人の仮託した名称であり、神農氏、黄帝氏はすでに有史前の伝説、すなわち神話であり、中国神話を理解しないと、誤解しやすい点もある。中国神話はのちに黄帝を中心にまとめられ、殷の滅亡と共にかたりつがれてきた神話は、次の周の時代になると、周自身は明確な自己の神話を有しないため、神話に代るに天の思想をもってするようになる。このため神話は典籍の中に埋没してしまうのである。つまり今日我々が中国神話としてとらえている多くは、いわゆる四書五経の中にみられるものである。異質的傾向の神話がその中にみられるものとして、『楚辞』とか『山海経』『准南子』『荘子』等があり、これらの神話的伝説のなかから神仙的思想がおこり、のちの仙人の登場にもつながるものがある。

小論中にかかげた王、伍氏の中医学の起源についての図（第十図：七二ページ）は、一九三六年に出版されたものであるが、すくなくとも隋唐までの医学には道教が関与している面の多いことがわかる。～～線部は、直接、間接に道教の部門をなすものである。また三木榮氏の中国を中心とした医学の流れについての図を示すが、やはり道教的関係項目が多いことに注目されたい（第十三図）。

最近中国から宗教的方面に関する情報が二、三あるので紹介しておこう。このマンガ（第十四図）は、仙爺（占い師）を野次ったものである。この他に占い師に子供を殺さないとたたりがあるといわれ、実際に殺し、自分も命を絶った（広西省）、紙銭を焼いたり、ラッパをならしてねり歩く昔式の葬儀をする（山西省）、易占い、異教徒の神々の崇拝、奇跡の治療（広東省）、厄払いの

北宋

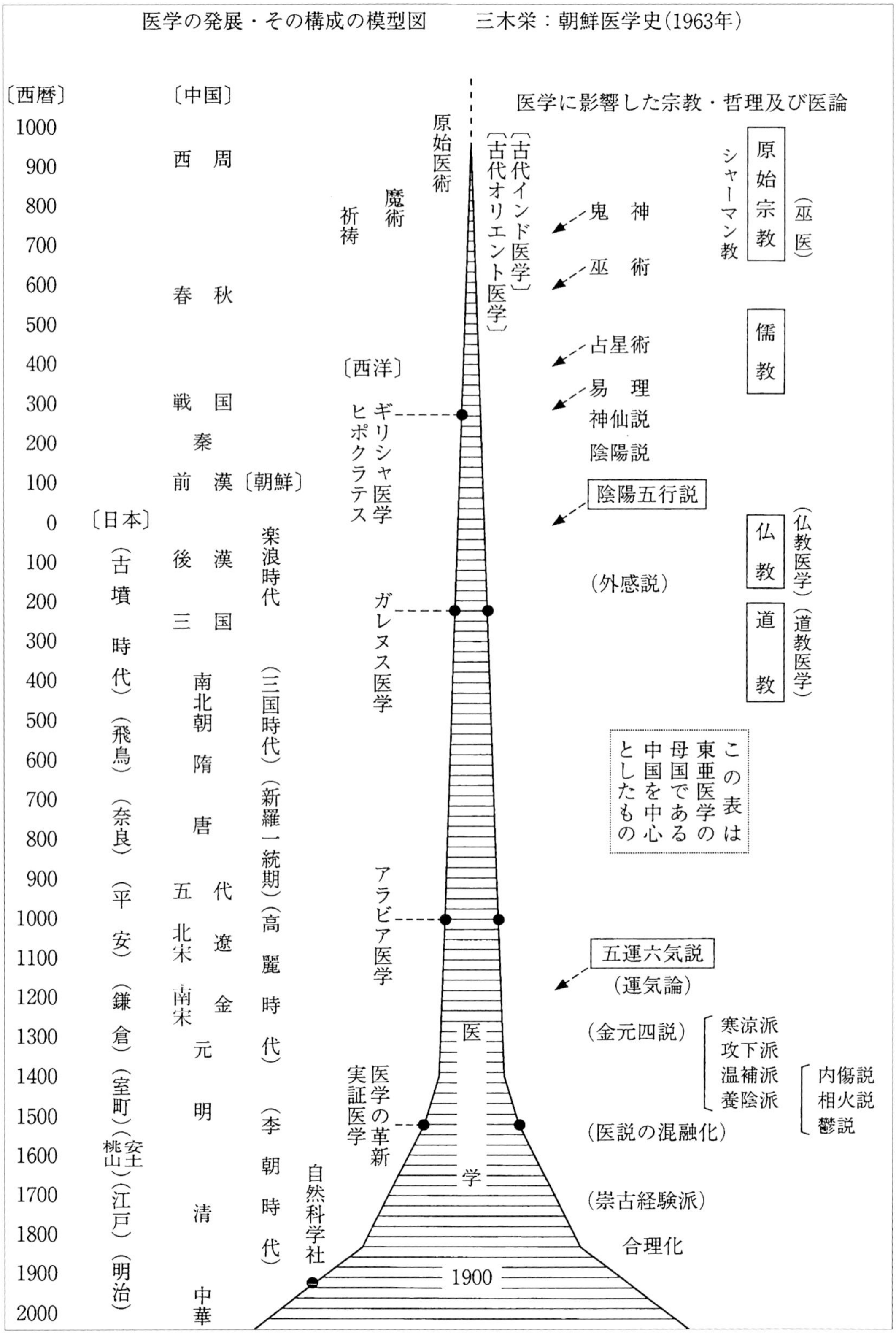
医学の発展・その構成の模型図　　三木栄：朝鮮医学史(1963年)
〔西暦〕
1000
900
800
700
600
500
400
300
200
100
0
100
200
300
400
500
600
700
800
900
1000
1100
1200
1300
1400
1500
1600
1700
1800
1900
2000
〔中国〕
西周
春秋
戦国
秦
前漢
後漢
三国
南北朝
隋
唐
五代
北宋
遼
南宋
金
元
明
清
中華
〔朝鮮〕
楽浪時代
(三国時代)
(新羅一統期)
(高麗時代)
(李朝時代)
〔日本〕
(古墳時代)
(飛鳥)
(奈良)
(平安)
(鎌倉)
(室町)
(安土桃山)
(江戸)
(明治)
原始医術
魔術
祈祷
〔古代インド医学〕
〔古代オリエント医学〕
〔西洋〕
ギリシャ医学
ヒポクラテス
ガレヌス医学
アラビア医学
医学の革新
実証医学
自然科学社
医
学
1900
医学に影響した宗教・哲理及び医論
原始宗教
シャーマン教
(巫医)
儒教
仏教
(仏教医学)
道教
(道教医学)
鬼神
巫術
占星術
易理
神仙説
陰陽説
陰陽五行説
(外感説)
この表は東亜医学の母国である中国を中心としたもの
五運六気説
(運気論)
(金元四説)
寒涼派
攻下派
温補派
養陰派
内傷説
相火説
鬱説
(医説の混融化)
(崇古経験派)
合理化

第十三図

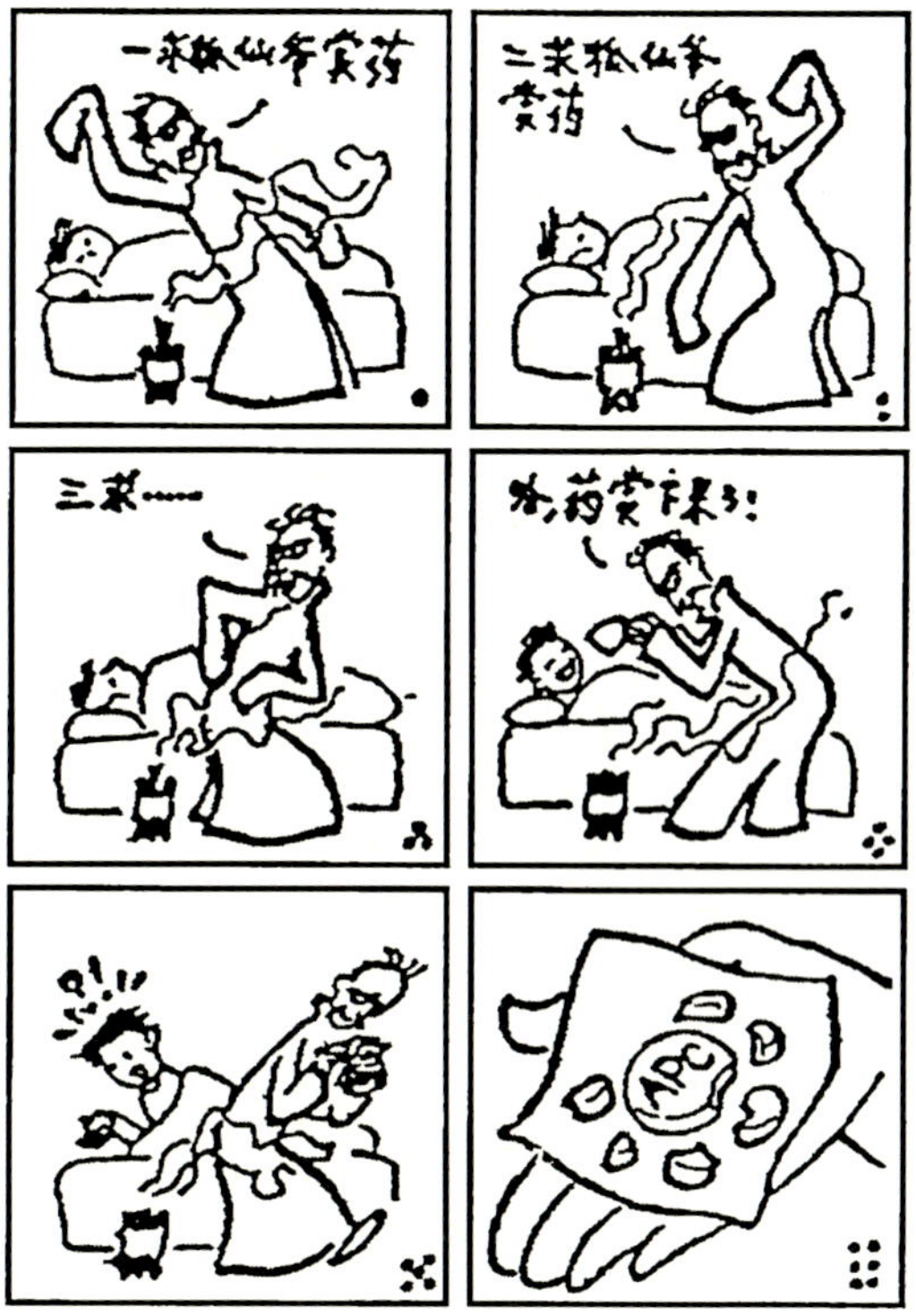
第十四図

神々を求めて道路がごった返したり、故毛沢東主席の肖像の代りに、台所の神を祭る（広東省）などがあり、各地で土地神様の廟の修復等が行われ、また占師がでて、金銭、寿命、健康、結婚の相性の占い等で金をもうけているという。民衆に深く根ざした宗教、習慣、迷信等がいかにつよいか思いしらされる。

結論として、中国医学のルーツをさぐる研究態度としては、単に医書の研究、字句の解釈（勿論これらは重要なことであるが）にとどまらず、更にその時代の背景とか、各方面からの流れを総合してつかむとともに、その古代医人が我々におしえようとした医学思想や倫理も併せて考えてみる必要があるのではないかということである。

中国古代医学について、非才ながら試行錯誤していると、あちこちで顔をあげてこちらをみているのは道教という言葉であった。むしろ中国医学のある部分は道教医学ともいえるものであり、それが日本にも及ぼした影響もはかりしれぬものがあることを知った。そして道教について、いささか研究しているうちに、余りにも道教についての評価が不当であるということに気付いた。

中国医学と道教との関係について、医学者から主張するものは何故か少なく、科学技術史、宗教史、中国学等の学者が指摘するところであったことも著者を刺激せずにおかなかった。

松本清張氏が最近西域に行かれてなされたお仕事は、氏がその天才的推理的頭脳と、現地での実証とを組合せた偉大な業績で、単に一小説家の仕事といえるものではない。古代に憶いをよせる場合、氏のように小説家であれば、自由に書くことができるという思想があり、ロマン、つまり夢があるということである。古代の人の心になって考え、思い、書けるということである。松本氏には勿論比肩すべきものではないが、小論には学問的にあるいは間違っている処も多々あるかとも思われ（勿論、御指摘、御指導賜れば幸甚に存じます）るし、いささか憶い入れすぎがないではないが、小論は道教について、殊に中国医学とのかかわりあいについて少しでも読者諸氏に御理解願いたく、道教ノートとして、総論的に広く浅く記述したつもりである。

おわりに、道教は中国そのものであり、その周辺には、政治、

経済、社会、芸術、文学、科学とあらゆる面があり、先人の「道教を学ぶに八百屋的でなくてはならない」という言葉が切実にせまる。そこで筆者は、道教「五目チャーハン」説をいつもいっている。五目チャーハンを構成する材料――すなわち道教とその辺縁的領域――を混ぜ一つにしたものが道教で、混ってしまったものをふりわけるのは難しいというべきである。道教を研究するには幅広い視野で中国――中国文化というものを理解する必要があるから、ただ医学――医学史からアプローチしても意味がないことを強調して筆をおく。

参考文献

（一九〇）任勉芝『中国医薬史大綱』新亜医薬出版　民国二五年六月
（一九一）劉伯驥『中国医学史、上　下』華岡出版　民国六二年一〇月
（一九二）諸橋轍次『大漢和辞典第五巻』大修館　昭五一年七月
（一九三）藤堂明保『中国名言集』朝日新聞社　昭四九年九月
（一九四）常石茂『戦国策』平凡社　昭四八年九月
（一九五）野口定男『史記』平凡社　昭四八年九月
（一九六）竹内照夫『春秋左氏伝』平凡社　昭四三年九月
（一九七）大野峻『国語』明治書院　昭四九年九月
（一九八）中村璋八他『呂氏春秋』明徳出版社
（一九九）本間祥白『難経の研究』医道の日本社　昭四七年六月
（二〇〇）小曽戸丈夫他『意訳八十一難経』筑地書館　昭四九年四月

追加コメント

この長々とつづいた拙稿について快よく掲載を許された緑書房にまず感謝しております。

これは初めに述べたように、約十年以上も前、私が故間中喜雄先生を慕って北里研究所東洋医学総合研究所にお邪魔した頃、書きためておいたものです。道教に関する初歩的な記述なので今見ても不備な点、訂正の追加を要する個所、更になお文献に当らねばならない部分もありますが、大綱はまずまずとおもっています。

この文のサブタイトルにもあるように、これは「ノート」であり、備忘録的につづっているので必ずしも道教の処だけではなく、その周辺で影響がありそうな事項も記しております。

これを書きおえ、間中先生に初めて「このようなものを書いたのでお目通し下さい」と提出した処、先生は評価して下さったのですが、私の知らないうちに、同じ北里のある漢方の先生に見せてしまわれました。この先生は理由もよく分かりませんが、これを一言のもとに無価値だと言ったそうです（間中先生の後日談）。私はそれを聞いて、面白くなく、またあくまでノートで、誌上に発表するつもりもなかったので、書棚の片すみにほっておいたのです。最近、この書棚を整理していたら忘れていたこの論文が出てきたので、再び目を通したところ、自分でいうのもおかしいのですが、割にうまく書けているようなので、このまま朽ちさすのも惜しいとおもって投稿した次第です。最近これを（第二回分まで）

よんで、北京でお会いした韓国の某大家も「教授クラスの論文だ」といって下さり、某気功団体からはそこの機関紙に転載したいという依頼もありました。

私の『道教と不老長寿の医学』（平河出版社）も、私の知らないうちに台湾版がでて、そのうえ最近、韓国語版がソウルで出版されました。また中国版も出る予定があり、雑誌や新聞などにも紹介されています。すなわち、東アジア漢字圏の全てで読まれることになりました。

こう見ますと、中国の本質——道教と、医学的関係についての研究は、我が国より外国の方がすすみ、注目されつつあることが分かります。

約十年間以上、ホコリをかぶっていたこの拙ない論文が、いくらかでも皆様の共感を呼んで下さるよう願って止みません。

（東洋医学、二十（一）、一九九二、平成四年）

三、道教史簡記（その一）

吉元医院院長
順天堂大学産婦人科講師
吉元昭治

道教と中国医学との関係について数回にわたって述べてきたが、肝心の「道教史」に関しては触れていなかった。今回は道教の流れを簡単に紹介しておきたい。このことを踏まえたうえで中国医学を重ねてみると、「道教医学」輪郭や性格といったものが浮かんでくるからである。

道教前史

（紀元一四二年以前、殷・周・春秋戦国・西漢・東漢時代）

道教の起源は、世界のどこにでもみられるように原始宗教から始まっており、神話時代を長く経過してくる。そして、次のような歴史をたどることになる。

すなわち殷・周の鬼神崇拝、アニミズム・シャーマニズムなどを経て、戦国時代に至り方士達によって神仙説が説えられ、不老長生をさぐるための幾多の努力がなされた。これが道教の前駆となる。

ところで、神仙・仙人という場合の「仙」という字は、『説文解字』では使われておらず、「僊」となっている。『釈名《しゃくみょう》』には「老いても不死なるものを仙という。仙は遷で、山に遷入するから山の隣りに人を付けて仙の字とする」とあるから、「仙」とは道家で使われる言葉であることがわかる。儒家経典中には「仙」の字は見当らない。

西漢・東漢時代になると、方士は黄老学説と結んで、いわゆる黄老道という派をつくった。またこの頃（前漢哀帝・建平年間・紀元前六〜三年）仏教が中国に伝入されている。

道家は『淮南子《えなんじ》』を著わした劉安など新道家ともいわれる人を生んでいる。また、支配階級は讖緯説などを信じて、社会の迷信

傾向を助長し、東漢（後漢）時代には仏教との兼合いから、黄老学説が宗教化した。老子を神格化して教祖とすることにより、道教形成の思想準備条件が整ったのである。またこの時代、方士は政治に積極的に参与する熱意を失い、民衆の中に入り、もしくは山林に隠遁し、次第に道士の姿に変わってゆく。『後漢書・隠逸伝』にこれらの例をみることができる。こうした状況にあって、道教が東漢時代に興ってくるのである。

なお、一言申し添えるなら、老子という人物は、あくまでも春秋末期に生存していたとされている思想家・哲学者であって、決して道教の開祖ではない。

我が国では、道家という思想哲学家集団と、道教という中国固有の宗教とを区別して考えているが、外国（主に欧米）では、道家と道教とを引っくるめてタオイズム(Taoism)とよぶ。したがって、お互いに共通の場では混乱するのが実情である。この点の解決については、道教専門家におまかせしたい。

道教のもとは道家であり、さらに「史」と「巫」とにたどりつく。「巫」については若干述べておいたから、「史」について言うと、『漢書・芸文志』の道家三七家、九九三篇があるという部分で「道家のもとは史官である。史官は古くから存在滅亡や、幸福・禍いを記し、そのなかから重要なところをとっている。心を清らかに守り、謙虚で弱々しくしていることが大切であると考えた。そしてこれが政治の道である」と解説されている。そして『老子』・『荘子』・『列子』・『関尹子《かんいんし》』等の書とともに『黄帝四経』四篇・『黄帝銘』六篇・『黄帝名医』十篇・『雑黄帝』五八篇等の「黄帝」を冠名としたものがあげられている。すなわち史官より出てさらに黄帝という書を中心としてまとまったグループの一つが道家であった、といえよう。ここでいう史官とは、宮廷にあって占星・文書の記録保管、歴史の記録を司る官吏を指し、また『春秋左氏伝』では、祝史・祭史・筮史・巫史などと記されている。すなわち史とは巫でもあるわけで、道家の源は、史でありまた巫でもあったということである。

道教の成立　早期道教・原始道教

（紀元一四二〜二二〇年　東漢順帝より東漢末迄）

東漢時代も終り頃になると、政情不安・経済活動の沈滞・気候の不順・慢性的食糧不足・うち続く戦乱などにより人々の生活は極度に悪化していった。このような状態の中で、時の東漢朝は無策であり、その威信は低下していった。

農民はここで救いを求めて革命を起こすことになる。世にいう太平道の乱と五斗米道の乱である。

太平道の乱は、東漢末に張角が太平道を起こし、黄巾軍という反乱軍を領率したものだが、失敗した。なお、その教義の中心となったのは『太平経』とされている。この流派は符水[注1]をのませたり、九節[注2]の杖をもって呪術的な治療をして、多くの人々の病気を

治し帰依させたという。

一方、張道陵（張陵）は、順帝の時に四川省鶴鳴山に入り、符書を作り、五斗米道を起こした。入門時、五斗の米を納めることよりこの名がおこったという。彼の子、張衡、孫の張魯は布教につとめ、四川地方や漢中に勢力をのばし、後に曹操に降伏したが、この教団は江南地方まで拡大していた。

五斗米道では三官手書といって、自分の過ちを三通書かせ、山上・地中・水中に納め、それぞれの神々に捧げて祈らせたり、静かな室で瞑想させたという。これは大いに治療効果があったらしい。信者は『老子道徳経』をバイブルとした。現在の『老子想爾注』といわれるものはこれに近いとされている。

五斗米道は、太平道が消滅したのに対し、天師教、さらに正一教と名をかえ、現在に及んでいる。そして道教の大きな流派となり、中国南部・台湾、さらに東南アジアにおける道教の主流となってゆく。

この二大教団をもって道教が始まったといわれ、これを「原始道教」ともいう。

ここで注目したいのは、この二大宗教集団は、ともに民衆の中から興り、自然発生したということである。つまり「道教の定義」のところでのべた「自然宗教」という言葉がこれに相当しているわけである。もう一つは、反乱革命の中にあって人々を引きつけ、協力を得る手段として「治病」を前面に押し立てたことである。

もっとも、グローバルな宗教である「仏教」・「キリスト教」・「回教」などでも、教祖や継承者が、その伝道に治療手段（医学）を利用したことは事実で、これら教祖たちの事蹟の中には奇蹟的な医療効果の数々が残されている。現在の新興宗教といわれるものにおいても、神仏への祈りによって救われるという点を大きな依りどころとしている。ということを併せて考えてみるべきであろう。まさに宗教と医学は一つであるという好事例である。

ついで、東漢・桓帝時代に魏伯陽がでて『参同契』を著わす。これは道教の最も早期の丹経で、内丹・外丹の基礎をつくったものである。本書の内容は隠語・比喩にとみ難解とされ、その流伝註本も四〇種に及ぶ。易の思想で丹薬を練るべきだ[注3]ということを言っている。

（つづく）

注1：符水

符（おふだ）を焼いて灰としてそれを飲む、またはそのまま飲む方法、字そのものに神聖で秘めたる力があり、それをしるしたものを神に捧げて祈れば、災難の予防・運命の改善・病気の治癒に力があるとされた。

歴史的に見ると道教の始まりである太平道では、病気はその人の罪過から来るものとした。懺悔し、自分の罪を告白する病人に対し、教団は符水を用いてこれら多くの人々を救い、教団発展の

もととなった。

この方法は、その後も長く現在まで続いているが、四世紀末、有名な王羲之の子、王凝子の妻の実家の郗愔《きいん》も厚く道教を奉じ、いつも符水を飲んでいたが、あるとき急に腹痛がおこり下剤を飲んだところ、符のかたまりが出て来た、というはなしも残っている。

『道蔵』中には、符についてよくかかれているものに『道法会元』・『上清霊宝大法』などがあるが、後者の一部分と筆者が台湾で採取した符水とを示しておく。

注2：九節の杖
『太平道』の弘道の師は、神霊を有する「九節の杖」をもって布教した。
この杖が具体的にどのようなものであったかは不明だが、『道蔵』のなかに、太陽に向かっている九つの節のある竹を切って神に祈って用いれば、それは霊験あらたかなものがある、と書かれているから、あるいはこのようなものであったかもしれない。

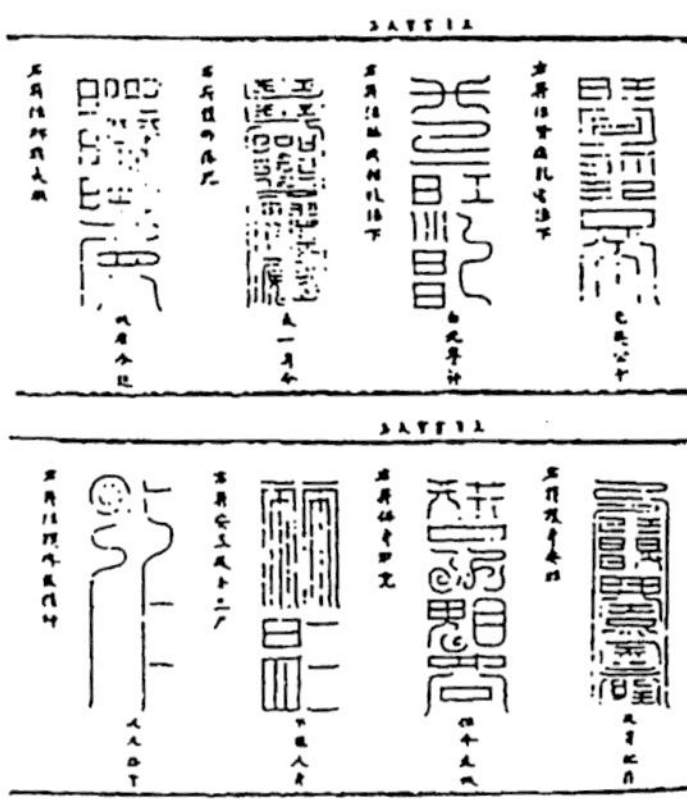
上清霊宝大法

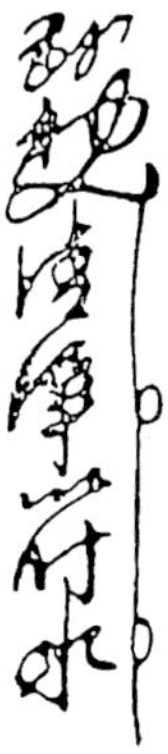
著者が台湾で
採取した符水

注3：錬丹
宋の鄭樵《ていしょう》の『通志』、道家の項では、医学に関係する部分を吐納・胎息・内視・導引・辟穀・内丹・外丹・金石薬・服餌・身中・修養等に分類している。

このうち、辟穀・服餌・金石薬は外丹（外的方法）、調息（吐納）・導引・胎息、身中などは内丹といってよいだろう（若干無理な分類ではあるが）。外丹のうち、鉱石類、特に水銀製剤による錬丹術（いわゆる不死の薬）は、葛洪を初めとする多くの研究者を生み、いわゆる化学としても寄与はしたが、唐王朝のうち六人の皇帝の水銀中毒死はじめその害毒は著しかった。

そこでその反省から、人体を丹をつくる爐鼎にたとえ、気をめぐらすことによって丹をつくるいわゆる内丹術がおこってきた。このうち動的な導引と静的な調息、胎息・禅の修養に近い内視・内観などがある。これらは現在の気功療法にもつながっている。

（東洋医学、十五（六）、一九八七、昭和六十二年）

三、道教史簡記（その二）

吉元医院院長
順天堂大学産婦人科講師
吉元昭治

道教の発農と改革

（紀元二二〇～九六〇年　魏晋南北朝・唐・五代十国時代）

この時代は道教が長い歴史のうちで、最も花々しく開花した時期といえよう。

三国時代の著名な人に、于吉・左慈・葛玄・許遜等がいる。また魏晋時代は、いわゆる「竹林の七賢人」に代表される士太夫達が玄談を好み、ことさら世俗とはなれて生活することがはやった。嵇康・阮籍等がそれで、嵇康は『養生論』を著した。彼等が老荘思想に慣れ親しんだことにより、のちの道教に与えた影響は見逃せない。

この時代、最も重要な人物は葛洪（二八三～三四三年、または三六二年）で、彼の著書である『抱朴子』（抱朴子とは彼の号）は、それまでの流伝されていた胎息・房中・服薬等を整理し、ことに錬丹術を重視し、道教の理論的根拠を示し、その実際化をしるし、後の道教の重要なよりどころとなった。すなわちこの時代、道教は仏教に対抗する必要上、方術的部分を払拭して理論武装が必要となってきたのである。

晋時代、江南地方では茅山（江蘇省）を中心とした道教教団がおこり、上清派または茅山派ともいわれるようになった。魏華存（女性）を開祖とする説もあり、彼女は上清派の重要教典でもある『黄庭経』を著わし、つづく楊義・許謐等は経籙派ともいわれる神よりの言葉を経典にしるす一派をつくった。現在道蔵、『洞真部』の中の『上清教』はこれらの経典のひとつとされている。

南北朝時代は道教の発展と改革の時代で、寇謙之・陸修静・陶弘景等の著名な人々が活躍する。

寇謙之《こうけんし》（五六五〜四〇八年）は仏教との対抗上、道教の再編成・システム化を図り、新天師道という教団をつくり、自ら太上老君（老子）より天師の位を授けられたとした。北魏太武帝より厚く信任され、ついに武帝は仏教を弾圧（世にいう三武一宗の第一回目の法難）し、道教は厚く国家的保護をうけるようになる。

陸修静（四〇六〜四七七年）は南朝の人で、つぎの陶弘景（四五六〜五三六年）とともに上清派の重要人物である。

陶弘景は梁武帝時代の人で、帝より厚い信頼をうけ、山中宰相ともいわれ、政治上の相談をされたという。道典中にのこる『眞誥』・『登真隠訣』・『真霊位業図』などを著わしている。『真霊位業図』は、道教世界の上下関係をヒエラルキー的に示したもので、多神教の道教の性格をよく表わしている。ついでにいえば、道教の最高神は、かつては老子つまり太上皇帝であったが、現在では玉皇大帝が最高位にいる。交替宗教（宮川尚志教授）ともいわれる所以である。

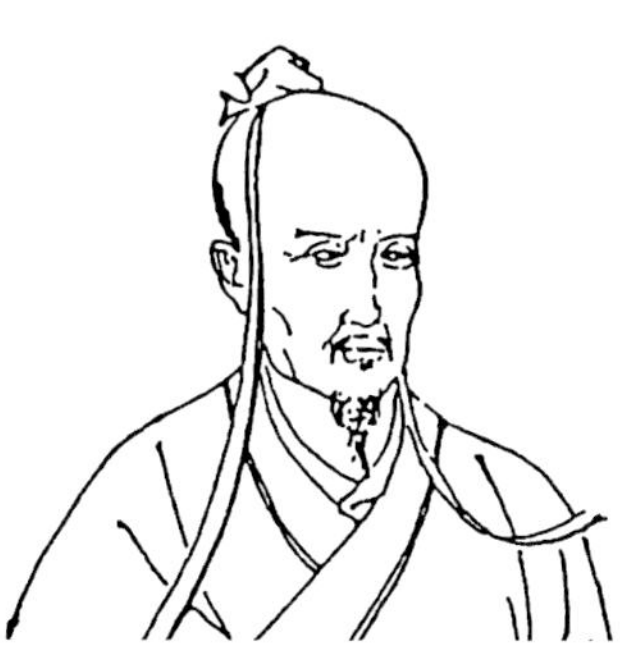
陶弘景

陶弘景が、道教医学にとって重要であることは、その著『名医別録』・『神農本草経注』・『肘後百一方』（葛洪の著の補註）・『養生延命録』がよく物語ってある。彼の『真誥』などをみると、儒教、仏教との三教調和を図り、さらに道教のシステム化を企て、上清派を確立していったことがわかる。中国仏教の一つである浄土宗の開祖曇鸞《どんらん》は、一時、道教徒になろうとして、陶弘景より呼吸長生法を教えられたほどで、今日『曇鸞大師服気法』という書名が残っている。

道教と仏教のこのような関係も見逃せないが、他方、南北朝時代は「仏道の争い」の時代でもあった。ことに西晋の道士であった王浮が書いた『老子化胡経』は、道教の対仏争論で、老子が西域に入って、没後身を変じて仏となり、ここに仏教が起ったとするもので、以後、道仏論争の火種となった。

つづく隋・唐、ことに唐代に道教は最盛期をむかえる。

隋文帝は開皇二〇年（紀元六〇〇年）に仏教を保護すると詔を出している。

唐朝では、彼等の姓が李で老子と同じであるところから、祖を老子とした。高宗は老子を、太上玄天皇帝と追封している。皇帝の息女・妃嬪の多くは道教に帰依し、女真（女性の道教徒）となり、朝臣の多くも道士となっている。

唐朝は、その版図からいってまさに空前の世界的国家であり、また宗教に対しても寛大であった。一般に文化の伝来は、宗教がその尖兵的役割を担うものである。シルクロードを伝って、キリスト教の一派である景教が伝来し（六三五年）、また、古代ペルシャの宗教ゾロアスター教（拝火教）の名残りともいえるマニ教も長安にやってきた（六九四年）。「道蔵」中にもこれに関する記述が

ある。当時の国際都市長安の有様は、石田幹之助氏の名著『長安の春』にくわしいところである。

国家的保護をうけて完備した形態をとっている道教を教団道教・理論道教・成立道教（橘樸《たちばなしらき》氏）といい、民間・民衆の間で信仰されているのを民衆道教・通俗道教（橘樸氏）という場合もあるが、この区分に反対している道教学者もいる。

この時代、いわゆる錬丹術による水銀中毒は思いのほか甚しく、唐朝皇帝のうち六人がこのため世を去っている。一般の人々の被害も甚だしかったと想像される。また神仙に対する憧れは、李白などの唐詩をみれば明らかなところである。

この時代に活躍した道士に、司馬承禎（六四七〜七三五年）・王遠知などがいて南朝陸修静の茅山派をつぎ、唐代の主流となってくる。孫思邈（五八一〜六八二年）は、道士としても医師としても忘れてはならない人で『千金要方』・『千金翼方』などを残している。

玄宗は、最も早期の道蔵である『開元道蔵』三七四四巻、三洞十二部を編纂した。

五代十国時代は杜光庭（八五〇〜九三三年）や金丹派の呂洞賓・劉海蟾たちが著名な道士である。

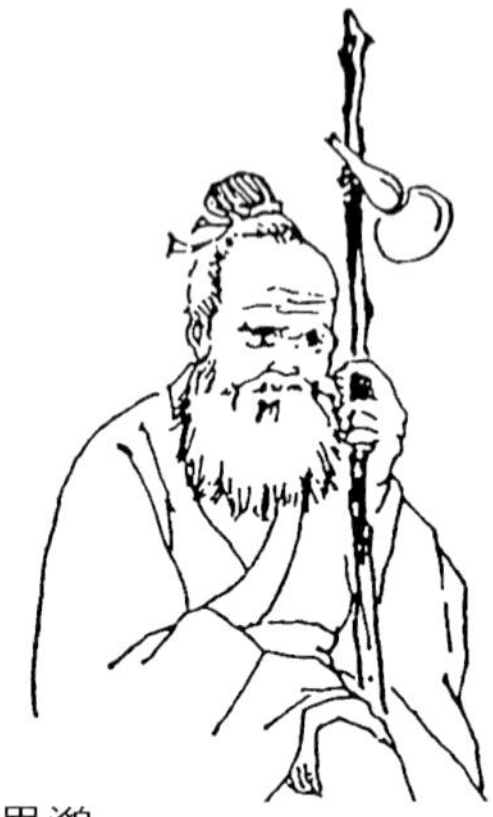
孫思邈

道教の分派　新興道教の活躍

（紀元九六〇〜一二六八年　宋初より元末まで）

道教が最も激しくゆれ動いたのがこの時代である。金元時代以後の道教を新道教ということもある。宋代では真宗、徽宗《きそう》時代に最盛期をむかえる。宋は金・元という外敵におされ、政治的には混乱しつつも、文化的には大きな業績を残している。外敵の侵入は、中国北部からの人々の南下を招き、現在の中国の人口分布（北部よりも南中国の方が人口が多い）のもととなり、唐のあのスケールの大きな世界的国家は、真の中国的国家となり、その異国的・貴族的趣味は庶民的なものと変わる。宗詞や、今日に残る『清明上河図』や『東京夢華録』をみると、当時の活々とした人々の生活にふれることができる。

北宋の帳春房は『雲笈七籤』を編むが、これは「道蔵」のダイジェスト版的な性格を持ち、現在重要な研究資料となっている。

林霊素（一〇七六〜一一二〇年）も有名な道士であった。金・元の異民族王朝は、中国中原地方に侵入したのち、人民の歓心を買う必要から、黄河地方で活動していた道教をも利用した。

それとともに南北に分裂した中国にも、それぞれ別個な道教教派が生まれることになる。

まず南方では、天師道が綿々と符録（注4）を相伝し、江南省龍虎山をよりどころとして正一派に変化して現在までつづき、江南道教と

して活躍した。この江南地方には、なお茅山派および浄明派があり、さらに北方には、劉徳仁（一一二二～一一八〇年）の真大道派、蕭抱珍（一一六五年没）の太一教がおこり、元の世宗に認められ、民間にその教えを拡げてゆく。

しかしながら、この時代で最も重要なのは全真教の発展であろう。

金朝下にあって王重陽（一一一二～一一七〇年）は、四八歳になってから感じるところあり、山東省地方を中心として全真教を始め、弟子の馬丹陽（一一二三～一一八三年）以下いわゆる全真教の七真人がその発展に寄与した。

七真人の一人、丘処機（丘長春、一一四八～一二二七年）は七〇歳を過ぎてから、ジンギスカンの招きでモンゴル奥深くでかけ、中国人民の安寧を願った。彼は中国の命運をにぎっているのは金ではなく元である事を予見していたともいわれる。彼の道中記は『長春真人西遊記』として今日みる事ができる。元朝が確立されると、丘処機は長春真人といわれるようになり、燕京（今日の北京）に天長観を建て全真教の布教の中心とした。この天長観は今の白雲観の前身であり、現在はここに「中国道教協会」がおかれている。なお、この白雲観と大寿宮・永楽宮とを全真三大祖庭ともいっている。

元代も中期を過ぎると、錬丹を重視する金丹道がうまれ、全真教の南宗と名乗り、従来のものを北宗と呼んで区別した。明代になると、全真教には二つあって、北宗の祖は馬丹陽、南宗の祖は帳紫陽（九八四～一〇九二年）という考え方が定着してくる。

この南宗の布教に力があったのが陳致虚である。彼は一四世紀前半の人で、金丹道は王重陽―馬丹陽―陳致虚の系統であると説き、金丹道をうまく全真教の中にとり入れてしまう。彼は北宗に属するといいながら、実際は南宗系であり、その著に『金丹大要』・『悟真篇註』・『参道契註』などがある。全真教では酒やなまぐさいものをとらず、結婚も禁じ、その教徒はいわゆる出家道士であった。この教義の主旨は王重陽の『立教十五論』によくあらわれている。内容的には三教の調和を説いた。一方南宗では「性命双修」をとなえた。すなわち道教では、内面的な精神修養を内功―養性（性功）といい、身体の修練乃至服餌等を主体としたものを外功―養命（命功）という。そしてこの両者を兼ねて修めることを性命双修といった。いずれにせよ全真教は仏教の禅宗に近いところがあり、「禅為性宗、道為命宗」という言葉もある位で、この両者は内容的にも似た部分があるといってよいであろう。

このように、激しい時代の道教界は仏教の影響をうけ、さらに実修道教の気運が亢まり儒・仏・道の融和もすすみ、漸次、民衆の中に浸透してゆく。

北方の全真教は、実修的で自力的傾向が強かったが、南方の正一教は符録・斎醮(注5)などを主とした呪術的・他力的傾向が強いものとなっている。この流派を符録派といい、また内丹を主として目

的を達せようとする流派を丹鼎派ということもある。

道教の衰退と民間信仰への浸透

（一三六八〜一九一一年　明清時代）

明代では、もはや唐宋時代の道教の盛大さはのぞめず、明朝の政治・文化・教育方面の抑制もあり、道教は民間信仰の中に埋没してゆく。その現われの一つが「善書」といわれるもので、道教方面だけではないが、銭塘の汪静盧が洪武年間に『太上感応篇』を一万冊印刷し配布したほか、『文昌帝君陰隲文』・『開聖帝君覚世眞経』・『功過格』などの著書があらわれた。これらは当時の在家知識階級が、いわゆる「諸悪莫作、衆善奉行」（悪いことはしないで、よいことをせよ）を人々にわかりやすく教えたものである。現在でもやはり人々の心の琴線にふれるものがあるわけで、寺廟で今なおこれらや、新善書ともいうべき善書が無料で配布され、これを印刷寄附することが善行であり陰徳であるとされている。

このように明代の知識分子は、道教をふくめて三教合一の思想の持ち主が多く、内・外丹に関しては著述も多い。例えば、兆思は『清静経』を、王文祿・陸西星などは『陰符経』をそれぞれ註釈した。この陸西星は、当時の有名な道教学者で、その修練方面から一派を形成し、世に「東派」ともいわれ、その著に『方壺外史重編』・『南華副墨』などがある。その他、張三豊も道士として著名である。

英宗正統一〇年（一四四五年）には、道教教典を集大成した『大明正統道蔵』五三〇五巻が、そして神宗万歴三五年（一六〇七年）には、続編一八〇巻が追加編集された。これが現在我々の目にする『道蔵』といわれているものである。

清代になると、清朝当事者はその出身地の関係からラマ教を信奉したが、道教を重視せず、道教はますます民間活動を強めるようになる。

康熙一二年（一六三七年）には、白蓮教を始めとする民間宗教の組織活動が禁止された。道教の全真教では龍門派が発展し、北京白雲観を中心に活動し、弟子は一時一〇〇〇人をこえたという。文宗咸豊年間（一八五一〜一八五九年）、李涵盧は一派をつくり、西派といわれるようになる。彼の著には『三豊全集』・『呂祖年譜』・『三東秘史』などがある。

社会・経済的混乱の中から、「反清恢明」のスローガンをかかげ、白蓮教の流れをくむ秘密結社がうまれ、中国のブラック社会を形成したのもこの時代の特色であった。大刀会・小刀会・義和団・天地会・漢門会・哥老会・紅帮・青帮などがあり、また慈善結社として有名な世界卍会、中国共産党に最後まで抵抗した一貫道、また理教・徳教などが民間信仰団体として出現してくる。

現在の道教の姿

すでに述べたように、仏道論争は、一方では対抗、そして他方

では融合がすすみ、また宋・明の儒教すなわち朱子・陽明学等のいわゆる新儒教にも道教とふれるところがあり、ことに国家的保護をのぞめなくなった明・清以後は、道教は民間に浸透して三教合一・三教同源の色あいがさらに濃くなり、民間宗教（民間信仰）の形をとるようになる。現在、中国道教は戒律のきびしい伝統的な全真教などを除いてその実態がつかめない状態にあるが、文化大革命で損失を蒙った文化遺産は漸次恢復せられているし、中国道教協会などが努力されてもいるので、いずれ昔日の道教の姿をみることができるであろう。

台湾を中心とした東南アジアの道教は、さきに述べた民問宗教の形をとっているので、真の道教部分を抽出するのは難かしい点もあるし、その努力も無意味なようにおもわれる。これについて台北帝大助教授であった増田福太郎氏の『台湾本島人の宗教』はよくそれを物語っているので紹介したい。

すなわち「台湾にあっては、単に道教、儒教、仏教等と形式的に分けたのみでは認識不足であり、道、儒、仏共に民間信仰に低下混淆し、これを信仰の実際よりみれば、むしろ各宗教の名称を撤廃し、概括的に民間宗教の称号を与えるしかない」。

なお増田氏は、なぜこのような状態になったかを次のように分析されている。

（一）元来、中国の宗教は儒教を正教としたが、これは支配階級のものであって、一般人民はこれによって、宗教的要求を満足せしめることができず、民間信仰に傾いた。

（二）台湾においては、一般人民の知識が低く、易信性であった。

（三）一定の宗教を宣布昂揚することがなかったため、宗教的に自然教の程度にとどまり、また高度な文明教、または理論的、知的宗教に到達しなかった。

（四）台湾の政治不安、人民は常に生活不安に襲われ、その救いを宗教に求めたこと。

（五）医療機関の設備が台湾にては普及せず、やむをえず、祈禱その他の呪術によって治療を行っていた。

これらの指摘は、現在でも台湾はじめ東南アジア（いわゆる残された中国）での民間信仰を知るうえで重要な示唆を与えてくれる。最後の項目にもあるように、宗教と医学の関係という問題についても、考えてみるべきであろう。

現在、筆者が台湾その他で見聞した事情でも、三教合一的な民間信仰の形を充分知ることができたが、現在ではこの三教以外にキリスト教・回教まで加わった五教が混然としている新宗教や、西王母を崇める瑤地金母信仰もおこって、新興宗教集団が数多くみられるようになってきた。

注4：符録

いわゆる「おふだがき」で、馬端臨《ばたんりん》の『文献通考』では、道家のなかに黄・老・荘・列子・煉養・服食・符録・経典科教等をふ

くめている。

四四〇年、北魏太武帝は、新天師道の寇謙之から符録を受け、太平呉君と名乗っている。北魏王朝は非漢民族であったから、儒教の天命の代りに道教的な天命を利用したのである。符録を受け、漢民族に君臨する理由づけであったとされる。

いわゆる新宗教の一つである太一教（蕭抱珍、一一三八～一一四〇年に成立）でも、符録と祈禱とによって病気と災難を祓った。これはのちに金・元等征服王朝との関係が密となる。符のシャーマニックな面が、東北アジア地方固有のシャーマニズムと共通するところがあったのかもしれない。

なお敦煌《とんこう》文書のなかにも符録をみることができる。

注5：斎醮

道教の儀礼は大別して、神仙術的なもの（内丹―精、気・神を三薬として丹を練る。冥想により神と交感する守一・存思・内観など）と、巫祝的なもの（符録・斎醮）とにわかれる。

このうち斎醮というのは、一般的に大規模な儀式、祭祝を指す。『道蔵』中にも、道教は宗教であるから、この祭りごとをしるした多くの教典をみることができる。『太上黄籙斎儀』などはその例である。

現在、台湾を初めとする東南アジア華人社会では、なお斎醮が行われ、ことに「黄籙斎（醮）」という、亡魂をなだめ怨みをはらすために行う儀式は有名で、これにより亡者のためでなく、自分（生者）の幸せをも祈るのである。

斎醮の儀礼書は、宋より元代にかけて多くつくられ、この頃、雷の力をかりて、雷の神々を使役して行う特徴ある呪術が道教に加わってくる。「雷法」といわれるもので、現在でも台湾の道士のあいだでは、強い力があるものと信じられている。

参考文献
（一）道教概説　李養生　中国道教会　一九八七年
（二）道教の実態　興亜宗教協会　昭一六年三月
（三）道教史　窪徳忠　山川出版　一九七七年七月

（東洋医学、十六（二）、一九八八、昭和六十三年）

四、道教医学研究の必要性

吉元医院院長

吉元昭治

今回、『道教と不老長寿の医学』（平河出版社）という小著を出版する機会に恵まれたが、それについて一言のべよという、誠に有難い御指示を編集氏より賜った。それに甘えて、反省の意味もこめてのべさせていただくことにする。

一口にいって、道教医学は、現在、道教が漢民族（華僑社会といってもよい面もある）のなかにあって、民間信仰の中に埋没してしまっているなかで、道教医学も、民間療法のわくのなかに入っているといってよく、流れの中で中医学にもふかいかかわりをもってきた。その情態をさぐるのには、当然フィールド的な作業も必要となり、また道教経典のなかから、医学的な面を抽出、分類、整理してつけ合せ、比較検討しなくてはならない。

私はこの十年以上、医業のかたわら、一人でこの方面にとりくんできた。道教の研究は、ごく新しいもので、今まで、あるいは現在の著名な道教研究学者は、第二代あるいは第三代の方が中心で、宗教、東洋哲学関係の方々が多いため、いきおい、道教の研究も、経典、祭祀、文学など人文科学的な面が多かった。幸い、最近、本誌にも寄稿されている、八幡大学の石田秀実教授や、関西大学の坂出祥伸教授などの精力的な研究成果が中医学周辺の関連としてでてきた。これは従来になかったことで、今後の展開は大いに期待されるところである。

従来、道教の研究テキストといえば、『抱朴子』とか『雲笈七籤』あたりが中心であったが、『道蔵』が基本となるという外国学者に刺激されて、我国でも、『道蔵』に目をむけるようになった。この『道蔵』とは、明の正統年間にまとめられた『正統道蔵』のことで、この影印版をやっと我々も目にすることができるように

なったわけである。その他、『道蔵輯要』（清代）や、『道蔵精華』（民国）など、まさにその本の山をみて初めはだれでも茫然となり、どこからどう手をつけてよいやら分らないといった有様である。「頭より体でよめ」とはよくいったものであると感心したこともあった。

　これらの中から医学に関係する部分をぬきとり、湯液、鍼灸……と分類したが、これで約五年以上費してしまつた。今憶えばこの無駄のようなことが決して無駄ではなかったようであるし、下賤な言葉でいえば、惚れて、惚れぬいたからであろうとおもっている。

　また道教研究の先達がいった、「道教を研究するには八百屋でなくてはならない」という言葉は、非常に蘊蓄があるといえよう。つまり、道教の内容は、宗教、社会、文化、芸術、民俗、伝説、風習、それと医学などという、あらゆる文化的な総合された面があるから、あまり深い専門的な知識はかえって邪魔になることさえあるようである。道教学会最長老の、早稲田大学名誉教授福井康順先生（御子息が二人、同大教授になられている）のおはなしをかつて承ったが、先生は、「今日までやってこられたのは、私は専門家とおもったことはなく、師の津田左右吉先生と、こわしやといわれるぐらいあちこちで議論をふっかけてあるいた。もし本当の専門家だったら、学説が間違っていたら私の学者としての生命もすでに終っていたはずである」とおっしゃった。

　このようなわけで、この方面を研究するには、多方面にわたって、文献の蒐集、整理や情報と、アンテナをたえずはりめぐらし、動かしておかねばならないし、またそれは重要なことである。

　この小文を書かしてもらっている間に、『正統道蔵』を、無選択にひらいて、中医学に関係するところの一、二例を参考に供したい。『無上九霄玉清大梵紫微玄都雷霆玉経』という長い題の経文の左から四行目に、「天枢地機」とよめるが、これは、経穴の名称と同じだと気付くはずであるし、『上清霊宝大法』の璇璣玉衡図は、寸、関、尺と脈診を示している（璇璣も経穴名）。つぎの

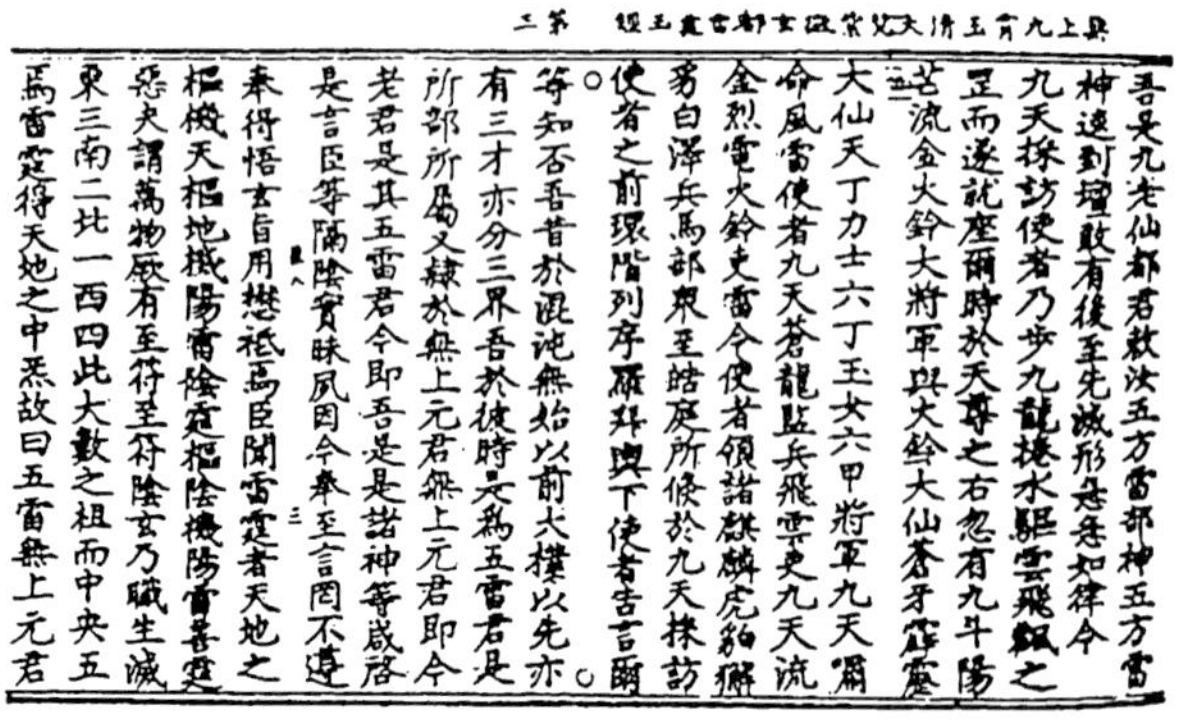

『無上九霄玉清大梵紫微玄都雷霆玉経』

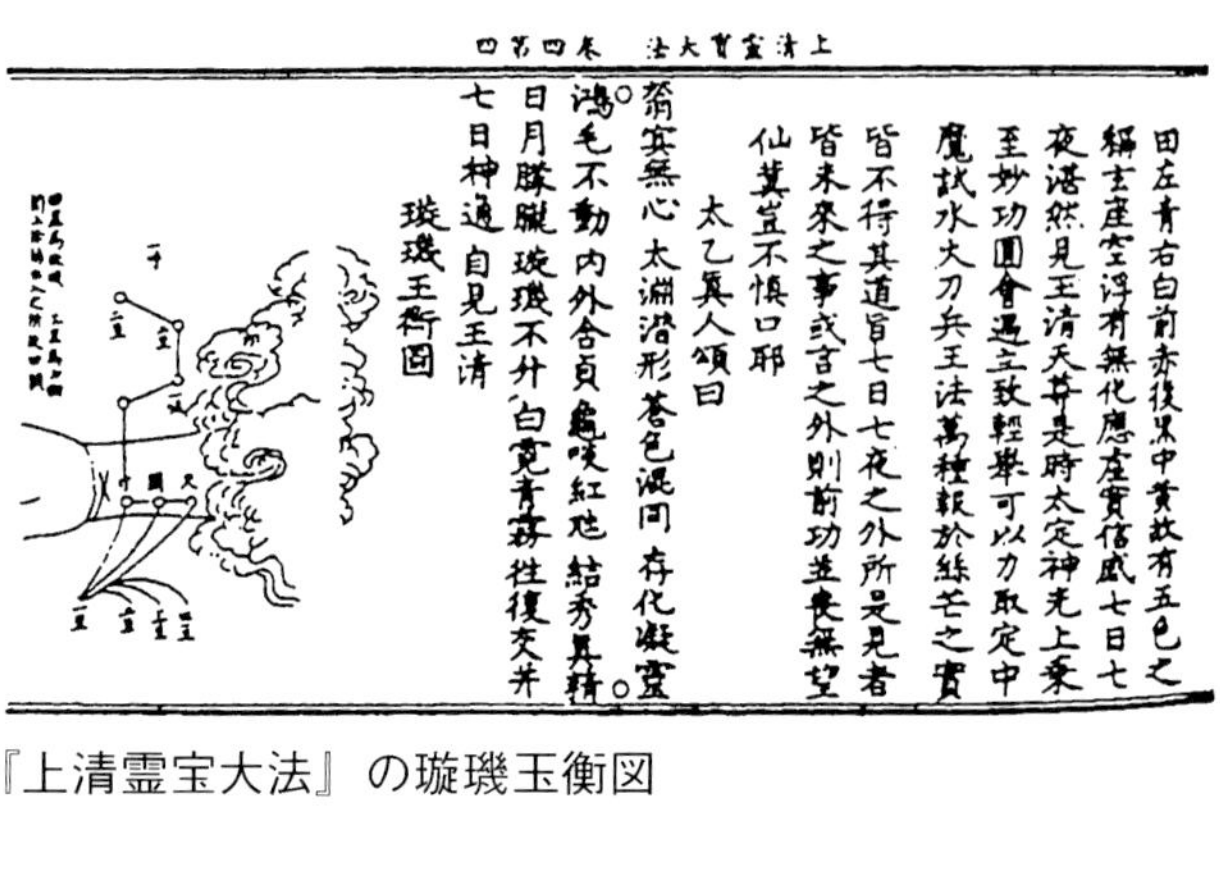

『上清霊宝大法』の璇璣玉衡図

『岱史』は、山東省泰山の博物誌でもある。泰山は、秦の始皇帝の封禅でも名高いし、のちには道教の霊山の一つにもなっている。ここをみると、薬草や鉱物類が数多くしるされている。つまり、いろいろな道教寺院は、有名な山にあったが、それは薬草採集のためでもあり、道士は、ふかくそれに係わっていた証《あかし》ともいえることがわかる。「道士医師」という言葉がまざまざとうかんでくる。『太上三五正一明戒録』の図は、符であり、そのすごさには圧倒される。迷路のようでもあり、ＬＳＩの拡大図をみているようでもある。符も道教の重要な部分で符録派という宗派もあったぐらいで、現在の「符水」にもつづいている。東京は巣鴨、近頃、「おばあちゃんの原宿」で名高い、「とげぬき地蔵」の「御影《おみかげ》」は、まさしく現在にのこる「符水」である。

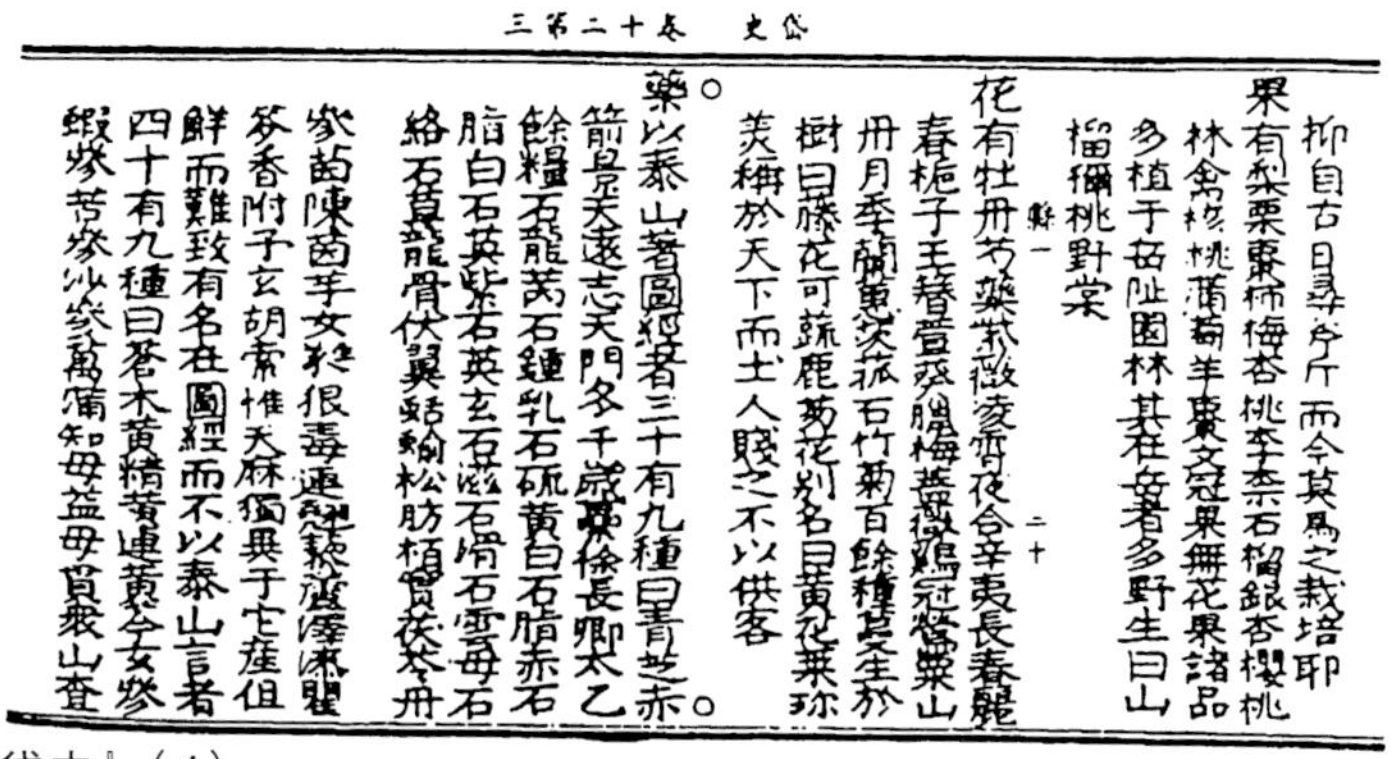

『岱史』（1）

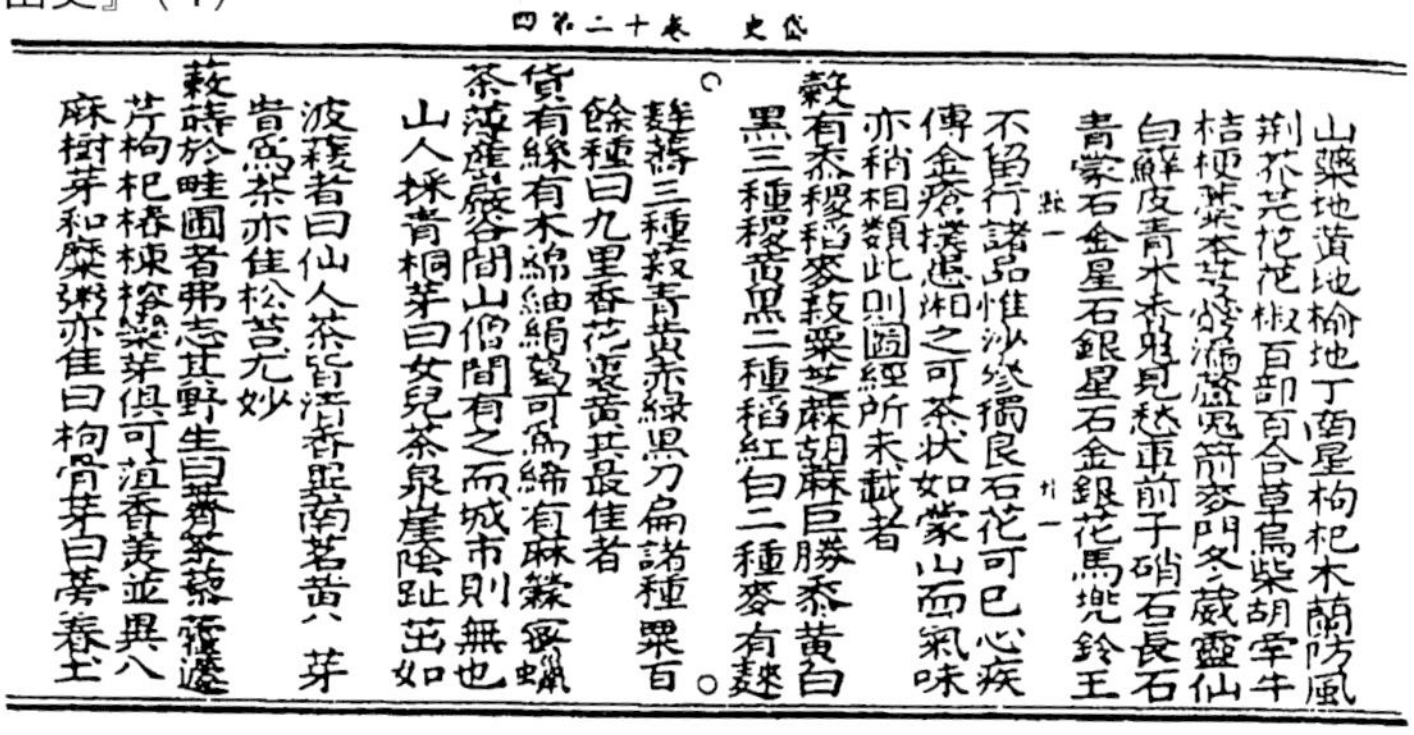

『岱史』（2）

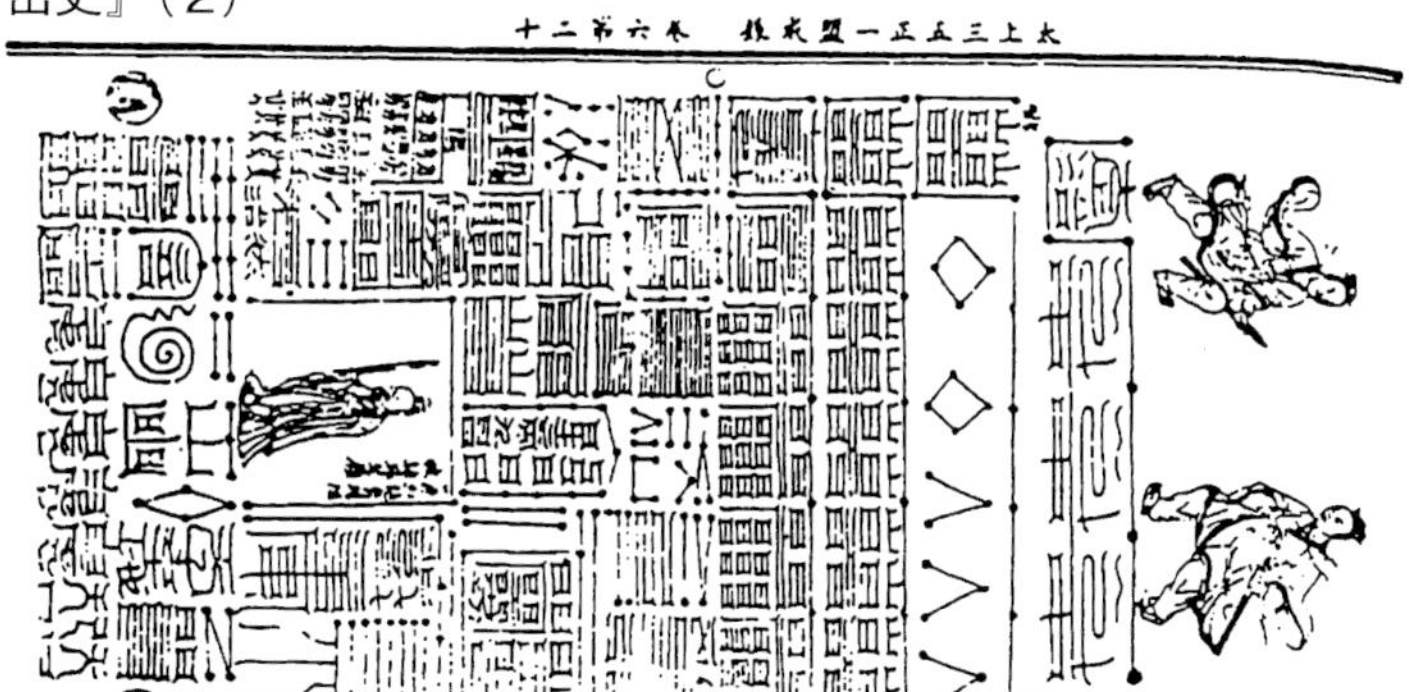

『太上三五正一明戒録』（1）

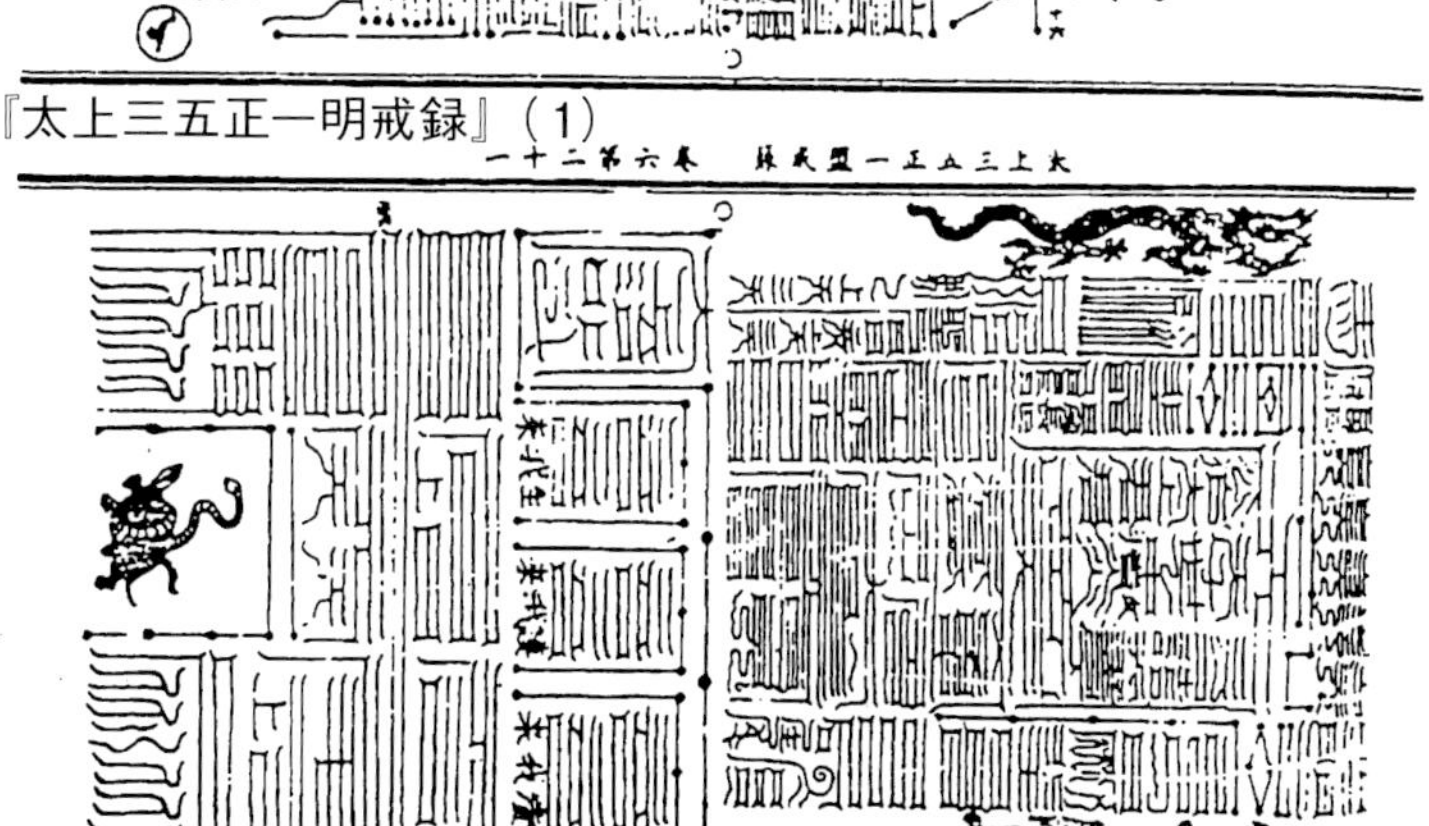

『太上三五正一明戒録』（2）

以上、なお書き足らないところがあるが、紙数の関係でこの位にしておくが、要するに、道教――中医学のかかわりあいは、今まで考えられていた以上に深いものがあり、私は従来の医史観もこの見地からさらに見るべきだとおもっている。

私も道教専門家では勿論ないし、いかに道教と医学ということが、多くの人に理解していただけるかに腐心して書いたつもりで、そのために平易な文で、通俗的な事項を表に出してみた。専門的なことと通俗的なことの二面性に苦心したので、専門学者の方々と一般の方々のそれぞれから、足らざるところをいわれるのではないかとも考えている。

今後とも、さらに精進をつづけてゆくつもりなので、どうか御支援を賜りたいと願っている。この貧しい書がきっかけとなり、この方面の研究が始まり拡がってゆくよう切望し、ことに若い人々に、熱っぽく語りかけたい。

おわりに、道教学会、中医学関係の先生方、出版マスコミ関係、あるいは全く未知な方々から、御紹介報道や有難い御指摘、励ましのお言葉を数多く戴いたので、この場をおかりして、身にしみて有難く御礼申し上げる。多謝。

（東洋医学、十六（六）、一九八八、昭和六十三年）

五、中医学の補剤と道教

吉元医院院長
吉元昭治

はじめに

補剤とは補益法（補方）に用いられる薬剤をいうが、これがどうして中国古来の宗教である道教と結びつくのであろうか。これから筆者が日頃考えていることを述べてみたい。

最近、筆者が目にした『中薬微量元素与抗衰老作用関係』（李昌煜・他著、浙江中医雑誌、二八巻一号、四二頁、一九九三年一月現在訳して『東洋医学』に投稿中）の冒頭に次のようなところがあった。

「漢代から清代までの二八種の代表的医薬書のうち、一四九種の抗老処方があったが、このうち補腎塡精薬が七五種、五〇%を占め、次いで補脾益気薬、脾腎双補薬、養心安神薬がつづく。またある人は歴代一三種の代表的医薬書のうちから、長生・耐老・不老・延寿の作用がある薬剤は一二四種を数え、このうち温補腎陽薬が最も多く約八七種、七〇・二%であったという。」

これからも知られるように、長い歴史をもつ中国伝統医学のなかで、補腎・補脾・脾腎双補の薬剤が最も重視されて来たことがわかり、この傾向は現在でも続いているといってよい。そしてこれらの薬剤は、記されているように不老長寿の目的が色こく見られるのである。不老長寿とは、いってみれば抗老化、抗衰老である。人間だれしも長生きをしたいが、殊に中国人のいまでも変わらぬ想いは、この不老長寿であった。この目的に沿ったものが補益剤であれば、当然かれらが重用したわけもうなづけよう。

不老長寿を初めとし、この世を幸せ一ぱいに生き、金持ちとなり、身分は高く、子供は数多く、美女に囲まれ、美味なものを飲んだり、食べたりしたいのは当たり前だが、これらを願うことを、

現世利益主義という。この世がよければすべてよしとするわけで、あの世の事は考えない（中国では仏教が入って来てから、あの世、死後のことを強く意識するようになる）。

これらを一言でいえば「福・禄・寿」である。福とは幸福、家族に囲まれ、特に男児願望がつよく、家庭的にもめぐまれること。禄は身分は高く、官吏願望ともいえる。寿は言葉通りの長寿である。福と禄とは金があればいくらでも買える。ところが寿だけは、金では買えないものであった。そこがひとしお、かれらをして追求に血まなこにさせたゆえんといえる。長い歴史過程にあって、寿の追求、願望はすさまじいものがある。外丹――金丹の服用がよいとなれば服用し、唐の皇帝のうち六人はそれで命を落とすし、秦の始皇帝は多大な犠牲を払ったのである。

寿をまっとうするための実際的手段は医学であり、その理論的な根拠を与えたのは、ひとつに「道教」といえる。

道教とは

道教は儒教・仏教とともに中国の三大宗教のひとつである。儒教ははたして宗教かという問題もあるし、仏教はいうまでもなく外来宗教である。したがって道教こそが中国固有のものといえる。道教は中国にあって政治・経済・芸術・文学などあらゆる面に影響し、医学もまた例外ではなかった。そしてまた日本にも大きな影響を与えた。

それでは道教の定義となると今なお確定はなされていないのが現状で、複雑な内容がふくまれている。今、東大名誉教授の窪徳忠氏の言葉をかりると次のようである。

「道教とは、古代の民間信仰を基盤として、神仙説を中心とし、それに道家・陰陽五行・讖緯・医学・占星などの説や、巫の信仰を加え、仏教の組織や、体裁にならってまとめられた、不老長生を目的とする呪術的傾向のつよい、現世利益的な自然宗教である。」

ここで若干の補足をすると、道家とは老子・荘子のいわゆる老荘を初めとする春秋戦国時代の道家といわれる人々を指す。中国医学で重視する陰陽五行説がここでも見られることは注目してよい。讖緯《しんい》説とは、讖は図讖により人事の未来を予知する学問、緯とは主に天に関することを説く学問で前漢時代に起こり、後漢時代に隆盛を極めた。自然宗教とは自然に発生した宗教のことで、宗教としての要素のひとつである教祖は初めは存在していなかった。唐朝は道教を厚く信奉し、老子と同じ李姓であったため、老子を第一においた。しかし、道教のバックボーンは神仙説と現世利益主義ではなかろうか。現世利益主義についてはふれたが、神仙説はすでに中国神話にもその芽ばえがあり、道教の究極は仙人になって天地を自由に遊ぶことであり、荘子などがいう真人などはその前程でもあるわけである。中国伝統薬物書の効能のなかに「軽身」というのを数多く見られるが、特に身を軽くして天に昇

りたいという想いが秘められているとおもえてならない。

またここで医学という言葉を目にするが、この部分は、われわれにとって看過できない所である。道教と医学についての関係は、すでに「道教医学の提唱」（『漢方の臨床』三九巻四号、五四〇頁、一九九二年四月号）に発表してある。

道教医学とは

「道教医学とは、道教およびそれと関連する周辺事項などと関係する医学、あるいは医学的なことがら」といえるが、さらにその過程をふまえると、「道教を背景とした中国医学といえる。それらは道教経典のなかに主に見られる。しかし現在では一部の道教流派を除いて、道教が民間信仰（民俗信仰）のなかに埋没したように、道教医学も民間療法のうちにみることができるし、民間信仰を中心としてみれば信仰治療の中にその姿をみることができる」、と現在のところでは考えている。

道教経典の中心は、明代の『正統道蔵』が第一次資料となる。五千数百巻もあり、さらにまたそれを補足した清代の『道蔵輯要』があり、ともに厖大なものだが、中にまったく純然たる医書である『黄帝内経素問、霊枢』『八十一難経』『千金要方』『本草衍義』『急救仙方』などの名前を見る。この事実は道教という宗教と、中国医学との関係を何よりも雄弁に物語っているといえよう。ここで『正統道教』中の『素問』の注釈本と、『道蔵輯要』中の『肘後備

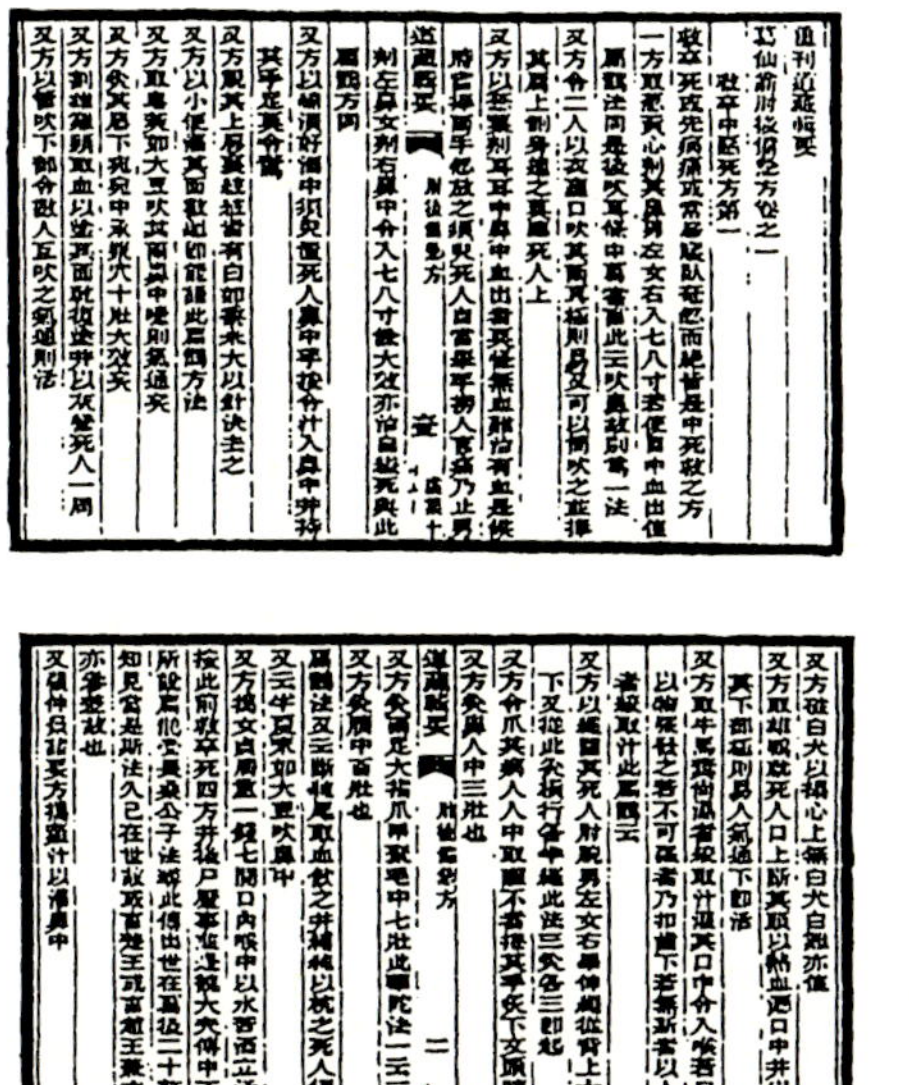

『正統道蔵』より

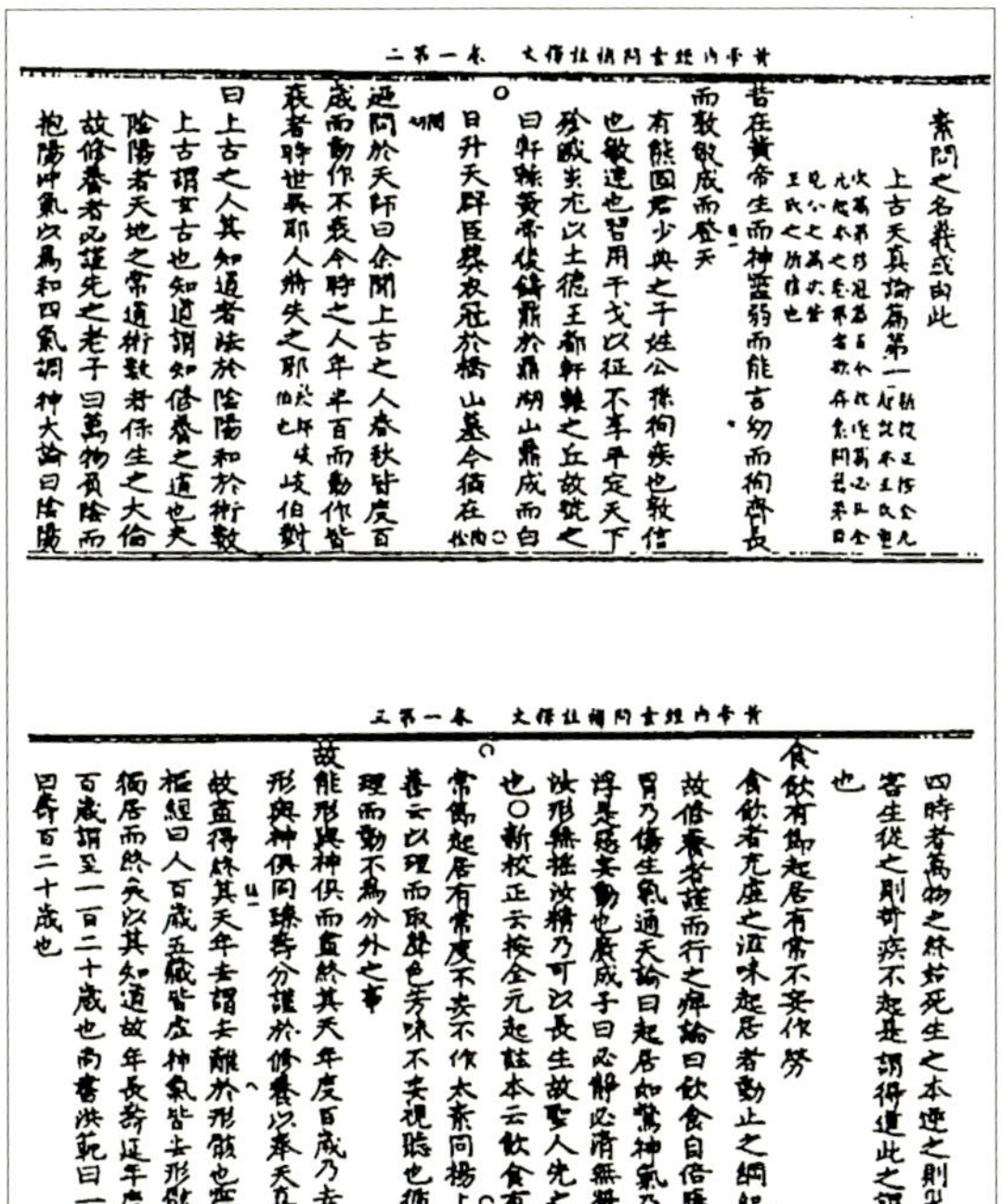

『正統道蔵』より

急方』(葛洪)をならべておいた。筆者はこれらをふまえて、道教医学の三層構造についてすでに記した。この考え方は中国の道教に関する二、三の書にそのまま収録されているから、大方の認知がなされたといってよい(図1)。小著『道教と不老長寿の医学』(平河出版、重版予定)は、日本語版の他に、台湾、韓国、中国でそれぞれ出版され、東アジア――漢字圏で広く読まれていることになった(台湾版は最近第二版がでており、二年間の間で、よく読んでもらったことになる)。

図について説明を加えると、

中心円は本草・針灸・湯液の部門でまったくの中医学そのもので、上述した『道蔵』中の中国医薬書以外各所にこの部分が見られ、当然ここで問題としている、補剤についても多く記されている。

中層円は房中・服餌・導引・却穀・調息といった自力的傾向がつよい部分で、まったくの養生部門とオーバーラップしている。養生に関する書について見ると隋唐までは、たとえば『千金要方』などのように医書の一部に養生部門が記されていたが、がぜん明代を境として(宋代から始まる)養生書の出版が数多くなってくる。これは養生に関する欲求がさらに強くなり、一般の教養の域まで高められていったからともいえる。日常生活・飲食・禁忌など衣・食・住すべてにわたり細かく書かれている。明の高濂『遵生八箋』などはその代表作といえる。また『万病回春』などに見る紅鉛、竜虎水などのすさまじいまでの長寿への追求もあったのである。

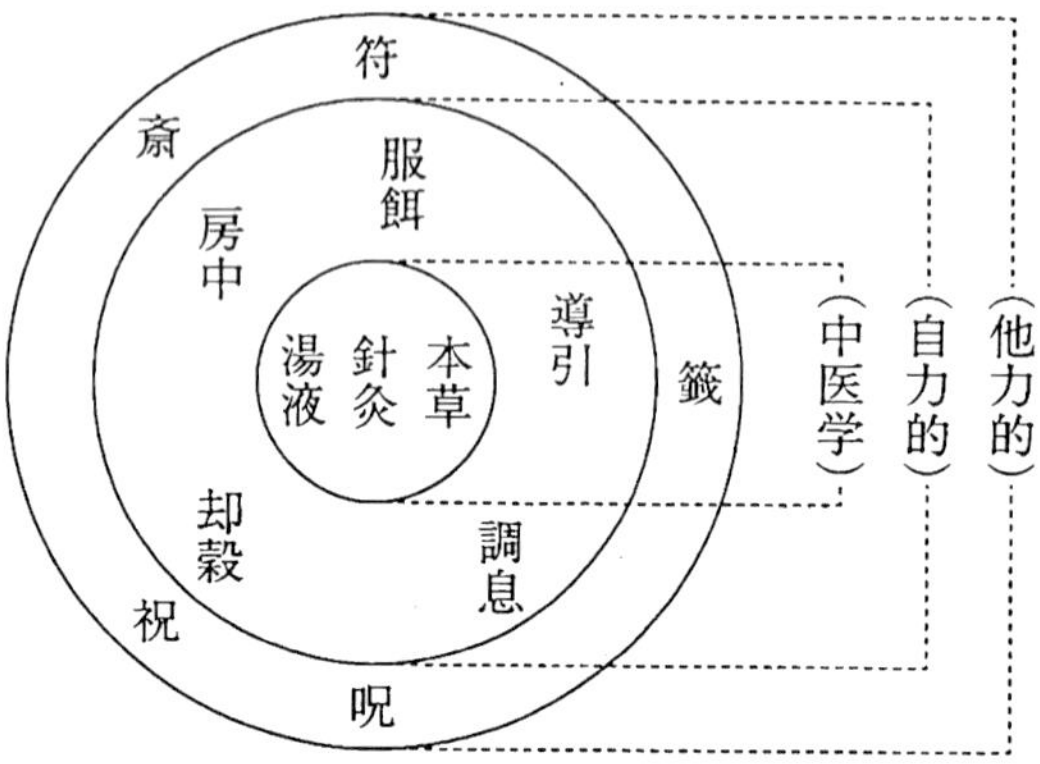

図1　道教医学の三層構造

最外層は、符・斎・籤・祝・呪といった祭祀もふくめた他力的なもので、心理的療法でもある。民間療法ないし信仰療法があり、現在最も道教医学の片鱗を残している部門といえる。

こうして見ると道教医学は、中国伝統医学とふれあいがあるとしながらも、その領域ははるかに大きく、たんに中国医学の理解だけではすまないことになる。現在の健康ブーム・ゴルフ・ジョギング・水泳なども長寿の願いの現われ、養生の具体化といってよいが、最近の発表によると壮年以後の突然死はこれらのスポーツ中に起こる率が多いという皮肉な結果も生まれている。道教でいう「偽道養形、真道養神」という言葉がチクリと痛い。

不老長寿などのキーワード

中国の医薬書・道教経典に共通した言葉として「不老長寿」をはじめ「却老還童」「延年益寿」「不老長生」「耐老」「抗衰老」「白

髪黒変、歯牙更生」などがあるが、これらのキーワードともいえる言葉の共通した基盤は、やはり現世利益主義だというべきである。これらの具現化は、ずばり「補益剤」といえるし、この実際面に対して、理論的な側面は道教あるいは道教医学といえる。

しかし補益剤は今日的視野で見ると、たんに補益作用だけでなく、難病、慢性病など、例えば糖尿病、リウマチ、結核、喘息、腎疾患などについて効果をあげている。まさにこれらの病気に対処して、不老長寿の実現に努力しているともいえる。

補方の時代

いま、今日常用されているいわゆる補方（気虚・血虚・気血両虚・腎陰虚・腎陽虚など）の薬方についてその出典の時代をみてみると、興味深い点がある。それらの代表方剤について記してみる。

四君子湯：気虚、出典は和剤局方。宋、太平恵民和剤局編。
六君子湯：気虚、出典は『万病回春』。明、龔廷賢。
四物湯：血虚、出典は和剤局方。
補中益気湯：気血双補、出典は『脾胃論』。金、李杲（李東垣）。
十全大補湯：気血双補、出典は『和剤局方』。
六味丸：腎陰虚、出典は『小児薬証直訣』。宋、銭乙。
八味丸：腎陽虚、出典は『金匱要略』。漢、張仲景。

われわれが今日、補方として常用しているものは、その起源は一部、漢とのちの明を除いて宋・金・元に集まっていることは考えてみる必要がありそうである。

つまり、宋（北宋・南宋）は武力的には弱かったが、文明開化的な皇帝が出た。また、北部からの異民族の圧迫は漢民族の南下を招き、文字・言語の面でもほぼ全国的な統一が見られ、さらに、印刷術の発展はそれまであったいろいろの書物の校刊、編集がなされ、官版による全国への普及がみられた。現在われわれが目にできるいわゆる古典というものの多くは、この頃生まれたことに留意すべきである。医学方面も例外でなく、倒えば、今あげた『太平和剤局方』などは全国的規模の医療統一であったわけである。このような情況のなかで、この素地のなかから金元四大家が輩出してきた。まことに「医の門は金元に分かれる」（四庫全書提要）であったのである。

儒教も新儒教というものに衣替えし、道教も「三教同源」の気風が高まり、儒、仏・道の混淆が進み、民間信仰のスタイルに、北方の全真教以外はなっていく。そして明代になると、道教経典は『正統道蔵』のもとで集大成されるようになる。現世利益主義、不老長寿、抗老化の願いから生まれた養生説も、先にふれたように養生書が医書の中から分かれて単独に出版されるようになる。宋の陳直『養老奉親書』などはその初期のものであろう。しかしその養生観のルーツは神仙説とも結びつき、また馬王堆出土の帛書・竹簡に房中・養生に関するものもあるから、その歴史は長い

ことになる。

こうしてみると、宋―元―明という中国中近代は、あらゆる面にゆれ動いた時代で、このなかから現在の中医学であれ、養生面であれ（気功もこのうちに入る）、道教であれ、ここで問題としている補方と道教という問題、さらに儒教は朱子・陽明学と仏教も禅宗などの分裂があり、日本に渡来、広まる。これらの時代をぬきにしては考えられない。

もうひとつ追加すれば、われわれが捨て去ったもろもろのうちにこそ、大きなものが秘められていたのではないかという反省である。日本漢方の流れをみると、江戸時代、古方派の興隆は陰陽五行説をはじめとして、いろいろな部分を削除した。補方についての考え、実際も例外ではなかった。後世方派は中国医学（金元の流れであったから、この点共感できるものがあるといえる。

そこで補方について、余りおもてだっていない書（われわれが正統的とか、第一級医書と思っている、あるいは教科書的なものと考えているもの以外の書という意味）からみてみる。

補方の補足

①以上述べたところをふまえて、医書ではない養生書で、道教と中医学の接点があるものとして、『養生類要』をサンプルのひとつとして選んでみた。本書は、明の嘉靖年間（一五二二～一五六六年）を生きた呉正倫、字は春巖、号は木石山人によって著された。病気がおこった初期とか、病気が急にはじまり医師が間に合わない時などのために書いたという。

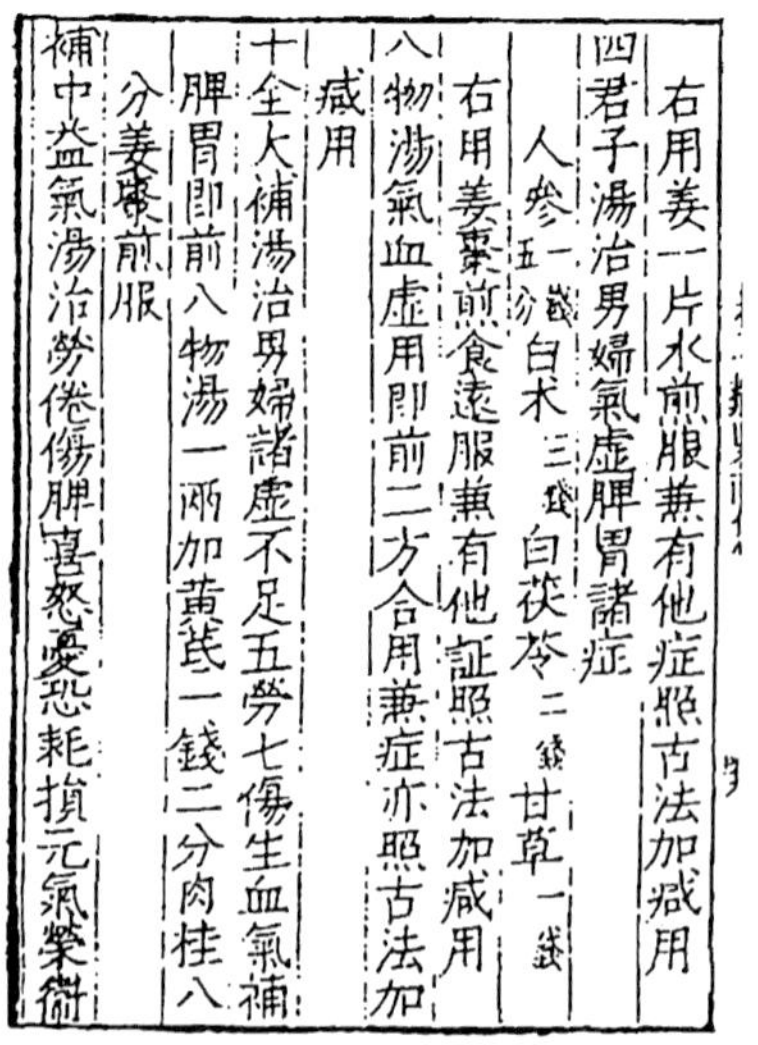
右用姜一片水煎服兼有他症照古法加減用
四君子湯治男婦氣虚脾胃諸症
人參一錢五分 白朮三錢 白茯苓二錢 甘草一錢
右用姜棗煎食遠服兼有他証照古法加減用
八物湯氣血虚用即前二方合用兼症亦照古法加減用
十全大補湯治男婦諸虚不足五勞七傷生血氣補脾胃即前八物湯一兩加黄芪一錢二分肉桂八分姜棗煎服
補中益氣湯治勞倦傷脾喜怒憂恐耗損元氣榮衛

『養生類要』の一部

前・後に分かれ、前集は養生預防、後集は養生保健の方薬、四季のいろいろの病気の薬剤の禁忌、併用、小児および老人に対する看護などからなっている。

注目したいのは前集で、逍遥子導引訣・孫真人衛生歌・陶真人衛生歌・鄒撲庵《すうぼくあん》玉軸六気訣・白玉蟾《せん》真人秋石歌・三豊張真人紅鉛方などの目次が並んでいることである。孫真人は孫思邈のことで、薬王として道教にとり入れられている。陶真人とは陶弘景のことで、北魏のころおこった上清派の中心人物。多くの著があり時の王朝と関係がふかい。白玉蟾は南宋、南方道教のひとつ、金丹道（全真教の南宗）の創始者、張伯瑞の後継者で三教（儒・仏・道）合一を説く。三豊張真人とは張三豊をいう。明代の永楽年間、北方

道教主流の全真教の流れをくみ、武当山を中心に活躍する。時の英宗により通微顕化真人と追贈される（一四六八年）。いずれも道教の有名人の名を冠してその神秘性やら神効性をうたったものであろう。秋石とは児童の小便をため、鍋に入れ煮てつくるが、その製造法も記されている。『万病回春』では竜虎水といっている。紅鉛とは初潮の月経血を集めてつくるが、初回のものが最もよいとされる。その採取法も記されている。いずれも延年益寿の効めがあるとされ、すさまじいまでの生への執着がみられる。ついで、経験滋補諸方があり、士夫君子は毎日用いれば延年益寿の効果があり、だんだんに補方を重ねていけば地仙（仙人に天仙・地仙、尸解仙の三段階があるという―抱朴子）を願うことも可能であるとあり、今日でもわれわれも使っている補方の薬が並んでいる（内容略）。

補天大造丸：元気を培い延年効果があり、四〇歳以後は常服がよい。紫河車（胎盤）がその中心。
四物湯：男女の血虚症によく、婦人の重要な薬だとある。
四君子湯：男女の気虚、脾胃諸症に。
八物湯：気血虚に。
十全大補湯：男女の諸虚不足、五労七傷、気血を生じ、脾胃を補う。
補中益気湯：脾胃の気不足に。
人参飲：内傷発熱、補気を主る。
当帰飲：補血を主る。
補陰散（滋陰降火湯）：陰虚火動しておこる盗汗、発熱、咳嗽、吐血、身熱などに用いる。
地仙散：四〇歳以下の潮熱に。
六味地黄丸：腎気虚損に。
人参固本丸：清金（肺）補水（腎）し、養血、滋陰の効めがある。
秋石四精丸：先にあげた秋石を用い、腎虚症の盗汗、腰痛に用いる。
安中定志丸：心肺を清し、脾腎を補し、安中定志の働きがある。
八宝丹：気血をととのえ、五臓を滋補する。
加味坎離丸：生津益血、昇水降下作用。
十精丸：補虚明目。
太極丸：人身五臓は五行に配し、その一つでも不和なら病気となるとし、五味の薬（黄柏―水、知母―金、破故紙―火、胡桃仁―木、砂仁―土）を配合する。
四霊丹：ある九〇歳の人が飲み、精力倍加、胃気強健、飲食日増して寿ますます長くなったという秘方。
滋腎丸：平補気血、腎陰降火の働きがあり、気血素弱の少年、婦人によい。
大補陰丸：温補下元、滋陰降火の効めがある。酒色の五〇歳以上の人によい。
加味瓊《けい》玉膏：補血益精、金水を清し老少の虚損の源を滋化する。

（瓊玉膏は韓国の『方薬合編』にも見られ、息が長い薬でその製造法も錬丹法に似ている）

山精丸：健脾除湿火、消痰養血の効がある。

還元丹：養脾補腎、老人によい。

玉桂杖：塡精益腎、烏鬚黒変し延年益寿あり、方士はこれを服用する。

二至丸：清上補下の第一方。

天門冬膏：滋陰降下、清肺補腎、充旺元陽、ある王は昔、これを服用し、三二人の子供を生み一〇〇歳まで生き行走軽捷、耳目聡明なこと童子のようであったという。

十珎《ちん》膏：補養血気、調理脾胃、清肺滋腎の働きがあり、大病後に服用するとよい。

何首烏丸、長春丹：ともに補益腎肝、耳目聡明、却病延寿の第一薬と記している。

神仙長春広嗣丹（保命延命丹）：婦人下元虚冷し、長く不妊のものに効くという。

秋石乳酥《そ》丸：補養気血、補真の妙薬。

小接命丹：気血衰弱、痰火上昇、虚損困憊、飲食少進に効き、中風発作後にも用いる。

長春真人保命服食：諸虚百損、五労七傷、血気虚耗、陰萎によく、添精益髄、開胃進食、返老還童、髪白再黒、歯落更生、顔貌童子のようになるという。（長春真人とは丘長春のこと、全真教開祖の王重陽の高弟。ジンギスカンとの出会いの話しは名高い。現在北京の白雲観―全真教総本山、中国道教協会の所在地―をはじめた。）

許真人神験椒丹：五労七傷、諸虚百損を治し、虫積（寄生虫の塊り）によく、下元を暖める。（許真人とは、許遜をいう。四世紀後半、東晋時代の人、師は呉猛。強力な道術をもっていたとされ、以後彼への信仰がつづき、南宗時代、浄明道という道教一派の教祖とされる。）

養元辟穀丹：脾胃を和し、虚損を補し、元気を固め、精髄を充実させる。

②補方が一方では不老長寿（現世利益）を願う想いがこめられているとすれば、それを最も希望したのは社会の上層階級、しかも最上層に位する皇帝を初めとする人々であったことは歴史が示す通りである。中国最後の王朝である清朝もまた同様であり、現在残る『清太医院配方』（河北人民出版社、一九五九年）は宮廷医学（太医院）の処方を知る恰好の資料と思われる。一六部門、四二五種の処方があるが、補益門七二方（一六・九％）は他を圧し、ついで脾胃門二五方（五・九％）、小児門、雑治門、気滞門、婦人門などとなっている。その補益門の主なものは鹿茸丸から始まり、補中益気丸・十全大補丸・帰脾丸・補天河車大造丸・五老還童丸・無比山薬丸・延命固本丸・神仙苣《きょ》勝子丸・長春広嗣丸・仙人還少

丹・十補丸・人参養栄丸・拘子養栄丸・滋陰百補丸・神仙既済丹・延年湧泉膏・千金封臍膏・保元丸・百令丸・鎖陽固精丸・孔聖枕中丹・右帰丸・左帰丸・九転黄精丹、帰芍地黄丸、知柏八味地黄丸・硃砂安神丸・瓊玉膏・益寿比天膏など五二種がある。

①と重なるものがあることもわかる。

③『慈禧光緒医方選議』（中華書局、一九八一年）には西太后と光緒帝についての実際の処方、投与年月日が記されている。

慈禧太后には、長寿医方として養心延命益寿丹・長春益寿丹・延年益寿膏など一〇種、補益医方として保元固本膏・十全大補丸など八種、長髪香髪方として令髪不落方など四種が投与されている。

光緒帝については、種子医方として古方長春益寿広嗣丹など二種、長寿医方として養心延命益寿丹、補益医方として加味枇杷膏方・益陰固本丸など四種、令髪易長および令髪不落方として令髪易長方など三種が処方されている。

④不老長寿、延年益寿の効果があるとされる薬方は、いままで述べてきたように数多いが、これらの処方集の一つとしてできたものが『中国神効仙方精選』（山西科学技術出版、一九九一年）がある。神仙方と名づけられるこれらの処方は、神仙に仮託し、仙人になって永遠の生命を得たい、少しでもそれに近づきたいという想いも秘められているが、さらにその効果は神の技のようによく効果を示すという意味もある。一粒仙丹という薬名以下三六七種の薬方が並んでいる。その薬名を分類してみる。

●冠名：例えば神仙活命丹のようにその冠名から、神仙七五種（二〇・四％）、神効五〇種（一三・六％）、神功七種、神方二種、仙伝一二種、仙方一一種。

●尾名：例えば活命神方の神方について見ると、神方五二種（一四・二％）となり、その他、仙方二三種（六・三％）、仙丹一五種、神丹一四種、神効一〇種などとなっている。

こうみると、方剤のネーミングの権威づけに、神仙思想の古い想いが重なって長い過程のなかで、いかに脈々とつづいていたかが知らされるのである。

あとがき

補方という、腎虚、脾虚・脾腎両虚あるいは心虚といった薬方が、抗老化作用があるところから、不老長寿・延年益寿といった中国人の強い現世利益主義と結んで現在に及んでいることを述べた。補方はたんにそれだけではなく、難病・慢性病・成人病などわれわれが今かかえている問題の大きな心強い力となっている。

他方、抗病・予防衛生・健康増進・健康保持等の想いは、現在に生きる養生思想がその底に流れているといってよい。つまりこの養生思想は長寿を期待しているわけである。

また、中国固有の道教は、不老長寿を願う現世利益的な、極めて現実的、あるいは、実際性をもった宗教（現在では一部流派を除いて民間信仰の姿となっているが）である。このためその主義主張の実現には、医学の力を借りることが多いといえる。

貧欲とまでいってもいい彼等の不老長寿、現世利益の想いを中心にしてみれば、それは一方では中国医学、なかんずく補方であり、地方では道教、道教医学である（図2）。

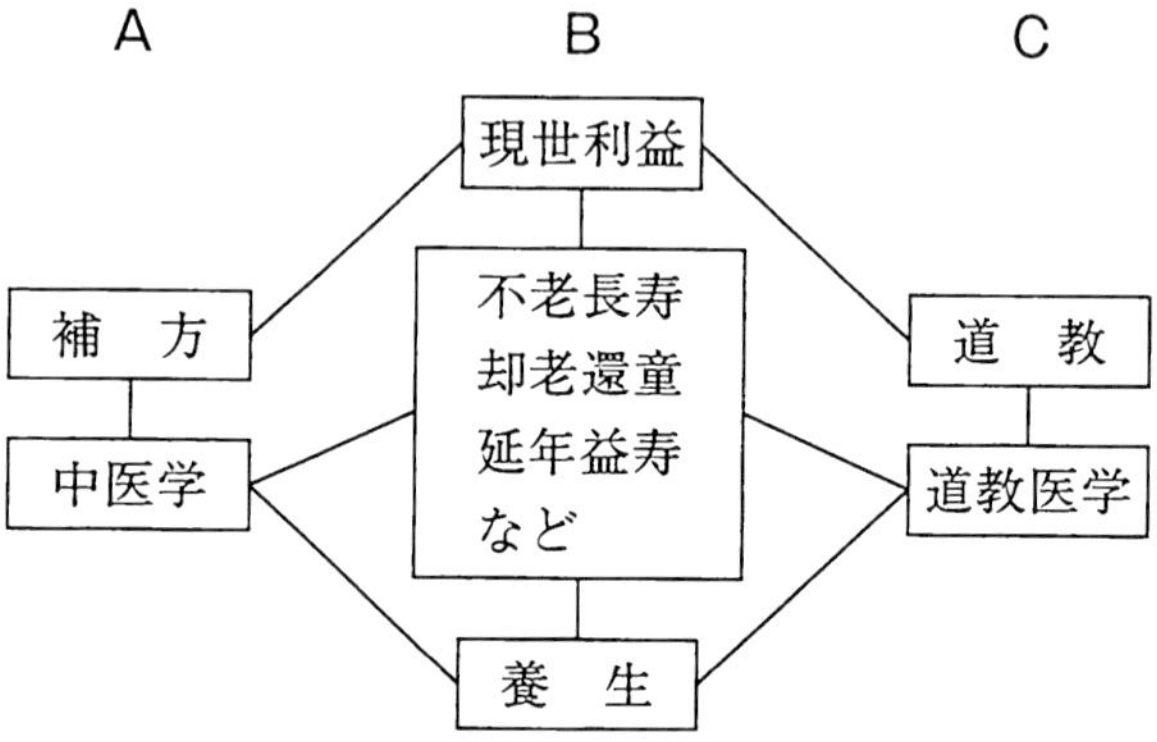

図2　補法―現世利益―道教の関係

すなわちA＝B、B＝C、∴A＝Cであるというのがこの小論の結論である。

付記：道教とは考えようによっては中国そのものであるともいえるし、またそのようだという人もある。ある先人は「道教を研究するには八百屋でなければならない」といわれた。それは道教という宗教だけに目を向けるのではなく民俗・風習・文学・絵画・書などにも、幅広い視野で見つめる必要があるということである。これをふまえて筆者はよく「道教五目チャーハン説」をいう。つまり、いまいったいろいろな民族・習慣・文学などはそれぞれ個別にあっても（五目の具は別々にある）、道教はこれらが混然と混じりあっている（五目チャーハンになってから、それぞれの具を取り出すことは難しいいし、食べる限りでは無意味である）ものだという考えである。それから重要のことだが、中医学であれ道教であれ、それらは長い過程のなかでつみ重ねられた、いってみれば「つみ重ねの医学」「つみ重ねの宗教」ということである。

さらにもう一つ、医学の診断というハードと、治療にどの薬を投与するかというソフトは両者がうまくかみ合って治療の効果をあげることは勿論だが、ディテールを追求するあまり全体としての本質を見失わないようにしたい。中国医学の底流を流れているものは何かという追求も必要である。読者の道教についての一更の理解を願って若干の補筆をさせていただいた。

（中医臨床、十四（二）、一九九三、平成五年）

六、中医学補剤と道教との関係

（介紹中医学補剤与道教的関係）

上海汽車制動器公司中医顧問
全国中医心埋学研究委員顧問
孔　祥　鱗（吉元昭治訳）

訳にあたりて：孔氏とは十五年以上の付き合いがあり、日本語に素晴しく精通されている。また研究熱心な方で、絶えず学会で発表されたり新聞・雑誌等に一般人を対象として中医学全般について、また日本の紹介に努められている。今回、はからずも、以下のような一文をいただき、日本の医学雑誌に寄稿したい希望があった。先般本誌に寄稿された成都中医薬大学の楊宇氏の論文とともに併せてお読みいただけたら幸いである。

緒言

現在、中医学補剤について、人々は注目はしているが、医学と宗教の関係から研究したものは殆んどない。筆者は深くこの研究の必要を痛感している。中医学補剤と道教との関係は古くて新しい問題であり、重要なことと思っている。最近、日本の吉元昭治博士から『中医学補剤と道教』という一文が贈られた。この内容は極めて精細で、その意味するところは深く、内容に富んでいた。そこでこの一文の概要を紹介し、併せて新しい情報と発展について述べたい。

中国人の願望

いわゆる補益剤、補剤は「虚者補之」「損者益之」という治療原則にのっとって、できている薬剤である。これら補剤は歴史的にみると中国古代の道教と密接な関係があるものと考えられる。

漢代より清代にわたる二十八種の代表的医書を検べると、一四九種の抗衰老性の薬剤がある。このうち補腎用薬物は七五種、五〇％を占めていた。次いで補脾益気・脾腎双保・養心安神等の薬物が見られた。この他、歴代十三種の代表的医書では、長生・

耐老、不老・延寿等の薬剤は一二四種あり、その中では温補腎陽薬が最も多く約八七種、七〇%を占めていることが判明した。

以上のことから、中医学的な補腎・補脾・脾腎双補の薬物は頗る重視され、現在に到っていることが明らかであり、またこれから補剤の薬理的分析からしても確かに不老長生的な効果があるといえる。現在でも誰もが不老長寿の憶いを懐いているが、殊に中国人は昔からこの憶いが強かったので、この意味からしても、補剤は人々に歓迎されてきたものである。

不老長寿の問題については、道教は他の宗教に比べて、格段の努力と追求があり、現世利益の願いが殊の他、強かった。一方、幸福になりたいということは、中国人の確固たる信念といってよいのであった。彼等の長生きをしたいという願いは、やがて無限に拡がり、遂には不老長寿の願望となっていった。ここに道教と医学の密な関係を見出すことができる。

道教の理論

道教の理論は、次の四つに分類される。すなわち、一、哲学。二、倫理。三、医学。四、方術などがあるが、このうち医学の占める割合が最も高い。

かつて、ジョセフ・ニーダム氏は「人類の宗教の歴史のうちで、道教はただ一つ科学的神秘主義体系に反対しなかったもので、薬学と医学の発生と道教は密接な関係がある」と言った。つまり道教は当時の医学を含めた全ての自然科学と関係があり、また自然科学の発展に寄与したのである。

道教医学について

吉元は「道教医学とは道教を側面とした、中国医学であり、現在流伝している道教経典の中に見られるが、現在では、道教が一部を除いて民間信仰の中に埋没しているので、民間療法や信仰療法にその痕跡を見ることができる」といっている。道教は不老長寿と現世利益をその目的としているから、その布教手段として、道教医学が手をかしていたのである。

道教経典の『道蔵輯要』の『道志道家書目』には、科儀・符録、吐納・胎息、内視・導引、辟穀・内丹・外丹・金石・服餌・房中・修養等の項目がある。また『道教子目引得』(ハーバードインデックス)には、修練・攮領・符録・方術・服食・吐納・内法、卜筮・術数・博物などとともに医薬・生理の分類もある。

さらに、吉元は道教経典を分析し、道教医学の内容、つまりその構成を次のように分けた。

(一)中心円、ほぼ現在の中医学と同じ。湯液・針灸・本草等があり、道教の特色の一つである外丹術は、鉱物性薬物を使い、本草学に由来しているのでここに含めた。

(二)中心円、道教医学として特色がある部分。導引・調息・内丹・辟穀・内観・房中等。現在の運動体操療法・呼吸療法・精神医学

療法・性科学などが相当し、自力的傾向がある。養生部門。

（三）外周円、最も道教の色彩が強く、民間信仰や民間療法に関わる。符・占・籤・咒・斉・祭祀・祈祷・禁等、心理療法とか信仰療法に相当する。他力的傾向が強い。

また、見方によっては、道教医学は「精・気・神」の医学ともいえよう。気を重視し、追及する内丹術―導引・調息・吐納等は全て気と密接につながっている。道教では、この精・気・神を極めて重視し、「内三宝」とか「人三宝」と言ったが、聚精・益気・存神といった内丹術の修練法に係わっている。

魯迅はかつて「道教を理解できれば中国の事は大半分かる」と言った。これからも道教が中国の各方面と密接な関係があることが判明し、中国医学についても道教との関係を追求する必要があることになる。

現代人は自分の健康に絶えず留意している。「人生八十歳」も、もはや夢ではなくなった。人類が平均寿命を延ばした裏には、医学の進歩が不可欠であるし、多くの人は、「自分の健康は自分でつくる」と考えている。現在、世の中で行われている各種の健康法、養生法は盛んで、自然食・太極拳・気功等に走っているが、これらは健康維持・増進を前提として発展してきたのである。道教経典の中に「真道養神、偽道養形」という言葉があるが、養神とは精神の修練を、養形とは身体の鍛錬を指している。

不老長寿の鍵

中医学と、道教経典とでは、共通の言語がある。たとえば、「不老長寿（生）」「返老還童」「延年益寿」「抗衰老」「白髪黒変」「歯牙更生」などがそれである。これらはまた、現世利益主義者が最も理想として願っていたものである。これ等の具体化の一つが、補剤であり、実際に道教医学理論と合致するものといえよう。現在では、補剤を服用するということは、ただ補益作用を期待する他に、難病とか慢性病、たとえば、糖尿病・リウマチ・結核・喘息・腎疾患等にも効果があることが認められてきているので、その延長上には、不老長寿の願いがこめられていると言ってよいであろう。

補方の時代

現在、日常的な補方（気虚・血虚・気血両虚・腎陰虚・腎陽虚等）は、その出典的時代の考察を試みると、四君子湯は気虚、四物湯は血虚、十全大補湯は気血双補に用いられているが、宋代の『和剤局方』（太平恵民和剤局編）には、六君子湯を気虚に、明代の『万病回春』（龔延賢）には、補中益気湯を気血双補に、金代の『脾胃論』（李杲）には六味丸を腎陰虚に、宋代の『小児薬証直訣』（銭乙）には、金匱腎気丸を腎陽虚に、また漢代の『金匱要略』（張仲景）には、八味地黄丸を腎陽虚にと、それぞれ挙げている。

北宋、南宋時代は、中医学の発展史上に重要な時期であった。多くの著名医家が医方の整理に従事し、研究と総括を試みた。例えば『太平恵民和剤局方』は、宋の太医局所属の薬局で編集され、全国に配本された。中に七八八方が記され、歴代方剤の精華をとり、簡明に、実用に供せられた。たとえば、逍遙散・四君子湯・四物湯・失笑散などは有名で、後世の医家も採用している。同代の『養親養老新書』（陳直）は、老人医学について研究したものであるが、老人のリハビリテーション・保健領域にも及んで、多くの内容を提供してくれている。すなわち、老人の生理・病理を重視し、飲食・性格方面とか、老人看護の要領や治療などを記している。その中で、養生のポイントは、心をのびやかに静かに、気血の巡りをよくしておだやかに暮らすことだといい、さらに日常生活上の注意点や実際的方面として導引・吐納・静功強身・食療・薬膳などの養生法にも及んでいる。まことに老人医学の指南書として、今日でもその価値を失っていない。

中医学は『内経』を理論的中心におき、金元医学以後、すなわち明清医学をもとに、現在の中医学——中国伝統医学が形成された。その内容は、湯液・針灸・按摩・整体や気功療法などが含まれる。歴史の流れでは、秦漢・隋唐・金元・明清医学と時代的に区分される。

補方の補充

明代の『養生類要』（呉正倫、嘉靖年間一五二二〜一五六六年、字は春巌、号は石老人）は、疾病初期または急性期、あるいは近くに医師がいない場合の、自己保健養生などについて書いてある。前・後二集からなり、前集は養生・予防、後集は養生保健の薬剤、四季それぞれに発生しやすい病気、薬剤の禁忌、小児や老人の看護などについて記している。

歴代道教医学で用いられている補剤としては次のようなものがある。

補天大造丸・四物湯・四君子湯・八珍湯・十全大補湯・補中益気湯・人参飲・当帰飲・補陰散・地仙飲・六味地黄丸・人参固本丸・秋石固精丸・安中定志丸・八宝丹・加味坎離丸・十精丸・太極丸・四霊丸・滋腎丸・大補陰丸・加味瓊玉膏・山精丸・還元円・玉桂杖・二至丸・天門冬膏・十珎膏・何首烏丸・神仙長春広嗣丹・秋石乳酥丸・小接命丹・長春真人保命服養・許真人神検椒丹・養元辟穀丹等三六種の薬剤が挙げられる。

現在に残る『清代太医院配方』（河北人民出版社、一九五九年）には、宮廷医学（太医院）の処方、一六部門、四二五種の薬剤がのっている。その中には、鹿茸丸を始め五二種の補益剤が第一に載っている。

『慈禧光緒医方選議』（中華書局、一九八一年）は、西太皇と光

緒帝についての処方、とその投与時期を記している。これによると慈禧太后長寿医方十種、補益医方八種、長髪香髪方四種、光緒皇帝種子医方二種、長寿医方四種、髪易長方三種などの薬剤名を見ることができる。

結語

いわゆる補方には、腎虚・脾虚・脾腎両虚・心虚などに対する方剤があり、抗老化作用も持っている。以上のべた点から中国人の現世利益に基づく不老長寿・返老環童・延年益寿等の憶いにこれら補剤が力を貸していることが分かったと考えている。また補剤は身体をたんに補益するだけでなく、難病・慢性病・成人病に対しても有力な武器であり、さらに抗病・予防・衛生・健康保持・健康増進といった意味とも関係することも述べた。これらを含めた養生思想の最大の願望は不老長寿に外ならないのである。

最後に、中医学を全面的に理解するには、まず道教を理解すべきであり、もし道教についてよく理解できれば、中医学の深奥も極めることができると信じている。道教医学は今でも民間療法の姿となって深く中国人の心のうちに根づいていて、中医学の補剤と道教とは共に不老長寿願望に強く関わっているものといえよう。

（東洋医学、二十四（三）、一九九六、平成八年）

道教と医学　論文集（その二）

一、『傷寒論』成立の背景

吉元医院院長
順天堂大学産婦人科講師
吉元昭治

はじめに

さきに、『傷寒論』の内容はかならずしも湯液専門ではなく、むしろ当時の綜合的治療書といってもよいものがあること(一)、ついで『針薬同源論』(二)について発表した。これは針灸と湯液とは同じ基盤より成り立っていることと、若干の疑問をあげておいた。

今回は『傷寒雑病論』の著者とされている張仲景について、またその時代の背景として気候、人口問題、疾病の発生等について、またこの書にみられる薬物から得られる情況などに関し、さらにリアルタイムに出土してみることのできる『五十二病方』、『武威漢代医簡』、『居延漢簡』などの内容と比較した。

内容については、なお不満な点が勿論あると思うし、ご批判、ご教示を賜れば幸甚と思っている。

一、張仲景について

『傷寒論』序文の末尾に「漢長沙守南陽張機著」とある。張機とは張仲景のことであるが、ここが問題となっているところといってよいであろう。

湖南省長沙、馬王堆より出土した遺品からその漢墓の主は、軑侯利蒼の一族と同定され、正史のうえからも照合できた。一方、張仲景は長沙太守とされるが、時代的には違いがあっても彼の名は正史には出てこない。この点、張仲景なる人物は実在したかどうか疑わしい根拠ともなっている。

伝えられる張仲景の像はつぎのようなものである。彼は東漢時代の一五〇～二一九年にかけて生存し、一九六～二〇四年の間に『傷寒雑病論』を著わしたという。現在の河南省南陽県（南郡湼《てつ》陽、現在南陽市には彼の墓がある）の生れで、彼がこの書をかいた

動機は建安元年（一九六年）から一〇年もたたないうちに身うちの二〇〇人のうち三分の二が病で死亡したため、発憤したといわれている。

長沢氏はこの悲惨な出来事は長沙ではなく、南陽であろうとしておられる。(四)(五) 著者も後で述べる諸事項からもこの説に賛成である。河南省南陽と、湖南省長沙とは距離的に離れている。張仲景は荊州にもいたとされるが、荊州とは都市名としては湖北省南部、長江に沿った都市で、南陽と長沙のほぼ中間よりは北部の位置である、他方、州名とすれば『後漢書・郡国志』に、南陽、長沙など七郡は荊州刺史部とするといわれているから、荊州とはやはり都市名であろう。

また南陽という地名もいろいろあり、これを列挙すると、

①地名としては、ⓐ春秋時代の晋の地、今の河南省泌陽県、ⓑ戦国時代の斉の地、今の山東省鄒県。

②郡名としては、秦代にあり、今の河南省旧南陽府と湖北省襄陽府。

③府名としては、元代にあって、今の河南省南陽県。

④県名としては、秦の南陽郡治、隋の南陽県、明・清の南陽府台。

などがあるが、ここでいう南陽とは、河南省西南部にある現在の南陽市とみてよいのではなかろうか。張仲景が生存したとされる後漢時代も南陽郡の首邑であり、後漢・光武帝もここより興った。古来、中国のたたかいには重要拠点としていつも戦乱にまきこまれたところで、後に述べる人口、疾病流行問題とともに、『傷寒論』序文の悲惨さを物語る場合でもあった。

二、『傷寒論』にみる薬物の問題

『傷寒論』『金匱要略』の各薬物の出現数を多いものから並べてみたのが表1である。こうしてみれば、『傷寒論』の性格が浮び上がってこないだろうかと思ったからである。最近、中国で『張仲景薬法研究』(六) という書が発刊され、同書にも各薬物の出現回数が記されているが、これを参考にしても、この表の順序には変わりがないようである。

『傷寒論』では甘草、大棗、桂枝、生姜、芍薬の順で、以後人

表1　『傷寒論』及び『金匱要略』における漢方生薬出現数順位表

	傷寒論		金匱要略	
順位	生薬名	頻度（回）	生薬名	頻度（回）
1	甘草	70	甘草	84
2	大棗	39	桂枝	55
3	桂枝	38	生姜	46
4	生姜	37	大棗	40
5	芍薬	28	人参	38
6	人参	21	芍薬	31
7	乾姜	21	半夏	31
8	附子	19	乾姜	29
9	半夏	18	茯苓	29
10	黄芩	17	白朮	22
11	麻黄	14	大黄	22
12	大黄	13	附子	22
13	黄連	12	麻黄	21
14	白朮	10	黄芩	19
15	茯苓	8	当帰	14

参、乾姜と続く。一方、『金匱要略』では甘草、桂枝、生姜、大棗、人参が五位までで、以後白朮、芍薬と続く。すなわち『傷寒論』の五位までの薬物は、『金匱要略』の七位まで入っているから、両者に違いは殆どないとみてよかろう。

『傷寒論』の上位五位までの薬物、つまり甘草、大棗、桂枝、生姜、芍薬の五味からなる方剤は何かというと、それは桂枝湯である。『傷寒論』が桂枝湯から説きはじめているのも故なしとしない。また、同書の方剤のなかで、桂枝湯から分派したものが多いこともわかる。『傷寒論』の性格も浮び上がってこよう。

つぎにこれらの薬物の生産地をみることにする。『傷寒論』が長沙太守である張仲景という人の手になり、これが後漢建安年間のものとしてもよいし、さらにその書のうまれがさらに遠く秦・漢時代のものとしても、当時を想像するに、現在のように交通、流通機構、薬材の製成、保存などは充分でなかったから、土地土地で生産される薬物を使っていただろうと考えられるからである。土産的薬物を使う、これこそが漢方―湯液療法の原点であったはずである（道地薬材）。

以下の部分は、李時珍『本草綱目』(七)、陳仁山『薬物出産弁』(八)、上海科学技術出版『中薬大辞典』(九)などを参考としたが、当時でも甚だしい違いはないと思っている。

①**甘草**：東北、華北、峡西、甘粛、薪彊、青海、山東、内蒙古（山西地方より内蒙古まで採取に出かけていたという）。

②**大棗**：河北、河南、山東、四川、貴州、全国に及ぶ。

③**桂枝**：広東、広西、雲南、福建。

④**生姜**：東北地区を除いた全国。

⑤**芍薬**：東北、河北、峡西、甘粛、内蒙古、安徽、山東、貴州、四川。

⑥**人参**：遼寧、吉林、朝鮮。

⑦**附子**：北は山東、南は広西北部、四川、峡西、甘粛、雲南。

⑧**半夏**：東北、華北、長江流域。

⑨**黄芩**：長江流域、河北、内蒙古、山西、山東、峡西。

⑩**白朮**：長江流域、安徽、浙江、福建、四川、貴州。

以上より、圧倒的に使用頻度が高い甘草は中国北部を生産地とし、一名国老といわれるぐらい主要な位置を占め、全体の約三分の二の方剤に含まれている。次の大棗は全国各地でとられていたようで約四分の一の処方に顔を出している。

桂枝を除く他のものは長江流域より北を原産地とし、それも中国北部、北西、北東部のものが多い。このことは『傷寒論』はそのうまれが中国南部であるというよりは(一〇)、より北部を指向しているようである。長沢氏はさらに『傷寒論』で使用されている麻黄、甘草、柴胡、人参、杏仁、黄芩、五味子、細辛、芍薬、大棗、知丹、牡丹皮、黄柏、地黄などはみな北方産であるといわれている。

これらの点につき、古く宋の晁公武撰になる『群斎読書』巻十五に、『傷寒論』について「然有大人之病、而無嬰孺之患。有

北方之薬、而無南方之治」という評が載せられているのも大いに参考となるところである。

三、気候の問題

湯液療法が草根木皮を主材料とする以上、気候の問題は重要である。これについては、劉昭民氏の『中国歴史上気候変遷』(一二)を参考とすると、おおよそ紀元前三千年より、紀元当初までは、現在より2℃前後高い温暖期が多少の変動を示しつつも続き、紀元後西漢末より東漢時代にかけて、寒期（紀元前二九～紀元六〇〇年）があり、現在より0.5～1.0℃前後低かったという。ついで隋より宋初（紀元六〇〇～一〇〇〇年）には再び温暖期となったが、以後明代までは現在より1～2℃低い寒期が多少の波動をもって続き、ついで再び湿暖期を迎え、現在の標準に到ったとされている。たとえ±2℃の範囲であっても、薬物（植物）の生成には大きな影響があったに違いなく、『傷寒論』にみられる薬物の生産地の問題、寒冷による疾病の発生とともに、この書の淵源と考察するのにある程度のヒントにもなるだろうし、今後さらに、この方面からの追究も必要となってくるであろう。

また気候の問題は、食料の問題、ひいては饑餓ということとも切り離されない。中国では飢饉の場合に備えて、たとえば『救荒本草』などがあったことはよく知られているところで、食料難はさらに旱魃、イナゴの発生などが拍車をかけた。この食料の問題も、疾病の発生、人口の問題と強い関係があることは言うまでもないところである。

殷、周、戦国時代の遺品をみても、当時の黄河流域は暖かく、象や虎がいたし、樹木は繁り、竹や桑などもあったようで、気温の高さを物語っており、現在出土している竹簡、木簡、帛書（絹布、桑が必要）なども無関係ではないはずである（北竹、南木）。

四、人口的問題

人口の過度の増大が疾病（伝染病）、戦乱、食糧問題などによって自然的といってよいほどコントロールされていることはよく知られている。『傷寒論』の序文の、張仲景が書く動機ともなった悲惨な情景には、その疾病を起こすだけの素因、つまりたとえば気候の寒冷化、戦乱、饑餓、衛生状態の悪化、医療の低下などが考えられる。

建安年間というのは後漢の最後であり、蜀、漢、呉、魏、の三国鼎立時代の初めであり、戦乱にあけくれていた。南陽などはその中心でもあったわけである。またこの時、張仲景が長沙太守であった確証はなく、その後ここを支配していた呉との関係もはっきりしない。なお、ほぼこの時代を生きた華陀と曹操などとの関係がはっきりとしているのに対して（『三国志』にみられる）、名医張仲景の物語は伝説的でさえある。

人口の問題については宁可氏の『試論中国封建社会的人口問

題[一二]』を参考にしていただくことにする。中国人口の消長は、比較的強大な王朝（たとえばここに係わりある前・後漢朝）の初期には人口が増大し、中期には最高となり、以後停滞し、王朝交替（『傷寒論』の時代）になると急激に低下するパターンのくりかえしだという。戦国中期には約三千万、漢より唐は六千万、北宋以後一億、清代乾隆以後で四億、ついで解放以後の急激な増大という五つのピークがある。人口問題は、出産後の消長、饑餓、戦乱、医薬衛生条件、伝統的多子孫思想、早婚などにも係わるが、これはまた、労働力供給のためと、若年の死亡率の高さ（人口再生産周期の短縮）を示している。

西漢（前漢）時代は人口は急激に増大したが、殊に黄河中・下流地区が目立ち、面積は西漢全土の一二％であるのに対し、人口は全体の六八％以上を占めていた。そこで人口の再編成がおきた。東漢（後漢）になると、農民反乱があいつぎ（注――たとえば太平道、五斗米道）、人口の減少がみられた。一方、南方は比較的戦乱の害がなかったので、長江北部からの南下移民が続き、後の呉、蜀および東晋南朝の発展的基礎を築くことになる。その多くは、黄河中・下流からの人々であった。

東漢初めには九百万戸、五千万人あったのが、紀元二八〇年（西晋、大康元年）には二四五万九千戸、人口一六一六万になってしまっているから、いかに東漢末に人口の消耗が激しかったかわかる。『傷寒論』はこのような時代背景にあって生れたのである。

五、疾病（流行病）の問題

このような人口減少には疾病（流行病）が関与したことは疑いなく、『傷寒論』の発現に大きな関係があるわけである。この点につき、W・H・マクニール氏の『疾病と世界史』付録『中国における疾病[一三]』を参考にしてみた。歴史上証明されているもののうち、後漢の元初六年（安帝、一一九年）より建安二四年（献帝、二一九年、後漢亡）までの記録は表2のようである。

張仲景が生きていたとする一五〇～二一九年をこれにあてはめると、かの序文の内容の疾病発現はそのまま彼が目前にしたのか、

表2　後漢時代（AD119 ～ 219）に生じた疾病

119 年	浙江で疾病
125 年	江南で疾病
126 年	江南で疾病
151 年	江南、安徽、江西で疾病
161 年	疾病。位置不定
162 年	新疆及び青海の軍隊内に疾病突発。 10 人中 3 ないし 4 人が死亡
171 年	疾病。位置不定
173 年	疾病。位置不定
179 年	疾病。位置不定
182 年	疾病。位置不定
185 年	疾病。位置不定
208 年	湖北の一軍隊に疾病。 隊の2／3が病気と飢えで死亡
217 年	疾病。位置不定

あるいは彼の生前直前の事実を示すものであり、この場合河南地方で疾病の発生頻度が高く、連続して起こっていたようである。古いことなので記録の不備を除いても、この書のうまれたのが中国南部の長沙地方とは考え難いところでもある。後漢―三国時代の戦火の最も激しかったのは黄河中・下流、長江以北ということも併せて考慮すべきところであろう。

六　出土した帛書、医簡などとの比較

我々が今日、古典としているものの多くは、宋代（一一世紀）前後に校訂、注釈され、印制されたもので、全く秦漢時代のものであるという保証はないのである。この点についてはさらに後で述べるが、今ここでは、リアルタイムに目にしうる出土された帛書、医簡などと、『傷寒論』とを比較検討してみたい。

1　『五十二病方』[一四]

一九七三年、湖南省長沙・馬王堆漢墓（東漢・軑侯利蒼、夫人、子息の墳墓）からの出土品の中に、帛書に記されたいわゆる『五十二病方』がある。我々が目にみることのできるおそらく最古の医書の一つ（考証では紀元前三世紀末のもので、その文字は戦国時代の楚国のものに似ているところもあるという）である。

本書には傷寒に対応する項目がなく、現在の内科、外科、小児科等に相当する病名が記され、内服療法より外用的なものの方が多いようで、その他、「祝」などのマジック的なものから、灸、炙、熏、熨、灌、燔、浴、蒸、踞、佽、塗などの療法が記されている。古来、中国南部（たとえば楚国など）では巫術的傾向が強く、医術も方術的傾向がつよかった。『傷寒論』の著者張仲景が長沙でこの書をかいたとすると、『傷寒論』の中には巫術的な内容が乏しいことも注目したい。

『五十二病方』には二四七種あまりの薬物が出ているが、このうち、桂、姜、椒、烏頭、黄芩などが多用せられ、その他、大棗、茵草、黎戸、薙、蒲席、雷丸、葵種、灶末灰などが二回以上みられる。その他、植物、鉱物もあり、漢墓のなかからは、実際に茅香、桂枝、椒、辛夷、佩蘭、乾姜などの薬物が出てきている。

2　『武威漢代医簡』[一五]

一九七二年、甘粛省武威県早灘坡漢墓より出土した医簡で三〇余の完全なものがあり、三〇余の方剤、一〇〇種余りの薬物があり、針灸の項目も記され、「公孫君方」「白水侯方」などの処方名がみられる。

記載されている薬物は、附子の一一回、蜀椒の九回、桂の七回、以下、姜、桔梗、大黄、黄芩、烏頭、細辛、防風、当帰、朮、弓藭、芍薬、䗪虫、甘草、赤石脂、人参、牛膝、続断、白芷などが三回以上みられる。

この医簡の中に、「傷寒逐風方」というのがあり、附子、蜀椒、

沢瀉、烏頭、細辛、朮の六味からなりたっている。『傷寒論』のなかに全く同じものはないが、比較して興味がある。

なお、この書に、病後の回復に土中に穴を掘って木を渡し乾燥した白羊使をもやし体を温める方法がかかれている。『漢書・蘇武伝』に、匈奴にとらわれた漢の武将、蘇武もこれと同じ治療をうけているし、さらにギリシヤの歴史家、ヘロドトスの『歴史』にみるスキタイ人の治療法と同一でもある。このことは、甘粛省、つまり中国西北方と、西域とを通じて同じ治療法があったということで重視すべきである。

3 『居延漢簡』[一六][一七]

一九三〇年、ヘディンが甘粛省、ニチナ河下流カラホト地区で発見した木簡をいう。このなかには、医学関係のものは少ないが、なかに「傷寒四物」として、烏頭、細辛、朮、桂枝の四味が「心腹積傷寒方」として人参、柴胡、菖蒲、細辛、姜、桂、蜀椒の七味の薬物がみられる。ともに『武威医簡』の「傷寒逐風方」と比べられ（「馬傷水方」という馬に対する療法も併記されている）、これらの処方は『傷寒論』に近いところもあり、『傷寒論』が中国南部より北部でうまれたという事実を指示しているようである。桂枝、蜀椒（四川産の椒という意味）の名もあるが、甘粛省は中国の辺境で、『居延漢簡』にみる部隊は中国の国境守備隊、乃至屯田兵的性格があり、自給自足が要求されていたと思われ、使用する薬物も土産品を使った可能性があったと思われる。

七、ふたたび『傷寒論』について

さきに筆者は『針薬同源論』のなかで、『傷寒論』が、はっきり正史のなかにみられるのは、唐書『王叔和傷寒卒病論十巻』、宋書『張仲景傷寒論十巻』であり、隋志には『張仲景弁傷寒十巻』は亡佚とされ、張仲景がいたとされる東漢建安年間より唐まで約五百年、宋の校正、印刷まで約八百年たっているが、この間いかにして漢代の書の体裁である竹簡、木簡、あるいは帛書、紙巻（紙の発明は紀元二〇〇年代）などが伝承されていたのか、唐の孫思邈『千金要方』傷寒上にいう「江南諸師、秘仲景方不伝」とはどういう意味があるのかということなど疑問を記しておいた。

その後、李伯聰氏の『傷寒雑病論成書後一千年的命運』[一八]という論文をみる機会を得たので要約してみよう。

張仲景が『傷寒雑病論』を書いたのは、建安七、八年（二〇二～二〇三年）頃とされ、彼が荊州にいた頃ではないかといわれている。西晋大医令であった王叔和の整理本は伝わっていない。時は下って孫思邈は「江南諸師…」といったが、彼ほどの名医でもやっと晩年になって『傷寒論』の抄本をみたにすぎなかった。このことはこの本がまだ世上に流伝していなかったことを物語っている。

張仲景とほぼ同時代に華陀がいるが、『千金要方』には華陀の

傷寒治療法があり、「傷寒膏」「発汗散」とあるのはこれであり、さらに「夫傷寒始得一日在皮、当摩膏火灸之即愈、若不解者、二日在膚、可依針法……」というのも華陀の流れをくむものである。いうまでもなく華陀は扁鵲の流派で、扁鵲学派は戦国秦漢時代の主流医学派であり、その影響は漸次おとろえたとはいえ、なお隋唐頃までは多くの医師はこの方法を尊重していた。これら保守的な態度のために『傷寒論』は拡がらなかったというほかに、度々戦火があったことと、極めて少数の抄本が特別な人のみにしか伝わらず、これを秘していたことなどの理由にもよる。

こうして、張仲景が書いてより八百年、絶えることなくほそぼそと伝わり、宋代となって「華陀方式」より「張仲景方式」にだんだんと移行していった。宋仁宗嘉祐二年（一〇五七年）に校正医書局が設立され、国家的事業として校正、印刷がなされ、林億、高保衡、孫奇等がこれにたずさわり、「百病之急、無急関傷寒」ということで、まず『傷寒論』、ついで「同体而別名」である『金匱玉函』（後の『金匱要略』）が刊行、頒布され、その後、成無己をはじめとする注釈本の多くが輩出し、故任応秋教授によると歴代注釈本は一千種を越すとのことである。

この論文によると、張仲景という実在の人物が書いた原『傷寒論』というものがあって、隋唐まで、扁鵲―華陀を主流とする医学にかくれて、家伝的にほそぼそと八百年近くも続き、宋代になって校正、刊行され世上にでてきたということになる。

宋代、すなわち十二世紀前後は印刷が発達し、各種古典が国定的に一つのものにまとめられた重要な意義がある時代であるが、他方、地方よりの異民族の圧迫で、漢民族の南下が続き、ほぼ現在の中国の人口分布となった時代でもある。またこれらの事実は中国語の統一という大きな意義があったことも見逃せない。

八、校正・印刷について

校正、印刷について、増井経美氏の『中国の歴史書』(一九)から参考となる部分を要約してみよう。

その昔、木簡、竹冊から帛紙に書写される場合にも多くの錯簡や誤脱があり、また作為の加わることもあったであろう。しかし、書写の習熟と長期間にわたる転写の継続で、想像するほど大きな誤差はなかったようである。ところが五代より両宋にかけての残欠は、印刷という作業を通過したので、別の要因を考えることができる。書写と違ってまず相当な資金が必要であり――官僚機構は飛躍的に整ってきた。昔、「周の礼は尽く魯に在り」といわれたのに代って、宋の礼は尽く都に集中した。唐代まで残存していた各種の記録はひとつの定本にまとめられていた。木簡や竹冊の寿命がきてしまったり、保存に堪えなくなったのは、もっと早くにその時期がきていたはずである。帛紙の写本もあるいは寿命が尽きていたかもしれない……――ともかく印刷に移行する背景に、宋代社会の規格好みがあったに違いない。規格こそ官僚文化の骨

格だったからである。

ついでにいえば、版本になったからといって、古書は安定したわけではなかった。明代のように校訂が流行して、読めるようにとの親切が仇になって、一部の人に校訂は秦の焚書より甚だしく、明代となって古書は滅んだとまで嘆かせたが、実害はそんなにひどいものではなかった。清代のようなタブーの多い王朝では校閲がきびしく、夷狄軽侮の字句など多く改められた。ただ版本の残存率が大きいので、古版本によって復原できる可能性もあった。

この要旨からは、古典の木簡、竹冊、さらに帛書から宋代の印刷、版行という歴史過程において、『傷寒論』の変遷（勿論他の医書にもいえることだが）についても示唆するところが多い。現行、中国の『傷寒論』は明代の趙開美の重刻本などが主流であるが、李鉄君氏の『傷寒論的演変及版本』[一〇]という論文によると、日本に流伝した『康平』『康治』『傷寒論』についてはなお問題とされているということを追加しておく。

校正、校訂、あるいは注釈という作業は、古今の文字に通じ、正しくこれを編次する能力がなくてはならない。精度を高めようとすればするほどかえって不正確、不明さをます恐れがあることも見逃してはならない。先人の業績を重んじ、謙虚でなくてはならないが、盲信したり、うのみにしてしまう危険性はなきにしもあらずで、批判力をもった洞察心はもちたいものである。『傷寒論』が壁の中から出てきたという説もある位である。

九、その地

中医学はあくまで『内経』をその理論の中心においていて、陰陽五行説、臓腑弁証理論、六経弁証理論、八綱弁証理論、温病理論等がある。もちろん『傷寒論』を六経弁証理論でとらえ、日本漢方の『方証相対』的な考え方と異なっているのも周知のとおりである。

ここで、一言、『金匱要略』につき述べておきたい。この書は、宋代仁宗（仁宗一〇二二～一〇六三）、王洙が館閣中の蠹簡《とかん》のなかから発見したといわれているものである。簡とは木か竹簡をさすが、この時代、木か竹簡であったとは考えられないから、一応、むしばまれた書物というぐらいに解釈される。この間の事情は、『黄帝内経』が『素問』と『霊枢』とに分かれているのに似ている。「金匱」とか「霊枢」とは何か意味のありそうな言葉であり、「霊枢」とはこれは道士が名付けたという説もあるし、また『傷寒論』の伝承について龍野一雄氏は理由は述べられていないが、この書は三代のもので道士によってなされたとしている。[一一]

最後に、現在、「残された中国」（中国本土以外の華人社会、台湾、香港、シンガポールを始めとする東南アジア地方をさす）で、民間信仰ともいえる職業神（同業グループに崇拝されている神）のなかで、医薬神は、神農、華陀、孫思邈であり張仲景はでてこないことをつけ加えておきたい。

参考文献

（一）吉元昭治：傷寒雑病論―針灸的見地などから（東方医学一（一）、一九八五）
（二）吉元昭治：針薬同源論（東洋医学一三（六）、一九八五）
（三）劉渡舟／勝田正泰・他訳：中国傷寒論解説（東洋学術出版社、一九八三、五）
（四）長沢元夫：漢方の諸問題（健友館、一九八〇、五）
（五）長沢元夫：康治本傷寒論の研究（健友館、一九八二、四）
（六）王占璽：張仲景薬物研究（科学技術出版、一九八四、一）
（七）李時珍：本草綱目（校定本）（人民衛生出版、一九七五、一二）
（八）陳仁山：薬物出産弁（新医薬出版、民国四九、一）
（九）中薬大辞典（上海科学技術出版、一九七七、七）
（一〇）大塚敬節：東洋医学史（山雅房、昭一六、一）
（一一）劉昭民：中国歴史上気候之変遷（台湾商務印書館、民国七一、三）
（一二）宁可：試論中国封建社会的人口問題（中国史研究一九八〇、一期）
（一三）W・H・マクニール／佐々木昭夫訳：疾病と世界史（新潮社、一九八五、五）
（一四）馬王堆漢墓帛書整理小組編：五十二病方（文物出版社、一九七九、一一）
（一五）甘粛省博物館・他編：武威漢代医簡（文物出版社、一九七五、一〇）
（一六）森鹿三：東洋学研究、居延漢簡篇（同朋社、昭和五〇、三）
（一七）労幹：居延漢簡考釈之部（国立中央研究院歴史語言研究所、民国四九）
（一八）李伯聰：『傷寒雑病論』成書後一千年的命運：自然辯証法通訊（三、五五、一九八五）
（一九）増井経美：中国の歴史書（刀水書房、一九八四、七）
（二〇）李鉄君：『傷寒論』的演変及版本（江蘇中医雑誌六（六）：三三、一九八五）
（二一）龍野一雄：漢方医学大系16巻（雄渾社、昭五三、一〇）

（東洋医学、十五（二）、一九八七、昭和六十二年）

二、薬　枕（上）

順天堂大学産婦人科非常勤講師
吉元医院院長
吉元昭治

一、はじめに

タイトル中の写真の枕は、先年、上海市で国際学会があったとき、おくられたもので、中に中薬が入っている。五〇×三〇cmの大きさのものである。

帰国後、薬が入っている枕―薬枕についてしらべたところ、歴史的にも古いもので、さらに筆者の研究している「道教」とも深いかかわりがあることが分ったので、以下のべることにする。

二、「延年薬枕」について

写真の枕は、「延年薬枕」といわれるもので、『抗州日報』一九八七年四月十七日の伝えるところでは、抗州閑林綜合廠と、上海中医学院とが協同開発したもので、ユーゴスラビア国際技術発明博覧会にも出品したという。さらに、この薬枕は古代より宮廷にうけつがれていた「神枕」に、現代の薬理学を導入して作ったもので、党参、当帰、川芎、菊花、辛夷等三〇余種の天然中草薬が入っていて、ことに老人の頭痛、頭暈、耳なり、目のつかれ、関節痛、不眠症、健忘症などに有効であると報道されている。

この薬枕についている説明書には、「延年神枕」となっているから、薬枕と神枕とは同じものであることがわかる。そこで、この説明書の解説をみると次のようになっている。

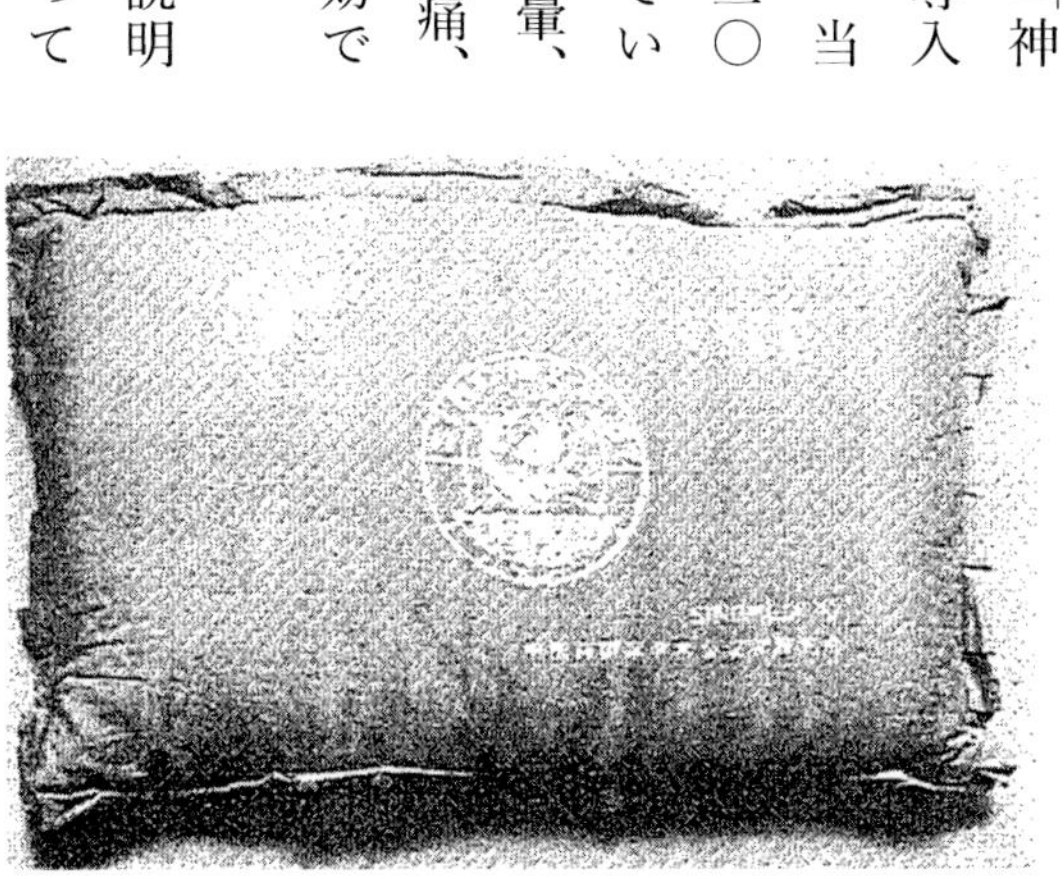

古くから中国では、薬枕というものが、非常に効果があるといわれてきた。中医学理論によれば、人体の頸部は気血通路であるから、薬枕を用いると、その有効な作用が、皮膚から吸入、または滲透していくとおもわれる。

伝えられるところでは、漢の皇帝（武帝―後述）が泰山で百歳ばかりの老人（泰山老父―後述）にあって、その老人よりさずかったものだという。上海中医学院と、上海中医薬研究所剤型研究室は古代宮廷秘方と現代の研究成果をふまえて、この「延年神枕」をつくった。

この中には、三〇余種の貴重な中草薬（具体的には示していない）が入っていて、補気塡精、扶正治血、疎風通竅、辟穢散寒、清熱平肝、養血安神、宣肺平喘などの作用があり、頭痛、頭暈、耳なり、目のつかれ、頸背部のこり、関節のだるさ、咳嗽、喘息、肝部痛、不眠、健忘に効き、さらに、高血圧、脳動脈硬化、冠不全、慢性気管支炎、肺気腫、頸椎疾患、慢性肝炎、慢性鼻炎、神経衰弱等に対しても補助的効果がある。

また長く使用していると、顔色がつやつやしてきて、耳目聡明となり、頭がはっきりとして体がのびやかとなり、歩行も軽く、感冒の予防にもなる。また、皮膚はきれいになり、筋肉はつよく、記憶力がましてくる。

この「延年神枕」は四季いつでも用いてよく、副作用もなく、老化現象のスピードをゆるめ、身心をつよくし、二～三週で効果がでてくる。神枕の使用法は簡単で、枕にカバーをつけたり、あるいは毛布でくるむのがよく、普通の枕の上にのせて使用する。こうすると日一日とききめがでてくる。注意することは、この神枕自体に、カビの発生を防ぐ働きがあるが、清潔にして、日にさらさないようにすべきである。

これがその内容であるが、古くからあった神枕（薬枕）が現在によみがえったものだといえる。

三、その他の薬枕について

中国の『健康報』、その他の雑誌から、目についた薬枕についてその報道や、我が国でも中国から輸入、販売されている「安眠枕」について紹介しよう。

●あるリポートでは、薬枕について、漢武帝の故事をひき、薬枕の種類をあげている。たとえば、緑豆衣（註、緑豆皮）枕は頭風頭痛に、菊花枕は甘苦微寒の性質があって、その花はことによい香りがある。疎風清熱、明目清肝の働きがあるから、これを枕に入れると、よいにおいがするため、容易に睡眠が可能となる。史書（『清宮二年記』）に、慈禧（註、西太后のこと）は、毎年秋になると、自ら花盛りの菊をつんで、乾かしてから枕に入れ、香気が充満してくるのを好んだと記されている。その他、決明枕は疎風清熱、清肝明目、高圧作用、抗コレステロール作用などがある。あるいは、頸椎疾患では、葛根、白芍、木瓜を、腰痛症には活血

通絡作用がある。杜仲、桂枝、冰片、肉桂などを入れた枕がよい。

●頸椎疾患は中、老年に多いものだが、江蘇省円陽市雲林保健薬枕廠と、南京赤十字医院は、「頸椎病保健枕」を作り、北京医科大学付属第三医院、南京鼓楼医院など八カ所で総計三五二例を使用し、その八九％に効果をみた。この中には当帰、白芷、透骨草など二〇種の薬物がすりつぶされて入っている。この薬物は、活血通絡作用があって、その粒子が頸椎神枕や、動静脈および脳中枢を刺激し、血液循環をたかめ、筋肉の緊張をゆるめ、頸椎小関節の異常を正すため効果がでるものと考えられている。一九八七年、鎮江市、南京市の科技進歩賞を受け、現在、量産中とのことである。

●「華佗薬枕」。古代の名医、華佗は芳香療法を用いた。それは香り袋で、中に麝香、檀香、丁香などがあり、室の中にかかげ、呼吸器疾患に使用した。また、晋代の『肘後方』には、決明枕がしるされ、『日華本草』『潜缺類書』などには、菊花枕や、その他の薬物よりつくる薬枕がのっている。河北省邯鄲市工芸美術廠では、この古くからある芳香療法をもととして、華佗マークの「降圧枕」「菊花明目枕」「幼児保健枕」などを製造し、高血圧症だけではなく、疎風散熱、平肝潜陽、清脳明目などの効果をあげている。この「華佗薬枕」は、さらにその外装に美しい図案がほどこされている。

●「安眠枕」。これは図1のような構造になっていて五〇×三六cmの大きさで、上段に緑豆皮、下段に合歓花、黄芩、竜骨、酸棗仁、芍薬、玲珠母がある。普通の枕の上において使用する。これら薬物の分析については、後で述べることにする。

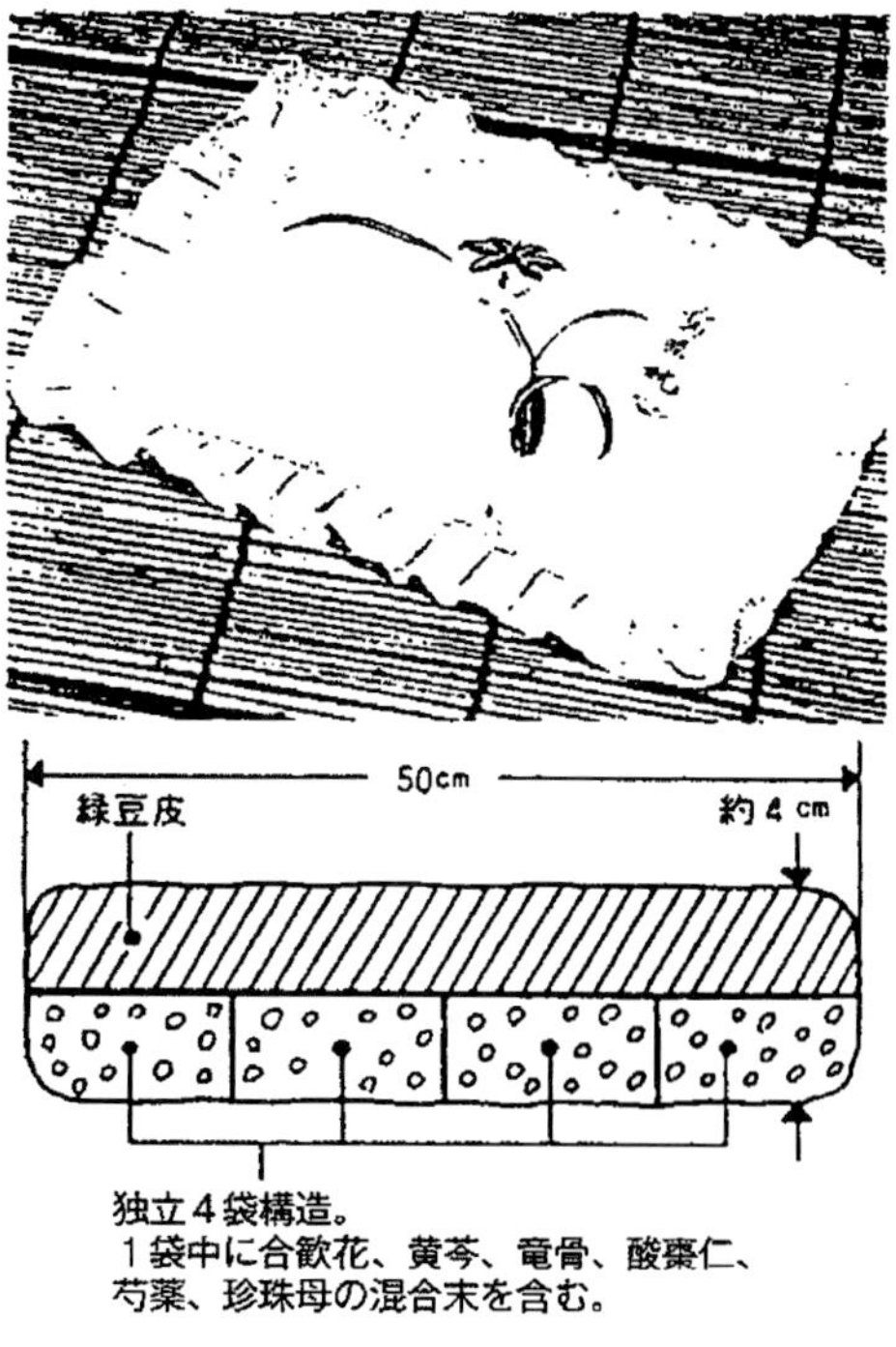

図1　安眠枕

こうしてみると、中国では、上海市医学院の「延年薬枕」以外に、各地で各種のものが製造販売され、その一部は我が国でも手に入れることができる状態であることがわかる。

四、薬枕の歴史

薬枕については、『本草綱目』などにもしるされているが、宋代、張杲（張秀明）がかいた『医説』（宋淳熙十六年、一一八九年）のなかに、麝枕（麝香枕のこと）の項で、『物類相感志』からひい

て、これを枕の中におくと、悪夢をみないとあり、さらに、菊花枕について、『瑣砕録』からひいて、これは脳を冷し、また決明子を入れると明目効果もあるとかかれている。

我が国では、俳人の高浜虚子が弟子の杉田久女から菊花枕がおくられたはなしがのこっている。その彼の句に、

明日よりは病忘れて菊枕

というのがある。

ところで、ここで時代をずうっとさかのぼって、初めにあげた漢の武帝にまつわる、神枕についてのべることとする。

漢の武帝（紀元前八七~四一年）については、伝説的なはなしが数多い（たとえば『漢武帝内伝』）。神枕にかかわる所は、彼が東方に巡幸したとき、泰山である老人にあい、神枕をおくられたことになっている。

この場面を、『列仙伝』（漢、劉向の撰）や、『神仙伝』（晋、葛洪の撰）にみることができるが、両者では若干の違いがある。前者では「太山老父」といい、後者では「泰山老人」としている。その老人像は、この『絵図列仙全伝』にみることができる（図2）。

これらのはなしによると、泰山（大山）老父はその姓も名もわかっていない。漢の武帝が東方をめぐっていると、歳のころ五十ぐらいの人が道ばたで鋤をつかっているのをみた。その頭上には数尺にものぼる白い光がみえたので、いぶかしげに問うた。

その人は、「私は八五歳のおり、老いぼれ、いまにも死にそうになりました。頭の髪は白くなり、歯はぬけてしまいました。たまたま一人の道士が私に殻断の法を伝授し、朮を服用し、水をのめといい、さらに神枕のつくり方をおしえて下さいました。その枕には三十二のものがあり（『芸文類聚』には三十二竅とあるが、三十二物の間違いでもあると思われる）、そのうちの二十四のものは二十四気（一年の気候のこと。十五日で一気、一カ月で二気、一年を二十四気とする。漢代に定められたもので、現在でもいう立春、春分、立夏、夏至、立秋、秋分、立冬、冬至、小寒、大寒などというのはこれである）をかたどり、また八つのものは八風（東北、北、南、西南、西、西北、北、東南の八風をいう。『説文』『淮南子、墜形訓』などにはそれぞれのよびながあるが、異なっている）に応じています。私はこの方法をおこなってから歳は若くなり、髪の白さは黒くな

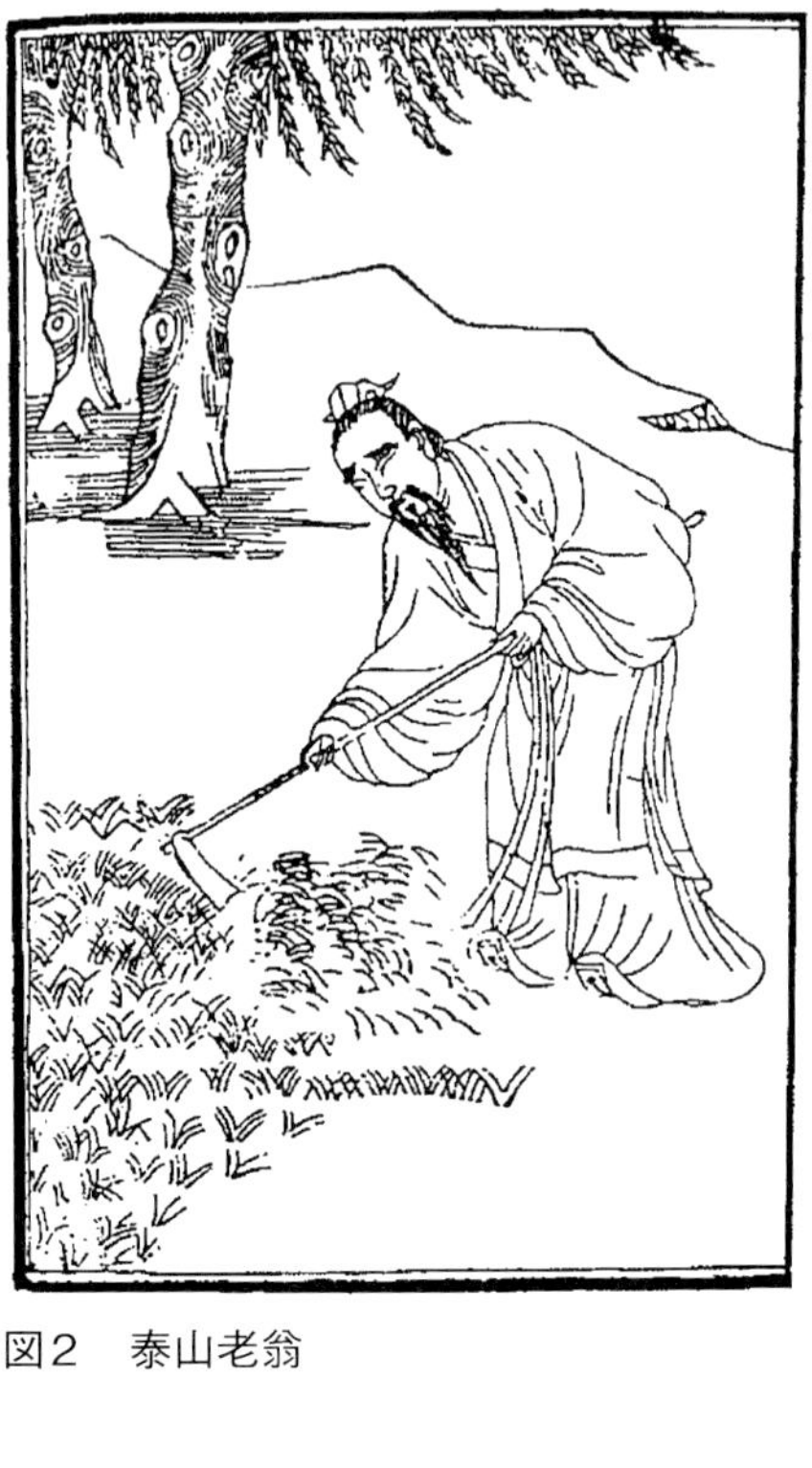

図2　泰山老翁

り、ぬけおちた歯はまた生えかわり、一日に三百里（註、中国の一里は約〇・五㎞）も歩くことができます。今では私は一八〇歳になります」といった。

武帝はその方術をうけ、かわりに金帛を下賜した。この老父はのちに岱山（泰山）に入り、十年か五年ごとに故郷にもどってきたが、三百余年もたつとそれっきりもどらなくなってしまった。とあって、武帝が泰山老父より神枕を授けられたいきさつがわかる。

その他、あつめ得た文献によると、

●『太平御覧　巻第七〇七、服用部、枕』では、神仙伝をひき、泰山父とあり、三十二物とされている。

●『歴世真伝体道通鑑』（趙通一編）には、太山老父とあり、神枕という言葉がみえ、三十二物となっている。

●やはり『正統道蔵』中の、『三洞羣仙録』（正一道士陳葆光撰）では、神仙伝をひき、太上老父とあり、神枕とあって、三十二薬物と記載されている。

●同じく『仙苑編珠』（天台山道士王松年撰）では、神仙伝をひき、泰山老父とあって、神枕を作るのには三十二の薬物を用いる。この、神枕に三十二の薬物を入れることは分るが、具体的な薬物名は一切しるされていない。

●『芸文類聚　巻七〇、服飾部下』の枕の項では、神仙伝をひき、泰山父となっているが、さきにふれたように、三十二竅とあり、その二十四竅は二十四気に、八竅は八風に応じるといっている。

このように、神枕のルーツはわかっても、実際にどのようなものかまだはっきりとはしない。

次回述べる道教教典類のなかから、具体的な姿がうかびあがってくるのである。

（つづく）

（東洋医学、十七（六）、一九九〇、平成二年）

二、薬枕（下）

順天堂大学産婦人科非常勤講師
吉元医院院長
吉元昭治

五、『道教経典』にみられる神枕について

五四〇〇巻あまりの『正統道蔵』『続道蔵』および『道蔵輯要』『雲笈七籤』『道蔵精華』、あるいは他のものから神枕について、いくつかの記載されているものをみつけることができたが、大きく二つのグループに分かれることも判明した。

Ⅰ　グループ

『正統道蔵』から

（A）『至書総』巻二（会稽禹穴道士范脩然撰）「養生」（図3）

（B）『洞玄霊宝通学科儀下第七』（大極太虚真人）「神枕品」

（C）『上清明鑑要経』「神枕除百病枕薬方」（図4）

『雲笈七籤巻之四十八』から

（D）『秘要訣法』（張君撰）「神枕法」

『三元参賛延寿書巻四』（李鵬飛撰）から

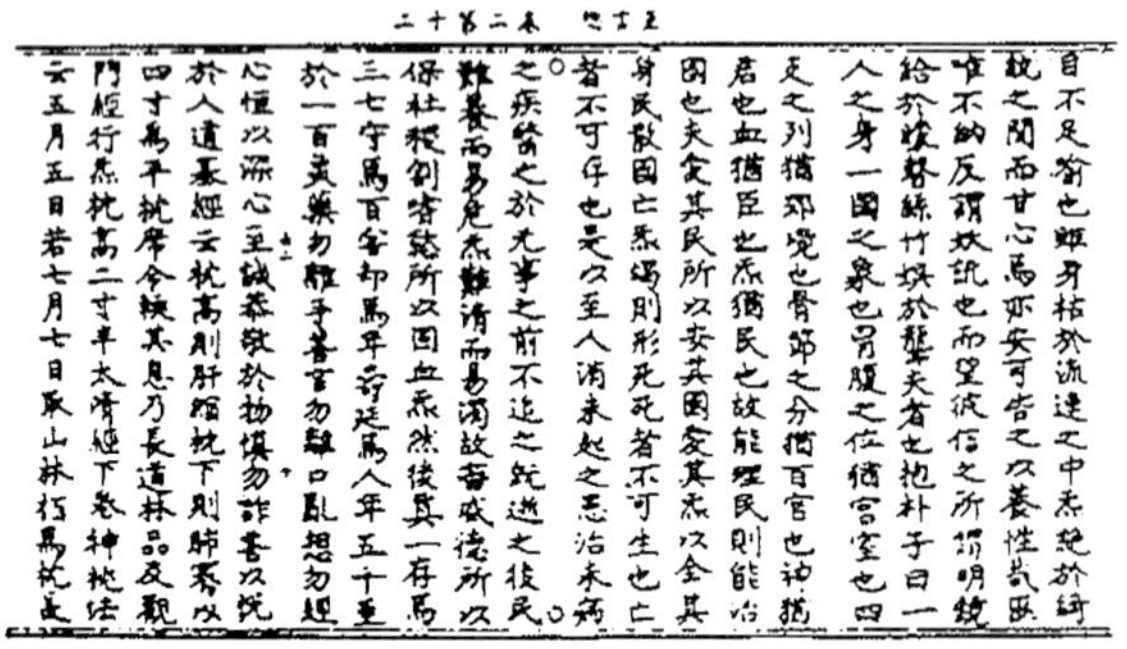

至言總　卷二　第十二

自不足嗇也雖身枯於流遁之中亦絶於綺
紈之間而甘心焉亦安可告之以養性哉夫
唯不納反謂妖訛也而望彼信之所謂明鏡
給於矇瞽絲竹娯於聾夫者也抱朴子曰一
人之身一國之象也胃腹之位猶宮室也四
支之列猶郊境也骨節之分猶百官也神猶
君也血猶臣也氣猶民也故能理民則能治
國也夫愛其民所以安其國愛其氣以全其
身民散國亡氣竭則形死死者不可生也亡
者不可存也是以至人消未起之患治未病
之疾醫之於無事之前不追之既逝之後民
難養而易危氣難清而易濁故審威德所以
保社稷割嗜慾所以固血氣然後眞一存焉
三七守焉百害却焉年壽延焉人年五十至
於一百美藥勿離手善言勿離口亂想勿起
心恒以深心至誠恭敬於物愼勿詐善以悦
於人道基經云枕高則肝縮枕下則肺蹇以
四寸爲平枕席令親其息乃長道林品及觀
門經行氣枕高二寸半太清經下卷神枕法
云五月五日若七月七日取山林柏爲枕長

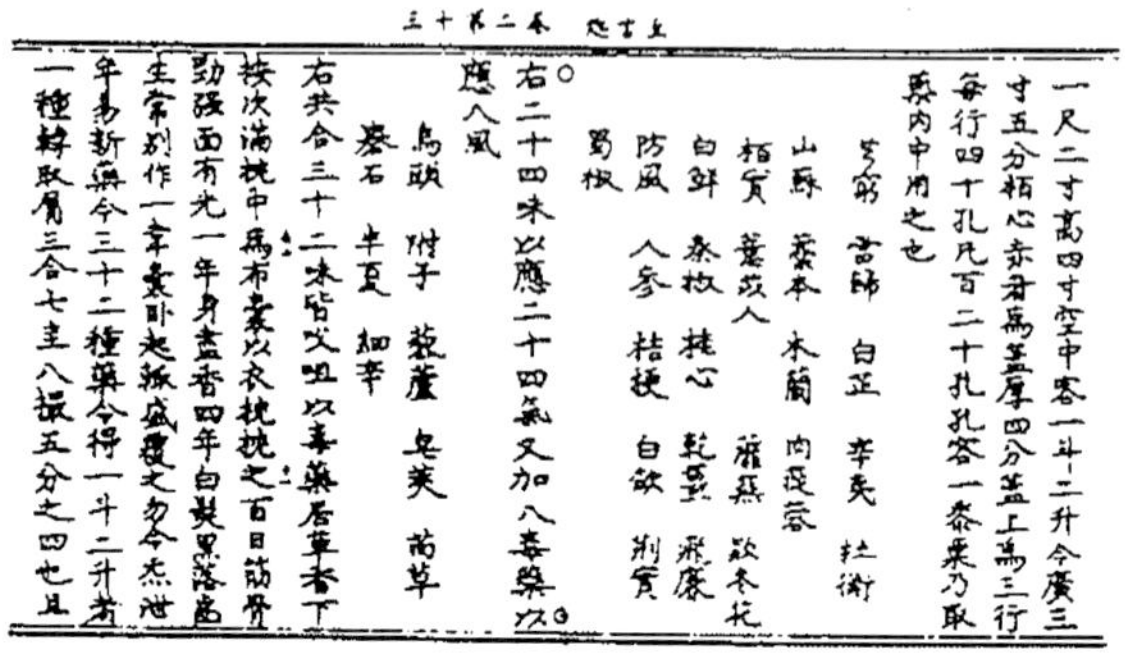

至言總　卷二　第十三

一尺二寸高四寸空中容一斗二升令厚三
寸五分柏心赤者爲蓋厚四分蓋上爲三行
每行四十孔凡百二十孔孔容一粟米乃取
藥内中用之也
芎藭　當歸　白芷　辛夷　杜衡
山蘇　藁本　木蘭　肉蓯蓉
柏實　薏苡人　蘼蕪　款冬花
白鮮　秦椒　桃心　乾薑　飛廉
防風　人參　桔梗　白薇　荊實
蜀椒
右二十四味以應二十四氣又加八毒藥以
應八風
烏頭　附子　藜蘆　皂莢　茵草
礬石　半夏　細辛
右共合三十二味皆㕮咀以毒藥居草香下
按次滿枕中爲布囊以衣枕枕之百日筋骨
勁強面有光一年身盡香四年白髮黑落齒
生常別作一囊臥起振盛覆之勿令氣泄
年易新藥今三十二種藥合得一斗二升者
一種斛取有三合七圭八撮五分之四也且

図3

（E）『神仙救僮却老遠童真訣』（神枕法）（図5）
『起居安楽箋』（高濂撰）から
（F）『女濂薬枕神方』

II グループ

『正統道蔵』『長生気功訣法集成』『道蔵精華』より。
（A）『保生要録』（司議郎蒲虔貫撰）「薬枕法」（図6）

以上のなかから、その内容、枕の体裁、薬物の異同と種類、薬物の性質、作用等から、神枕の具体性にせまりたい。

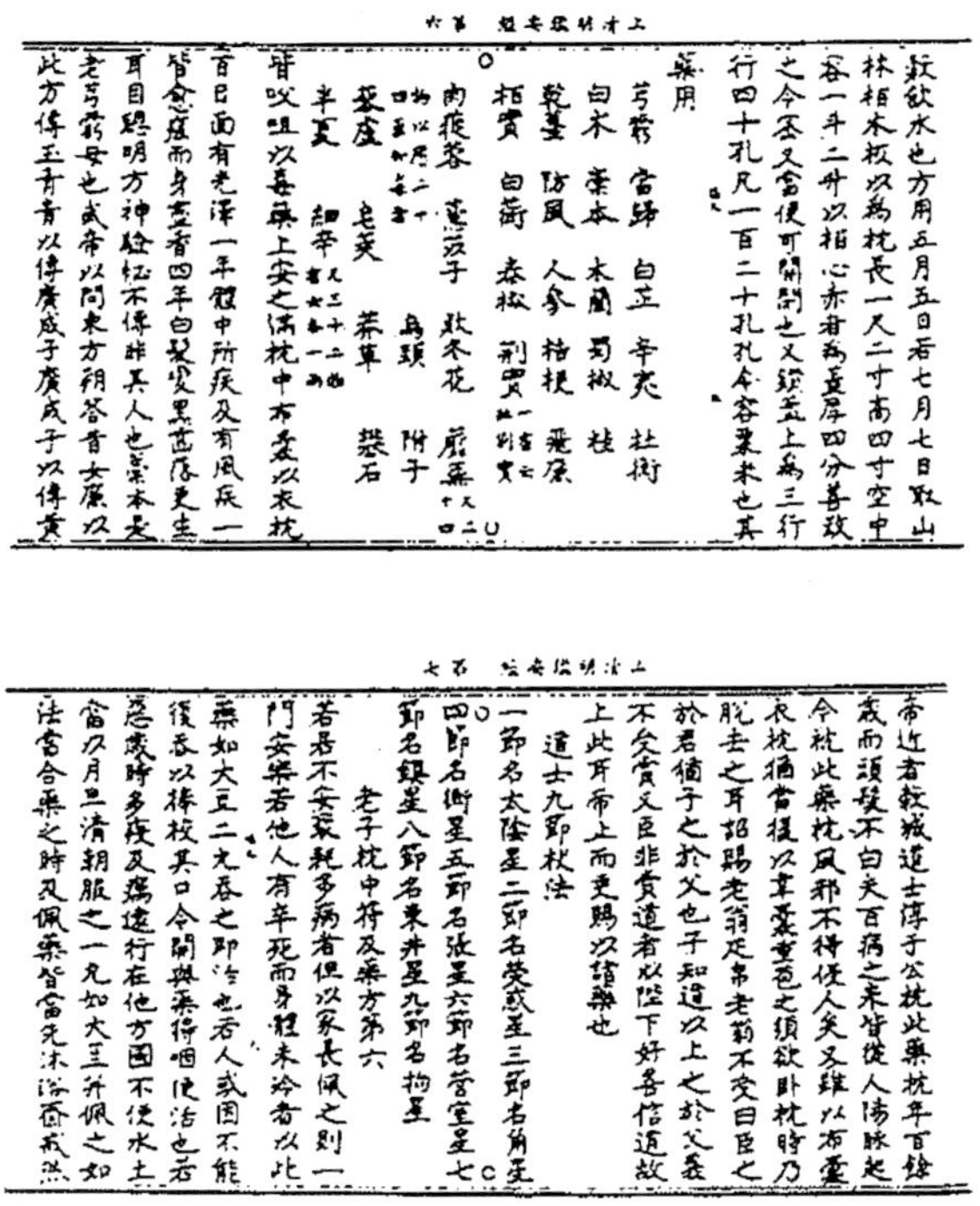

図4

（一）内容の紹介

I グループ

（A）枕が高いと肝臓はちぢみ、低いと肺臓をふさいでしまうから、枕の高さは四寸、平らで軟らかいのがよい。二寸半とするものもあるが、『太清経下巻』から神枕法をひいている。それによれば、

五月五日か、七月七日に山林自生の栢（または柏）で、枕をつくる。その中に薬物を入れる（その詳細はのちにのべる）。二十四種のものを上段に、八種のものを下段におき（八毒薬としている）、よくならして、一杯にした嚢をつくる。こうすると百日で筋骨は強く、顔色はつややかとなり、全身に香りがただよい、四年で白い髪は黒く、ぬけた歯はまた生えてくる。一年に一回中の薬をかえる。薬嚢の容量は一斗二升であるが、その各々は、細かくした場合、三合（註、合とは一升の十分の一）、七圭（註、圭とは六十四黍の容量）、八撮（註、撮とは四圭、すなわち

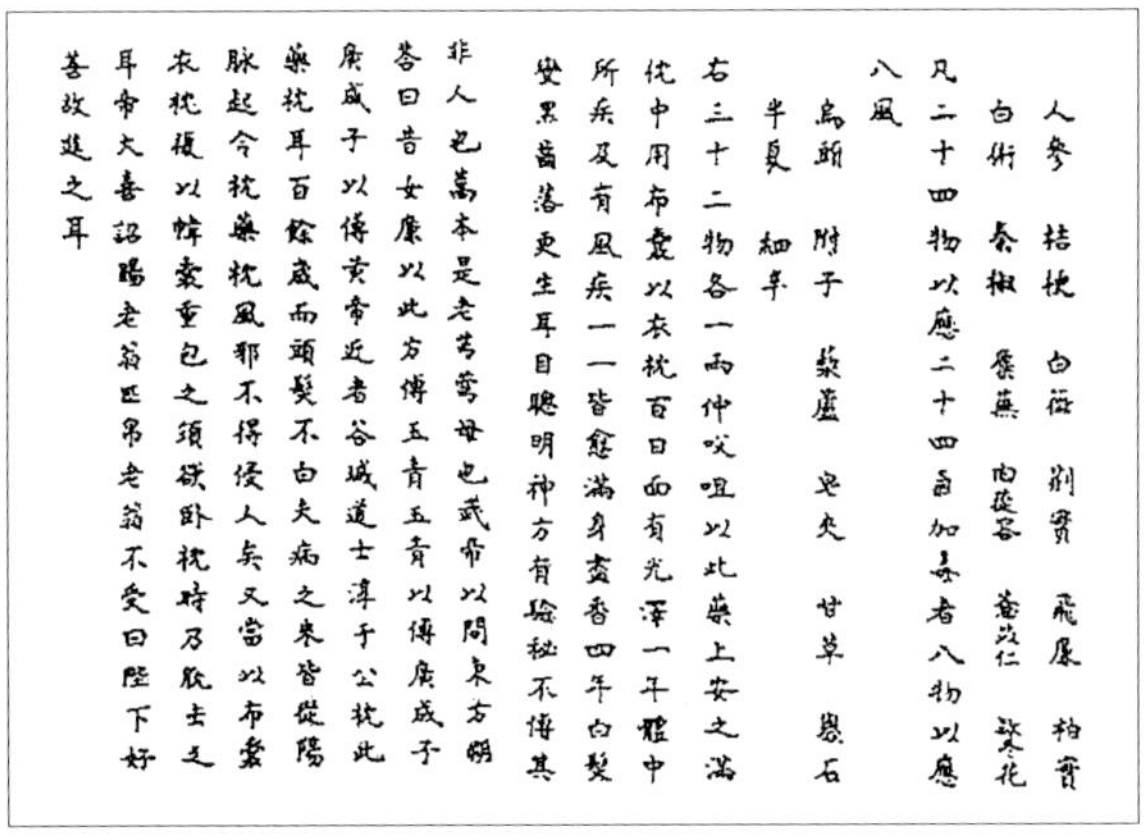

図５

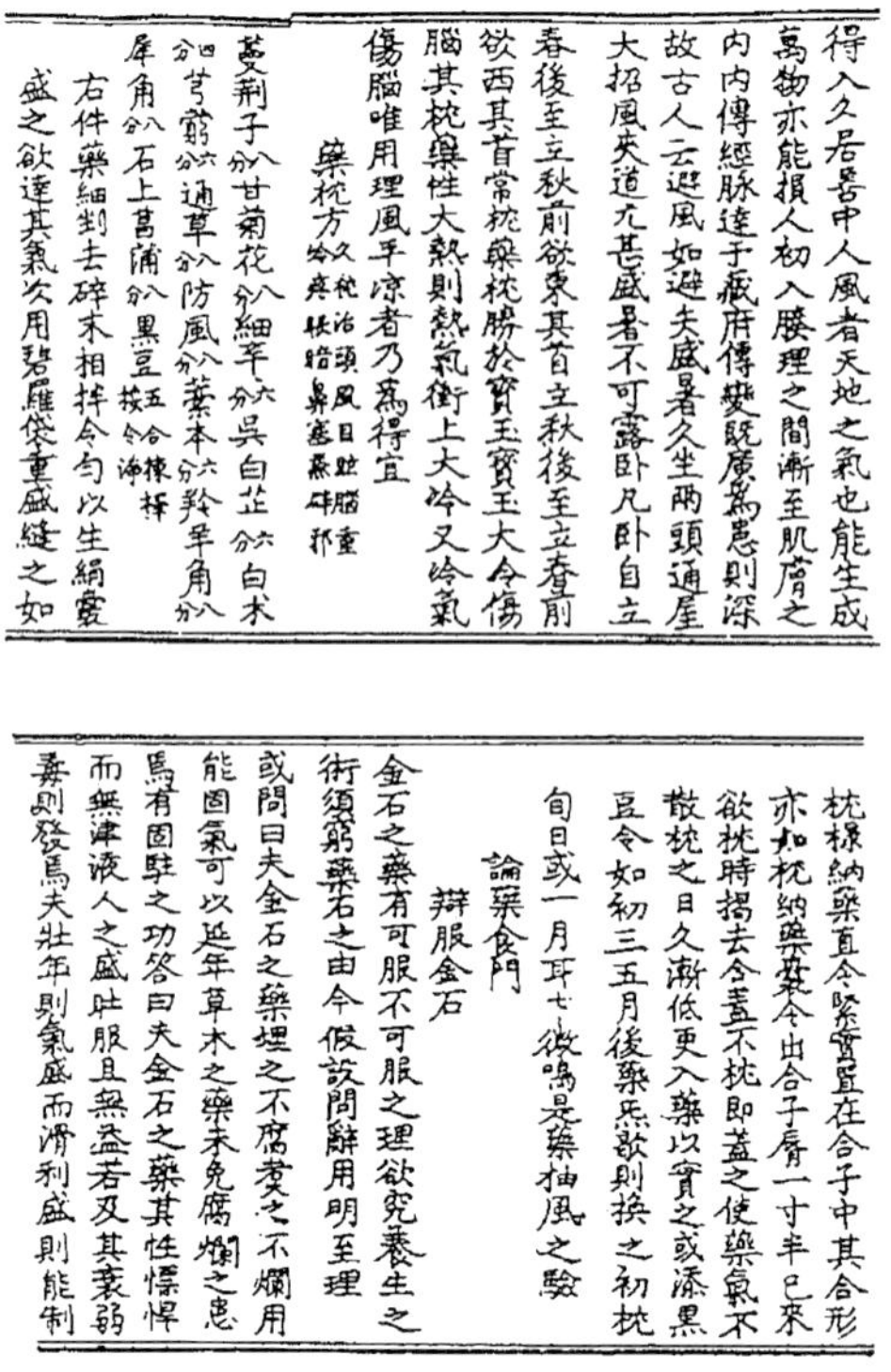
得入久居密中人風者天地之氣也能生成萬物亦能損人初入腠理之間漸至肌膚之内内傳經脉達于臓府傳變既廣爲患則深故古人云避風如避矢盛暑久坐兩頭通屋大招風夫道尤甚盛暑不可露臥凡臥自立春後至立秋前欲東其首立秋後至立春前欲西其首常枕藥枕勝於寶玉寶玉大冷傷脳其枕藥性大熱則熱氣衝上大冷又冷氣傷脳唯用理風平涼者乃爲得宜

藥枕方（久枕治頭風目眩脳重冷疾眼暗鼻塞悪邪）

蔓荊子八分 甘菊花八分 細辛六分 呉白芷六分 白朮四分 芎藭六分 通草八分 防風八分 藁本六分 羚羊角八分 犀角八分 石上菖蒲八分 黒豆五合揀擇拭令浄

右件藥細剉去碎末相拌令匀以生絹嚢盛之欲達其氣次用碧羅袋重盛縫之如枕様納藥直令緊實置在合子中其合形亦如枕納藥蓋令出合子唇一寸半已來欲枕時揭去合蓋不枕即蓋之使藥氣不散枕之日久漸低更入藥以實之或添黒豆令如初三五月後藥氣歇則換之初枕旬日或一月耳中微鳴是藥抽風之驗

論藥食門

辯服金石

金石之藥有可服不可服之理欲究養生之術須窮藥石之由今假設問辯用明至理

或問曰夫金石之藥埋之不腐煑之不爛用能固氣可以延年草木之藥未免腐爛之患焉有固駐之功答曰夫金石之藥其性慓悍而無津液人之盛壮服且無益若及其衰弱毒則發焉夫壮年則氣盛而滑利盛則能制

図6

二百五十六黍粒の容量）、五分（註、分とは一両の百分の一）の四つに分けられる。なぜかというと、薬物にはそれぞれ、中身がすいているもの、一杯につまっているものがあるからである。つまり重量の比率は相応して考えなくてはならない。その大体の目安は、『大散家品薬』によれば、朮は十両六銖（註、両は二十四銖、銖は十黍の重さをいう）で一升四合、乾薑は三両二十四銖で五合、桂心は三両十四銖で五合、防風は二両四銖で四合、桔梗は二両四銖で四合、人参は一両二十銖で三合、黄芩は十七銖で一合、細辛は一両二十一銖で三合、附子は十九銖で一合、茯苓は十八銖で一合、礬石は一両六銖で一合、牡蠣は十六銖で一合となるとかかれているから、他の薬物もこの比率で枕にいれる薬量をきめるとよい。

（B）同じく五月五日、または七月七日に、栢の枕をつくるが、これを布嚢でカバーをしておく。百日もたつと顔面は光り輝き、一年で病気はなくなり、四年で髪は黒く、ぬけた歯はまた生え、耳目聡明となる。布のカバーの上に葦のふくろで二重にかぶせ、薬の有効性がそこなわれないようにして、使用する時はこれをとって用いる。

（C）「太山下老」となっていて、その故事をまずのべ、効果は前二者と同じことをいっている。ただその伝承系統がしめされている。

それによると、武帝が東方朔にたずねたところ、この方法は昔、女廉がこの方法を玉青に伝え、玉青は広成子に、広成子は黄帝に伝え、また近くでは、穀城同士、淳于意がこの枕をしたところ、百余歳になっていたのに、頭髪は白くならなかったと答えたという。

人のもろもろの病気は、陽脈（註、十二経絡中の陽経脈、奇経中の督脈、陽維脈などをいう）からおこるが、この薬枕をすると、風邪は人体に入ることができない。布でカバーし、なお枕を偉嚢でおおうようにする武帝はこの老人に賜物をしようとしたが、どうしても受け取らず、「臣と君とは、子と父のようなものです。子が道を知っているからといって、父は賞しません。また私は道を売るものでもありません。陛下がよいことを好まれるからさし上げるだけのことです」と答えた。そこで武帝はそれ以上のことは止めて、いろいろの薬物を賜ったということである。

（D）全く前者と同一だが、初めは「大山の下に老翁がいた」となっていて、穀城道士が穀城道士となっている。なお、『正統道蔵』のなかにも、『三元参賛延寿書』というのがあるが、これにはこの神枕のはなしはのっていない。

（E）五月五日、七月七日に栢木を山林より切り出し、鋸で板として枕とする。太山老父の説明はなく、女廉が玉青に、玉青は広成子に伝え、代々相伝したものだから、軽々しく粗忽にあつかってはならないとのべられている。

（二）枕の体裁

神枕は薬物を入れた袋を栢の木でつくった箱の枕に入れ、そのうえにカバーをかぶせ、薬の効果がもれないようにしておく。使用時にはとる。

その箱の規格があり、その大きさ、蓋の厚さ、容量も一定のきまりがある。さらにその蓋に、きりで孔をあけ、薬物の有効成分が通るようになっている。またその孔の数、大きさ、カバーの種類も規定されている。しかし細かい点では異同があり、それを一覧表示しておいた（表1）。

表1　神枕の構造

	枕（栢）			孔数	孔の大きさ	カバー
	長さ×高さ×幅	蓋厚	容積			
至言総	1尺2寸×4寸×3寸5分	4分	1斗2升	3×40	黍粟	韋嚢
洞去霊宝道学科儀	1尺2寸	4分	1斗2升	3×49	粟米	韋嚢
上清明鑑要経	1尺2寸×4分	4分	1斗2升	3×40	粟米	韋嚢
秘要訣法	1尺2寸	2分	1斗2升	3×40	粟米	幃嚢
三玄参賛延寿書	1尺2寸×4分	2分	1斗2升	3×40	粟米	幃嚢
起居安楽箋	1尺3寸×4分	4～5分	——	3×40	粟米	袱

ここで尺とは、

秦漢尺＝現在の〇・八二九五尺
明　尺＝現在の〇・九三三〇尺

斗とは、

秦漢斗＝現在の〇・三四二五升
明　斗＝現在の一・〇七三七升　である。

これら経典ができた時代背景を考えると、明代の尺や斗とも考えられる。

神枕の大きさは、長さは一尺二寸だが、Fのみは、一尺三寸となっている。高さが記載されているものは全て四寸、幅はAのみだが三寸五分となっている。蓋の厚さは四分（A、B、C）、二分（D、E）、四～五分（F）とまちまちである。容量はFは記載はないが、他は全て一斗二升となっている。

蓋にあける孔の数はBの一四九以外は一二〇で、三列で四〇～四九の孔をうがつことになっている。その孔の大きさもAの黍粟大以外はみな粟米大となっている。

カバーについてみると、韋（なめし皮、A、C）、葦（あし、B）、幃（香嚢、D、E）、袱（ふくさ、F）とこれまた、違いがある。

（三）神枕の薬材

薬枕には二十四気に相当した二十四種と、八風に相当した八種のものに分かれる。以上の経典から抽出して、二十四種のものとは、一般に、芎藭、当帰、白芷、辛夷、杜衡、藁本、木蘭、肉蓯蓉、柏実、薏苡仁、蘼蕪、款冬花、白鮮、秦椒、桂心、乾薑、飛廉、防風、人参、桔梗、白薇、荊実、蜀椒、白朮などを指しているようであるが、表2のように、薬物名がちがっていたり、ぬけていたり、山蘇、衡花のように一つしかでてこないものもあった。

八風に相当した八毒薬といわれるものは（表2・下段）、烏頭、附子、藜蘆、皀莢、莽草、礜石、半夏、細辛などからなるが、やはり薬物名の異同がある。たとえば莽草、芮草、茵草、藺草、甘草などがあり、甘草が八毒に入っているのはおかしいといえばおかしい。

こうしてみると、経典の一つ一つに、表現のちがいがあるので整理してみることが重要である。

（四）薬物の性質と効用

表3、4は、二十四種と、八種のものを分けて、おのおの性味、常用量、主治、効用等について中医学の見地から検討してみたものである。

なお、表5は上海中医学院の薬枕の効能書に示されていた一部薬材を、表6は通信販売の安眠枕の説明書に記されていた薬物についての分析結果である。

表3からみると、性味では辛、温のあるものが最も多く、主治効用では、鎮痛、鎮痙、鎮静、頭痛などに殊に目立つ作用があることに気がつく。その他、呼吸器系、消化器系にも働くことが判明し、八毒に関する表4でも鎮痛、鎮静、解熱、袪痰、解毒等の働きがある薬物がふくまれていることがわかる。

表5の、上海中医学院のものの一部の薬物では辛についで甘が多く、温の性質のものがまさっている。主治効用では鎮痛、鎮静、鎮痙、頭痛、降圧などの効果があるといえよう。

表6のいわゆる「安眠枕」では、甘、寒のものが多く、清熱解毒、鎮静、安神作用のあるものが並んでいるから、安眠作用は期待できそうである。

Ⅱ　グループ

蒲虔貫の『保生要録』の系統で、『正統道蔵』『道蔵精華、長生気功訣集成』『道蔵養成書十種』『古今養生録』などにみられるもので、蔓荊子、甘菊花、細辛、呉白芷、白朮、芎藭、防風、藁本、通草、羚羊角、犀角、石上菖蒲、黒豆等十三種のものがあげられているが、各書を通じて文字の異同は激しくない。

表7は、このグループの薬材の性味、主治効用をみたものであるが、辛と甘、湿と寒とがまじり、風、清熱解毒、活血、解毒などの作用があって、鎮痛、鎮静、頭痛、風湿性の病気、呼吸器疾

表2

至言總	洞去霊宝道学科儀	上清明鑑要経	雲笈七籤巻四秘要訣法	三玄参賛延寿書	起居安楽箋
芎　藭	〃	〃	〃	〃	川　芎
当　帰	〃	〃	〃	〃	〃
白　芷	〃	〃	〃	〃	〃
辛　夷	〃	〃	〃	〃	〃
杜　衡	杜　蘅	杜　衡	杜　衡	杜　術	杜　蘅
山　蘇	——	——	——	——	——
藁　本	〃	〃	〃	〃	〃
木　蘭	〃	〃	〃	〃	——
肉蓯蓉	〃	〃	〃	〃	〃
栢　実	〃	〃	〃	〃	柏　実
薏苡人	薏苡仁	薏苡子	薏苡子	薏苡仁	〃
蘼　蕉	〃	〃	〃	〃	〃
款冬花	〃	〃	〃	〃	〃
白　鮮	——	白　蘅	白　蘅	白　術	白　蘅
秦　椒	〃	〃	〃	〃	〃
桂　心	桂	桂	桂	宮　桂	〃
乾　薑	〃	〃	〃	乾　姜	〃
飛　廉	〃	〃	〃	〃	〃
防　風	〃	〃	〃	〃	〃
人　参	〃	〃	〃	〃	〃
桔　梗	〃	〃	〃	〃	〃
白　斂	白　薇	——	白　薇	〃	〃
荊　実	〃	〃	〃	〃	〃
蜀　椒	〃	〃	〃	〃	〃
——	白　朮	〃	〃	〃	〃
——	衡　花	——	——	——	——
烏　頭	〃	〃	〃	〃	〃
附　子	〃	〃	〃	〃	〃
藜　蘆	〃	〃	蔾　蘆	〃	〃
皀　莢	〃	〃	〃	〃	皀　角
芮　草	莽　草	莽　草	蕳　草	甘　草	茵　草
礜　石	〃	礬　石	礜　石	〃	〃
半　夏	〃	〃	〃	〃	〃
細　辛	〃	〃	〃	〃	〃

二、薬枕（下）

表３

薬草名	性味	用量(g)	主治	功用	備考
芎窮	辛、温	1－6	祛風止痛、活血行気	鎮痛、頭痛、鎮痙、降圧、月経不順	川芎
当帰	甘・辛、温	9－12	補血、行血、潤腸、調経	鎮痛、鎮静、利尿、補血、瘀血	
白芷	辛、温	3－9	止痛、祛風解表、燥湿止帯	鎮痛、頭痛、副鼻腔炎	
辛夷	辛、平	3－6	散風通竅	頭痛、鼻閉、降圧	
杜衡(衙)	辛、温	1－4	散風逐冬、定痛、消痰行永、活血	頭痛、歯痛、感冒、風湿、打撲	
山蘇	辛、温	6－12	祛風活絡	感冒、風湿、腰打、打撲、皮フ化膿	精蘇(内蒙古中草薬)
白朮	甘・微苦、温	3－12	補脾益気、燥湿利水	鎮静、健胃、利尿、風湿	
蒿本	辛、温	2－9	祛風散冬止痛	鎮痛、感冒性頭痛、抗炎作用	
木蘭	苦、寒	2－4	明耳目、利尿、傷寒悪風	皮フ化膿、眼疾(消炎、経痛)	木菌皮とする (　)内、木菌花
蜀椒	辛、大熱、有毒	2.5－6	止痛、温中、祛湿、駆回虫	脾胃虚寒、腹痛、悪心	
桂(桂心)	甘、辛、大熱	1－3	散寒止痛、温中補腸	陽広症、脾胃虔冬、丸血両虚	肉桂とする
乾薑	大辛、大熱	3－9	温中、回陽、湿肺化痰	脾胃虚冬、疾飲、温経止血、虚脱	
防風	辛・甘、微温	3－9	鎮痛、祛風解表、祛痰解痰、止瀉、血	発汗解熱、関節痛、利尿、偏頭痛	
人参	甘・微苦、微温	1－9	大補元気、安部益智、健脾益気	虚脱、脾胃気虚、貧血、神経衰弱	
桔梗	苦・辛、平	3－9	清肺提気、祛痰排膿	祛痰、鎮咳、排膿	
飛廉	苦、平	30－60	祛風、清熱、利湿、涼血散瘀	風熱感冒、頭痛、眩暈、鎮痛	
栢実	甘、平	3－9	養神安神、潤腸	失眠、涼悸、便秘、盗汗、遺精	
白蘞(薇斂)	苦・鹹、寒	3－9	清熱涼血	解熱、利尿、産後疾患	
秦椒	辛、温、有毒	2－5	温中散寒、除湿、止痛	嘔吐、気逆、風痺、歯痛、下痢、蛔虫	花椒
荊実	辛、微温	3－9	祛風解表、止血	外感発熱、頭痛、感冒、出血、透疹	荊芥穂が一般
肉蓯蓉	甘、鹹、温	6－18	滋腎養精、補陽潤腸	強壮、通便作用	
薏苡仁(子)	甘・淡、微寒	15－30	清熱、排膿、利水滲湿、除痺	鎮痛、風湿、健脾止瀉	
欵冬花	辛、温	5－9	止咳下気	鎮咳、止痛	
蘼蕪	辛、温	3－9	祛脳中風寒、治頭風頭眩	頭痛、目眩、流涙、多唾	

表4

薬草名	性味	用量(g)	主治	功用	備考
鳥頭	大辛、大熱、有毒	3－5	回陽救逆、温脾胃、散冬止痛	鎮痛、強心、消炎、虚脱	鳥頭のアコニチン薬は附子よりない
附子	〃	3－9	〃	〃	
皀莢	辛・鹹、温	1－1.5	開竅、化病、祛風	祛病、覚醒	
藜(藜)蘆	苦辛、寒、有毒	0.5－1	吐風病、頭痛、喉痺	病訳中風不谿、頭痛、鼻塞、夷疸	
莽草	辛、温、有毒	4－8	祛風、消腫、止痛	神経性頭病、皮フ疾患、打撲	紅回香、山木蟹
礬石	酸・渋、寒	3－9	止血、止瀉、祛病	祛病覚頭、傘下、皮フ疾患、止血、眼鼻科	明ばんとする
細辛	辛、温	1－3	発散風疼、祛風止痛、湿肺化飲	解毒、鎮痛、咳嗽、抗菌	
半夏	辛、温、有毒	9－12	和胃止呕、燥湿祛病、散誇消腫	鎮静、呕吐、祛病	
芮(蔄)草	苦甘渋、微温	9－15	補肝益腎、養血渋精	血虚、不眠、目眩、耳鳴、障圧、肝炎、関節痛、四肢軟弱	何首鳥の別名
甘(蔄)草	甘、平	3－6	補脾益気、清熱解毒、潤肺止咳	解毒、鎮痙、祛病、抗反応、胃酸分泌、抑利	

表5

薬草名	性味	用量(g)	主治	功用	備考
党参	甘、微温	12－30	補中益気	衰弱、強壮、健胃、降圧、祛病、造血	
当帰	甘・辛、温	9－12	補血、行気、潤腸、調経	鎮痛、鎮静、利尿、瘀血、腹痛	
川芎	辛、温	3－5	活血行気、祛風止痛	鎮静、鎮痙、降圧、頭痛	
菊花	甘・苦、微寒	3－18	平肝陽、清熱解毒、珠散風熱	肝陽上亢、肝腎不足、眼痛、風熱	
防風	辛・甘、微温	3－9	祛湿解痙、祛風解表、止瀉止血	鎮痛、発汗、利尿、抗菌作用	
辛夷	辛、平	3－6	散風通竅	鼻閉、頭病、降圧作用	

患などによく、抗炎症作用のあるものも判明した。

六、おわりに

なお、この他、中国医書、養生書、外治法などの書籍にも、薬枕をしるしているものもあるが、ここでは略しておく。

こうしてみると、枕薬—神枕は、古く漢武帝の伝統をひき、中国医書から民間療法の書にものっているが、道教経典類のなかにも、神枕の規格、製造法、薬物名までがのこされていることを知った。

このことは、筆者がかねて主張している、道教医学とは、道教経典を側面とした中国医学であるが、時代の流れとともに、道教が民間信仰のなかに埋没していったように、道教医学も民間医療となって行ったということの、大きな証明の一つになったといえる。

羚

表６

薬草名	性味	用量(g)	主治	功用	備考
緑豆皮	甘、寒	4.5－12	清熱解毒、利尿、退翳、止渇	水腫腫脹、目翳、麻疹合併症	
合歓花	甘、平	3－9	解鬱	抑うつ、不眠、興奮、不安	合歓皮と異なる→解鬱、活血、止痛
黄芩	苦、寒	6－15	清熱、燥湿、瀉火解毒、安簡	発想、上気道炎、腹痛、肝陽上亢	
竜骨	甘、平	9－30	鎮静安神、固精	収散、消炎、祛病、精神安定	
酸棗仁	甘・酸、平	9－18	寧神、安神、鎮静、降圧	不眠、不安、虚弱多汗	
芍薬	甘、微寒	6－15	清熱涼血、活血祛痰	鎮病、鎮静、炎症、瘀血性挫痛	赤芍とする
珍珠母	甘、鹹、寒	1－1.5	安神定驚、清熱解毒、収紋生肌	精神安定、鎮痙、消化性潰瘍	無珠より、ふらつき耳鳴り等肝火症状強

表７

薬草名	性味	用量(g)	主治	功用	備考
蔓荆子	苦・辛、微寒	3－9	疎散風熱、清頭目	鎮痛、鎮静	頭痛に防風、菊花と
甘菊花	甘・苦、微寒	3－18	平肝陽、清熱解毒、疎散風熱	肝陽上亢、肝腎不足、眼痛、風熱	
細辛	辛、温	1－3	発散風寒、祛風止痛、湿肺化飲	解熱、鎮痛、咳嗽、抗菌	
呉白芷	辛、温	3－9	止痛、祛風解表、燥湿止帯	鎮痛、頭痛、副鼻腔炎	
白朮	甘、微苦、温	3－12	補脾益気、燥湿利水	鎮辞、健胃、利尿、風湿	
芎窮	辛、温	1－6	祛風止痛、治血行気	鎮痛、頭痛、鎮痙、降圧、月経不順	川芎
防風	辛、甘、微温	3－9	祛湿解痙、祛風解表、止瀉止血	鎮痛、発汗、利尿、抗菌作用	
藁本	辛、温	2－9	祛風、散冬、止痛	鎮静、感冒性頭痛、抗炎作用	
通草	甘、淡、寒	3－6	清熱利水、通乳	利尿、乳汁分泌促進	
羚羊角	鹹、寒	1－5	清熱解毒、平肝熄風	鎮静、解熱	
犀角	苦・豉・鹹、寒	1.5－10	清熱定驚、涼血解毒	鎮静、止血	
石上菖蒲	辛、温	1.5－7.5	芳香開竅、痰祛渇	鎮静、健胃、鎮痛、利尿、抗炎菌	
黒豆	甘、平	9－15	利水、祛風、治血、解毒	水腫脹満、風痺、脚入、痢病腹痛	黒大豆

神枕以外に、薬物をベッドの下にしく、体の帯に入れてしめる、衣類や帽子の中、履物等に入れる方法（衣冠療法）などもあり、中国医学の一つの大きな治療法であった外治法としても今に生きているといってよいだろう。

なお、さらに重視したいのは、神枕より発する薬物の香りが、治療的効果をもたらすことを考慮に入れる必要である。芳香療法（アロマテラピー）の見地からも神枕は興味あるものである。

参考文献

一、漢薬の臨床応用、神戸中医研訳、医歯薬出版、昭和五四年十月

二、漢方医学大辞典、薬物編、漢方医学大辞典編集委員会、人民衛生出版、一九八三年五月

三、中薬大辞典、江蘇新医学院、商務印書館香港分館、一九七八年十月

四、中国医学大辞典、謝観、商務印書館香港分館、一九七一年二月

五、中国薬学大辞典、医薬衛生出版、一九七二年七月

六、三元参賛延寿書、李鵬飛、中国書店、一九八七年十月

七、道蔵養生書十種、中国古籍出版、一九八七年六月

八、長生気功訣法集成、道蔵精華第六集之四、自由出版社、民国六十七年十二月

九、起居安楽箋、高濂、巴蜀書社、一九八六年三月

その他、道教経典、民間療法書などについては省略する。

（本論文の要旨は、平成元年五月第九〇回日本医史学会総会で発表した）

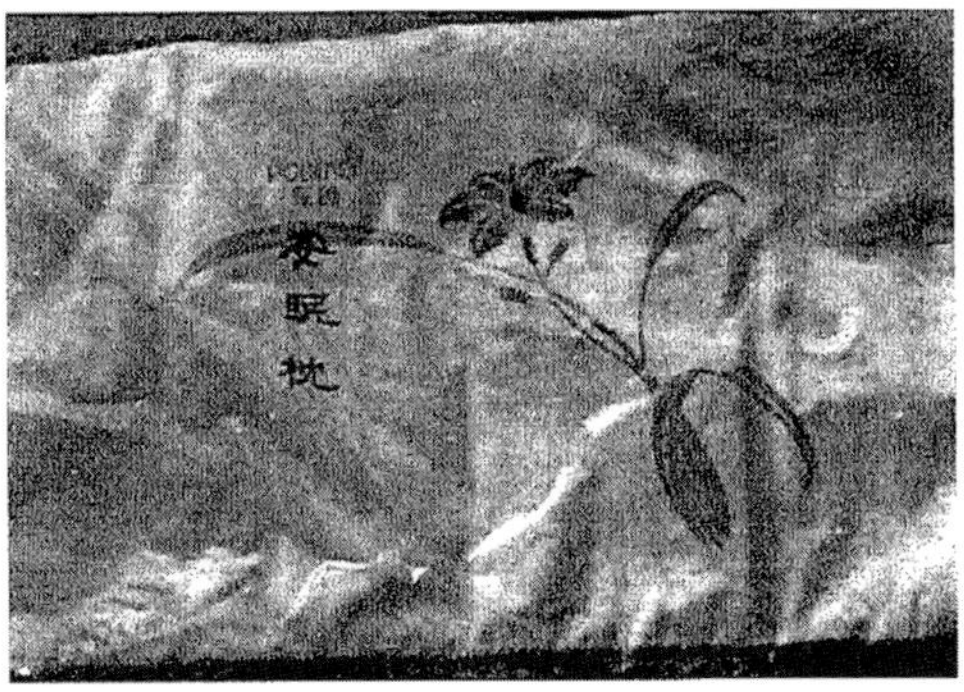

安眠枕

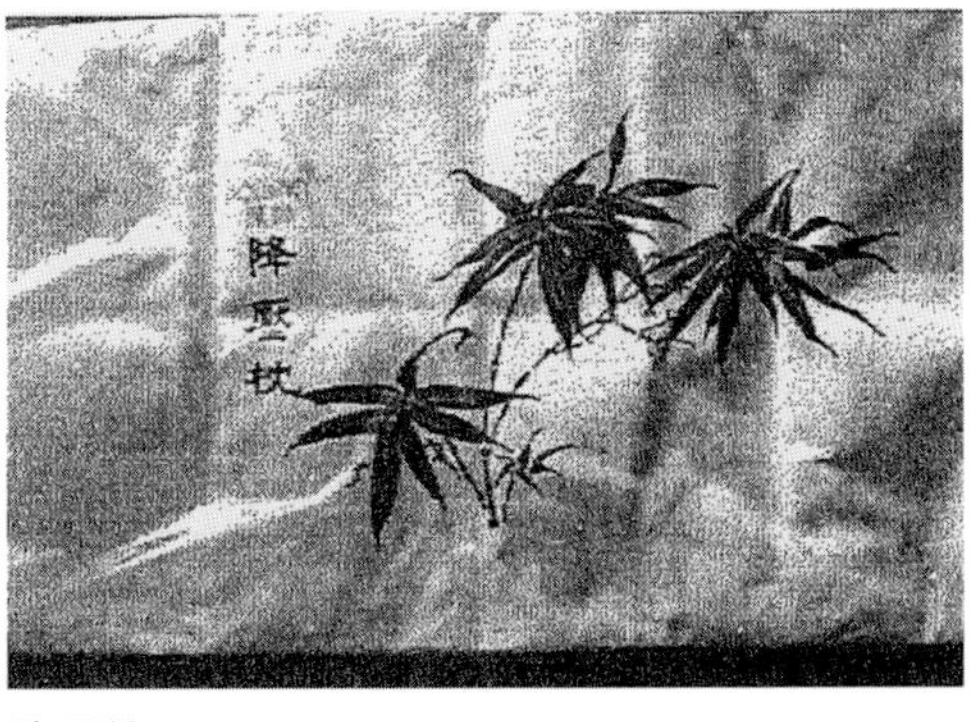

降圧枕

●追加　最近、香港に所用があってでかけたが、その際、中国系デパートで、薬枕の新しいのがあったので、追記させて戴く。

その種類は、写真のような、安眠枕、降圧枕以外、頭病枕、感冒枕などがあり、その箱に、漢武帝の故事がかかれている。このように、療法が一般的（寝具売場にあり、薬品売場にはなかった）になり、著者の所論の大きなうらづけに、さらになっていることがわかった。

この薬枕を、普通の枕のうえにのせて、使用するのである。天津製とのこと。

（東洋医学、十八（一）、一九九一、平成三年）

三、中国伝統医学と道教

順天堂大学産婦人科非常勤講師
吉元昭治

はじめに

道教といえばなにかしらとっつきにくいイメージがあるかもしれないが決してそのようなことはない。巣鴨のとげ抜き地蔵に百円で「おみかげ」というものを売っているが、これは病気のところに貼ってもよいし、飲んでもよい。これを符水といってそのルーツは道教にある。

道教の起こりはだいたい紀元頃、中国では東漢の時代で、農民革命や新興宗教の出てくるときはたいていそうであるように世は乱れていた。『傷寒論』の序論をみると人々はばたばたと死んでいた。そこで張仲景が発憤してこの書を著したというのも丁度この時代である。

道教の発生には五斗米道と太平道という二つの流れがある。これらは農民革命であり五斗米道は四川省の奥地で周辺の農民宗教の土俗信仰、巫の信仰などが集まって発生した。これも巣鴨のとげ抜き地蔵と同じようにおふだを書いて患者や病人に飲ませるとか、暗い所へ連れていって悪いところを全て懺悔させる。あるいは三官手書といって天の神、地の神、水の神に祈り、紙に符を書いて上に埋めたり川に流したりする。これをやると当時の農民はどんどん治っていった。このようなきっかけで広がっていったのである。三国志に出てくる有名な魏の大将曹操にこの五斗米道の親玉の張陵がやられてしまう。しかし、この親玉は偉い人で、降伏するときに彼等の蔵の中の米や宝物をみんな封印して曹操にくれてやった。曹操はこれに免じて宗教の伝統だけは許すことになり、五斗米道の流れは揚子江の南の龍虎山で布教活動を始める（正一教のちに天師道）。

時代が下がりジンギスカンの頃になると北京の辺りに別の宗派が興こる。このジンギスカンが中国に攻め入ろうという時にこの全真教の北京の白雲観という総本山の開祖丘処機（丘長春）がジ

ンギスカンを訪ねた。夏で、七十二歳のこの開祖はジンギスカンは蒙古の砂漠の遥か彼方にいたが、わざわざそこまで訪ねていった。かくてジンギスカンの許しを受け活動ができるようになると、さらに別にも宗派ができた。教義は北のほうは割合に固く禅とよく似ていて、南の方はおまじないが多く軟らかい。

それが第二次大戦が終わって、南の方の正一教（今の天師道教）の代々の子孫が孔子の子孫などと同様に台湾へ逃れ、張学良なども台湾に来ているが、このあたりがおおよその道教の流れである。

道教とは

日本では道教と中国医学についての関係はあまり関心がないようで、私も日本医史学会でこの十二〜三年この話をしているが一度も類題がない。フォローがないし、私の話に反対してくれる人も賛成してくれる人もいない。ところが東南アジアの国々では注目されている。台湾に最近行ってみると私の本の海賊版まで出ていて驚いたし、この六月には韓国でも出版される。韓国ではこの他に先般の韓国道教学会で行った講演の内容もでている。中国からも訳出のひきあいがきたり、日本の医学と道教と医学の研究については誰々というように内容を紹介してくれている。その点では何故か日本が一番無関心である。これから中国医学の支えになってきたものは何か、アラビア医学とかギリシャ医学が廃れてしまった中でなお現在まで続き、また、鍼にせよ灸にせよ何故これらが二千年も続いてきたのかについて話していきたい。

東京大学の窪教授の定義によれば「道教とは古代の民間信仰を基盤として、神仙説を中心として、それに道家、易、陰陽、五行、讖緯、これに医学、占星、巫の信仰を加えて仏教の組織体裁にならって不老長生を目的とする呪術的傾向を持つ現世利益的な自然宗教である」といえよう。

研究の動機

道教の中には中国医学が含まれている。明の正統年間に著された『正統道蔵』は五四八五巻の道教の教典が入っている。これが道教研究の基本となるが、その目録の中に『黄帝内経素問』、『黄帝内経霊枢』、孫思邈の『千金要方』や『衍義本草』など、なんと鍼灸の本でお馴染みの『素問』、『霊枢』が入っているのである。これは驚きである。どうして宗教の本に『素問』、『霊枢』があるのか、私にはそれが道教を研究するきっかけになった。それから『黄帝内経素問』の第一章、上古天真論には「昔、黄帝という偉い人がいて、子どものころから大変頭が良かった。事を成して天国に昇った」とある。これによると皇帝は天に昇り、それを慕って家族や犬や馬まで昇って行った。髭にぶら下がって行ったのでみんな落ちてしまい、そこを鼎湖という(史記)。私は『素問』のこれを見ておかしいと思った。天に昇ったということは仙人になったということである。仙人になるということは道教ではないだろうかと。これから『素問』に

関する本を全部洗ってみたが、道教との関わりを書いたものは一つもなかった。そこで先にあげた『素問』や『道蔵』を見たり、道教の教授に教えを受けるなど診療の合間にも勉強した。

道教医学のキーワード

道教と中国医学にはキーワードがある。天に昇ったという神仙説とは、身が自由になって自由に空を飛んで不老不死になりたいということで、これは道教のエレメントのひとつである。道家というのは道教と違い、先秦時代の黄老思想、漢の時代には老荘思想をいう。陰陽五行、巫の信仰なども含まれ、第二のキーワードは不老長生である。つまり道教とは長生きしたいという現世利益が大きい柱であって、明日のことなどどうでもいいから今日が良ければよい。死んだらもうおしまいだから、一番に長生きしたい。だから医学が支持される。ここに中国医学と道教の接点がある。養生思想についてみてもこの二つはつながるが、現在養生思想の本や気功の本は中国でもたくさん出ている。それらをみていると、これは道教の本ではないかというのが随分ある。中国の人たちは道教という言葉を使わず道家とか養生説、養生家というが意味は同じである。また自然に発生した宗教なので自然宗教という。宗教の定義は難しいが教祖、教堂、教義、教典、教団、教徒がないと宗教の定義にはずれる。これと違って道教はなんとなしに出てきた。唐代に仏教が盛んとなり道教と仏教との間で争いが起きる。道教のほうはのんびりしていたので教祖様がいなかった。そこで老子を教祖とした。唐朝の皇帝は李氏であるが老子も李で、唐代には老子をなかだちとして道教がおおいに栄えた。しかし、自然宗教なので各時代の民間信仰も取り込んで肥ってしまい、いつの間にか神の序列がわからなくなり、今では一番偉いのは玉皇大帝である。また教典のほうも正統道蔵だけではなくなって、清代には『道蔵輯要』というのもでてくる。道教には哲学、倫理、医学、技術と四つの部門がある。この中で医学部門は道教の中で大きな部門を占めており、これを除いたら何も残らない。それほど薬の処方、内観、調息、導引、鍼灸というのがあるわけである。

道教の歴史を遡ってみると中国では医術と祭祀とマジックは一つの枠の中にはいっていた。殷の時代の王様の甲骨文字で書かれた文献をみると当時の皇帝は祭政一致であった。時代が下がって医術という部門が埋論や技術を組み入れてシステム化されて術から学（医学）となり、祭祀は宗教となり、医学は進んで正統医学と非正統医学とに分かれる。それからマジック的要素は巫の思想などが入って道教医学となる（図1）。

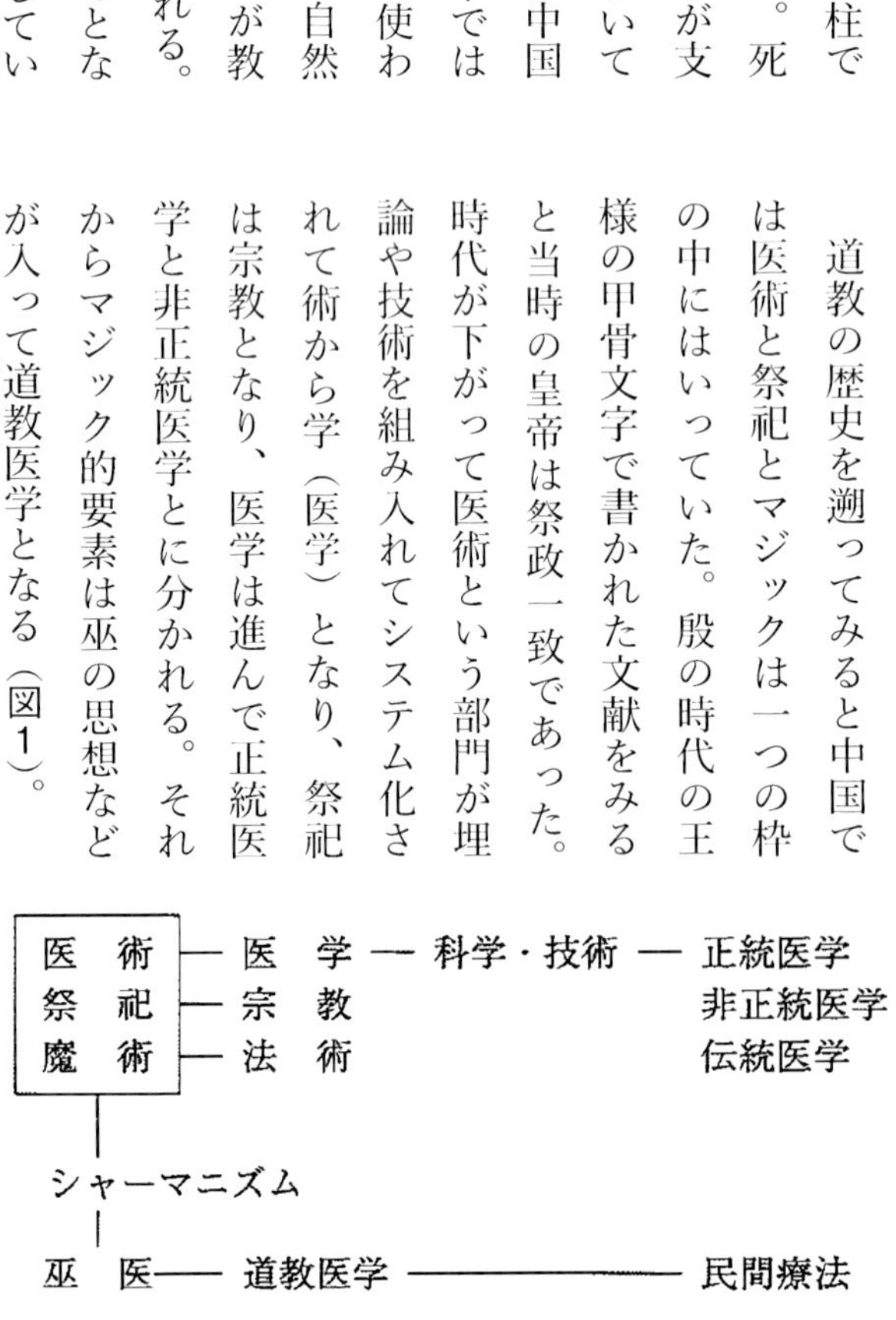

図1

明の時代になると道教は民間信仰に埋没してくる。北方の全真教のほうは昔のスタイルを伝えているが、明、清頃にはことに南のほうへいくと民間信仰となって道教医学も民間療法のスタイルをとるようになっていく。歴史の勉強には過去から規在に向けてする方法もあるが、今から昔へ遡る方法もある。むしろこの方がわかりやすい。私も東南アジアへフィールド的な研究をしに年に数回出かけている。現地の人と話したり、杖をもった人に追いかけられたりしたこともあったが、そこまでしないと日本にいて本だけ読んで発表したって何にもならない。やはり現地の事情を知るのが研究に値するといってよい。

道教医学の構造

　これは私の考える道教医学の枠である（図2）。真ん中に湯液、鍼灸、本草があり、道教医学というのは道教教典を側画とした中国医学といえ、仏教医学というのは仏教教典を側面としたインド医学といえる。本草とか鍼灸、湯液といったまったくの中国医学が中心にあり、その外廓に導引、服餌、房中、却穀、調息などがある。これらは自力的であり性命双修的なものである。房中とはセックスのことであるが、どうしてセックスを宗教医学で扱うのかというと、やはり現世利益である。そしてこの世のいいところは次の世にも伝えたい、家を永く盛んにしていきたいと思っていた。そこで中国では子どもは多ければ多いほどよいとする多子思想や、腹の中の胎児を女の子から男の子に変えるまじないなどが多い。馬王堆出土の「胎産書」などにも既に書かれている。男児を三人持つとそのうちの一人は家をついで盛んにしてくれると中国人はよくいう。単に毎日セックスしたいからというのではなく、男児をほしがり、家を守りたいのである。このような自力的なものの他に地力的なものとして、お符、お斎、お祈り、御籤（おみくじ）、占いなどで自分の運命や病気を占うのもある意味では医学といえる。つまり、他力的な民間療法であり、精神療法的でありこれらをひっくるめて道教医学といいたい。

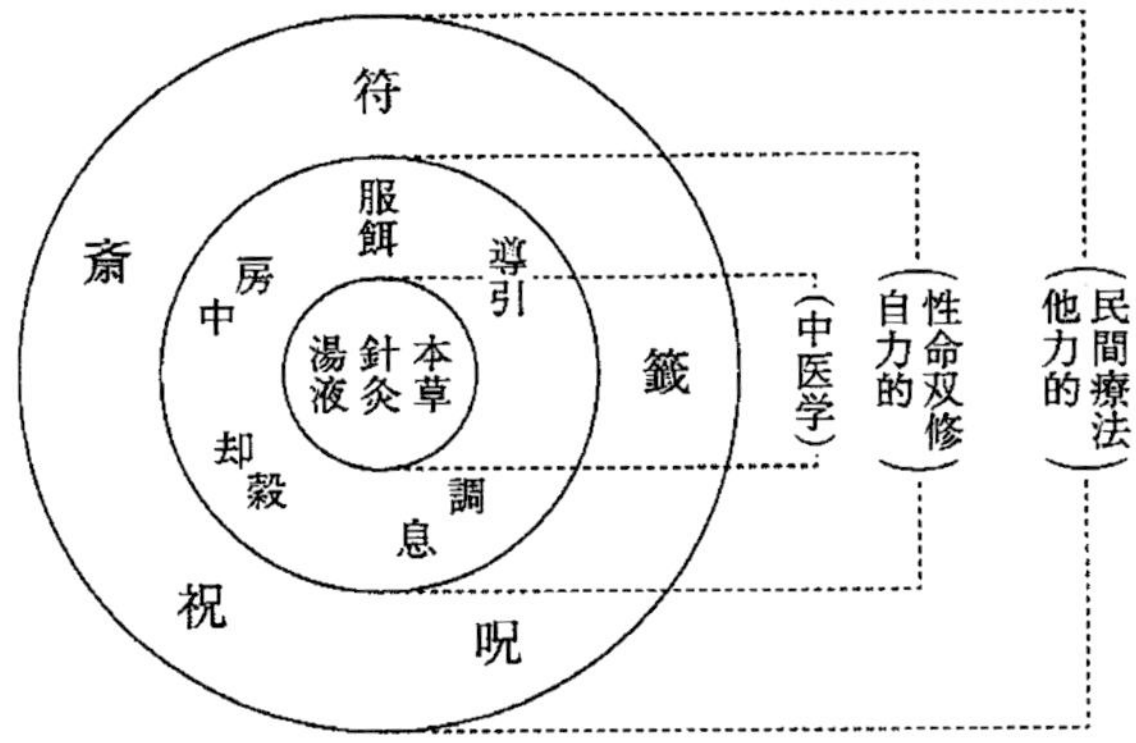

図2　道教医学

　また、道教だけでなく、仏教、回教、儒教、キリスト教も全部含んでいる民間新興宗教もある。これらを考えておかないと中国の民間信仰や民間療法は理解できない（図3）。

　中国人は腹が広く何でもかんでも受け入れる。良いものなら何でもいいわけで、道教、仏教、儒教を三教、回教、キリスト教を含めて五教ともいう。道教医学は民間療法に入り、地に善書（良いことをしなさい、悪いことをしてはいけないという本）がある。

この中には「太上感応篇」という立派な善書もある。禍福は天の召さざるところなりといい、良いも悪いも天が下さるのではなく、お前さんが自分で招いているのだと書いてある。良いことを勧めるから善書という。これを印刷して廟に寄付し置く。これが善行の証という。自分のみならず、子どもにも良いことがあるようにという承負思想といわれるものがある。自分の子孫が良くなるためには、まず自分自身が良くならねばならない。これが仏教の輪廻説と異なる。

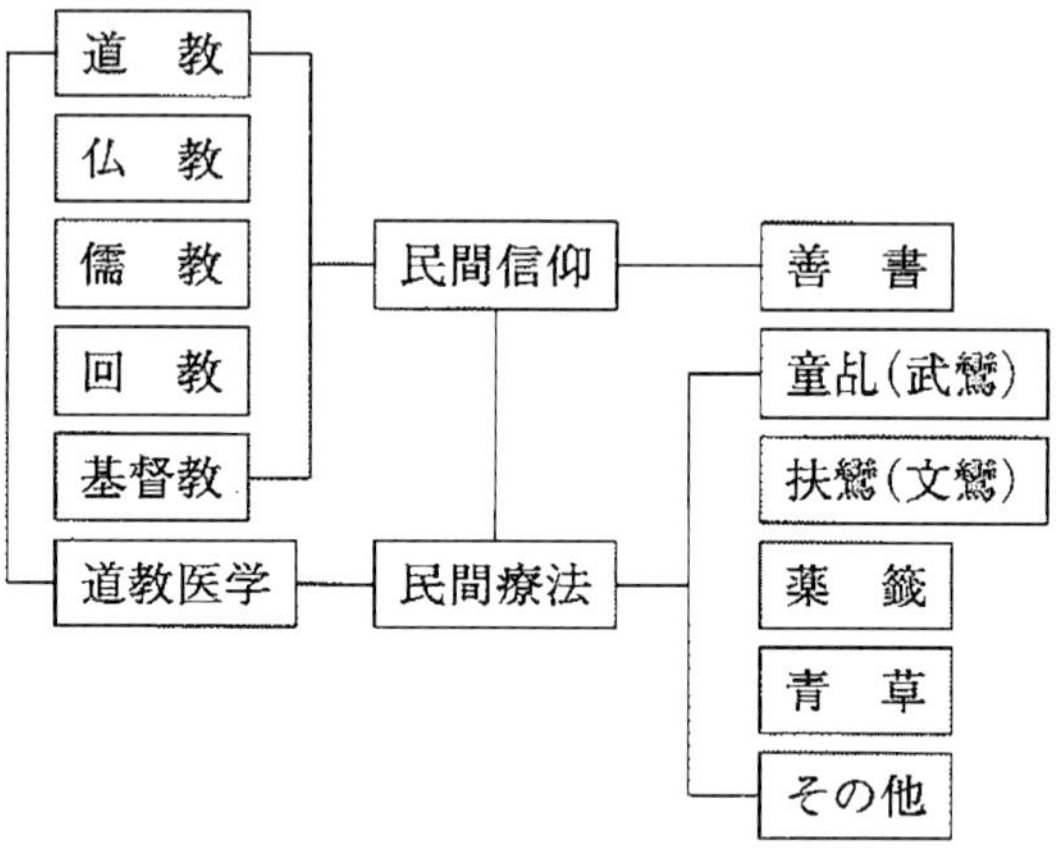

図3

現在の現地の状況

（これよりスライド供覧　○：スライド略）

○：香港の黄大仙。「三教同源」とは、仏教、道教、儒教がみんな一緒という説、道教ではない民間信仰の証。

○：台南の仏教寺院八卦山、ここにも三教同源とある。三段建ての大きな建物に三教同源とある。儒教は孔子の教えであり宗教ではない。体制側でいかに世渡りをうまくするか、いかにして官吏になるかを説いているが、中国の人たちは道教も仏教も儒教も同源とみている。中国で現地の人にあなたの宗教はと訊ねると、仏教と答える人が多いが本当にそれが仏教かとなるとあやしい。大抵は道教である。

○：現世利益をあらわす福禄寿。中国の人は幸せで福、偉くなって禄、長生きに寿という。この箇にして要を得た言葉がすきである。福禄寿に憧れ、特に寿を助けたのが中国医学で、それを側面から支えたのが道教である。この寿星老人は桃を持っている。桃は長生きの象徴で桃太郎や古事記にも出てくる。そのようなかたちで道教は日本の神話には入ってきている。祝詞は奈良時代に出てくるが、祝詞の中に中国の神様が出てくるし、お中元という習慣も、もとは中国の上元、中元、下元のひとつで七月十五日の中元節からきている。天皇という言葉、神話の天尊などはもとは道教の言葉でもある。

○：同じくシンガポールの福禄寿。

○：シンガポールのチャイナタウンで見かけたお正月の光景、春聯といって門口に貼っておく。福禄寿がよく売れていた。

○：マカオの通貨にも福禄寿の文字が見られる。マカオとは瑪祖という、道教といってもいい民間信仰の女神がいて、その瑪祖の廟が、瑪祖閣、それがマカオという地名になったという。三国志の中の英雄の一人関羽は義理を重んじそのために命を落とした

ことにちなみ、義理がたいことから商売の神様として関聖大帝をまつる関帝廟は多い。高雄の漢帝廟などには薬籤（薬のお札）がある。成人とかいてあるのは大人用の薬籤でこれを振って出てきた番号をみて、貰ったお札が処方箋になっていて、薬を処方してもらう。

○：内科、小児科、眼科、婦人科の薬籤が入っている。昔はトラコーマなどの眼病が多く、眼科も多かったようである。

○：ポエという占具。ポーンとほって陰陽の凸凹の組み合わせで、陽陰、陽陽、陰陰などをみる。中国のお寺へ行くとよくこれをほっているのを見かける。横浜中華街に最近立派な関帝廟ができたので立ち寄られればよくわかる。

○：先述の処方籤の入っている棚である。陰陽が出たら神様の思し召しといってその番号の紙に書いてあるのを貰う。これがその一部で保生大帝という方が医者の神様で、呉真人ともいう。この薬籤は興済宮のもので台南にある。

○：これは南鯤鯓代天府という南方の寺で貰った薬籤の一部。

○：香港の黄大仙。ここに「寫薬方」と書いてあるが、おみくじは置いてない。その代わりに番号の棒を持っていくとこの人が薬方を書いてくれる。つまり、この人の腕次第で処方が決まるので、ある程度の薬の知識がいる。

○：いま、相談しているところ。これは一般のおみくじで、薬籤ではない。普通の人には読めないからそれを解読してくれる人がいる。

○：薬籤の一部、防風、劉寄生などと書いてある。これも初めは難解で台湾の薬学の先生も知らない薬があった。薬草の総名で記されていることがある。

○：香港の黄大仙のお堂のちょっと後ろに医薬局というのがある。ここは安く診てくれる診療所。道教などの民間信仰のお寺の隣にはクリニックがよくあり、安い料金で病人を診てくれる。こういう活動は多かった。

○：医薬局の正面、入ると待合い室があって時間、値段が書いてある。香港には健康保険制度がないからこういうところが一番安い。

○：医薬局の内部、内科、小児科とある。来ている人たちもあまり裕福ではない。

○：青松観。呂洞賓という道教でも偉い人を祭ってある香港の廟。このお寺でも西洋医の治療をしてくれるが、あまり患者のいたのを見たことがない。

○：医学と宗教の接点と思われる例。台湾の龍山寺に、たまに中医義診というのがある。義診というのはただで診てあげるということ。これは西洋医ではなく中医である。台北市同慶中医医院というのがスポンサーになって、ここで薬を出しているという感じである。

○：その内部の情景。看護婦がいたり医師が血圧を計っていた。割合に混んでいたが無料とのことである。

○：並んで診てもらっている。

○：保生大帝を祭る保安宮、ここでも義診をやっていて内科、眼科、小児科、診療時間がそれぞれ表示してあり蒋介石総統の誕生日のお祝いで、台北の裕民医院が行っていた義診。たまたま行ったら身分証明書を提示させられた。台湾の人はいつもこれが必要である。

○：ここに看護婦がいて、病人はうつ向いて順番を待っている。保安宮の境内。

○：上海の文武廟、文は孔子を、武は関羽のこと。この寺の中でも診察が行われている。予防医学という看板には、痰を吐いてはいけないと書いてある。医者が自分の診察を終えてここへ来て患者を診るらしい。教育を昼間行っているところもある。

○：やはり同じところ。西医外科とか、西医内科とかあり、各々の所で患者が相談をする。

○：台北の行天宮。青い長袍という民族服を着たボランティアの女の人が持っている線香が神様の代わりで、どこが悪いと言えばそこに線香をあててくれる。

○：子どもの靴を持ってきてみてもらっているのが収驚である。これは例えば夜泣きの原因は、何か悪いものが乗り移ったからだとして追い払ってくれる方法である。

○：これは爐丹。神前の線香の灰を紙に包んで持ち帰りこれを呑む。灰に神が乗り移っているという（行天宮）。

○：これは龍山寺の近くの青昌街でみかけた青草店。野山から採ってきた草を売る。民間療法である。病状を言うと親父さんがこれを貼れといってくれる。呑むものもあるらしい。こういう店の親父さんは最大五〇種くらいの薬草を知っているという。この人たちを青草先生といい最も安上がりであり、ことに南方の華僑社会に多い。これは一年中薬草があるためであろう。

○：青草店と同じで道端で草を売る。わりに売れている。

○：アロエと葱などを売っている。このように路地いっぱいに青草屋がある。

○：シンガポールの中華街の青草屋。レモンなども並んで置いてある。

○：台北で見かけた菊苣店。菊は目の薬で鉢植えの菊を売っている。白内障、網膜出血などを治す。視力の減退にも良いと言うので売れている。

○：次は高雄で見かけた青草茶店で、レモン茶などもある。日本でも酸梅湯といって売っているところもある。明の時代の「金瓶梅」という小説にも出てくる。

○：台北、台南、台中などでもみかけた台湾の民間信仰の従事者で一番偉いのは道士で、その道士にも赤頭と黒頭があり赤頭のほうが少し偉い。その下に法師というのがいて大体の仕事をやる。葬式も取り仕切る。その下に童乩（タンキー）がいるがこれは男で、女のみこさんは尫姨（アイニー）、またあとで述べる扶鸞があるが、

暴れん坊のほうは武、おとなしいほうは文というシステムで成り立っている。道教のお坊さんの正装、道教の音楽はドラや胡弓で演奏され現世利益を願う明るい音楽でお経をやる。日本の葬式やお経とちがって悲しみは不思議にない。

○：南鯤鯓廟でみた童乩。刀を持ち自分で傷をつけるがちっとも痛くはないらしい。神様が乗り移っているからその血は神聖で痛くないという。祭ともなると大活躍して人気の中心になる。童乩のタンは児童の童と書く。金太郎のような派手な格好をしていて腹掛けをする。

○：台北のある小さな廟。法師が紙で人形をつくっている。病気の時にはこれで祈る。

○：シンガポールの福善堂。ここにいるこの女の人に神が乗り移っている。そこに依頼人が来て何かたずねると、そばにいる代理人がその依頼のおもむきをいうと、それを聞いて黄色い紙に朱書きした訳のわからないものを渡してくれる。これを持ち帰り貼ってもよし呑んでもよしという。人気があって番号札をもって人々が行列している。尪姨は結婚すると能力が無くなるらしい。この尪姨は有名らしく、ある日本の大学の民俗学の先生がここのことを書いていた。尪姨は依頼人の病状を聞き、どこの医者にかかれ、どの方角へいけなどという。尪姨も世代交代があるらしく、どこそこに不思議な娘がいる、その娘に神様が乗り移っているらしいということを聞くと、それを連れてきて弟子にして養成するらしい。

○：台南の扶鸞。この人に神が乗り移って、砂盤を叩いて字を書くような所作をすると、解読係りがいて、いま何をいったなどという。それを書記がノートに記録する。これは台湾でも主に南のほうの民間信仰。一番の神は瑤池金母という西王母。これは「山海経」にも出てくるが、その頃は凄い恐い顔をしている怪物であるが、時とともに美人となってくる。瑤池というのは西の方の池で、西王母はそこの神様で、これに対応するのが東王父、こちらは山東省の泰山にいる。日本の祝詞にも西王母と東王父は登場する。

○：柳の木でできた槌のようなものでトントコトントコと砂盤の上を叩いたり、擦ったりして何やら書いている。

○：今の女の人のお堂の屋根に鎮座しているのが西王母、巨大な像である。

○：柳の木でトントコやった処方箋を大正年間の学者が集めた。当時の日本は威張っていたから童乩を捕えて、どういう薬を使っているのか言わせた。ちなみにマラリアの処方箋も下痢も童乩によってまちまちであったという。私もこのお堂を探してみたが今となっては何も残っていなかった。

○：これが保生大帝で、三月十五日にお生まれになっている。あちらでは誕生日がお祭である。民間信仰だから年中誰かのお祭をやっていることになるが、「私はこういう者ですがこういう病

気を治して下さい」というようなお祈りの言葉で先のような女の人にお願いをする。

○：清の時代の刀梯。童乩が刀の上にのっている。今の雲南省でもこれと同じことをやっているのをＮＨＫのテレビで見た。道教は四川省はじめいろいろな少数民族にも由来し、それらがいろいろ混じってきているということも考えなくてはならない。刀を並べてその上に登り、ひっくり返って見せたり、お祈りをしたりする。

○：お堂でただでくれる善書。華陀秘方とか観音治病だとかがあり、いろいろな病気の治療法が書いてある。いろんな本があり、私は三百種くらい持っている。たぶん日本では私が一番多く集めているのではないだろうか。歯のことも探せば出てくるのではないか。

○：先に出ていた重生堂。シンガポールやアメリカなどあらゆる華僑の人たちが寄付を寄せている。ただで見学させてもらっては悪いからと何がしかのお金を置いてくると、日本の吉元がいくら寄付と書いてくれる。

○：観音様、日本では観音菩薩といって仏教では女とされているが、中国では男女どちらでもない観音大士という民間の神様でもある。

○：紙銭。これはお金の代用で福禄寿がここにもある。これを燃やしてお祈りする。この金の紙銭は求求平安と書いてある。金色はお目出たで、銀は葬式の紙銭とされる。

○：張天師符というお符。五斗米道の始祖、張陵という人のお符で、この流派は後に南へ移って龍虎山というところに来て天師道という名前になる。だからこのお札が一番ご利益があらたかなのである。大抵は虎の上に載っている。日本にもあるお符のように貼っておく。

○：台南の興済宮のお符。

○：北港の朝天宮のお符。

○：學甲鎮の慈済宮という廟の保生大帝符。古いお符である。

○：瑪祖様。日本では長崎の崇福寺にも祭ってある航海の神。

○：先述の保生大帝のお符。

○：お符を貼ったかご。これを担いで火渡りをしたりする。

○：龍山寺の中の神様の位置。道教と仏教、このように神仏が一緒になっている。寺だからといって仏教とはかぎらないところが面白い。

○：弘法大師。台北にあるこの天后宮は昔は弘法大師を祭ったお寺であったが、終戦後、日本のものだからと放り出したら大師が夢枕に立ったので、驚きあわててまたお祭りしなおしたという。

○：玉皇大帝。神々の上に君臨する偉い最高の神様。

○：上海の道教教会。

○：白雲観。文化大革命で破壊されてみるも無惨な残骸。

○：数年後には復元されておりこれは道士の制服。

○：白雲観の中の目の神。革命後作られたものであろう。
○：福徳神。土地の神様。
○：シンガポールの天福宮。
○：マカオの瑪祖閣。爆竹をやっていた。
○：香港の文武廟。
○：香港の天后古廟という古寺。
○：地獄の神様。日本では閻魔様はひとりであるが、中国では十人いる。死んで地獄に墜ちたらじゅんじゅんにその前にいく。
○：ホノルルのチャイナタウンのお寺。
○：石虎という保生大帝の守護神。
○：お産の神。
○：瑪祖医院。北港の朝天宮の奥にあった貧民施療院が今度大きくて立派な西洋医学病院を建てた。大きくても病院とはいわず、医院である。宗教と医学の接点がよくわかる。
○：保生大帝の最も古いもの。
○：この神農様は黒い顔をしている。
○：神農様には赤いのと黒いのとある。
○：大阪の神農様（大阪、道修町、少名彦名神社）。
○：お産の神様（催生娘々）。
○：子育ての神様（十二婆姐）。
○：羅盤といって家を建てたり家相をみたりするときに使用する。地理師、風水先生というのが使用する。中国本土の漓江でもとめたもので、台湾にはもっときれいなものがある。

時間がきれて、まとまりを欠いた話になったが、ぜひ道教というものに環解を寄せられたい。道教への理解なしでは真の中国医学への理解も、何故いまでも中国医学がなおさかんに続いているのかも理解できないであろう。また、次回お許しがあれば各々の医学との接点をお話したい。長時間のご静聴に深謝する。

（日本歯科東洋医誌、十（一）、一九九一、平成三年）

四、『金瓶梅』にみる中国医学

順天堂大学産婦人科
吉元昭治

はじめに

道教と中国医学との関係についてはすでにふれているが、[一][二]本稿ではこれらの関係を、フィクションの世界でみることにした。権威的な医書や、宗教関係の書物でみる以外に、中国のいわゆる、小説類のなかにこの片鱗をみることが可能であろうと思ったからである。フィクションにはそれなりの材料や時代背景があったはずである。そこには人々の活々とした生活がにじみでている。

そこで、いわゆる四大奇書（『水滸伝』、『三国志演義』、『西遊記』、『金瓶梅』）や、『紅楼夢』などについて検討したが、ここでは『金瓶梅』についてふれたい。

本書はいうまでもなく、西門慶という、山東省清河県の薬屋の主人の半生（二十三歳から三十三歳）を描いたもので、時代は宋の徽宗（政和年間一一一一〜一一一七年）の頃となっている。しかし本書の作者は、笑笑生というだけで本名は不萌だし、明代の万暦中期〜十六趣紀の終り頃できたとされ、なお多くの検討がなされている。しかし内容からいって明代の情景といえる。

主人公、西門慶には一妻五妾があり、本書の名も、潘金蓮、李瓶児、潘金蓮の女中でもある春梅の三名の名から由来している。その他、彼には女性関係が多く、このため本書はその性的描写から、いわゆる淫書のレッテルがはられてしまっている。彼はついには、催淫剤の誤用で命を失うに到る。その後、金軍の侵入で、一家離散の悲劇をむかえる百回本である。『（詞話本）』

本書の内容を分析すると、いわゆる淫書とみるだけでは大きな誤りだと思われる。そこには、政治、経済、民俗、風習、音楽、詩詞、芝居等の芸術、飲食、家庭内の生活風景、娼婦の街、などあらゆる人々の生活が目の前にあらわれ、まさに、北宋（現、開封）の、汴京の有様を描いた、清明上河図の世界そのままである。

この『金瓶梅』の中国医学や道教に関する部分を抽出、分類してみると、その量の多さと、多彩さに驚くべきものがある。このうち、道教に関する部分は別稿とした。

一、中医学の医薬に関する部分

呉神仙（呉真仙）という、人相見をよくする道士が、西門慶の家にきて、家中の人相を見るが、これが、これからの西門慶および、彼の妻妾の運命の伏線となっている。彼は、「善暁麻衣相法、又暁六壬神課、常施薬救人」といっている。麻衣相法とは、麻衣道者が伝えたという相法で、他に柳荘派といわれるものがある。六壬神課とは、生年月日の干支によって吉凶を占う方法である（二九）。

この（　）は小説の章回（章または回）を示す。以下同様。

次に、西域天竺からやってきた胡僧は「雲遊至此。施薬済人」といい、何か房術的薬がないかという西門慶に、催淫剤を与えるが、結局彼は、その誤用で命をおとすに到る（四九）。

西門慶の第五夫人李瓶児が病を得て、重篤となり、趙太医（趙搗鬼―ごまかし医者）も呼び入れたとき、彼の言葉のあとに「半積陰功半養身、古来医道通仙道」とある。明代、南豊李『医学入門』陰隲の項に「医通仙道、半積陰功、然陰功可半積而己乎」とあるのと同じ表現といえよう（六一）。

また、杏庵居士という金持ちの老人は、厚く神を敬い、道士のような衣をまとい、貧民救済を心がけていた。門前で病人に施薬し、家に二本の杏樹があったので、杏庵といわれていた。このところは、古く杏林の故事で名高い、董奉を思い出させる（九三）。

これらからしても、道士が薬を投与していたこと、道教と医学が極めて近い関係にあったことを示していることがわかる。

次に、各項目にわけて述べてみる。

○和合湯[註一]（二）…西門慶に潘金蓮をとりもつ、王婆が二人にさしだす茶湯（薬ではない）。婚礼時に祀る和合二仙からきている。

○迷魂湯（二六）…これも薬ではなく、人が死亡したとき、迷魂湯をのみ、一切の生前のことを忘れさせ、死後の世界を送る必要があるという伝えから、死に到ることをいう。

○定心湯…李瓶児の分娩（三〇）鏡磨きの老人とのやりとりの中（五八）呉月娘の分娩（七九）に出てくる。分娩後の心虚状態（精神不安、息切れ、疲れ）の恢復に用いられる。一種の気づけ薬。多くの註釈には、竜眼肉のむして汁としたものに、米のとぎ湯とまぜてのますとされているが、中医学的にみると次の二つが考えられる。一つは、『三因極一病証方論』にあり、扶苓、桂心、炙甘草、白芍、炮姜、炒遠志、人参に大棗を加えて煎じるもの。他は、『医学衷中参西録』に、竜眼肉、炒酸棗仁、山茱萸、炒柏子仁、龍骨、生牡蠣、乳香、没薬などからなるものがある。

○朱砂丸薬（四八）硃砂丸[註二]（九〇）…前者は、西門慶と李瓶児の間に生まれた官哥の病気のとき、後者は、呉月娘の息子、孝哥

が病気のとき、劉婆が姜湯と共にのます。朱砂丸にも数種あって、例えば、『外台秘要』には、おこりを治す救急法として、朱砂、常山、牛膝等でつくるとあり、また『太平聖恵方』には、朱砂、鬼箭羽、雄黄、赤小豆からなる処方が載っている。別に朱砂を羊胆に入れ、かげ干しにし、小豆大のものを十丸のむという、眼の前がくらくなる、急激な視力障害に用いられる民間方もある。

○薄荷燈心湯（四八）…薄荷と燈心からなる簡単なものだから、おそらく民間方であろう。

○種子霊丹（五三）…西門慶の子を願う呉月娘に、薛姑子（尼）が届けたくすり。種子とは受胎のこと。烏金紙に包まれ表面に、「種子霊丹」と書いてあり、彼女が握ると、臍下部が熱くなり、かぐと口の中に唾がいっぱいに湧いてくる。この処はこの薬の効果のあらたかなことをいっているのであろう。

薬気が皮膚を通して作用するのは、外用薬もそうだが、握薬といって薬を手で握っておくという方法もあった。この内容は、はっきりしていないが、『葉天氏女科』に、種子丹というのがある。蓮鬚、山茱萸、覆盆子、龍骨、芡実、蒺藜などからなっている。

○降火滋栄湯（五四）…李瓶児が病気となり任太医が往診したとき、次の加味地黄丸とともに処方される。降火とは瀉火（解熱など）、滋栄とは養血（体力をつける）のこと。出典ははっきりしないが、『伝青主女科編方』に、滋栄養気扶正湯の名をみる。人参、黄耆、白朮、川芎、熟地黄、麦門冬、麻黄等からなり、産後、寒熱有汗のものの初期に用いるとある。

○加味地黄丸（五四）…別名、八仙長寿丸、麦味地黄丸。『寿世保元』にみる。肺腎陰虚、すなわち、力なく、食欲減退、せき、軟便、性欲減退、盗汗、発熱、口渇などの老人に対応している。地黄、山茱萸、山薬、丹皮、沢瀉、五味子、麦門冬等からなる。六味地黄丸がもととなっている。

○燈心薄荷金銀湯（五九）…李瓶児の子、官哥がひきつけ、劉婆がよばれ、燈心、薄荷、金銀花よりなる薬剤を与えられる。前出の燈心薄荷湯に近いものと思われる。

○金箔丸（五九）…同じとき、月娘が官哥の口をこじあけ、これをとかして口に入れる。『小児薬証直訣』にあり、金箔、天南星、白附子、防風、半夏、雄黄、朱砂、牛黄、氷片、麝香等からなる。『衛生宝鑑』にも、同名をみるが、これは夜尿症を主としている。

○接鼻散（五九）…官哥の病がますます悪化し、小児科医を招き、接鼻散のテストを行う。これを鼻孔に吹きつけ、もし鼻水が出れば治る見込みがあるとする。元来は、喉麻痺（ジフテリーなど）や、牙関緊急に用いられる。皀角、白矾、雄黄、黎芦等からなる。

○帰脾湯（六一）…李瓶児が性器出血がつよくなり、任医官の往診をうけ、投与される。本剤は、『済生方』にもあるが、『校注婦人良方』の方をとりたい。すなわち人参、炒白朮、炒黄耆、茯苓、竜眼肉、当帰、遠志、酸棗仁等からなり、中医学でいう脾（血液をコントロールする働きがある）の異常、心（血液循環と関係する）

の異常に用いられる。血崩（性器出血）、月経不調、不眠、健忘、疲労等に適応する。加味帰脾湯は貧血症にも使われている。

○三七薬（六二）…李瓶児に花大舅（母方の兄弟のおじ）が見舞いにきて、これをすすめる。またの名、田七、うこぎ科人参の一つ。止血、止痛等の作用があり、性器出血、吐血、下血、外傷などに用いられる。単剤だから民間方といえる。

○棕灰、白鶏冠花（六二）…同じ場面に出てくる。棕灰はしゅろ（棕櫚）の皮を焼いて灰としたもの（固渋止血法）白鶏冠花は、鶏冠頭、これを煎じて、酒とともに服用し、性器出血に用いられる。民間方。

○梅蘇丸（六七）…西門慶が応伯爵にすすめる菓子の類。これをたべると、つばがでて肺をうるおし、口臭を去り、痰をとり、食欲を助けるといっている。『遵生八箋』に梅蘇丸方が記されている。

○百補延令丹（六七）…応伯爵が西門慶に向って、体を大切にするようにいうと、彼は、任太医（後渓）がこの薬を送ってくれ、これは宮廷でものみ、人乳とともに朝早くのむものだと説明する。百補延令丹とは不詳だが、延令丹は別名、妙応丹として、『太平恵民和剤局方』巻九婦人諸疾に、当帰、石膏、沢蘭、附子、木香、熟地黄、川芎、防風、人参、黄耆、厚朴、炙甘草その他からなるものがあるが、適応からこれではあるまい。『沈氏尊生書』に、延年益寿不老丹、『万病回春』に、延令固本丹などをみるからこれらに近いといえる。

○広東牛黄清心蠟丸（七五）…孟玉楼が嘔吐しつづけるとき西門慶がのましている。牛黄清心丸は『太平恵民和剤局方』に、悪心、嘔吐、めまい、精神不安、不眠などに用いるとあり、白芍、麦門冬、黄芩、当帰、防風、白朮、柴胡、桔梗、川芎、茯苓、麝香、羚羊角、阿膠等二十八味の薬物からなっている。金箔で包み、蠟の球形カプセルの中に入っている（蠟丸）。

○暖宮丸薬（七六）…任医官が呉月娘の安胎を期して与える。『太平恵民和剤局方』に暖宮円の名がみえる。硫黄、赤石脂、烏賊骨、附子、禹餘糧等からなる。月経不順、臍下腹痛、不妊症等に用いられる。（五三）に暖子宮の言葉があるが、中医学では不妊は、子宮などが虚寒状態にあるというので、そこを暖める方法をいう。

○延寿丹（七八）…西門慶は、任医官のくれた「延寿丹」を思いだし、服用したとあるが、任医官のくれたものは、（六七）の「百補延令丹」のことだから、延寿丹とはこのことであろう。しかし、このとおりの「延寿丹」とすれば、別名「黍米寸金丹」（『外科正宗』）ともいわれるのかもしれない。「延寿丹」の名は、その他『世補斎医書』『聖済総録』『衛生宝鑑』『丹渓心法』などにみられるが、本文とつきあわせると『丹渓心法』のものが近い。すなわち、虚損をなおす目的で、天門冬、遠志、山薬、巴戟、赤石脂、車前子、菖蒲他十六味からなり、蜜でねり、丸薬としたものである。

○紅花湯（八五）…潘金蓮は、西門慶の娘むこの陳経済との間

に、不義の子を宿す。経済は胡太医を訪ね、堕胎薬として、「紅花湯」をもらいうけ、目的をはたす。これは清の郭志邃の『痧脹玉衡』にあり、紅花、蒲黄、青皮、香附、貝母、枳殻等からなり、下腹部の痛みなどに用いるが、紅花には、強い破血作用があるので、堕胎の目的に使用されたと思われる。

二、診察風景と謝礼について

この長い物語のうちで、武松、官哥（西門慶と妾李瓶児の間の子）、李瓶児、西門慶などの死を迎えるが、その病気から死までの経過は、まず医師がよび入れられ→婆子→尼→道士→占い師→陰陽師というパターンがくりかえされている。その他、妊娠時の診察が記されて、当時の医療事情を知るうえに、参考となる点が多い。

（一四）西門慶のとりまきの一人花子虚は、金銭的トラブルで、彼にはかられ、

不孝害了一場傷寒。対李瓶児還請的大街坊胡太医来看。後来怕使銭。只挨着一日両、両日三、挨到三十頭。嗚呼哀哉。断気身亡　亡年二十四歳。

ということになる。花子虚の妻、李瓶児は夫、花子薀が病気となっても、けちけちして、医師にみてもらうのも一日延ばしに延ばして、三十日ばかり放っておいて、ついに死んでしまう。李瓶児はその後、西門慶の第五の妾として迎えられる。

（一七）西門慶と通じた、潘金蓮は、彼を恋いこがれて、気欝状態となり、蔣竹山という医師が往診する。この医師は金蓮を診て、その美しさに惚れ、彼は彼女から金を出させ、薬屋を開くが、西門慶に邪魔をされ、金蓮はついには、西門慶のものとなる。その竹山は、金蓮を診察すると、

娘子、肝脈弦出寸口而洪大、厥陰脈出寸口久上魚際、主六慾七情所数、陰陽交争、乍寒、乍熱、似有欝結于中而不遂之竟也、似瘧非瘧、似寒非寒、白日則倦怠嗜臥、精神短少、夜晩神不守舎、夢与鬼交、若不早治、久而変為骨蒸之疾。という。

肝の異常のときは、脈診では弦脈となる。気欝から肝欝となり、イライラ、不眠、精神不安状態となったことを示す。厥陰脈も同じ。寸口に出たとは、病変が心にまで、すなわち、第一指のつけねの魚際まで及んだことをいっている。神不守舎とは、『霊枢』大惑論第八十に、「心者、神之舎也」とあり、また同じく天年第五十四に「神気舎心、魂魄畢具」とある。「骨蒸」とは現在の結核症と考えられている。さらに、李瓶児は死んだ夫が「大街上胡先生」に診てもらったというと、竹山は、

是那東街上劉太監房子住的胡鬼嘴児？他又不是我太医院出身。知道甚麼脈？

すなわち、劉太監内の屋敷に住んでいる。口から出まかせの男だとこきおろす。太医とは元来官名であったが、時代とともに、たんに医師のことをいうようになる（現在では医師のことを大夫といっている）。太医院は皇室の侍医寮をいう。宋代では太医局

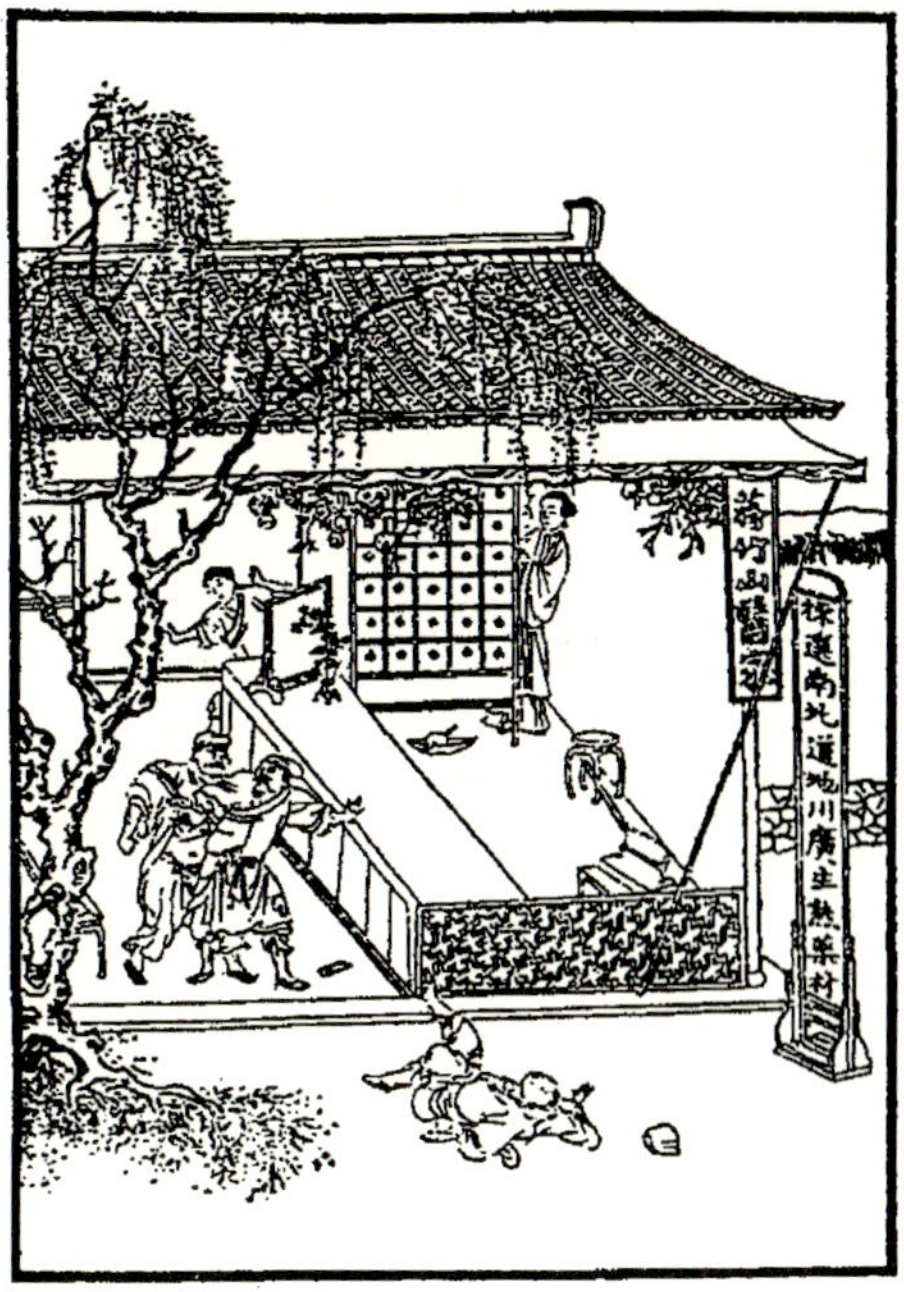

図１

といったが、元、明、清代では太医院といった。『金瓶梅』は時代背景は宋代をかりているが、実際には、明代の話であることがこのことでも知れる。

ここでの謝礼は銀三両となっている。

（一九）蒋竹山は西門慶のさしむけた、ならずもの二人のため、なぶりものにされ、折角開いた生薬店もこわされ、遂にはあとで死亡する。潘金蓮は西門慶の妾となる。その蒋竹山の店先の場面（図１）。

「你這舗中有狗黄没有?」竹山笑道「休要作戯、只有牛黄、那討狗黄」又問「没有狗黄、你有氷灰也罷、拿来我瞧、我要員你幾両」竹山道「生薬行只有氷片、是南海波斯国地道的、那討氷灰来?」

牛黄、氷片という薬を狗黄、氷灰といってからかわれ、また「串鈴児売膏薬」と侮称を投げかけられる。串鈴とは、鈴を串さしにしたものを、マークとして、諸国を歩いて、膏薬や、土地、土地でできる薬草を売りあるいた民間医で、一般の医師より低級なものとされた。行医、走医、鈴医などともいわれる。『金瓶梅』中にも、この鈴医が、他にも登場している。

（三三）西門慶の正妻、呉月娘は早産をする。妊娠五カ月となったが、腹痛がつよく、西門慶家に出入りする、なんでも屋の劉婆に相談し、大きな黒い丸薬二つをのみ、おろす。すなわち、

教月娘用艾酒吃、那消半夜、弔下来了。在榪桶内、点燈撥看、原来是個男胎、已成形了、正是「胚胎未能全性命、真霊先到杳冥天」。

という状態であった。当時の風習として、室内に便器（桶子）をおいて用をたしていた。また、女性が屋外の庭で、用をたしたり、路にすてる場面もみられる。

（四八、五三）西門慶と李瓶児の間にうまれた官哥は生来、体が悪く、この回では、これに対する道教医学的、ないしは民間療法的な場面がみられる。

（五四）李瓶児の体調がよくなく、任医官（任後渓）が呼ばれる。任医官は李瓶児を脈診する（図２）。

迎春（下女の名）便把繍褥来、襯起李瓶児的手、又把錦帕来攛

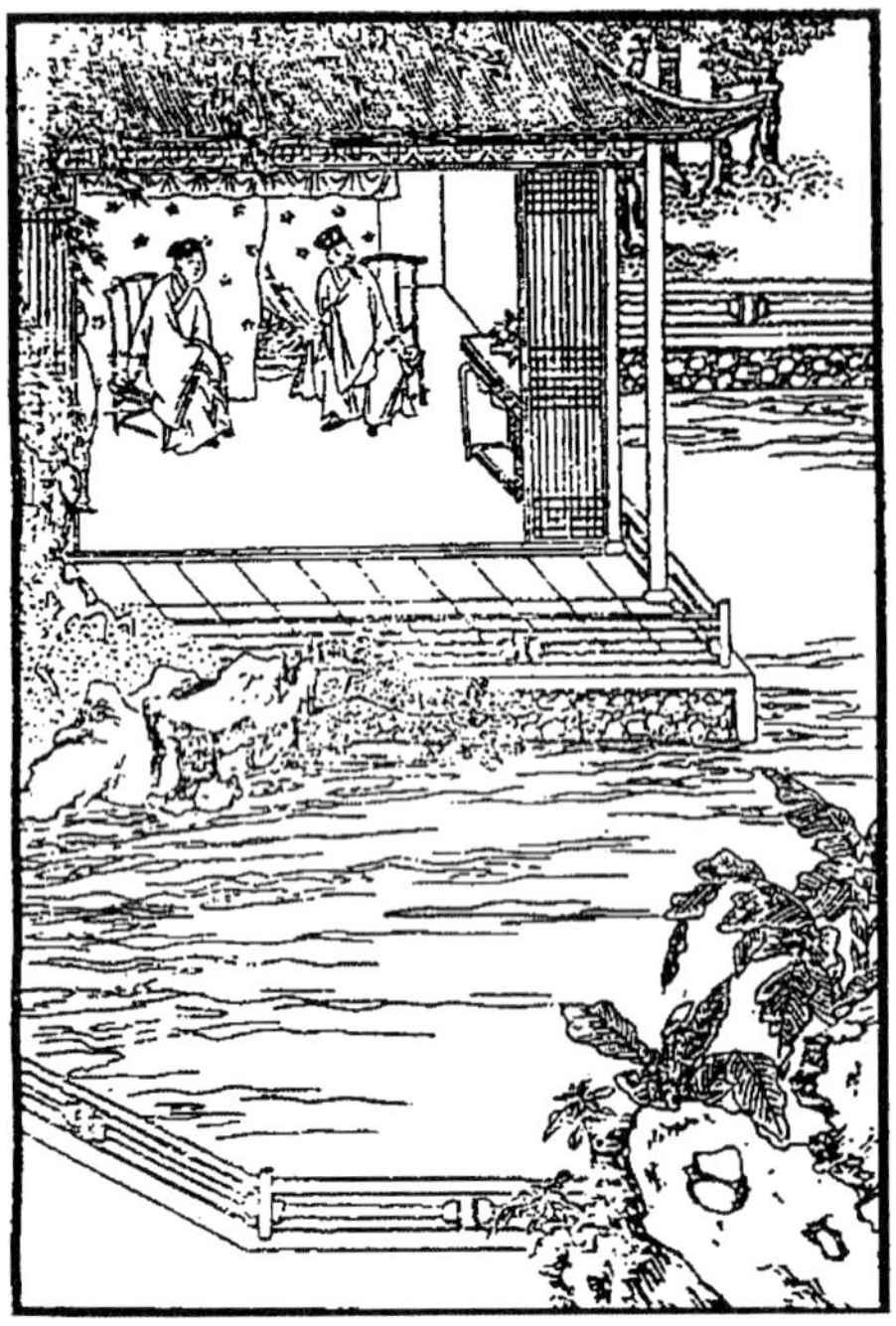
図2

了玉臂、又把自己袖口籠着地繊指、従長底下露出一段粉白的臂、来与太医看脈、太医澄心定気、候得脈来、却是胃虚気弱、血少肝経旺、心境不消、火在三焦、須要降火滋栄。

如今木剋了土、胃気自弱了、気那裡得生？血那裡得生？水不能載火、火都升上截来、胸膈作飽作疼、肚子也時常作疼、血虚了、両腰子渾身骨節裡頭、通作酸痛、飲食也吃不下了、

西門慶道「真正任仙人了、貴道裡望聞問切、如先生這様明白脈理。」

太医道只是降火滋栄、火降了、這胸膈自然寛泰、血足了、胸脅自然不作疼了、不要認是外感、一些也不是的、都是不足症、乃不足之症、其胸膈作痛、乃火痛、非外感也、其胸脅怪疼、乃血虚、非血滞也。

ここの場面は、中医学的見地からみても、興味があるところである。まず脈診をするのに、手の下に小さな枕をおき、錦の手巾をかけてみている。

五行相克理論によれば、木剋土だから、肝気が強くなれば、胃気が虚となり峯気、血ともに不調となり、また腎陰不足、心火亢盛の状態は、心腎の陰陽平衡状態を失調に導き、いわゆる心腎不交の状態となる。精神的ストレス、肉体的疲労による。従って心火の下降を図り、腰や脇腹の痛みも、血虚によると考えられるので、降火滋栄の薬剤がよいという。そこで降火滋栄湯と、加味地黄丸が与えられる。

このときの謝礼は一両であった。

（五五）ここは前回の場面と重複している。原文を書き直しているのかもしれないが、前回の表現には及ばないようである。

却説任医官看了脈息、「夫人這的病、原是産後不慎調理、面帯黄帯、飲食也没些要緊、大凡婦人産後、小児痘後、最難調理、如今夫人両手脈息、虎面不実、按之散大、却又軟不能自固、這病症都只為火炎肝腑、土虚木旺、虚地妄行、若今番不治、他後辺一発不的了、只是用些清火止血的薬、黄栢知母為君、其余只是地黄、黄芩之類、再加減些吃下看住、就好了。

任医官は、この病気は、産後の養生がよくなかったからだという、さらにおよそ、婦人の産後と、小児の痘瘡の後が難しいのだ

という。また、清火止血剤がよいとあるが、清熱涼血の方法、すなわち、血熱（虚熱）妄行による出血とも考えている。衛気営血理論からいえば血分虚熱症のことをいうのであろうか。君薬である、黄柏、知母と黄芩の性味はすべて、寒と苦であり、生地黄なら寒、苦、熟地黄とすれば、温、甘となる。この李瓶鬼の状態では、これら薬物を用いる実熱状態とは異なるから、いずれにしろ、矛盾を感じるところである。この状態ならば、温、甘であろう。

（五九）官哥の状態はひきつけをくりかえし、ついに意識不明となり、小児科医をよんで、さきにあげた、接鼻散のテストをしたが無効であった。そこでいろいろな、道教医学的な展開もあったが、ついに一歳二カ月の命をおえる。

（六一）李瓶児はさらに、性器出血がひどくなり、重症となる。まず任医官がよばれ、

診畢脈、「老夫人脈息、比前番甚加沈重些、七情感傷、肝肺火太盛、以致木旺土虚、血熱妄行、猶如山崩而不能節制、若所下的血紫者、猶可以調理、若鮮紅者、乃新血也」という。

すなわち脈は沈重で病情は重いことをいい、前回より悪化し、七情つまり、嬉、怒、憂、思、悲、恐、惊の七種の精神的因子が悪化したためだと説明する。七情の情志的な過労状態は、ストレスをうみ、内臓機能失調をもたらし、気血の不調が疾病を発生するとされる。また出血の色で良し、悪しを西門慶に説明している。そして、帰脾湯が処方される。謝礼は、抗州産の絹一疋と銀一両であった。

さらに状態が悪化し、大街口の胡太医が呼ばれるが、「子供をなくされて、気欝となり、その気が血管をつき、ついには血行に入ってしまった」と説明する。

ついで、県庁前の何老人がよばれる。八十一歳の彼は、李瓶児をみてその状態に驚く。そのさまは、

面如金紙、体以銀条、五臓膨脝、六脈細沈、東岳判官催命去、西方仏子喚同行、喪門弔客臨身、扁鵲盧医難下手。

で、名医、扁鵲でも如何ともしがたいと、匙をなげた恰好となる。そこへ、やはり依頼していた城外にすむ趙龍崗という婦人科医がやってくる。彼は趙搗鬼（趙ごまかしや、ペテン師）だが、

毎日攻習王叔和（魏晋代の名医、『脈経』の著者）、東垣（金元の名医、金元四大家の一人、李東垣、または李杲、『脾胃論』で名高い）、勿聴子（不明）、黄帝素問、難経（秦越人、すなわち扁鵲作とされる）、活人書（活人書と名がつくものは数種がある。『南陽活人書』とすれば、宋の朱肱著であり、『傷寒論』についての記述）。丹渓纂要（金元四大医家の一人、朱丹渓、あるいは朱震亨の著）、丹渓心法（同上）、潔古老脈訣（金元四大家の一人、張元素、字潔古の著『潔古註叔和脈訣』が正しい）、加減十三方（元、徐文中字用和の著）、千金奇効良方（不明、『奇効良方』とすれば明、方賢の著）、寿域神方（明、著者不明、『延寿神方』ともいう）、海上方（宋、著者不明）、無所不読、無所不看、定関格之沈浮、風虚寒熱之症状、一覧無

余、弦洪芤石之脈理、莫不通暁。

という。関格とは、『素問』六節蔵象論第九に、人迎寸口診でともに四倍以上の場合をいい、死に近い。同じ脈要精微論篇第十七では陰陽不相応の病名としている。弦脈は肝胆疾患時の代表脈、洪脈は熱盛状態を示す脈、芤脈とは、浮大で軟、中ほどが空虚にふれるもので、血虚となり気をコントロールできない状態、すなわち失血時にみられる。石脈は弾石脈ともいい、死脈であるとされる。

さらに趙太医は、詩で自分のことを、売杖揺鈴といい、行医ともいっているから、さきに述べた、串鈴医である。処方するのも出たとこ勝負、眼病には灸を、聾には針をさすとも述べているから、この串鈴医は鍼灸も一緒にしていたとおもわれる。

ここで西門慶との間で滑稽なやりとりがある。趙太医は李瓶児の脈診を行い、李瓶児に自分は誰かと聞くと、お医者でしょうというと、心配はない。死んだりしません、人の顔がわかるからといって西門慶は失笑する。

さらに、趙太医は脈診して、「非傷寒則為雑症、不是産後、定然胎前」「敢是飽悶傷食、飲饌多了?」とかおかしなことをいい、また李瓶児の顔が黄色いのをみて、「黄疸」で下痢をしているだろうというが、西門慶にすべて違うといわれ、首をかしげ、横痃すなわち「便毒魚口」か、月経の異常だろうというと、西門慶が女でなんでこれになるのか、月経異常はあたっているといわれると「南無仏那」(南無阿弥陀仏)といってほっとする。そしてその原因は「不是乾血労(喀血)就血山崩」と答える。さらにその処方はと聞かれると、

甘草甘遂与硇砂、藜盧巴豆与芫花、人言調着生半夏、用烏頭杏仁天麻、這幾味児斉加、葱蜜和丸一樋、清辰用焼酒送下。

といったので、そばにいた何老人は、おどろいて、これでは人を殺してしまうというと、趙太医は、良薬は口に苦しというではないかとすましている。西門慶はとうとう怒って二銭を与えて追い出してしまう。何老人は彼のことを、

此人東門外有名的趙搗魂、専一在街上売杖鈴。

と西門慶に説明して、西門慶は何老人に銀一両の御礼をする。

(六二) 西門慶は李瓶児の状態が、

服薬百般医治無効、求神、問卜、発課、皆有凶無吉、無法可処。

といった状態となり、三七薬や棕灰と白鶏冠花の煎薬も効がない。そこで西門慶は三百七十両を出して、李瓶児のために立派な棺をもとめる。しかし、遂に二十七歳で世を去る(政和七年九月十七日、一一一七年)。

李瓶児の性器出血が長くつづき、死に到るまでの経過をみると、四月末に胸や腰、腹部に痛みがあり、任太医の診察をうけている。また前年の六月二十二日に官哥をうみ、その官哥は、八月二十三日に死亡しているが、その後精神的な負担もあって急激に症状が悪化している。その病名としては、彼女の二十七歳という年齢、

分娩後ということを思いあわせると絨毛癌がまず考えられ、ついで子宮癌（頸部癌）あるいは下腹痛、発熱があったとすれば子宮筋腫の感染も否定できない。

（七五）呉月娘は潘金蓮と口争いをして気分が悪くなり、劉婆を呼んで、

吃他服薬、再不、頭上剁両針、由他自好了。

という。この劉婆という西門慶に出入りしている婦人は、前にも出てきているが、ここでも薬を与えていたり、針を刺しているということがわかる。

（七六）すでに妊娠している呉月娘は、任医官の診察をうける。

月娘向袖口辺飾玉腕、露青葱、教任医官脈診、任医官道「老夫人原来稟的気血弱、尺脈来的又浮渋、雖有胎気、有些栄衡失調、易生嗔怒、又動了肝火、如今頭目不清、中隔有些阻滞、作其煩悶、四肢之内血少面気多。

彼女は元来、気血が弱く丈夫ではない。脈診で尺位、すなわち体の下部の脈が浮渋であるといっている。これは精血不足を表現している。そのため栄養が悪く、怒りやすく、肝火が上にのぼり、このため頭や目がはっきりせず、体の中ほどに障害が若干あり、気分がすぐれないのだと説明する。そして清胎、理気、和中、養栄、蠲痛《けんつう》之剤をあげましょうという。清胎とは安胎を期する方法。理気とは、気滞、気逆に対する方法、和中とは、広くは理気法で、和胃理気、すなわち胃などに対する補気法、養栄とは栄養の、蠲痛とは、止痛法をいう。ここでは暖宮丸を処方する。

西門慶はこのとき、任医官に一両の謝礼をしている。

（七九）西門慶は、潘金蓮との房事中、胡僧からもらった、催淫剤を彼女から多く与えられ、正月十三日重症となり、ついに命をおとしてしまう。その症状のはげしさは、

那管中之精、猛然一股、邈将出来、猶水銀之瀉筒中相似、忙用口接嚥不及、只顧流将起来、初時還是精液、往後尽是血水出来、再無个収救。精尽継之以血、血尽出其冷気而巳。

となり、さらに、翌々日には、

下辺虚陽腫張、不便処発出紅暈来了。連腎嚢都腫的明滴溜如茄子大、但溺尿、尿管中猶如刀子犂的一般。

さらに翌日になると、

腎嚢腫張破了、流了一灘鮮血、亀頭上又生出疳瘡来、流黄水不止、西門慶不覚昏迷。

の有様となり、三十三歳の命をおえる（重和元年、正月二十一日五更、午前三時から五時の間、一一一八年[註三]）。

この間の西門慶の受診情況は次のようであった。

まず任太医がよばれるが、脈診をして、

乃虚火上炎、腎水下竭、不能既済、乃是脱陽之症、須是補其陰虚、万繞好得。

という。

すなわち、房事過度で、陰液が不足し、陽気が相対的にあまり、

虚火上炎、陰虚状態となり、血虚となる。そしてこの腎陰虚は、亡陰から、陽気の極度の損傷によって亡陽と進展し、全く重篤になるのである。

ついで、李瓶児も診てもらった胡太医をよぶと、西門慶の状態を、

下部蘊毒、若久而不治、卒成溺血之疾、廼是忍便行房。

といっている。すなわち、体の下方に毒がたまり、早くよくならなければ、血尿症になるだろうと診断している。

次に、李瓶児のときやって来た何老人の子息、何春泉が診療にくる。そして、

是癃閉便毒、一団膀胱邪火、趕到這辺下来、四肢経絡中、又有湿疾流聚、以致心腎不交。

と説明する。すなわち、性生活の不節制は、腎陰不足をまねき、心火（陽）の下降と腎水（陰）の上昇という心腎の陰陽平衡の失調をおこし、心腎不交となり、腎陰虚となり、虚火がおこる。膀胱邪火というのもこれである。

これら三名の医師に対する謝礼は五銭の銀子となっている。

また紹介で、劉橘斎がよばれ、脈をとり、局所をみて、薬を塗り、煎薬を与える。謝礼は抗州絹一疋と、一両であった。

この図（図3）は西門慶が薬をのんでいるところで、薬研などがみられる。さらに、状態がわるくなると、道士の呉神仙にきてもらう。彼は医療と占いの二つをしているが脈をとり、

是酒色過度、腎水竭虚、是太極邪火、聚於慾海、病在膏肓、難以治療。

という。すなわち腎水が枯渇し、腎陰虚となって、全身の虚熱が性器に集まってしまったので、どうしようもないと説明している。この呉神仙はかつて、西門慶の命は三十三歳までだと占っている。この謝礼は絹一疋となっている。

西門慶が死亡した日、呉月娘は急に産気づき、蔡婆がよばれ、無事男児が生まれる。孝哥である（図4）。

（八五）潘金蓮は、西門慶の娘むこの陳経済と通じ妊娠してしまう。そこで、彼に三銭持たし、胡太医を訪ね、堕胎薬をもとめる。胡太医は、分娩のことできたのかと、かんちがいして、

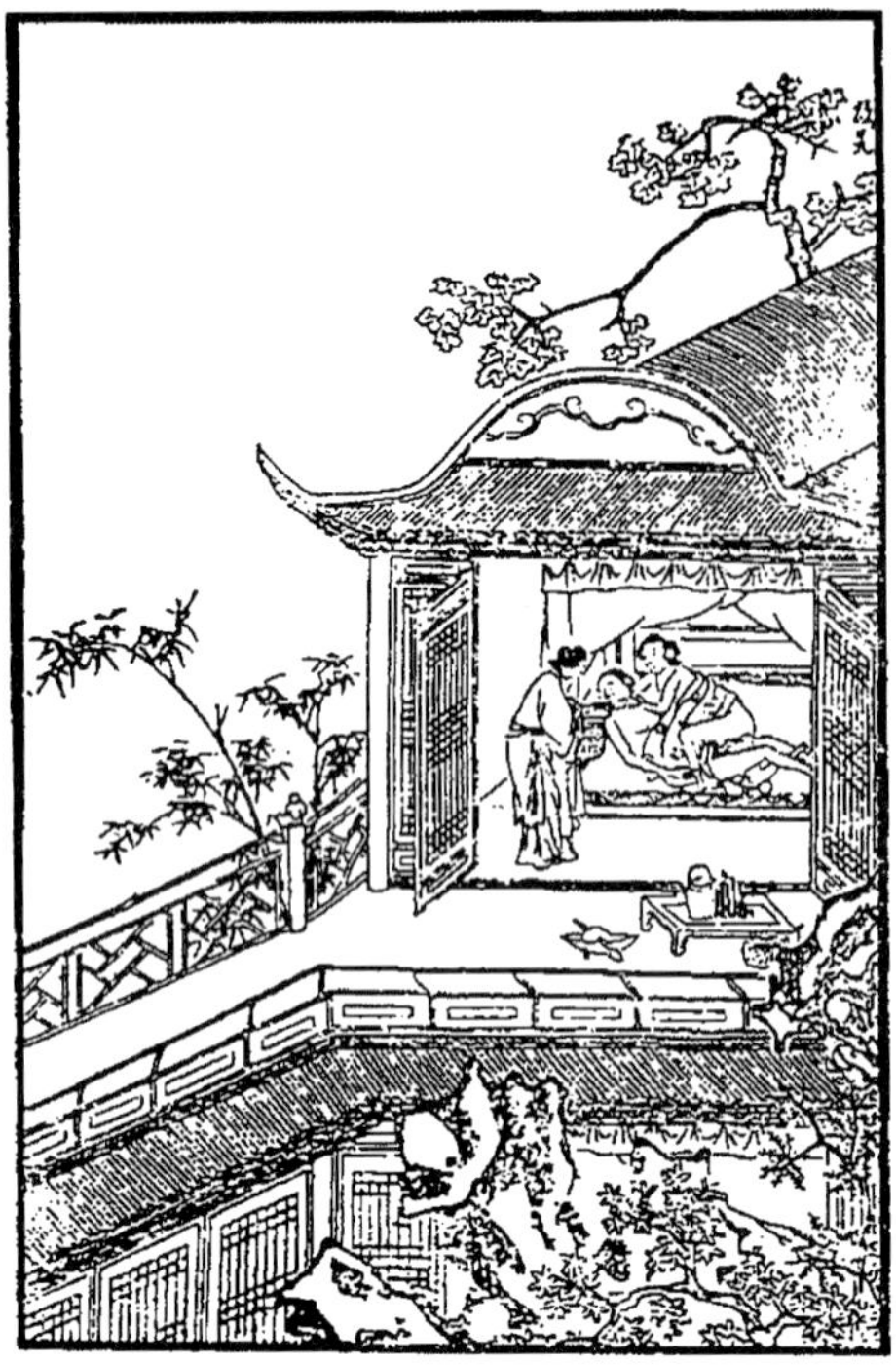

図3

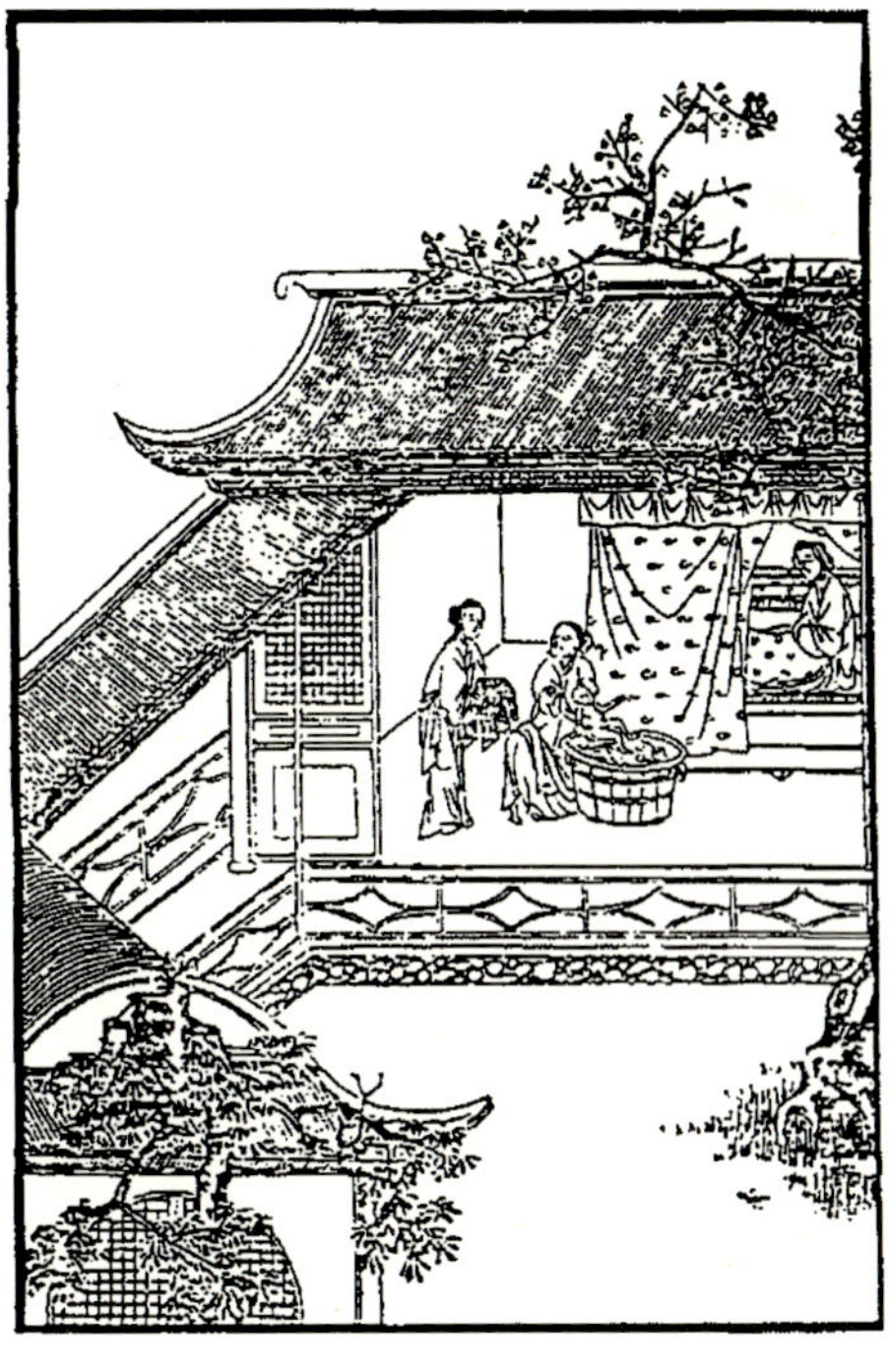

図4

我家医道大方脈、婦人科、小児科、内科、外科、加減十三方、寿域神方、海上方、諸般襍症方、無不通暁、又専治婦人胎前後。且婦人以血為本、蔵干肝、流干臓、上則為乳汁、下則為月水、合精而成胎気、女子十四而天癸至、任脈通放、月候按時而行、常以三旬一見、過於陽則経水先期而来、過於陰、則経水後期而至、血性待熱而流、寒則凝滞、過与不及、皆致病也、冷則多白、熱則多赤、冷熱不調、則赤白帯、大低血気和平、陰陽調順、其精血聚而包胎成。心腎二脈、応手而動。精盛則為男。血勝則為女、此自然之理。胎前必須以安胎為本。如無他疾、不可妄服薬餌、待十月分娩之時、尤当謹護、不然、恐生産後諸疾。

経済はこれを聞いて、お産のことで来たのではなく、おろしたいのだといって、さらに二銭追加すると、胡太医は、

我与紅走一埽光、吃下去、如人行五里、其胎自落矣。

といって紅花湯を与えるが、その際、『西江月』（唐代詞曲の名、歩虚詞ともいう）にもその証拠があるといって、

牛膝蟹爪甘遂、定磁大戟芫花、斑毛赭石与硇砂、水銀与芒硝研化、又加桃仁通草、麝香文帯凌花、更燕酷煮好紅花、管取孩児落下。

と説明し、紅花湯を煎じてのんで、目的をはたすが、「好事不出門、悪事伝千里」で皆に知られてしまう。

ここで胡太医のいっている大方脈とは内科のようなものである。血は婦人の重要なもので、肝で臓せられ、また流れて肝にそそぐ。一方、肝腎同源という考えがあって腎は精を蔵し、たがいに補いあう。したがって精血同源であるので、これらが相い働いて妊娠ができる。また「女子十四而天癸至」とは、『黄帝内経素問』上古天真論篇第一にみる言葉である。

「過於陽則経水先期而来……」とは、月経が周期より早く来る月経先期と、遅れてくる月経後期のことをいっている。前者については、実熱とか血瘀血滞とするものが多く、流れ易くその色は赤いという。平素体が丈夫なものが、飲食または外感熱邪に侵されてなり易い。後者については、血虚に由来するものが多いとするものが多い。この場合冷えとかストレスなどが原因で、陽気不足（血虚）、腎精不足となり不妊におち入り易い。寒則凝滞とはいわゆる寒凝血瘀である。一般に血は薄く、量は少ない。張景岳

の『景岳全書』婦人規などに記載されている。

「心腎二脈」については、『黄帝内経素問』平人気象論篇第十八に、「婦人手少陰脈動甚者、妊子也」とある。[註四]「精盛則為男…」についてみると、宋、陳自明『校註婦人良方』胎教門に「精勝其血、則陽為之主、受気於左子宮而男形成。精不勝血、則陰為之主、受気於右子宮而女形成」という記載をみることができる。安胎のためには、むやみに薬をとらないほうがよいと妥当なことをいっているが、『西江月』のところで出てくる薬は、多くは劇薬で、妊婦禁忌薬であり、それ故、堕胎薬に用いられるのであって、紅花は破血作用があり、活血化瘀作用が強い。

（九〇）孝哥が発熱し、意識がはっきりしないとき、劉婆が呼ばれ、彼女は脈をとり、硃砂丸を姜湯とともに服用してよくなったことはすでに述べてある。

このときの、謝礼は三銭であった。

（一〇〇）最終回、潘金蓮の女中であった春梅は、周統制という武人に嫁ぐが、『水滸伝』中の英雄、宋江征伐の最中、戦死する。彼女はその後、その家来の子息、周義と密通を重ね、日夜もない有様となり、ついに、骨蒸病症になってしまい、

逐日吃薬、減了飲食、消了精神、体痩如柴、而貪淫不已、一日過了他生辰、到六月伏暑天気、早辰晏起、不料他楼着周義在床上、一泄之後、鼻口背出涼気、淫津流下一窪口、就鳴呼哀哉、死在周義身上、亡年二九歳。

となる。

その後、西門慶家も、金軍の侵人で避難するが、永福寺の普静老師によって、この長い大河小説に出てきて、死亡した人々の後生（托生）の有様が語られる。のちに西門慶家は、忠実な使用人、玳安が盛りかえし、西門安と名をかえ、西門小員外と人々からいわれるようになる。彼は月娘を養い、彼女は七十歳の寿をたもつことができたというところでこの物語はピリオドがうたれる。

ここで医師の謝礼についてみよう。おのおののところでその金額についてふれたが、銀一両、絹一疋とはどのくらいのものであったろうか、『中国貨幣史』（彭信威著、上海人民出版、一九八八年八月）を参考にしてみよう。物の価値は時代によって変動することはいうまでもない。

『金瓶梅』の背景は、日本では、藤原忠実の平安時代であるが、実際には、明代で、足利義晴とか、織田信長などが活躍していた時代と思ってよい。明代を中心にしてみる。

まず単位からいえば、公石＝一〇〇リットル、公升＝一リットル、一石＝十斗、一斗＝十升、一升＝十合、一両＝一〇〇〇文銭として計算する。（　）内宋代平均。

米価…毎公石、一・一両（〇・五両）

絹毎疋…〇・五両（一・〇両）

馬一匹…二〇両（十四・三両）

牛一匹…五・五両（八・〇両）

羊一匹…〇・五両（〇・六両）
猪一匹…一・五両
犬一匹…〇・一両
鶏一羽…〇・四両（〇・一両）
膏薬枚張…一文

こうみると、西門慶が支払っていた医師に対する謝礼は相当高額であったことがわかる。

ちなみに、我が国の江戸時代の貨幣制度では、一両＝四分＝十六朱＝四〇〇〇文＝四貫文、一分＝四朱＝四〇〇文＝一貫文、一朱＝二五〇文という四進法がとられていた。

三、鍼灸関係部門

次に、鍼灸関係をみてみると、鍼をさすという文字は出てくるが、具体的な記述はみられない。灸関係と導引按摩の部分があるので述べておきたい。灸はいずれも、直接灸で、治療として行われる場合と、セックスの場面のとき登場してくる興味があるところがある。

（八）潘金蓮は夫であった武大の死をとむらうため僧を呼んで施餓鬼をしてもらうが、その最中、来ていた西門慶と事を行う。西門慶は、

你且休慌…我還要在蓋子上焼一下児哩…

あわてないで、まだ蓋子＝恥骨丘の処を焼かなければというが、この場面はのちのいろいろな場回を考えると灸をすることをいっていると思われる。

（三二）西門慶と李瓶児との間にうまれた子、官哥が具合がわるくなると、呉月娘は劉婆を呼ぼうというが、西門慶は、劉婆のことを、

胡針乱灸的、另請小児科太医看孩児。

という。胡針乱灸とは、文字通り、いいかげんに針をさし、やたらに灸をすえるということをいっている。

（五二）西門慶はやって来た、床屋に頭をすかせ、耳掃除をさせて、さらに、

掐捏身上、他有滾身上一弄児家活、到処都与西門慶滾捏過、又行導引之法、把西門慶滾弄的渾身通泰。

この場面は、床屋が体の上を按摩する道具をもっていて（多分、現在のローラー器のようなものか？）彼の体中を按摩したうえで導引術を施したことになる。そして体がすっかり楽になり、五銭与えている。

（五七）西門慶は、呉月娘にちくりと針をさされるが、このとき「項門上針」という言葉が使われている。項門の一針ということで、ツボにうまくはまった一針ということである。項門とは百会穴（督脈）に相当する。

（五九）官哥がひきつけ、意識不明となり、劉婆が呼ばれ、彼女は官哥の

眉攢、脖根、両手関尺毤心口、共灸了五蘸を行う。

このうち、眉攢は横竹穴（膀胱経）、脖根とは、いわゆる「ぼんのくぼ」のことだから、啞門穴（督脈）、関、尺とは寸口診でいう関、尺、とすれば、経渠穴と列缺穴（肺経）が、また心口とは「みずおち」だから中脘穴か上脘穴（任脈）に相当すると思われる。五蘸《さん》の蘸とは、ほんの少しひたすということだが、あとの（七八）回に、西門慶が灸をするのに、酒につけたもので灸をしているから、ここでは、これで五カ所灸をしたという意味であろう。しかし実際の施灸部位は七カ所である。

（六一）西門慶の系列の糸屋の番頭に韓道口の妻、王六児と西門慶が通じたとき、

焼了王六児心口裡、拜毤毴蓋子上、尾停骨児上、共三処口。

をセックスのときに行っている。毴蓋子とは恥骨丘だろうが、尾停骨は尾骨部とおもわれる。愛情のあかしに灸をするということは、性感増強のためか理解しにくいところである。

（六七）ここでも床屋を呼んで耳掃除をさせたうえで、

拿木滾𢶍子身上、行按摩之術。

を行っている。

（七五）妾の一人、孟玉楼が、嘔吐し苦しんでいるのをみた西門慶は、

我専一会揣骨捏病、手到病除。

と、酔った勢いで、自分が体をこねたり、ひねったりすれば病気は治ってしまうというが、結局は、広東牛黄清心蠟丸で治る。

（七八）西門慶は林夫人（役所での上官の妻）と交わり、そのあとで、

西門慶就任這婆娘心口与陰戸、焼了両炷香。

という具合となる。陰戸とはやはり大陰唇ぐらいのところではなかろうか。陰戸そのもののところは、粘膜だから灸はしないのではないかと思われる。

（七八）さらに同回、疲れた西門慶は、延寿丹を服用することを思いたつ。この薬は乳とともに飲むことになっている。そこで乳母の章四児に乳をほしいという。

彼は急に彼女に春情を催し、

我児、我心里要在你身上焼炷香児。

というと、彼女はどうぞという。この灸をすえたいということは、情を通じたいという意志表示になっていることがわかる。西門慶はさきの林夫人に使った灸の残りで、焼酎に浸したものを用いている。

撒去他抹胸児、一個坐在他心口内、一個在他小肚児底下、一個安在他毴蓋子上。

という情況である。一胸児とは胸あて、ブラジャーのようなものをいう。小肚とは下腹部をいう。

灸や導引按摩という方面が、前者は治療面では、劉婆のような、なんでも屋がしたり、性的な欲情の発露となっていたり、後者に

あっては、床屋（今でも理髪店ではマッサージをサービスとしているが）がこれを業としていたことなど、当時の情況が反映していることを知った。

四、医学に関する詩詞、言葉

『金瓶梅』では、医学に関係する広い意味での詩詞や言葉が多く出てくる。これらをざっとながめてみたい。

（八二）当帰半夏紫紅石、可意檳榔招做女婿。浪蕩根挿入華麻内、母丁香左右偎、大麻花一陣昏迷、白水銀撲簇下、紅娘子心内嬉、快活殺両片陳皮。

すでに（六一）（八五）の薬をおりこんだ詞を紹介してあるが、これは情交の有様をうまくうたっている。

（一）第一、腰便添疼。第二、眼便添涙。第三、耳便添聾。第四、鼻便添涕。第五、尿便添滴。

房事過度のときあらわれた五つの症状。

（一）思情似漆、心意如膠。

両者の親密のさまという言葉、他に似たものに次のようなものがある。

情沾肝腑、意密如膠（六）（八二）。

如膠似漆（八）（十三）似漆投膠（九九）。

（七）屁滾尿流。

非常に喜ぶことをいう。意味はちがうが、似た字を使ったものに、尿胞（泡）種子（三一）（四一）がある。

（八）我若負了你情意、生碗来大疔瘡、害三五年黄病。

もし、お前の気持にそむけば、碗ほどの大きな疔とか、三五年もわづらう黄疸になってしまうだろう。（だからそんなことはない）との意。

（九）分門八塊頂梁骨。

頭の骨が八つにさけるほどの驚き。

（一〇）病草萋萋遇煖風。

（二六）病草凄凄遇暖風。

地獄に仏といった意味。

（一一）（六二）肚裡蛔虫。

何を考えているのか、貴方の腹の中にいる蛔虫ではないからよくわからないと、いう意味の言葉に用いられている。

（一一）三尸神暴跳、五陵気冲天。

（七五）三尸神暴跳、五臓気冲天。

三尸とは道教学的な身体観。上、中、下の丹田にそれぞれ三尸神がいるという考えかた。五陵とは、唐長安の五帝陵をいうが、当時の詩人は長安の青年のことを五陵青年といった。それから五陵気とは、血気が旺んなことにたとえる。五臓気とは文字通り五臓の気が天をつくということで、怒り心頭に発すというような意味。

（一一）寄語富児休暴殄、倹如良薬可医貧。

金持ちの人よ、ばかなことはやめなさい。倹約こそが、貧乏を

なおす良薬だということ。
（十二）捱一刻似三秋、盼一時如半夏。
（八五）挨一日、似三秋、過一宵如半夏。
ともに一日千秋のおもいといったこと、その待ちどおしさを、中薬の半夏にかけている。
（一三）頭上打一下、脚底板響的人。
打てばひびくという人のことをいう。
（一四）（二五）（八一）七個頭八個胆。
胆っ玉の大きいことをいう。
（一七）雖盧扁莫之能救。
（六一）扁鵲盧医難下手。
（七九）総是盧医怎奈何！
いずれも扁鵲（盧医）ほどの名医でも、どうしようもないこと。
（一七）（五九）驚損六葉連肝肺、諕壊三毛七孔心。
驚きのはげしいさまをいう。
（四七）驚駭六葉連肝胆、諕壊三魂八孔心。
右と同じこと。
（二〇）七病八病。（一）十病九痛。
いろいろの病気があるということ。
（二六）与其病後能求薬、不若病前能自防。
自分自身の病気の予防、ふだんの養生が重要だということをいっている。

（四一）（八六）養蝦蟆得水蠱児病。
予期しない結果がうまれたことをいう。
（四八）孩子顖門未長満。
頭蓋の大泉門がまだ開いているということから乳児をさしている。
（五一）（七四）一個毛孔児裡生個天疱瘡。
もし、悪いことをしているなら、一個一個の毛穴に疱瘡ができるだろう（だからそのようなことはしていない）といった意味。
（六三）龍鬚煮薬医無効、熊胆為丸晒未乾。
悲しみがつよいと、何をしても効めがなく、また何もする気がないといった意味のとき使われている。
（七九）病在膏肓、難以治療。
文字通り重篤な状態のこと。
（八十）甛唾融心溢肺肝。
甘いつば（接吻して）が心をとろけさせ、肺や肝にあふれること。食べて美味しいとき沃肺融心（六七）という言葉も出てくる。
（八十）痰火之疾。
咳嗽、痰は黄、気管支炎のような症状。
（八三）（九八）木辺之目、田下之心。
このとおり追っていくと「相思」という字となる。
（九四）六慾七情。
六慾とは、仏教でいう六賊根、つまり、眼、鼻、舌、耳、意、

身の慾をさす。七情とは、嬉、怒、憂、思、悲、恐、驚の七種の精神情志の変化をいい、中医学では六淫（風、寒、暑、湿、燥、火）七情ともいう。

その他、出現する字句を紹介すると、

心肝―いとしい大事なあなたということ。たとえば、「我的心肝」「心肝性命」など。吃洗脚水―泥水でものめといった意味。

洗足、修了足甲―房事の前に足を洗うことであるが、単にそれだけでなく局所を洗ってきよめるという意味もあるとされている。

その他、現在我々が使っているのと同じ言葉がある。たとえば、感冒、風寒、傷寒病、破傷風、精液、月経、生薬などがある。

おわりに

いままでみてきたように、『金瓶梅』のなかには、中医学的方面からみて、いろいろな面があることがわかった。

その医療を担当するものも、任医官、何太医などの医師もいるし、趙や胡医師のような、いいかげんなのもいる。また、いわゆる串鈴医（鈴医、行医、走医）といった、民間医に近いものもいるし、道士が脈をとったり、試薬したりして、その範囲も極めて雑然としている。

また、特色があったのは、劉婆のような、巫医といってもおかしくない働きをしているものがいたり、薛尼、王尼といった尼が、妊娠を期待する符水を与えたり、他方では祈禱や、宝巻をよんだりしている。このようないわゆる「三姑六婆」（道姑、卦姑、尼姑と牙婆、媒婆、師婆、虔婆、薬婆、隠（産）婆）（『輟耕録』）の活躍が特色で、これらはまた、西門慶家に出入り、密着して生活している。このような明代の風景が目の前に生々しくあらわれてくるのである。その医学と、マジカルな咒的な方術面の境界もぼやけて、道教医学的側面も強く浮びあがってくる。この道教医学見地から検討を加えたものは、別稿とした。

ところで、この『金瓶梅詞話』にみられる中医学的なところは、その描写が、医学的な素養がなければ記述できないところからみて、その作者とされている「笑笑生」はいかなる人物であったのだろうかという疑問さえでてくる。この人物は、医師あるいは医師に近い医学に詳しいものだったろうか。あるいは、著者は一人ではなく、医学的な部分は、専門家が書いたか、または、助言を得ていたのかもしれない。

いずれにしろ、『金瓶梅』は、単なるフィクションというだけでなく、明代という時代の有様を如実に我々に残し、知らせてくれている大きな遺産といえよう。

註

（註一）すでに『周礼、地官媒氏疎』に、「三十之男、二十之女、和合使成婚姻」とあるから、和合とは婚姻—男女の契りであることが分る。和合湯、または和合茶は婚姻風俗として見られる。新郎、新婦と伴娘という媒酌婦人とが、床の上で、和合茶をそれぞれ三口づつ飲み、仲良く、和い睦じく、幸福を願う。この和合茶は、鶏卵、紅茶、茘枝が入っていて、早く子供ができるようにという願いが込められている。婚礼時にかかげる絵に、「和合二聖図」がある。伝えられる処によれば、この二人は財神の趙玄壇の部下であるという説と、清の雍正帝が唐の貞観時代の高僧である寒山・拾得を封じたが、その彼等であるという説がある。いずれにしろ、夫婦の和諧を祈ったものである。永尾龍造氏の『支那民俗誌（一）』に「和合符」の図があるが、これは和合こそが、天地間の最も根本的な法則であるということをシンボライズしている。

（註二）朱砂丸薬は、官哥が発熱、嘔吐、驚心状態になったとき、次の薄荷燈火湯と共に劉婆がのましている。次の珠砂丸は孝哥が同じような有様のとき、やはり劉婆が生薑湯とともに与えている。

（註三）媚薬の誤飲による症状であるが、これほど急激で、重篤な経過をとる西洋医学的病名の適当なものがない。炎症、出血、疼痛などによりショック状態に陥り入り、救命的手段も全くなかったといえる。小説の一場面としての誇張的表現であるということも考えなくてはならない。

（註四）ここで「手小陰脈」とは何を指しているかということについては、いくつかの説がある。一、神門穴（手の少陰心経）という説。王冰注では、「手少陰脈、謂掌後陥者中、当小指動而応手者也」とある。二、寸口脈の尺部だという説。『素問直解』巻二に、「小陰、尺脈也。…両手少陰動脈甚者、則知腎気有余、感天一所生之気、故妊子也」としるされている。三、「手小陰」とは「足小陰」だという説。新校正に「按全元起本作足少陰」とかかれている。本論ではここまで詳註する必要もないと思われたが、筆者としては、誤解をさける意味で、註にしるさせていただいた。筆者としては第二の説をとりたい。

参考文献

（一）吉元昭治「道教と中国医学」『道教2』二五五—三一〇頁、平河出版、東京、一九八三（昭和五十八年）。
（二）吉元昭治『道教と不老長寿の医学』、平河出版、東京、一九八九（平成元年）。
（三）蘭陵笑笑生『全本金瓶梅詞話』香港太平書局、香港、一九八七年。
（四）允鍵編『金瓶話詞話』増你智文化事業、台北。
（五）斉煙他校点『新刻繍像批評金瓶梅』三聯書店、香港、一九九〇年。
（六）小野忍他訳『金瓶梅』平凡社、東京、一九六二（昭和三十七年）。
（七）丁熠亢『続金瓶梅』天一出版、台北、一九七五（民国六四年）。
（八）澤田瑞穂『増補宝巻の研究』国書刊行会、東京、一九七五（昭

和五十年)。
(九) 呉晗等『論金瓶梅』文化芸術出版、北京、一九八四年。
(一〇) 復旦学報編『金瓶梅研究』復旦大学出版、上海、一九八四年。
(一一) 魏子雲『金瓶梅講話註釈』上・下、中州古籍、河南省鄭州、一九八七年。
(一二) 劉輝他編『金瓶梅研究集』斉魯書社、山東省済南、一九八八年。
(一三) 周鈞韜『金瓶梅探謎与芸術賞折』吉林文史出版、吉林省長春、一九九〇年。
(一四) 李布青『金瓶梅俚語俗諺』宝文堂書店、北京、一九八八年。
(一五) 兪志文『金瓶梅知識問答』華岳文芸出版、陝西省西安、一九九〇年。
(一六) 徐君慧『従金瓶梅封紅楼夢』広西人民出版、広西省南寧、一九八七年。
(一七) 石昌渝他『金瓶梅人物譜』江蘇古籍出版、徐州、一九八八年。
(一八) 古典文学研究資料彙編『金瓶梅資料彙編』中華書局、北京、一九八七年。
(一九) 劉守華「中国民間叙事文学的道教色彩」『中国道教』一九九〇年。第一期、総十三期、二三―二五頁、一九九〇年。
(二〇) 遊佐昇「道教と文学」『道教2』三一一―三六九頁、平河出版、東京、一九八三(昭和五十八年)。
(二一) 王利器編『金瓶梅詞典』吉林文史出版、長春、一九八八年。
(二二) 上海市紅楼夢学会編『金瓶梅鑑賞辞典』上海古籍出版、上海、一九九〇年。
(二三) 唐圭璋編『唐宋詞鑑賞辞典』江蘇古籍出版、徐州、一九八六年。
(二四) 田宗尭『中国古典小説用語辞典』聯経出版、台北、一九八五(民国七四年)。
(二五) 江克明他『簡明方剤辞典』上海科学妓術出版、上海、一九八九年。
(二六) 朱良春他『実用方剤辞典』江蘇科学技術出版、徐州、一九八九年。

(日本医史学雑誌、三十八(一)、一九九二、平成四年)

五、『金瓶梅』と道教医学

吉元昭治

一　はじめに

道教医学という語は一般の道教研究者の間からというより、中国医学史や韓国医学史を研究した三木榮博士のような医史学者によって用い始められたようである。(一)漢末までに素問・霊枢や傷寒論により体系を整えた中国医学は道教の成立後、自らの宗教の理想として不老不死・長生久視とは何であり、いかにして到達できるかを探究した達人《エリート》の道士により病苦に悩む人々を救う手段として研究され、それまでの中国医学の知識に基づきながら、病める人を救うべく民衆の医療環境を理解し、利用しうるべき薬物や治療法があれば採用し、体系づけてゆく過程において伝統の中国医学とは同じではない性格をもった道教医学という分野を開拓した。

しかし中国医学自体も近世になって、新しい展開を遂げ、道教医学と一層離れるようになり、後者は実際の適用において民間療法と深く結ばれるに至った。

中国近世の道教医学の様相は医書や道蔵資料以外に、いわゆる章回小説の中に実際的状況として述べられることが多い。ここにとりあげた『金瓶梅』は十六世紀の終りごろ、明の万暦時代に蘭陵笑々生という匿名の人物により著わされて、(二)『水滸伝』の一節を導入部とし、時代は北宋末に仮託するか、明末の社会・風俗・信仰などを写実的に描写しているものと見なされている。(三)主人公の西門慶は山東省清河県で父より受けついだ薬店をはじめ、手びろくいろいろな事業を行い、時の権力者と蔭では手をにぎっているという人物で、彼の六人の妻妾、遊び仲間、出入の医師・僧侶・道士や三姑六婆の類などが登場する。(四)

二　本　論

民間信仰を通して広い意味での医療関係の活動を行っている人

物に、薛姑子、王姑子などの尼僧、呉神仙（守真）・劉婆子がいる。また串鈴医・走医などといわれる低級な医師、例えば趙・胡太医がいる。[五]

　この長い物語の中で、武大（水滸伝中の武松の兄）・官哥（西門慶と妾の李瓶児の間の子）・李瓶児・西門慶らの死を迎えるが、その病気から死までの間に関与する者は、医師・婆子・道士・易者、占卜者であり、道教と平行、共存した人物について言及せざるを得ない。

　金瓶梅に見られる道教医学関係記事についてふれるが、（　）は、詞話本の章回数を示している。

（二）茶坊を出している王婆は蔭では牙婆が、「抱腰」（当時の分娩は坐産方式で背後から産婦の腰を抱いて助産の役をした）もするが、西門慶に「私は鍼や灸もするし、看病もできます」と言っている。

（五）潘金蓮は西門慶への思いやみがたく王婆と謀って夫、武大を毒殺するが、その死際は、「肺腑は油で煎られるよう、肝臓や腸は火ともえ、胸部は冷たい刀（雪刀）で突かれるよう、腹全体は鋼鉄の刀でかきまわされ、全身は氷のように冷え、七竅から流血し、顎骨は堅く閉じ歯をくいしばる。三魂は冥土の枉死城に赴き、喉はひからび、七魄は望郷台に投げつけられる」と記されている。[六]

（八）潘金蓮は自分がはいている刺繍がしてある両足の靴を投げて西門慶が来るか、来ないかを占う（相思卦）。武大の百日に、報恩寺の僧をよんで経をあげてもらうが、その際、かげで西門慶と潘金蓮は、ことを行い、彼は彼女の毬蓋子（恥骨丘）に灸をすえる（このように女性に性交時灸をすえるのは、六一回、七八回にも見られる）。ここで毬蓋子を焼くことと、僧が紙馬（神像を描いた五色の紙、甲馬ともいう。永尾龍造氏『支那民俗誌』（東方文化書局、一九七一年、一巻二五三頁に詳しい）を焼くことが僧との言葉のやりとりの間ででてくる。[七]

（九）王婆が武大を訪ねて来た弟の武松に「お兄さんは神に願かけ易者にも見てもらい薬もあらゆるものを差上げ、医者の治療を受けましたが、うまく行かず死なれました」という。つまり神に祈ったり、占ったりすることが服薬などの治療と平行になされていたことがわかる。[八]

（十一）西門慶が妾の一人孫雪娥のことで腹を立てるが、彼の怒りを「三尸神が暴跳し、五陵の気が天を衝く」と表現している。

（十二）李桂姐（李瓶児の姪、芸妓）が宴席で孫眞人、すなわち唐代の名医孫思邈と虎との笑話をのべ、そのあとで飲食の話しとなるが、貪り食べる者を食王元師とか浄盤将軍と呼び、内臓を五臓廟といっている。

　気分がすぐれない潘金蓮に対し、出入りの劉婆子は目の見えない自分の夫が占いができると推薦するが、彼は第一に運勢判断ができて、みなさんの禍をはらい、第二には鍼灸も瘡瘍の治療もで

き、第三にはこれは内証だが人を陰でせめるまじないもできるし、回背もできるという。潘金蓮は回背とは何かときくと、劉婆子は仲たがいをまとめる方法で、鎮物（道士が使う祭具・印・鎗や剣）や符水を用いる方法だと答え、さらに西門慶に符水を飲ませるのがよいといって、二枚の符を一つは焼いて水甕に入れ家中で飲み、もう一枚を相手の枕もとにおいて効果があった例を話す。西門慶の寵を獲たい潘金蓮は彼女に頼む。すると劉婆子は「柳の木の一塊に男女二人の人形を刻み、お二人の生まれた時を印し、七七四十九本の紅い糸で一つ処の穴にしばり、上の方では紅い薄絹で男子の人形の眼にかぶせ、艾で胸をふさぎ、針をその手で刺します。また下の方では膠をその足にはりつけ、ひそかに睡っている枕もとにかくすのです。さらに朱砂でお札を一枚かき、焼いて灰とし、そっとお茶にまぜ、もし御主人がそのお茶を飲んでその夜その枕でねたら三日もたたないうちに験があるでしょう」という。そしてその訳は、薄絹で眼をおおうとは、御主人が貴女を見て西施のようななまめいた魅力を感じ、艾を胸に当てると、御主人は貴女に愛着を感じるようになる。針で手を刺すと、貴女がどんなにまずいことをしても、御主人は二度と手を振り上げることがなくなり、またひざまずかせるようなことがなく、膠を足につければ、御主人はもう他所に行って馬鹿なことはしなくなると答える。符呪のよい例の場面といえるが、その実行者が鍼や治療をしていたことになる。

（一一）呉月娘は毎月三日、精進し七の日には北斗星を拝して香を焚く。即ち夜空に向かって香を焚き祈禱し、家事をまとめ、早く子を産み、身が立てるようにしたいと願う。

（一四）正月十六日（政和六年、一一一六年）、元宵節の燈市に家中の女性は着飾って「走百病」にむかう。[九]

（一七）夏の三伏（土用の三十日間、とくに最後の十日、即ち末伏をいう）のとき、暑さを恐れる三種類の人には、農夫、商人の旅客、戦士等がいるが、それを反対に恐れない人には、宮中の人、王侯貴族、金持ちや名家の人々、道士や禅僧たちであり、この道士は方丈で『黄庭経』を誦んでいると夏の一日の情景として描かれている。

（一九）呉真人という人相見にすぐれている道士が人の紹介で西門慶を訪ね、自ら麻衣相法を熟知し、また六壬神課にくわしく、常に施薬して人を救うという。麻衣相法とは麻衣道者が伝えたもの[一〇]、六壬神課とは生年月日の干支によって吉凶を占う方法である。呉真人はここで家中の人相を見るが、その結果は彼等のその後の運命を暗示する伏線となっている。彼は（七九）の西門慶の最期にも、脈診をする医師のような立場で登場してくる。

また、西域天竺国からやって来た胡僧（四九）は、雲遊してここに来て、薬を施し人を救っているといっているから、この二つのケースは、道士や胡僧が人々に薬を与えていたということになる。西門慶はこの胡僧に何か房術的によい薬がないかといっても

らった薬を誤用して命をおとすことになる（七九）。この胡僧はこの薬の内容は秘したが、老君がつくり、西王母が伝えていたものだといっている。

（三十）李瓶児の分娩で、蔡婆子は臍帯をきり衣胞（胎盤）を地に埋めるが、この埋め方に吉凶があったらしく、すでに馬王堆出土の『雑療方』『胎産書』にもこのことが記されている。なお永尾龍造氏『支那民俗誌』第六巻、二九九頁（支那民俗誌刊行会、昭和十七年）には胎盤の埋め方と俗信についてふれている。日本の『医心方』にもある。

（三九）西門慶は李瓶児が男児官哥を出産したお礼に玉皇廟に参詣する。この場面は当時の道観の様子や、なかに祭祀されている神々の情況、祝文の内容などを知るうえに参考となる。西門慶は「保安増延寿命」を祀る。太乙司命、桃延合康、子孫娘娘、聖母元君などの名をみる。

王姑子は西門慶の家の女性を相手に説教するが、そこで「要孩子」というのを唱う。そのなかで千金小姐は、たまたまやって来た老人（仙人）が河に跳びこんでから、川を流れて来た大きな仙桃を食べたところ妊娠してしまい、千金小姐は「一カ月では妊娠しても露水と同じ。……十カ月で母の腹中で降生の準備をする」といって自分の妊娠を嘆く場面がある。

（四十）王姑子が呉月娘が妊娠五カ月で早産してからまだ妊娠しないことを知り、地蔵庵から法牽庵に移った薛姑子を紹介するが、そこで彼女がつくった符水を服用して妊娠に成功した話を語る。その方法とは初産の子の胎盤を酒に入れ洗い、焼いて灰とし、符薬をえらび、さらに壬子の日を間違えずに交接すれば、一カ月のうちに妊娠すること間違いないという方法であるといい、さらに薛姑子は「金剛奥儀」の講釈や、「因果宝巻」を話すことも得意だと話す。即ち尼僧も薬を与えていたことになる。

ここで『金瓶梅』に見える宝巻類にふれると、王姑子が説く『黄氏女巻』（七四）、薛姑子が説く『紅羅宝巻』（八二）などがある。ともに単なる信仰ということ以外に、当時の一種の娯楽的要素も無視できない。

（四六）ここでは「亀児卦」がでてくる。門前に田舎で亀卦で占う老婆がやって来たので女性達がよび入れる。これは卓子の上に白い布を敷いて、陰陽家のいう方位図の上に亀を歩かせて止まった処の位置で吉凶・運勢などを占う方法である。のちに官哥の病気の時、西門慶は昔ながらの亀板を焼く占いをしている[一二]（五三）。

（四八）官哥が墓参りから帰って発熱する。劉婆が呼ばれ官哥をみて「坊ちゃんは少し驚気が肚に入り、たまたま路で五道将軍にぶつかったのですが大したことはありません。この紙を焼いて退散せよといえばよく、またこの二服の朱砂丸をおいておきますから、薄荷燈心湯と一緒に服用させて下さい」という[一三]。この五道将軍とは東岳の属神で、生死を司る神と考えられている。他に（二一）

（五二）にも散見する。官哥は睡るが翌日になっても熱が下らず、また劉婆は彼女の夫や師婆をつれて来て、紙を焼いたり跳神をする。跳神とはいわゆるシャーマンがトランスの状態となり、病邪の退散を願って行う方法である。劉婆子が一方では民間療法的な立場をとり、地方では民間信仰的な立場をとっている興味のある場面といえよう。

（五三）呉月娘は、壬子の日の前夜、王姑子が整えた初産児の胎盤を取り出し、さらに薛姑子がもってきた薬をみると、その薬包の表面には「種子霊丹」とあり、その詩の讃に「これを掌中におくとすぐに熱気が臍の下まで貫通し、直ちに還精補液ができ、その上女の胎児は転じて男児となる。子が欲しいものは一回で即効があり、仙道修業の者は百日で仙人となる」とあり「さらにその交接日が奇数日なら男、偶数日なら女の児が産まれる。ただ心から願をかけ、これを一年つづければ長生まちがいなし」と仙薬のように書き記されている。[一三] 翌朝即ちに壬子の日に体を浄め「白衣観音経」を念じ求子を願う。[一四] そして両手に薬を捧げ持ち天に祈り、まず薛姑子の薬を水に溶かして飲み、ついで王姑子がつくった胎盤の薬をやっとのおもいで服用する。官哥は更に悪くなり、さきにふれた亀占師（灼亀師）は供物を城隍廟にささげるようにいうが、劉婆子は「先日私がいったのは、五道将軍に献ずることで、三界土（土地神）に詣いるのがよいのです」というので李瓶児は困惑する。劉婆子は官哥の為に収驚（鬼神の祟りによる子供のひきつけ、夜泣きに行う方法。現在でも台湾などで寺廟で祈る大きな目的の一つとなっている）を行う。彼女はついで「看水碗」を行って何が原因かをしらべ対策をはかる。これは一個の高脚がついた素焼の容器の中に米を入れ、袖の中から古い絹の布を探り出し、この容器の米を包み手でひねり、官哥の頭や顔あるいは手足にまんべんなくかざすといった方法であり、この結果、潘金蓮の飼い猫がその原因であるとつきとめ、つづいて米が揺れて沈んでしまうと、そこから二粒の米をとり水が入っている碗内に投じて、月末にはよくなるだろうとのべる。その後さらに心配なので銭痰火という祈禱師をよぶが、彼は紙を焼くだけで正式な道士ではない。彼は浄壇呪を唱えたりするが、涎を垂らすやらで皆の笑いものとなるが、霊宝符命を呪して却病延年をねがう。『正統道蔵』中に『霊宝領教済度金書』（HY466：12）、『太上霊宝五符序』（HY183：10）『太上洞玄霊宝素霊真符』（HY184：10）『霊宝玉鑑』（HY547：16）『太上霊宝浄明秘法篇』（HY315：17）『上清霊宝大法』（HY1221：51）『洞玄霊宝二十四生図経』（HY1407：57）などの符呪をしるした多くのものが存在する。[一五] またさらに一方では、紙馬（七五頁参照）を焼いて祈る。西門慶は早朝廟に詣で籤をひくと「中吉。病人はすぐになおるが再発に注意」とでる。

（五八）李瓶児は官哥が劉婆子の薬を服用しても一向によくならないので、薛姑子に『仏頂心陀羅経』を千五百部印刷し、八月十五日に東嶽廟に奉納しようといい、細かい金銭のやりとりがあ

る。この『仏頂心陀羅経』（善無畏訳）は地獄の苦しみを救うものだから、いつも念誦して忘れないでおくとその功徳があるとされ、ここではいわゆる善書として扱われている。

（五九）一向に恢復しない官哥は、ひきつけがひどくなり、また劉婆子がよばれ、官哥の脈をみて、これは驚風（小児の体が衰弱し、気血が弱り外邪が口や鼻から入り経絡を通じて拡り意識障害、牙関緊急、反弓緊張などをおこす症状をいう）だから予後不良だといって「燈心薄荷金銀湯」と「金箔丸」をだし、呉月娘は自分のかんざしで口をこじあけて飲ます。[一六] さらに劉婆子は官哥に灸を数カ所すえる。李瓶児は到る処で神に祈り占卜をしたり、八卦をみてもらうが常に凶ばかりで吉がでない。呉月娘はさらに西門慶にはいわないで劉婆子を家によび神にはかり、さらに別に小児科医に往診を依頼する。ここでも劉婆子が投薬と灸の両者を行っていることがわかる。

八月十五日（政和七年、一一一七年）かねて印刷した経巻千五百巻ができて東嶽廟に寄進する。八月二三日官哥死亡（一歳二カ月）。ただちに陰陽徐先生がよばれ「陰陽秘書」（黄暦のこと、天干・地支紀日により毎日の吉凶や禁忌が書かれている。現在の農暦書や、萬年暦のようなもの）をみて、さらに黒書（今では亡佚されたとされるが、算命書の類で死者の死後の運命を六十甲子日と十二時辰からみる）をひらいて前生のおいたち、後生の生まれかわりをのべ、葬式の段取りをとりはからう。またその夜、薛姑子がやって来て、『楞厳経』（大仏頂如来密因修證了義諸菩薩万行首楞厳経）を誦する。徐陰陽師は家中の門に「辟非黄符」という魔除けの札をはる。[一七]

（六二）李瓶児は官哥が死亡してから、さらに性器出血が強くなり、西門慶がいろいろな薬を服用させても効果がないので、易者にみてもらったり占い師をよんだりしても、凶ばかりでどうにも仕様がない状態となった。そこで、玉皇廟の呉道官から二枚の符をもらい室内に貼りつけ魔除けとする。さらに五岳観の潘道士が、天心五雷法という悪魔払いが得意で潘捉鬼と呼ばれ、また常に符水で人を救うと聞いたので招こうとしたが李瓶児は断る。病気が重いことを知った李瓶児は王姑子に『血盆経懺』を自分の死後にあげてくれと頼む。[一八]

五岳観道士の潘法官がよばれ、祭壇をつくり祈り占うがどうにも救いえず本命燈（本人の誕生の干支に対応した寿命運気をみる燈。ここでは李瓶児の年齢から二七個を飾る）は一個を残して消え去り、九月十七日（政和七年）死去する。その後に、さきの官哥の時と同じく王姑子が『密多心経』『薬師経』『楞厳経』『大悲中道神咒』などを誦し、徐陰陽先生がよばれ、彼は萬年暦をとりだし葬式の進め方をきめる。

（六五）九月二十八日。李瓶児の二七日《ふたなぬか》が呉道官以下の道士が祭壇を造って盛大に行われる。三七日には永福寺の長老が十六人の弟子をつれ経をあげる。さらに四七日の十月八日には喇嘛僧がやって来て経を念誦する。十一日は芸人をよんで霊前で「張天師

看鬼迷」「老子過函関」「荘周夢蝴蝶」などの演劇を行わせる。翌十三日出棺、埋葬する。その後で徐先生は辟非黄符を貼る。

（六六）その後、黄真人、呉道官などが祭壇を造り諸神の座を配列して経をあげ榜文を掲げて祭祀を行う。中段には太乙救苦天尊を中心とし、両側に東嶽大帝、酆都十王などを祭る。この場面では呉道官を初めとする道士が太乙救苦天尊に祈願する。[一九] またここで「霊宝練形真符」の名をみるが、『道蔵』中の『霊宝領教済度金書』（HY466：12、第百十七巻）に「宜医子母倶亡符」「宜医産死血尸符」があり、また『道法曽元』（HY884-941：47、第二一巻）には、「治病救苦天尊」という祈りの経文がある。

（七三）薛姑子がやって来て、やはり子供を欲しい潘金蓮に胎盤からつくった薬を与えて「もっとよいことを一つお教えしましょう。錦の香袋を縫ってから私は朱砂雄黄符を買いその中に入れておきます。これを肌身はなさず身につけておけばきっと男のお子さんがお産みになれますよ」という。

筆者が台湾鹿港龍山寺で採取した一枚物の善書のなかに、薬の処方があってそれを身につけていると妊娠するというものがあった。[二〇]

（七四）薛姑子が西門慶の家で女性達を前にして『黄氏女巻』をよむ。これは『三世修行黄氏宝巻』『佛説黄氏看経宝巻』などといわれるもので地獄めぐりの話しと、転生の話しとからなっていて、因果応報の説教である。

（七八）李瓶児の百ケ日に玉皇廟の呉道官が十二人の弟子をつれて法事を行う。呉月娘は薛姑子に斎をしてもらう。除夜の日に家の処々に桃符をかけ春聯をはる。

（七九）初めの詩に「食べすぎればついには病気となり、楽しいことばかりして、すぎれば災難となる。病気になってから薬を求めるより、病気になる前に自分でよく注意することだ」（夾口物多終倣病、快心事過必為殃、与其病後能求薬、不若者前能自防）とかかれているが、この回で西門慶は金蓮潘が房事の際胡僧の媚薬を多量に飲ませたために死に至る。まず病が篤くなると任医官がよばれ、ついで胡太医の往診を求める。呉月娘は「薬は不死の病を治し、仏は縁ある人を済度する」という。[二一] しかし病勢は悪化をたどり、さらに二、三の医師に往診を依頼するが、匙を投げられた有様となり、劉婆子を頼み「点人燈跳神」をしてもらう。点人燈とは人の形につくった燈をいう。跳神はすでに（四八）でもふれたが、跳神をする者は女巫とか、家の中で神がかりになり易い婦人から選ばれる。さらに呉神仙をよぶが、彼はかつて西門慶が今年は血を吐き膿が流れる災や体が痩せる病にかかるだろうと占っている。今は城外の土地廟の前で、占卜の店を出してさらに医業も行っていて、西門慶に脈診をした結果、病は膏肓にあり治し難いといい、さらに運命をみて三十三歳の命だという。また呉月娘がみた夢を占ってもやはり凶だという。そこで呉月娘は泰山の聖母娘娘に三年間寄進と、娘娘の道衣を贈ることを誓い、孟玉

楼も七の日には北斗を拝むという願いをかける。しかし病状はなお悪く陰陽踦の徐先生を招くが、ついに正月二十一日の五更（午前三~五時）に死亡する。時を同じくして呉月娘は俄かに産気づき男子孝哥を産む。ここでは呉神仙が道士の役もし、医師の役をこなしているという道教医学の実際をみることができる。

（八十）西門慶の初七日、玉皇廟の呉道官がやってきて経をあげて齋祀する。また報恩寺からも僧がやって来る。

二月三日、二七日にはまた呉道官が法事をする。三七日の二月七日にも経をあげるが、この日呉月娘は産室を出る。二十日出棺、二十五日には薛姑子、王姑子などの他に十二人の尼僧を招いて誦経をしてもらう。

（八四）呉月娘は岱岳廟の碧霞宮に登り聖母娘娘を拝する。ここでは廟や、娘娘の有様が記され当時の有様を知るうえにも参考となる。彼女は金爐の中で線香をともし、紙馬や金銀銭を焼いて祈る。ところがそこにいた石道士にいいよられて下山し逃げるが、途中、雪洞洞の雪洞禅師に助けられる。

（九十）清明節（宣和元年、一一一九年）に呉月娘とともに西門慶の墓参りをした孝哥は帰って発熱する。劉婆子が招かれるが、彼女は脈や呼吸を見たり、体をさわったりしたが、「少し悪寒があるようで崇禍に当ったのでしょう」といって、硃砂丸（四八回の朱砂丸と同じ）を生姜湯で飲ませ事なきをえる。劉婆子がここでも（四八）と同じように活躍している。

（九二）悪事を働いた陳経済（西門慶の娘婿）は官憲につかまり、「禍福には門がなく人が自ら招くもの、楽しみ極まれば悲しみが来ることを忘れてはならない」という有様である。ここは『太上感応篇』の巻首「禍福無門、唯人自召、善悪之報、如影随形」と同じといえる。

（九三）清河県の城内に、姓は王、名は宣、字は廷用という六十余歳になる人がいた。彼は人となり慈悲心にとみ喜捨を楽み専ら貧民を救い人の苦しみをなくし、善を好む神を敬った。質屋を業とし生活は衣食足り豊かであった。仏寺で経を聞き、暇な時は家の門口で薬を施し人を救った。いつも珠数を手にもち念仏をかかさない。その裏庭に杏の樹があるので道号を杏庵居士ともいった。ある日彼は大きな幅の頭巾をかぶり、道服を着て立っていたが、たまたまそこを通りかかった陳経済を助け、任道士がいる晏公廟を紹介し入れる。[二二] この杏庵とは『神仙伝』などに出てくる杏林の故事で知られる董奉を思い出させるし、道服をまとっていたというから道士であったかも知れない。道教医学の実践者といってよいだろう。

三　おわりに

以上に記した雑多な記事の中から、明代後期の医療行為に係わった各種の人物の姿をかいまみることができた。杏庵のような道教の精神をもって仁術としての医療を行い道観・道士にも関係

深い人もいるが、医師であっても職業的な医師や、串鈴医、走医という地位は低いが、民衆に近づき易かった者もいる。病人や患家の方でも病気の時は医師にみてもらうとともに、易やその他の占卜にも頼り、時には呉神仙のようにその面者を兼ねているものもいるし、劉婆子を初めとし、王姑子、薛姑子などの尼僧、王婆子、蔡婆子などの西門慶家に出入しているいわゆる三姑六婆の存在も見逃せない。病が篤くなると、道教、仏教の神仏に祈り、符呪の効力を信じ、跳神するシャーマンにも依頼することがある。医書で定められた処方の外、民間薬も用いられ、道教医学といっても病人の要求にいろいろに対応していたといえる。近世とくに明代を中心にその前後の民衆の生活文化の一部となって民間医療の資料は道蔵などの道教書、文人の筆記随筆の他に、若干の章回小説の中に発見することが期待できる。本稿はその最初の試みとして、『金瓶梅』を採り上げてみた。

註

(一)三木榮博士は朝鮮医学史研究の第一人者で多くの著書がある。『朝鮮医学史及疾病史』(一九六三年、大阪、自家出版、五二六頁にわたる大書)の中で、特に「半島に於ける道教医学付仏教医学」の項をもうけ、『東医宝鑑』(許浚著、一六一〇年)などから道教医学の存在に言及されている(同書一九六頁)。なお同氏は「医学の発展・その構成の模型図」のなかで、仏教医学と道教医学という言葉を用いている。そこに付された解説は傾聴に価するので少し長いがその一部を記しておく。「これらは(仏教医学、道教医学をさす)昔は医学の中に入っていたのであるが、勿論非科学的で真の医学とは認められない。例えば仏教は医学に影響し、仏教医学なるものを形成したが、仏教は宗教であり、これを弘めるための方便として医学を取り入れたに過ない。道教も回教もそうで、西洋ではキリスト教も同様で、これらは真の医学ではない。中国では、漢代の陰陽五行説、五運六気説、宋代の性理説が医学に融け込み、更に展開し金元四大家の学となった。これらが朝鮮や日本に伝わり、それぞれの医学を形成した。東洋の医学はこれがために発展が阻まれたのであり、漸く百余年前から西洋近代科学に基づく医学を採用して立ち上ったのである。かかる面とは別に、否これから発して私は医学を、科学の医学と行《ぎょう》(行為)の医学とに分ける。科学の医学については言うまでもないが、行の医学とは実際面に応用する行為―対人対社会的医療で、これは人道主義を必要とする。仏教の慈・儒教の仁・道教の徳・回教の恵・キリスト教の愛、これを心として患者に接して診察に当たることを云うのである。医学の根本理念はあくまで科学であっても、これに配して真の行を以て為さねば、医学―真の医学と言い得ない。……医学の発展に日常に行が存在しているということを決して忘れてはならない」。

福永光司氏も『道教と日本文化』(一九八二年、人文書院)のな

かで、「日本古代の道教医学」（八三頁）という項をもうけている。これによると我が国に影響を与えたのは、道教医学であるとかいているが、これではこれが即ち中国医学であるという誤解をうけやすい。

筆者の道教医学についての解釈・定義などについては拙著『道教と不老長寿の医学』（平河出版、一九八九年）にふれておいた。これは筆者の知らないうちに台湾で『台湾寺廟薬籤研究―道教医方与民間療術』（武陵出版、台北、一九九〇年）として出版されている。さらに韓国語版（都珖淳訳、オープンブックス、ソウル一九九二年）も出版された。また一部は『道教의科学』（都珖淳編、ソウル比峰出版、一九九〇年）にのり、中国では『中国伝統医学与道教』（楊宇訳、宗教学研究、一九八八年、二～三期、四川大学出版）『日本道教与中医関係研究的成果《道教与不老長寿》一書読語』（楊宇、宗教学研究、一九九〇年一～二期）などの紹介論文がある。道教医学という言葉については、さらに『魏晋神仙道教』（胡孚琛、人民出版社、一九八九年、二七一頁）には筆者の道教医学の定義、分析がそのまま紹介されているし、『道教与中国伝統文化』（郷希泰編、福建省新華書店、一九九〇年、三四二頁）にも、道教医学という言葉をみることが出来る。こうして見ると、道教医学という言葉はすでに定着しているといってよいだろう。なお付言すると、宋代大医局には咒禁科があり、明代の十三科といわれる医科分科組織のなかに祝由科が大方脈（内科）、小方脈（小児科）などと同列にある。いずれも符呪的な医学科であり道教医学そのままのものであったが清代にはなくなっている。金瓶梅は宋代を仮りとしているから大医局というべきところを太医院としるされているから、実際は明代を背景としているという傍証となろう。

（二）金瓶梅は、明の万暦中期～十六世紀の終り頃できたものと考えられ、『金瓶梅詞話』と、それから後で生まれたとされる『新刻繍像批評金瓶梅』系の刊本がある。本論は前者によった。

（三）時代背景については、呉晗氏（『文学季刊』一巻一号、一九三四年、または『論金瓶梅』文化美術出版）の指摘があり、小野忍氏（『金瓶梅』平凡社、完訳四大奇書、昭和三七年）も言及されている。また、Keith Mcmahon ;-Eroticism in Late Ming, Early Qing Fiction: The beauteous Realm and the Sexual Battlefield（T'oung Pao LXXIII, 1987）に金瓶梅に言及し、一六一七年に初めて刊行されているが稿本としてもっと早くからあった（note 10）とし、作者としては王世貞のほか、李開先・屠隆とみなす論文（note 10）がある。

（四）『輟耕録、巻十』（元、陶宗儀）。三姑とは尼姑・道姑・卦姑を、六婆とは牙婆（周旋屋）・媒婆・薬婆・隠婆（産婆）・師婆（女巫）・虔婆（売婆・花婆・売花婆・やりて婆）をいう。登場する王・薛姑子らは、例えば（三九）の終りに、「聴法聞経怕無常、紅蓮舌上放毫光、何人留下禅空話、留取尼僧化稲糧」としるされ、（四十）では王姑子が薛姑子を呉月娘に紹介するとき、五十歳余りの女僧で、

法華庵に住んでいるといっているから、彼女等は尼僧といえる。

（五）串鈴医とは、吊に鈴をつけマークとして地方を廻る民間医のことで、また鈴を鳴らして歩くから鈴医あるいは、走医ともいわれて、土地土地の薬を使っていた。『老残遊記』（清、劉鐵雲）第一回に「来了一個揺串鈴的道士、説是会受異人伝授、能治百病」とあり、串鈴医すなわち道士でもあることがわかる。また永尾龍造氏『支那民俗誌』（二巻、五五九頁）に明の太祖朱元璋が道士の服を着て薬を売っていたという挿話がしるされているから民間医は道士かそれに近いものとおもわれていたようである。清代の名医、趙学敏（約一七二〇〜一八〇五年）はその著『串雅内篇』の初めに彼自身が串鈴医であったことを認め、走医であったといっている。この特色をさらに治療は安価・簡便・正確で扁鵲・華陀の教えをうけついだもので、『道蔵』も読んだとかいている。この串鈴は「手所持器以鉄為之、形如環盂、虚其中置鉄丸、周転揺之」と説明し、薬嚢中には鍼や艾もおいていたという。この鍼灸については、彼等は『奇経八脈考』（明、李時珍）にもあるように簡易的鍼灸療法である「奇経八脈」を応用していたようである。さらに加えれば清の呉師機の『理瀹駢文』は膏薬を主とした外治療法の大書だが彼もふかく道教に思いをよせていた。趙太医は（六一）に、胡太医は（十四・十七・六一・七九・八五）にあらわれる。なお蒋竹山（李瓶児の前夫、医師で薬店をひらいている）は、西門慶がさしむけた、ならず者に「串鈴児売膏薬」といわれているから、串鈴児とは侮辱した言葉といえる（十九）。

（六）（二六）に西門慶家の番頭来旺の妻、宋恵蓮は西門慶と通じ露見し果てるが、そこを「四肢氷冷、一気燈残、香魂渺渺、已赴望郷臺」と表現されている。

（七）このような場合、他に心口（みずおち）・下腹部などに灸（直接灸）をしているが、これがサディズム的なものか、性感増強のために行うのか判っきりとしないが、ファン・フーリック（『古代中国の性生活』松平いさ子訳、せりか書房、一九八八年、二一六頁）は後者の考えを示しているが、情況からして納得できるものがある。

（八）官哥のとき「到処求神向卜打卦、皆有凶無吉、劉婆子来調神」（五九）、李瓶児のとき「李瓶児服薬百般医治無効、求神・問卜・発課皆有凶無吉、無法可処」（六三）といった場面も見られる。

（九）走百病は北方で行われた一種の祛病除邪の風俗で「走橋模釘」ともいう。三・五人で橋をわたり城門の釘を暗い中で触わると吉兆があるとされた。話の筋では政和六年（一一一六年）となっているがこの風俗は宋代にはなく明代に盛行したので、『金瓶梅』が明代末の実生活を念頭において書かれたことの実証となる。これらについては、既出の永尾龍造氏『支那民俗誌』（二巻、五六三頁）および吉田隆英氏『元宵走百病考—明代を中心として』（東方宗教、六八号、六五頁、昭和六一年一月）などが参考となり、走百病にもいろいろな情況があったことがわかる。なお『五雑俎』巻二（謝肇淛）に、魯人はこの日寺観に遊ぶとあり、『帝京歳時紀勝』（潘榮陛）

『帝京歳物略』巻二（劉洞）にもしるされ、『老北京的風俗』（常人春）によれば、宣男といって男子を産むための願いだという。

（一〇）北宋の初め陳摶（希夷、白雲先生）は人相見をよくしたが、銭若水（九六〇～一〇〇三年、科挙に及第した政治家）と、かつて華山で会った時、その仙人となれる骨相をみ、さらにそれを確かめるべく老僧（麻衣道者）に観てもらったという。この麻衣道者を人相見の権威として彼に仮託した書物が出ている。例えば『麻衣道者正易心法』（宋、希夷先生受幷消息、新文豊出版、民国七六年）などがあるが、『陳摶と麻衣道者』（竺沙雅章、道教と宗教文化、秋月観暎編、平河出版、一九八七年、三三一～三四八頁）に詳しい。

（一一）この場面の原文。『不如請灼亀来、与他灼一個亀板。不知他有恁禍福紙脈……飛請施灼亀来坐下。……就拿亀板対天禱告、作揖、進入堂中、放亀板在卓上。那施灼亀。雙手接着放上亀薬、点上了火、……只聴一声響、施灼亀看了、停一会不開口、西門慶問道。吉凶如何、施灼亀問、甚事、西門慶道、小児病症、大象作的、有紙脈也没有。施灼亀道。大象目下没甚事、只怕後来反覆牽延、不得脱然全愈」。

（一二）朱砂丸は『外台秘要』（唐、王燾）に朱砂、常山（アジサイ科ジョウザンアジサイの根）からなり瘧（一般にはマラリアをいう）に用いられるとする。また『太平聖恵方』巻八五（宋、王懐隠）には朱砂・牛黄・麝香・天麻・巴豆等からなるものも記され、小児の発熱、四肢痙攣などが適用とされている。薄荷燈心湯は多分、薄荷と燈心草からなる簡単な民間方であろう。

（一三）馬王堆出土の『胎産書』によれば、妊娠を期待する交接は、月経後一日では男、二日では女が産まれるが、三日以後では無効だとある。『医心方』巻二一（日本、丹波康頼、九八四年）の「求子」の項では『洞玄子』よりひいて、月経後一～三日に交われば男、四・五日では女が産まれるがそれ以後は「徒損精力終無益也」と記されている。

（一四）白衣観音とは梵名Pāṇḍarāvasinīといい、中国では大白衣または白衣大士ともいう。子供が欲しい時や救難の時に祈る。法華経の観世音菩薩普門品第二五にみる。筆者が台湾その他の蒐集した善書のうち『白衣神呪』『観音大士白衣神呪』『白衣大士神呪』『白衣観音神呪』などおよそ十種があるが、これらは皆同じで「南無大慈大悲救苦難広大霊感白衣観世音菩薩」以下七五文字の簡単なものである。これを五十回誦して、丸印の一つをぬり、都合一万二千回誦して完成する。更に一、二〇〇冊印刷して奉納（すなわち善書を印送する）すれば、あらたかな験があり、これを実行したために男子にめぐまれ、その子が出世した例なども併せて載っている。『紅樓夢』百十五回にも「大悲大慈救苦救難的観世音菩薩」という言葉がみられる。なお永尾龍造氏『支那民俗誌』（二巻、三二三頁）には求子のいろいろな事項、その方法が記されている。

（一五）『正統道蔵』中の経典については、『道蔵子目引得』（Harvard-Yenching Institute Sinological Index Series）の番号をしるし、つ

いで筆者蔵の「台湾芸文印書館版」の冊数を記した。

（一六）燈心薄荷湯は前出（四八）の薄荷燈心湯と同じとおもわれる。金箔丸は『小児薬證直訣』巻六（宋、銭乙）に金箔丸の名をみる。半夏・天南星・雄黄・牛黄・金箔その他からなり小児が急驚し、口涎が甚だしいものに用いるとある。

（一七）『道法会元』巻九七に『上清飛捷五雷祈禱大法』巻九九に『昊天金闕五雷大法』などの名を見る。符や呪法が記されている。

（一八）『血盆経』については、（六二）、（六八）にも『血盆経懺』または『血盆寶懺』の名ででてくる。分娩後死亡した婦人はその出血で地神を汚した報いで血盆池地獄に落ちると説く『仏説大蔵血盆経』があり、この経が道教や弘陽教に伝わり『道蔵』の中に『元始天尊済度血湖真経』（HY72：2）『太一救苦天尊抜度血湖宝懺』（HY296：16）などがあるが、この條の場合はどちらか明白でない。さらにこれに関しては、スワミエ氏『血盆経の資料的研究』（吉岡義豊氏と共編、道教研究、第一冊、一九六五年）の業績がある。

（一九）太乙救苦天尊は仏教の地蔵菩薩のような役割があり、『霊宝領教済度金書』に「東極青玄上帝化為太乙救苦天尊、又化号為十方霊宝救苦天尊」とあり、また『太一救苦護身妙経』（HY177：10）『太上救苦天尊説消愆滅罪経』（HY182：10）などをみる。なお遊佐昇氏『唐代に見られる救苦天尊信仰について』（東方宗教第七三号、平成元年四月）は最近の研究成果で、『道教霊験記』（杜光庭）から分析し、四川省玄妙観の史蹟にまで言及され大いに参考となる。

（二〇）「江西唐太夫人の方」という。彼女は五十歳になっても子が無かったが、この薬を飲んでから連続して五子をもうけたという。黄耆・当参等十一味からなるもので、服用するか、布にまき体につけるか、床の下におく（即ちその薬気が蒸発して効果をあらわす）。こうすれば流産を起こすこともなく、無事男児を産むとされ、この処方を秘したり、金銭を受け取る者は天罰が降ると記されている。

（二一）『醒世姻縁』第二八回（清、蒲松齢）にも「是薬医不死的病、仏度有縁人」とある。

（二二）晏公は明の太祖朱元璋を助けた神で、神霄玉府都督大元師と加封され海岸地方で信仰され、明代に民間信仰の神が道教の中に入って来た一例という（任継愈主編『中国道教史』、六〇三頁、上海人民出版、一九九〇年）。

参考文献（本文註に記したものは除く）

（一）復旦学報編『金瓶梅研究』復旦大学出版、上海、一九八四年。
（二）魏子雲『金瓶梅詞話注釈』上・下、中州古籍、河南、一九八七年。
（三）劉輝他編『金瓶梅研究集』齊魯書社、山東、一九八八年。
（四）周鈞韜『金瓶梅探謎与芸術賞折』吉林文史出版、長春、一九九〇年。
（五）周鈞韜編著『金瓶梅鑑賞』南京出版、南京、一九九〇年。
（六）李布青『金瓶梅俚語俗諺』宝文覚書店、北京、一九八八年。
（七）愈志文『金瓶梅知識問答』華岳文芸出版、陝西、一九九〇年。

（八）徐君慧『従金瓶梅到紅楼夢』廣西人民出版、廣西、一九八七年。
（九）石昌渝他『金瓶梅人物譜』江蘇古籍出版、江蘇、一九八八年。
（一〇）古典文学研究資料彙編『金瓶梅資料彙編』中華書局、北京、一九八七年。
（一一）劉守華『中国民間叙事文学的道教的色彩』中国道教、一九九〇年一期、二三～二五頁。
（一二）大阪市立大学中国文学研究室編『中国の八大小説』平凡社、東京、昭和四十年。
（一三）遊佐昇『道教と文学』道教2、平河出版、東京、一九八三年、三一一～三六九頁。
（一四）小川陽一『中国小説における道教』道教研究のすすめ、平河出版、東京、一一三～一五八頁、一九八六年。

稿を終るにあたり、宮川尚志教授の御助力に深謝する．

（東方宗教、七九号、一九九二、平成四年）

六、中国医学と道教（『紅楼夢』）

順天堂大学産婦人科　吉元昭治

中国の四大奇書といえば、明代の『水滸伝』『西遊記』『三国志演義』『金瓶梅』をさすが、これにつづくものとして、清代の『紅楼夢』がある。これらの名著の中を分析、検討すると、道教と、中国医学と関係する部分が多いことに驚く。吉元は、すでに『水滸伝』を除くものについて、その文学的価値と、道教、中国医学の関係することを発表している（日本医史学会、次回の『水滸伝』）。今回、図らずも、さきに本誌に発表した、上海の孔祥麟先生から、次のような論文をよせられ訳して『東洋医学』誌にのせていただけないかとの御意向があった。そこで拙訳ではあるが、あえてその内容を訳させていただいた。

ただし、何分『紅楼夢』は厖大な資料で、孔氏の論文だけでは、その概要はよく読者に理解できないと考え、吉元が、かつて、日本医史学会（平成五年）で発表した抄録を前篇とし、孔氏の論文を後篇とした。併せてお読みいただきたく思っている。

×　×　×

『紅楼夢』の作者は曹雪芹（一七一五〜一七六四年?）で、その八十回まで書きおえこの世を去っている（八十回本）。その後、高蘭墅らが修訂、加筆し百二十回とし、乾隆五十六年（一七九一年）に木版で出版された（百二十回本、程甲、程乙本）。この『紅楼夢』は中国の国民的文学といってよいほど人々に広く支持されている。我が国のそれは『源氏物語』だろうが、これはすでに我々は原文のままでは読みかつ理解はできないが、中国の人々は『紅楼夢』はそのまま読むことが可能である。その熱き憶いはついに「紅楼学」（紅学）という研究をうみ、その研究専門団体も存在しているほどである。つまり、フィクションとノンフィクションとの境いがぼやけ、その情況が実在に近いものとさえ考えられている。現在、実際に北京市に『紅楼夢』の舞台となっている「大観園」が公園となって多くの市民の憩いの場所となっている。その中には『紅楼夢』

にでてくる多くの建造物が当時の風景をリアルに知らせてくれる。

さて、この一大小説はまさに夢と現実が交錯し、そのプロローグは天上世界から筆をおこし、そこの花を愛した童子は地上におり、大貴族の賈家に生まれる。本篇主人公の賈宝玉である。この際女媧氏の石が化して彼の口中に含まれる（本書をまた『石頭記』ともいう）、彼が天上で殊に愛した絳珠草は彼をしたって楊州の林家に生まれた林黛玉となる。その他多くの仙女たちも地上にくだり、その主要な十二人は「金陵十二釵」といわれ、彼女らの侍女は「副十二釵」さらに「又副十二釵」などといわれる。これらはすべて都の賈家（東の寧、西の栄国邸）を中心として華やかな貴族生活を演出している。宝玉をとりまく女性のうち、同じく親族すじの薛宝釵は黛玉とは互に性格的にも相反したライバルである。

この物語に登場する人物は実に七〇〇人以上におよぶとされ、絢爛豪華な物語を支えている。しかし回を追うに従い、両賈家も次第に没落を迎え、落日の如きその輝きをうたった一大叙事詩でもある。

そのエピローグは、朝廷での試験に合格した宝玉はそのまま杳として行方不明となる（実際には天上にもどる）。

このように、天上と地上のことが因果関係の線上にあり、まさにこの世の出来事は夢（紅楼夢）なのである。この第五回に「仮の真となるとき真もまた仮」とあるが、賈宝玉の賈は音では「仮」、甄士隠（賈家と対する江南の素封家の主。最終回で道士の姿となり、懐古にふける）の甄とは「真」でもある。

季節のうつり変わり民俗・風習、家での催し、いろいろな遊び、祭祀の有様、多種多様な人間関係の色どりは、物語の進行のうちに一人また一人とこの世を去ったり、この大邸宅から涙をのんで去っていく。そしてあの雄大華麗を誇った大観園も次第に荒廃していく。

以上のような背景のうちから、中医学と関係する診察の情況、医薬関係、道教的な関係部分などの情景も多い。ある文献によれば「八十回本」についてみても、大略な統計ではあるが、五十回近く何等かの側面・内容をもった医薬的部分があるという。

登場する医師も王太医のような六位の位を持つ御医もいるし、胡大夫のようないいかげんなのもいたり、王道士のように道士でもあったり医業をして結構はやっているものもいる。尼僧の妙玉は大觀園の中で庵をむすび、座禅もしているが扶乩《フーラン》（占い）をしている。馬道婆は『金瓶梅』にもでてきたいわゆる三姑六婆であるが巫婆跳神としるされている。葬儀には全真教道士が多く集まり、張道士や毛半仙のような悪魔払いが得意のものもいる。寧国邸の賈敬は深く道教を信奉し、導引・守庚申などもするが、煉丹術にこり、ついにこの為に命をおとすに到っている。

このように厖大な内容をふくんではいるが、このノンフィクションの世界は当時の有様をよく反映しているといってよいであろう。

（東洋医学、二四（十一）、一九九六、平成八年）

七、『紅楼夢』と道教の関係について

上海汽車制動器公司中医顧問
全国中医心理学研究委員顧問
孔　祥麟　著
吉元昭治　訳

『紅楼夢』は、原名『石頭記』といい、また『金玉縁』という別名もある。百二十回にわたる長篇小説で、清代小説家の曹雪芹（一七一五～一七六四年？）がその著者である（いわゆる八十回本）。大体一七六三年頃できたものと考えられている。この本と道教との関係は深いものがあり、歴史的に見ても道教と文学との密接な関係を示すものである。本稿は、『紅楼夢』と道教という問題を分析し、道教に対する曹雪芹の創作活動の影響を見ることにしたい。

道教と『紅楼夢』との関係については、すでに日本道教医学研究者の吉元昭治博士は次のように三つに分けて論述している。すなわち、一、テーマの思想的部分　二、芸術的構成手法　三、内容である。

まず、道教の『紅楼夢』のテーマに対する思想的影響であるが、本書の第一回に出てくる「好了歌」と、その説明は、これからの成り行きの説明であり、テーマの暗示でもある。「好了歌」は、跛足道人が唱い、道を悟った瓢士隠が作ったものである。彼等はまた道士―道教徒でもある。「好了歌」は神仙になることを願ったものであるから、道教のことを言っているし、彼等がこの世に現れるさまはまさに道教の典型的スタイルでもある。この歌はまた世俗の人々の馬鹿さ加減を冷笑さえしている。すなわち、人々が熱心に功名・金銀・女性などの多種多様な望みを願っても望みがかなわず、たとえこれらを得たとしても、また失ってしまう羽目となり、死んでしまえば万事休すであることを言っている。「好了歌」に世人の求福に一撃を加えたもので、人の心をむなしく、冷やかにしてしまう。「世の中万端、うまくいったら、ほどほどその程度でよいとする」と戒め、さらに出家して道を修めることが生を求めるによいことだと報せている。この「好了歌」を見ると少しも理にかなってない処はなくて、人の一生でいくら功名と

か財色を追求しても、それらは生命がつきんとしている時には空しいものになってしまうものではなかろうか？　この点をよく見定めて超越できるかどうかが大きな問題で、道教医学の修正・養生と相入れる処があるといえよう。この中で「金が箱に一杯、銀が箱に一杯、大金持ちになっても、突然破産しては乞食となり、人から謗《そし》られる羽目となる。また他人の命は長くとは思わないが、自分の命が死に近づいて来ているとは考えたくもない。絹製の帽子（注：出世したこと）が小さいと不平を言ったために、ついに手枷《かせ》首枷《かせ》をはめられてしまう。昨日は、破れた上衣に自分の憐れさを知っていたのに、今日は紫の龍を画いた服（注：官服、高位にのぼったこと）の長さを嫌う。全く世の中は、どんどんじゃんじゃん。あなたが唱い終えれば、私が代わって今度は舞台に上るという芝居のように、世の中のうつり変わり流転は激しいものだ」と言わせている。つまり封建上層階級社会は風雲変幻。起伏が激しく予想もつかない事をのべている。曹雪芹はよく封建政治が暗黒で残酷なことを生々としたタッチで描いている。例えば「隆々と国運がみなぎり、詩や礼を重んじる高官の人々」でも、その内部は斗争にあけくれ、腐敗し堕落して行くものだといっている。このような内在的などうしようもない病は、やがては国や民族の分離をもたらし、最後には滅亡して行くが、これは『紅楼夢』の全体を流れている主題でもある。第五回の「紅楼夢十二支曲と金陵十二叙曲判詞」とに互に補充して、この書に登場する主要人物の運命とその結末を暗示している。これらは、仏教・道教の結合産物で、すべての事柄には、因縁と運命が待っている。黛玉と宝玉の恋愛は、はかない定めで、宝玉と宝釵の結婚は、まさに「金玉良縁」で、すでに決まっていたのである。第六十六回で、柳湘蓮は、尤三姐が自殺してしまうと、夢幻の中で、跛の道士と会う。「ここは何という廟（道教寺院）でしょうか。はたまた貴方様の御法名は何といわれますか？」道士はただ笑って「私はここが何という廟かも知らんし、自分も誰かとも知らんのだよ。ただこうして足を休めているだけ」と答える。それを聞いた柳湘蓮は思わず慄然とし、冷たい水が骨に沁み通る思いがし、万根の煩悩の糸をきり落とし（注：頭をまるめて）その道士のあとについて行き、杳として姿をけし、いずこともなく去っていってしまう。曹雪芹はこの道士のすばらしい手法をたたえているのである。第六十七回では、道士からわずかな言葉をかけられた柳湘蓮は迷いから覚め出家してしまうが、これは人生は旅路のようなもので、この世はただしばらく脚を休めるにすぎないところで、安心立命できる所さえないのだ、本当に休める宿は出家し修道して求めるものだというのである。曹雪芹は道教的生活、修業が理想的であり、富貴高官より距離を置いている道教的人物を敬服している。彼のこの中国的心理的状態は『紅楼夢』の思想的テーマであり、鮮明な印象を受ける。

次に『紅楼夢』と道教の芸術的思想とその記述的方面について

見よう。書中で、中国神話の女媧が石を以て天を補修した際、大荒山無稽崖青埂峰の下に一個の石を捨てさったため、その石が霊性を露わし、瓢々とした仙境から、色々に変化《へんげ》して人間世界に悲喜こもごもの事件をひきおこすのである。西方霊河岸の三生石畔絳珠仙草と神瑛侍者の話は、これからの宝玉と黛玉の恋愛と、黛玉の悲しみの伏線となっている。

第五回では、美しいことばと不思議ともいえる思想から、美妙な他に較べようもない「大虚幻境」の話がある。その中で宝玉に仙女が応えて「私は離恨天《りこんてん》の上、灌愁海《かんしゅうかい》の中にいます」とか、宝玉が仙女について行くと、「光は朱戸を揺がし、金を床に敷き、雪は瓊《たま》の窓を照らす」「仙花は馥郁とにおい、珍しい草が美しい姿をして生えている」といったなどの表現をみる。金玉は夢の中で、太虚幻境に遊び、十二金釵《きんさ》の来歴が記されていて、この書に出てくる主要人物の流れと終わりを暗示すると共に、天上と地上の虚々実々の関係の有様、起伏など大きな芸術的魅力をそえている。第七十八回「痴《ち》公子、芙蓉の誄《るい》を棿《でつ》ち上ぐ（註：宝玉が仕える晴雯《せいぶん》が肺結核にかかり死亡。宝玉はその有様を尋ねると、小女中が機転をきかし、彼女は天上り帰り芙蓉の花神になったと臨機に答える）は、彼の限りない哀怨と、気弱な性格をうつし出している。『紅楼夢』はその始まりも、終末も道教神話で記されている。一人の僧と一人の道士が、瓢然とまた突然に何処からかやって来て、また何処かに去って行く。時に現れ、時に消え、明暗の流れが頭尾を飾っている。このような情景は道教色の濃い芸術的構成でもあり、現実的なことではないにしろ、その背後に書かれている筆者の現実社会に対する不満があったことが読みとれるのである。また詳細に見ると、書中の詩詞に多くの道教経典、故事からの引用があることも特色である。道教仙話は中国古詩の中にすでにロマン主義的伝統として見られ、世俗をすてて神仙に近づくあこがれと、すばらしさを詠っている。人が世俗をすて仙人になりたければ、いわゆる「道風仙骨」（注：仙人の相が備わっていること）がなくてはかなわず、修業すれば、蓬莱仙境（注：神仙世界）に到達できることがうたわれている。道教神仙理想はすなわち人間の最も好ましくも、美しさとするものの追求であり、超然としていて規定的な方式はなく、人の想像にまかせるといったところがあるから多くの文人達に受けているのである。「楚辞」「漢賦」「唐詩」「宋詞」「元曲」といった中国文学の流れの中で、神仙を題材として、重視しなかったものは何一つなく、『紅楼夢』もまさにこのようであったのであろう。

次に、内容として、『紅楼夢』の道教的人物とその活動をみてみよう。第十三回、寧国府の秦可卿が死亡し、その殯《もがり》の間、百八人の禅僧が経をあげ、祭斎し、別に九十九人の全真教道士が四十九日間、祈りつづけ、その後さらに五十人の高僧、五十人の高位道士達が七日間の追善供養を行っている。この有様は当時の上流社会の心理で、仏教と道教の違いをも余り気にしないで、た

だ死者によかれと思って行っていた事が分かる。またその情況は高貴な階級であることの誇示でもあるのである。

第百二回、尤氏が病気となり賈蓉が毛半仙に卦を占ってもらう場面がある。すでに彼等の住む大観園も安泰ではなくなり、賈蓉は道士を招いて駆邪遂妖の法事を行う。吉日をえらんで祭壇を作り、上段に三清聖像を飾り、二十八倍や、馬・越・温・周四大将を並べ、下段には三十六天将の図や像を並べる華やかさである。三人の道教法官は鼓をならし、法師は法衣をひるがえし、うやうやしく『洞元経』をとなえる。七星旗をたて、妖鞭をうち鳴らし、妖魔を瓶罐に閉じ込める所作をし、符を書くなどの齋祀をする。その有様は大げさで声をはりあげて、居並ぶ人には本当かどうか解らないにしろ、怪しみの疑いはとけ、次第に、大観園はもとの寧かさにもどっていく。

『紅楼夢』にでてくる道士の情況は充分、批判に値するものもいる。例えば清虚観法官は、栄国公の身代わりで、かつて「大幻仙人」に封ぜられ、道教の祭祀を司り、今では「終了真人」に封ぜられている人物である。王侯貴族は彼を「神仙」と呼び権力並びない道士である。彼は朝廷から重んじられ、貴族階級と甚だ密接である。よく道をとき、人々にとり囲まれ、もてはやされ、金銀法衣、法具を持っている。賈敬の母などの相談にものるといった、まさに法衣をまとった政客や官僚といった具合である。また、天齋廟の王一貼という道士は余り金銭に頓着なく、売薬（注：貼り薬）を生活の資としている。その売薬の口上はうまく、いわゆる街頭医の風格が充分である。「わしの薬こそ本物で、神仙が造られたものだから、他の薬は効かない。さあ買った買った」といった具合である。他に道姑とか道婆という女性がいる。金権家の家に入りこんでは、何でもこなし、少しばかりのお恵みで生活をしている。お経はあげなくても、菩薩の功徳をとき、悪魔払いの儀式をする。これら道姑と巫婆たちは迷信につけこんだ職業で民間に見られる。また寧国府の賈敬のように貴族の中でも道教に没入している典型的人物もいる。そうして神仙になろうとして、官をなげうち、貴族の家もつがないで煉丹煉汞に身をやつし、城外の玄真観で修業をつづけ、ついにその煉丹薬ののみすぎで死んでいったものもいる。彼の腹は鉄のように硬くなり、唇はただれ、チアノーゼ様にわれているが、人々は「充分修業したので升仙したのだ」と言っているが、実は外丹術の犠牲で、長寿の願いが却って命を縮める結果になってしまったのである。

第百十八回。襲人は宝玉に向かって「神仙の事は怪しい話し、誰が見て、誰が会ったというのでしょうか？」と言っている。『紅楼夢』の作者はたんに長生きを追求するだけではなく、あらゆる世俗を超越しようという態度が見られる。これらの事が、道教が、最も世をすねている知識階級に歓迎されているところでもある。

以上の『紅楼夢』の描写を通して、我々は清代初期の道教が複雑で、多層的構造、信仰、哲理、道教の寺観、道士、道教の数や

活動、道教の社会的また文化的生活、その民衆への浸透、符録と修養、道教と仏教とその有様、活動の実際、並びに日常生活における道教の存在を明らかにする事が可能である。

道教とは何かということについては、東京大学名誉教授・窪徳忠先生はその『道教史』の中で、「道教とは、古代の民間信仰を基礎とし、神仙説を中心とし、それに道家、陰陽五行、緯緯、医学、占星の説や巫の信仰を加え仏教の組織や体裁にならってまとめられ不老長生を目的とした呪術的傾向がつよい現世利益的な自然宗教である」としるしている。この中の「医学」「不老長生」「現世利益」などの言葉は、道教と医学の関係が密であることを示している。ジョセフ・ニーダム博士はその『中国の科学と文明』の中で、「道教は人類の歴史の中で本質的に非科学的でなかった唯一の神秘主義体系で、薬学と医学の発生もまた道教と密接な関係にある」と書いている。これらの事などから我々は道教と医学とは深く結ばれている事を知るのである。我が国の魯迅先生もその『而已集』の中で「人はしばしば僧を憎み、尼を憎み、回教徒を憎み、キリスト教徒を憎むが、道教徒は憎まない。この理窟が分かれば中国の事は大半分かる」といっているが、これを布衍すれば、中国医学を理解するには、まず道教を理解すべきであるという事になる。日本の道教医学者の吉元昭治博士は、その『道教と不老長寿の医学』の中で「道教医学とは道教経典およびその周辺事項を側面とした中国医学であるが、道教が現在、民間信仰に埋没したと同じく、道教医学は民間療法、あるいは信仰療法の中にその姿を見ることができる」としるしている。『紅楼夢』の各所にこの道教と道教医学のかかわりを見ることができる。しかもそれが心理的描写があったり、芸術的なタッチで日にできるのである。

『紅楼夢』の中で説かれている道教は実際的生活にねざしたものがあり、道教の史的資料としても重要である。また道教と文学、道教と医学について参考となるものが多い。それゆえに道教を研究するうえにも大きな価値があるものと信じている。

（東洋医学、二四（十二）、一九九六、平成八年）

八、中国伝統医学と道教

吉元医院院長
吉元昭治

要皆

人は、生を願う時は医学に頼り、生の終りを意識すれば宗教にすがる。人類の歴史を見ると、生と死に関すること、すなわち医と信仰といったものは、同じルーツであった。例えば、中国の甲骨文から判明するように、王は祭政一致の立場から人命に関することも行っていたし、巫といわれるシャーマンが、占いや運命から病の良否を見ていた。すなわち巫医（毉）という姿になる。天人相感の思想から、病は天（すなわち神）の降ろすものと考えていたから、如何にこれを防ぎ除き、なだめるかということに腐心していた。そのためには犠牲を捧げ、祭を行った。

宗教の始まりの姿をみる春秋、戦国時代になると斉、燕地方に方士という方術を行う人々が出現し、医は、巫と医とに次第に分離していき、秦漢時代になると、経験を重ね試行錯誤を繰り返して、現在の中国伝統医学の形態が生まれてくる（醫）。後漢時代になると、打ち続く戦乱、飢饉、災害の中から太平道、五斗米道という農民革命の中から道教が芽生え、さらに魏代になると道教は確立し、方士は道士という姿となる。唐代には王室の庇護もあって隆盛を極める。その後近代になると、ある流派を除いて、儒、仏教と混淆し、「三教同源」の思想から民間信仰の姿となっていく。道教は儒教の社会秩序、体制の維持、仏教の輪廻（りんね）、死後の世界を念じるものではなく、中国人の中に根強い現世利益の追求を願った宗教なので、深く民衆に溶け込んだ。その目的の一つは、「不老長寿」にあったから、当然医学または、その周辺事項と深い係わりを持つことになる。明代に道教経典を集大成した『正統《しょうとう》道蔵』五四〇〇巻を見ると、医学に関係する部分が多いことが判明する。医学と宗教が一つとなった「道教医学」という存在を強く意識せずにはいられない。

以上を踏まえて、その具体的な事例を含めて発表したい。

Ⅰ．緒言

中国人は古来から極めて現実的で、現世利益の意識が強かった。つまり、一言でいえば、「福、禄、寿」の願いが殊に強い人々であったといえよう。このうち福と禄は、金で買えても、寿―命だけはどうしようもなかった。そこでいろいろな事を考え、実行に移した。寿についての極限の思いは、仙人になり永久の命を得て、自由に天地をめぐることであった（不老不死）。この神仙に近づくために、多くの経験や試行錯誤を繰り返したが、永遠不滅の命を得ることが不可能なことを悟ると、それならば少しでも命を永らえ、この世の楽しみを享受したいと考えるに到った。不老長寿の思想がそれで、そのためにはどうしても医学の力を借りなくてはならなかったし、後漢から発生し、魏代にほぼその宗教として形をととのえた道教も、現世利益や不老長寿の目的を唱えたので両者の関係は、深くかつ密なるものがあったといえよう。現在の中国伝統医学が、何故、二千年もの間、連綿として伝統たらしめたかということは、この中国医学と道教との結びつきを考えておく必要がある。勿論、現代の中国医学は完全に、巫的要素から訣別しているが、残されたこの部分は、今日で民間信仰の中に、民間療法の姿として残っている。

Ⅱ．道教とは

道教とは何かということを一言でいうのは困難で、なお見解の一致を見ていないようである。道教と道家の異同、成立（教団）道教と民衆道教の区別の可否なども存在している。そこで、演者が最も現在、妥当と考えている故東大名誉教授窪徳忠氏の言葉をお借りしておく。「道教とは、古代の民間信仰を基盤として、神仙説を中心とし、それに道家、陰陽五行、讖緯《しんい》、占星、医学などの説や、巫の信仰を加え、仏教の組織や体裁にならってまとめられた。不老長生を目的とする呪術的傾向の強い現世利益的な自然宗教である。」

以上の定義からも、「医学―不老長生―現世利益」を目的と手段にし、民間信仰、神仙説、巫の信仰を裏付けとし、さらに道家の思想、仏教の影響があったといえる。

宗教というからには、教祖、教義、教典、教堂、信徒などの条件があるわけであるが、道教は初め教祖というものがなかった。仏教との争いの中で、老子―太上老君を教祖としたが、老子は元来、道家という哲学家集団の一人であり、ここが道家と道教とが同一か否かの一つの争点ともなっている。その後、道教の最高神は交代し、今では玉皇太帝が最高神となっている。道教は民間信仰、巫の信仰の基盤として生まれたから、自然的に発生した自然宗教ともいわれている。

道教教典の集大成である明代の『正統道蔵』五四〇〇巻余りの目録を見ると、『黄帝内経素問、霊枢』、『備急千金要方』、『八十一難経』、『衍義《えんぎ》本草』、『急救仙方』、『仙伝外科秘方』などの全くの医書として位置付けられるものが存在している。この事実は、中国医学と道教を考える上で極めて重要な点と思っている。

Ⅲ．道教医学とは

中国医学の原点ともいうべき『黄帝内経素問』の初頭を飾る「上古天真論」のさらに冒頭に、「昔、黄帝は生まれつき賢く、小さい時から、よく話すことができた。幼年時代には理解する力が早く、成人しては誠があり、活発であった。事を成し遂げて、天に登った」と記されている。最後の天に登った—登天—とは、道教で云う日白昇天、つまり仙人になること、すなわち神仙説の具体例と考えた。そうすれば何故、この書が『正統道蔵』の中に見られるのかという事も理解できる。

先にもふれた『正統道蔵』、それに続く『道蔵輯要』などを通覧して整理分析した結果、この中に湯液、本草の他に鍼灸、導引、外丹、内丹、服餌、房中、辟穀、さらに符、籤、占い、予言など医学的ともいえる部分や、その周辺事項を見出すことができた。

このようなことなどから、「道教医学」という概念に到った。すなわち「道教医学」とは、道教経典を背景とした中国医学ともいえるが、殊に中世以後に三教同源の高まりもあって、道教が一部流派を除いて民間信仰に埋没していったと同じく、道教医学も現在では民間療法や信仰療法の形態をとるようになった。また道教および、それに関連する周辺事項と関係する医学あるいは医学的な事柄である、というものである。

Ⅳ．道教医学の流れ

世界のどこでも原始的医療は、巫が握っていた。巫は医術、祭祀、魔術などを行い、初めは祭政一致であったが、人を治すということについて経験を重ね、それなりの理論を持って、漸次系統化し、医術という専門化した巫医という姿となる。また祭祀は宗教に、魔術は方術になり、医学と宗教は分かれていったが、医学から取り残された巫術的要素、方術的要素の部分は道教医学となり、さらに現在のような民間療法とか信仰療法となっていった。医学も陰陽説、五行説という哲学観などを取り入れ、さらにいろいろな理論を加えて、現在の中医学となっていく。一方、方術や神仙説、さらに民間信仰を取り入れた道教も、今では民間信仰の中に雑然とした形で存在している。つまり、道教も中国医学もそのルーツをたどれば、一致点を見出せるし、歴史の流れの中で、「積み重ねられた宗教、医学」ということができよう。

Ⅴ．道教医学の構造

以上の点から、道教医学の構造を次のような三層構造として考

えた。

（一）中心円：現在の中医学とほぼ同じ内容で湯液、本草、鍼灸などが含まれ、道教医学と中医学が最も近い部分と云える。

（二）中間円：道教医学として特徴がある部分、導引、調息、内丹、辟穀、内観、房中、服餌さらには現在盛んな気功も入れる。現在の呼吸、運動、精神療法、食餌療法または性科学に相当しよう。養生術とオーバーラップしている。自力的傾向が強い部分。

（三）外周円：最も道教的、方術的な部分である。巫的要素が強く、民間信仰にも関わると云える。符、占、籤、呪、斎、祭祀、祈祷、禁忌などが含まれる。多分に戒律的、倫理的な面もある。今日の心理的療法とも云え、他力的傾向が強い部分である。

次に、各論的に数種の事項についてふれる。

VI．精、気、神

道教医学は見方を変えれば、「精気神」の医学とも云える。この言葉は古い道教経典の『太平経』に出てくるもので、後に内三宝といって、耳目口を外三宝というのに対応している。中医学との関係では、耳―腎―精、目―心―神、口肺―気となるから、この内外三宝は関係があることになる。

天人合一あるいは、人間を小宇宙と考えることからも、空気―気は人が生きていくのに欠くことができないという認識はあったし、その気は朝の清気と夕の濁気とがあるので、清気を体内に取り入れ、深く留めて、これを体に巡らすことが、健康法―養生術にかなうものだとした。すなわちこれが、外丹術の反省から生まれた内丹術で、現在の気功法にも尾を引いているのである（故吐納新）。

精は精気というように、気と一つになっていて、人間のエネルギーの燃料のようなものである。その生成は腎と関係し、その腎の低下は精の低下、すなわち老化現象を招くものとされる。従って、如何に腎を強めるかが中医学の大きな課題であり、「補腎」法が重要となってくる。精についてみれば、精を如何に浪費しないで、体に留めておくことが、この目的にかなうわけである。房中術の「還精補脳」とは、精は脳で作られると考えたから、精液を洩らさず、接して洩らさずして、脳に送ることが大切な事であった。このルートはほぼ気のルートと同じであるので、精気という言葉から窺える（内丹術）。

神は精神という言葉があるくらい、精と関係があり、精が盛んならば神も強くあるということである。神とは人間の精神活動を表すことでもあり、心でもある。現在の「脳と心」という問題に関わる。「身体は家のようなもので、神は主人である。主人が亡くなれば家もまた亡くなる」という言葉がこれを云いえている。

また道教医学の解剖学ともいえる「身神」というのがあって、人

体の各臓器、組織、器官に神がいて、それぞれ違った服装をし、名前（神名）を持ち、機能を果たしているという考え方もある。

Ⅶ・軽身

道教の究極は、仙人になることであったから、道教の修行は、一にも二にもこれに近づく努力であった。仙人は自由に空を飛ぶのだから、羽を持ち、痩せて軽量な、「羽人」という姿でもあった。飛仙という言葉が、相当しているだろう。

『神農本草経』のうち、上経は「君となし、養命を主《つかさど》り、天に応ず、無毒多服するも人を傷つけず、軽身、益気、不老延年を欲するものは服用する」と一二〇種の薬物をあげているが、道教から見ると、いわゆる仙薬―仙人になるための薬が並んでいる。このうち軽身という言葉は、身を軽くすることだから、全く仙人になるための薬物といえる。

『神農本草経』を整理した『神農本草経集注』を書いたのは、梁の陶弘景という、道教の一派である上清派を広めた道士であった。これは我が国にも招来され、医学教育のテキストともなったが、桓武天皇の時代、唐の蘇敬による『新修本草』に代る。この書に誌されている効能を挙げると、軽身、不老不死（耐老、益寿）、延年（長年、増年）、神仙、安魂魄、不飢（耐飢）、通神明、益気、不忘（益智）、明目、耳目聡明、堅歯、強志、養精神など、道教的雰囲気のものが並んでいる。この書には約八五〇種の薬物が紹介されているが、玉石、草木類などを整理してみると、最も多い効能は、軽身（一四二種、一七％）、不老（七一種、八・三％）、延年（五種、六・五％）、益気（四四種、五・二％）、不飢（二九種、二・四％）、明目（二八種、三・三％）、神仙（一五種、一・八％）、などとなっている。如何に軽身ということに努力したかが判る。

しかし、この軽身とは、必ずしも現代的に見れば仙人になるという荒唐無稽なことではなく、肥満防止、老化防止、さらに高血圧や高脂血症に対応しているとも考えられる。ある中国の論文で、単純性肥満について効果のある薬物書の中に一三〇種あり、さらに軽身作用のあるものが四八種あったという。このうち古い本草書のなかで軽身作用があるとされ、クロスするものは、沢瀉、白朮、甘草、柴胡、生地黄、桂枝、薏苡仁、茵蔯、蒼朮、枳殻、草沢明、芒硝など一二種があったとされる。また拘杞は日本の歴史でもでてくる長生の薬だが、実際に血清コレステロールの低下作用があるとされる。このように見ると軽身という言葉は、古くは道教に、近くは中国医学にも影響するものであるといえよう。

Ⅷ・薬籤

台湾、香港、シンガポールなど、いわゆる「残された中国」で見られる（消滅に近いが）。華人社会の廟にある、薬品名と量、処方、適応症が記された籤である。現存のものでは清代のものがある。一般の籤をひくよう抽籤して、それが神の思し召しに合っている

かは、さらに筶《ポエ》という半月形の占貝二つを持ち、擲ってその陰陽が出ればよいが、陰陰または陽陽なら再度やりなおす。こうしてよければ、その番号の薬籤をもらい受け、薬店へ行くなり、自分で処方して服用する。その科目は大人科（内科）、幼科（小児科）、眼科、外科、婦科（産婦人科）などがあり、多いものは一科目で一〇〇首を算える。

この中には、いわゆる空籤もあり、籤詩や、心を正しく持って再びくる事、修行をする事、祈りがまだ足りないなど、倫理的、道理的な事までふれているものもある。

古い時代、適切な医療を受けられなかった人々が自分の出身地の神を移し、コミュニティ的な廟を祭り、医療の助けとしていたと考えられ、道教と中国医学の関係、民間療法または信仰療法のよい証と思われる。薬籤のコレクションを筆者はしているが、おそらく世界初のものと思われる（文献（二））。

IX. 符（ふだ）

道教のはじまりである太平道は、布教の手段の一つとして「符水」という、お符を飲む（呑符）方法で多くの病を救っていた。この方法は、その後長く続き、今でも東京巣鴨の通称とげぬき地蔵、高岩寺の「御影」は符水である。ベルリンオリンピック大会で活躍した前畑秀子嬢は試合前に熱田神宮のお符を服用したという。

ところで、符とは現在では家内安全、商売繁盛、交通安全、受験合格などの現世利益に手を貸しているが、元来は漢字のもつ図形的、神秘的な力を図形化し、それに神の力を祈り込めたものである。魔よけ、病邪退散、外邪防禦などが目的であり、中には微細構造をもつ大きな符もある。道教は山岳信仰の面が強いから、道教の修行者は入山にあたり、入山符をおびて身を守った。体に佩びる事を「服」というが、かの馬王堆《まおうたい》出土の『五十二病方』を見ると、その中に記された治療法は、体に佩びる外服の方が、薬物を服用する内服によりも多い。すなわち薬物療法の源点は外用にあったことが判り、符を佩びる事も同じ意味があることが判る。

X. 三尸九虫

庚申《かのえさる》の日に、人体に巣くう三尸（上戸彭踞《ぼうきょ》、中戸彭瓆《ぼうしつ》、下戸彭蹻《ぼうきょう》）が、天に昇り司命神という人命を司る神に、その人の過失を報告し、命を縮めるという信仰（庚申信仰）があって、それを防ぐ「守庚申」という集まりを行った。三尸はすでに『太平経』に記されている古いもので、現在でも各地に「庚申塚」が見られる。この天罰という考え方は、『功過格』という自己善悪申告書をうみ、さらに『太上感応篇』、『陰隲録』などがいわゆる「善書」もあって、論理、道徳方面のブレーキともなった。

また、九虫という道教医学の寄生虫学ともいうべきものには、現在の條虫、蛔虫、蟯虫などもあり、よく観察されていたことに

なる。

　これら寄生虫が、人体から排出されるのを見た人は、悪魔にとりつかれたなどと驚いたに違いない。そこで対策として、その栄養源を断ち切る意味で穀断ちをする。導引調息による虫下し、さらに積極的に駆虫剤を服用した。それらは貫衆、蕉夷、雷丸、蜀漆、彊蚕、厚朴、狼牙などであるが、これらのうちには実際に駆虫剤として用いられるものもある。歴史的に有名なものは華陀の「漆葉青黏散」で、『後漢書』に残っている。

XI. 結語

　中国医学と道教の結びつきは古くから強いものがあり、従来余り問題視されていなかった。両者にまたがる現世利益主義と養生思想を見るとき、これらの関係が密なることを知る。今後さらに、研究の必要性がある。それは何故、中国伝統医学が二千年もの間、続いてくることが出来たのかという一つの解釈、理由になると信じているからである。

参考文献

（一）道教（2）、吉元昭治（共著）、「道教と中国医学」平河出版社、一九八三年。

（二）道教と不老長寿の医学、吉元昭治、平河出版社、一九八九年。

（三）中国の霊籤・薬籤集成、酒井忠夫、吉元昭治等、風響社、一九九二年。

（四）養生外史、「日本篇」「中国篇」吉元昭治、医道の日本社、一九九四年。

（五）不老長寿一〇〇の知恵、吉元昭治、ＫＫベストセラーズ、一九九五年。

（六）不老長寿への旅、吉元昭治、集英社、一九九八年。

（七）老荘とその周辺、吉元昭治、たにぐち書店、二〇〇一年。

（八）鍼灸雑記、吉元昭治、医道の日本社、二〇一一年。

（註）（一）は中国版。（二）は中国版、台湾版、韓国版、その他略。（四）、（五）には台湾版がある。

（伝統鍼灸、三九（三）、二〇一三、平成二五年）

おわりに

平成元年に『道教と不老長寿の医学』(平河出版社)を上梓し、平成の終りになって『図説 道教医学』(勉誠出版社)が出版できた。またこの論文集のように『漢方の臨床』を中心として道教と医学の関係を追及して、始めの頃と終りの頃とを比べると自分でも研究が進歩、発展した事がよくわかる。四十歳以降私なりに勉強し、いろいろ経験したなかで、中国古代医学と道教の関係を追求しているうちに、さらに自分なりにいろいろなことを知る事ができた。それをそのままにしておくと、後学の為にもならず、また批判も当然受けなくてはならないと思ってその要約、結論を簡略に一まとめにしてみた。箇条書きなので順序不順もあり、索引的なものと思っていただきたい。そしてその流れが連綿として現代に及んでいる事を知っていただけたら幸いである。

㈠ 有史以前のはなしは考古学的研究にまたねばならないが、人類誕生、ホモサピエンスの時代、旧石器、新石器時代を経て、人類は言葉をおぼえ、二脚歩行し、狩猟をしては集団生活をするようになり絵文字からのちには文字を発明し記録を残せるようになる。こうして、他の動物と訣別し、従属させるようになった。中国古代に限ると人類的にはモンゴロイド(白人系はコーカサイト、黒人系はアフリカン)で、中国西北方の黄土高原より初まる。洞居、雑婚社会で水辺の洞窟から次第に高原から平地、平野に移動し、火をおこす事を学ぶ。狩猟生活、非定住生活であったが、平原地方にくると牧畜、さらに農耕生活に入り定住化してくる。衣・食・住が備わり人口もふえ、他の集団と争い征服し、或いは同化、融合して次第に集団は国となり、国になると盟主—王—がうまれてくる。最初の王朝は夏王朝で、その遺跡も発掘されている。夏の次は殷で殷王は一種のシャーマン的な巫王で祭政一致の政治をしていた。次の周時代になると封

第一表　歴代王朝と西暦年

王　朝	西　暦	王　朝	西　暦
周（西周・東周）	前1134〜250	隋	581〜618
秦	前249〜207	唐	618〜907
漢（前漢〔西漢〕・後漢〔東漢〕）	前206〜6	五代十国	907〜979
		宋（北宋・南宋）	960〜1179
三国（蜀・魏・呉）	221〜280	金	1151〜1234
晋（西晋・東晋）	265〜420	元	1206〜1367
五胡十六国	302〜439	明	1368〜1662
南北朝	420〜581	清	1616〜1911

建社会になり、長くつづく。周時代の末期はいわゆる春秋戦国時代になり、分裂、併合をくりかえし、諸子百家が生れ、学問的に自由な、現代の中国思想を形づくるもとの時代となる。この諸子百家の中に老荘思想を中心とした道家がありのちの道教の母体になる。これに結末をつけて全国統一を果したのが秦で、わずかな期間であったが、中国統一という重要な時代であった。秦を滅した漢は前（西）漢と後（東）漢に分かれ、その間は丁度西暦元年に当る。この後漢時代は内に太平道・五斗米道などの農民革命などから原始道教ができ、魏晋時代になると、外から仏教の刺激が加わり、理論武装に迫られ、道家・古くからの民間信仰などの要素をふくんだ道教が誕生する。つづく魏晋南北朝は戦乱期で、やがて隋唐朝に集約され、宋（北宋、南宋）、金、元、明、清、と現代になる。この長い期間に医学や道教はどう動いていったのであろうか、その答えが書いてある（第一表、歴代王朝と西暦年）。

(二) 現代でも人種・宗教の間の争いがつづいて世界の政情不安をもたらしている。まことに宗教の争いは政治にまで及んでいるのである。幸いに日本では激しさはなかった。中国古代でもまず秦の始皇帝の「焚書坑儒」という儒教弾圧、「黄巾の乱」という原始道教の一つ太平道が農民革命を基盤として後漢一八四年、黄巾の乱をおこす。そのスローガンが「蒼天已に死す。黄天当に立つべし」であった。これは五行説の相克（青→黄、木→土）である事に注意したい。ついで北魏時代より唐に及んで「三武一宗の法難」（北魏太武帝、北周武帝、唐の武帝、後周の世宗による仏教弾圧）があった。唐代は道教が盛んであった事によるが、道教が政治的に圧迫された事は聞いてない。つまりそれだけ一般民衆の中にあって支持された事になる。古代にては、宗教ぬきでは、歴史・政治・経済・風俗・民俗、さらに医学など全てのものは語れない。現在では無神論者も多くなり宗教の権威も低下しつつあるが、それだけ世が進歩したか、俗化したともいえる。古代では宗教は人々の日常規範であり、自然、神への祈り、許し、庇護、怖れ、生老病死の悩みの解脱の糸口としての宗教の存在は、絶対、絶大であった。

(三) 諸子百家の時代　ほぼ春秋時代に重なるが（前一一二二〜三七九年）、諸子百家時代を迎える（稷下の学）、今の山東省、斉の都臨淄・淄博《しはく》（營丘）の稷門に集った当時の学者の集団。百家争鳴、百花繚乱といわれるほど自由な学問が斉王の主唱で行われた。儒家（孔子、孟子）、道家（老子、列子、荘子）、墨家（墨子）、法家（韓非子、申不害）、兵家（孫子）等がでて、この時代をフィルターとして道教の素地ともなる。道家は思想、哲学。道教は宗教である。

(四) 墨子の兼愛の思想がキリスト教の教えに近いともいう。墨子は工学工事にすぐれ、天神をうやまった。法家は社会の秩序を守るため賞罰を定めた。交通法規、交通信号をみるとおり混乱を整理しスムースに交通ができるようなものである。古代の人々は高い処、樹上、洞窟にひそみ、水流のある処に居をかまえた。火の発見は暖房、照明、野獣の防禦、食料の調理、さらに火は神聖なものとし宗教にかかせないものになる。他の動物との訣別でもあり、道具を発明し、

家族単位がいくつも集り雑婚であった。やがて樹からおり、洞窟をはなれ、低い広い土地に向う。つまり黄土高原地帯より東、平原地帯に集団移住し、牧畜を行い、やがて農耕生活に入り非定住生活より定住生活に入り衣・食・住が備わる。この頃になるといくつもの集団は大きくなり、他との争いや、融合、同化も行われ、やがて王朝の誕生となる（夏といわれる）。

㈤ 集団的になると、人の死を見たり、病気が拡り斃れる人がつづくのを目の前にして、人が生れて、死んで、病気になって、若死、老衰死するのは何故だろうと考えるようになった。よく分からないが何か不思議な、人力ではどうにもならない力が働くと思うようになった。人は自然と共にあったから、そのどうにも分からない運命は、天の神（天神）のきめるものと思うようになった。天は上より人を看視しその悪状や良い行いを見守り、悪行を重ねると天罰が下り命をちぢめる（司命）。また人の罪過を天に登って天帝に報告する役もあると考えた。そのためにその神への告げ口の口封じをしたり（守庚申）、祭祀をしたり、三尸という体内にひそむ寄生虫をおい出すために符や薬をのみ、お祈りする。善行、陰徳を重ねる事は「承負」といって「親の因果が子に報い」という罰からのがれるためで、これも延命、不老長寿のためであった。

㈥ 古代の人のこれらの思想はシャーマニズム、アニミズム（精霊主義）、トーテズム、祖先崇拝、火の崇拝（祭祀に火を欠かせないのは世界共通のものである）、などの自然崇拝より発し、その天と交流し天の意志を告げるシャーマン―巫がでる。巫は祭祀者でもあり、呪術者でもあり、統治者でもあり（巫王、例えば殷の王）、医師でもあった。その巫と医との関係は巫医というのが存在し、扁鵲のいう（六不治の一つ。巫を信じて医を信じない）如く巫と医は次第に分離し巫は祭祀に、やがて道士の姿に、医は医術より医学にシステム化して今日の伝統医学のもとになる。漢代をすぎると、人は自覚に目ざめ「我命在我、不在天」（『養生延命録等』）という事になる。

(七)天円地方という言葉があるように天と地は対比され天は丸く地は平べったいということになる。これは『素問』にいう「頭円足方」は天、地、人の三位一体の関係が投影されている。天と地の間にあって人は字の通り二本脚で立っている。天と地の間にあるわけで、なお天と地の間には気(冲気)があり、この気も人と関係し人の生命に大きな問題となる。気があって生き、気がないと死であり、その気の活用が人の健康に重要になる。呼吸法がそれで、インドのヨーガや禅、中国の気功、内丹術などはみな呼吸法から発している。この天地人はこのように天と人とは一体であり天一合一、天人感応という言葉になって現わされている。

(八)天、地、人はそれぞれ人に強い影響をもち、この関係がくずれると災害のもとにもなる。天地人の関係が平衡を保っているのが平和であり、人では健康であるわけである。天災(陰陽、風雨、晦明、豊凶)、地災(地震、雷、洪水、津波、水害、火災)、人災(流行病、戦争)は、まさに『大平経』でいう「兵病水火」の災害をいっている(インドでは四大要素として地・水・火・風をいっている)。農耕人にとって豊年、凶年は天から降る雨にもよるから止雨又は降雨の祈りをするようになる。祭りで豊年の歳には感謝の祭りをする。

(九)天に対する祈りはやがて宗教の芽生えになる。人は生に執着すると医学に、死に対する恐怖には宗教を頼るようになる。人類の歴史はこの宗教と共にあり世界グローバルのキリスト教、イスラム教、仏教等の他、中国でいえば儒教(宗教といえないという説もある)と道教である。日本の神道も一つの民族信仰である。道教に限ってみると太平道、五斗米道(「老子想爾注」を教典としたという)の原始道教(民衆道教)が、天師道となり茅山道などが出てやがて正一教となり現在の中国南方で、元代、王重陽の創めた全真教がほぼ北方でそれぞれ現在の道教界を二分している。老荘思想より発した道家は魏晋時代になると仏教との対抗上、理論武装が必要となり道教としての体裁をととのえるようになる。全真教は性命双修(身心双修)を基本とし禅に近い修業をする。正一教は台湾初め華僑社会ではこの系統である。しかし宗

教というからには修行し、慈しみ、徳行、善行、布施、祈りが求められ、敬して、神に近づき、邪悪なものは遠ざける。宗教という以上は教祖（道教では太上老君〔老子〕—元始天尊—玉皇大帝と最上位の神位がかわっている）。教典、教義、主導者、拡道者、教徒、教典、教儀、教堂等の要素が必要になる。

㈩ 読者諸氏もすでにおきづきだと思うが、何故、天地人などの三分類法が道家、道教に多いかとお気付きになったと思う。天地人を基にして三分類法は君臣民、父母子。内丹術では精気神（内三関）、目耳口（外三関）、上丹田、中丹田、下丹田、脈診の寸関尺、さらに三分九候診も三分類といえる。また『素問』に「陰陽は左右の道路なり」とあるが、その左右の間には中があり交差点である。福禄寿（福禄寿に似た言葉に『尚書』に「五福六極」というのがある）等がある。一般に道家系は奇数を好み三×三＝九は数の極数として目出度い数とされ旧暦九月九日は重陽節（陽が重なる日）とし、九×九＝八十一は大きな重要数になる。『黄帝内経素問・霊枢』の各八十一章、『老子』八十一章、『西遊記』の八十一難、『難経』の八十一難経（正式には『黄帝八十一難経』という）などみな八十一となっている。この八十一難経になぜ黄帝がつくのか、そのわけは次に示そう。

㈩㈠ 古代中国医学では扁鵲系と黄帝系があったとおもっている。扁鵲系は『史記、扁鵲倉公伝』『韓詩外伝』等で、扁鵲には弟子が多く彼等を供って全国を歩き、医を広げる努力をしていたとおもう。孔子も多数の弟子をつれて陳蔡の厄で苦労しているが扁鵲も弟子をつれていた。しかし扁鵲が非業の最期をとげるとその伝統は失われ、黄帝系のみがのこった。この黄帝は道家の信奉する処で、道家は思想、哲学集団であったが、道教となると宗教集団となりつづいて黄帝を崇拝するようになる（儒家では孔子を信奉する）。『道蔵』（道教の教典集）に、黄帝を冠名とする経典があるのを故なしとしない。その中に『黄帝内経素問、霊枢』『黄帝八十一類経』等があるわけで、これを見ても道教と医学とは密な関係—道教医学の存在を主張するに充分であるとおもっている。

（十二）中国の地勢を現わす言葉に「天円地方」「南船北馬」「北竹南木（書簡）」「西高東低」などがある。農耕民族だったから気候、気象は重大な関心があった。四季の変動、寒暑、雨乾は重要であった。同時に東西南北という四方により生活の場をえらんだ。自分のいる処を中央とし四囲を東西南北と考えた（東夷、南蛮、北狄、西戎）。日月、ひるよる、男女、山陽、山陰は陰陽概念で陰陽説は二、東西南北は四、中央があって五となり五行説になる。この五行説は全て事物の分類法であり、その細目分類はいろいろであり、通常には東（木、青、肝）、南（火、赤、心）、中央（土、黄、脾）、西（金、白、肺）、北（水、黒、腎）が使われている。ここで注意したいのは中央、土、黄である。黄は五行の中ほどにあり、黄色を尊び民族出自の黄土地帯。皇帝宮殿の屋根瓦の色などに、黄帝という名の重要性をひめている。黄帝は太古、黄土高原地帯の民族神がルーツとも考えられる。

（十三）シャーマニズム。巫は占、咒、籤、符、祝（祭祀）、占夢、疾病治療等を行い先秦時代には方士が活躍し、技術者、医師、探険家などの働きがあり、のちには道士の姿になる。方士は薬草、薬石を探索し『神農本草経』『山海経』の出現に働く。方士は実際面で活躍するが、空想的な宗教観で、不老不死を究極的な目的とするのは仙人で、空想は実現できると思い神仙説がうまれ、その到達点の仙人になる苦行、修行を重ねることになる。神仙説は道教、不老長寿の医学にはかかせない（『列仙伝』『神仙伝』）ところである。後代「儒の門は宋に別れ、医の門は金元に別れる」といわれるように巫的影響を加味した中国古代よりつづく医学は金元の四大家の出現で理論化して、現在の中医学につながってくる。

（十四）内丹術の小周天、大周天の目的は解脱（あらゆる束縛からのがれて自由になり現世の苦悩から解放され絶対自由の境地に到ること。仏教では涅槃《ねはん》という）にあるが、この解脱は禅でも修業の最終目的である。禅は五世紀、インドより達磨が海路中国の広東附近につき、少林寺で禅＝臨済宗を広めた。面壁九年というぐらいに解脱しえたが洛陽で殺されたという。一五〇歳という。一方、日本の鎌倉時代の『沙石集』によると達磨は日本にやってきて、聖徳太子と会ったといい、

奈良県には達磨寺がある。禅のルーツはインドヨーガに求められるからこの解脱法といい、チャクラ（拙著『チャクラ、丹田、奇経八脈と禅』参照）、丹田（内丹術）の呼吸法、瞑想法、坐禅、忘我、只管打坐、調息、胎息、守一、等を併せ考えるとインド医学と中国医学との接点があったのではないかと考えている。中国では古く荘子の心斉、坐忘というのがあったから、禅は抵抗なく受け入れられたと思っている。達磨の図を見ると耳輪をして顔つきはどうしてもインドアーリア系である。僧衣は赤い。赤いのは南方仏教の証しで、日本のような北方仏教では僧衣は墨色である。現在インドでは仏教徒は一％にみたないで八十％がヒンドゥー教徒である。仏教はチベット、蒙古でラマ教になり、ミャンマー、タイと中国、朝鮮、日本とに拡ってきて、日本を終着点としている。

㈤ 道教の二大目的は不老長寿と現世利益である。不老長寿のためには養生（例えば陶弘景『養生延命録』）、予病、健康維持、健康増進、禁行（衣食住にわたり）、善行、などが強くいわれ、現世利益についてはすべてこの世が天国で、一口にいうと福禄寿である。このうち福と禄は金があれば買えるが、寿だけは金をいくらつんでも空しいものとなる。そこで医学の力を借りる事になる。つまり生きる—楽しむ—長生きするなど全て医学と関わるのである。衣食住が足り、房中術でいう性にふけり、金持ちになり、自身は社会的地位を高め、子供に恵まれ、何不自由なく、安らかな死を迎えるのが最大の望みであった（福禄寿）。

㈥ 仙人を目標に不老不死を願った古代の人は、いくらなんでも不老不死は不可能と思うと不老長寿にシフトする。そこが養生を初めとする医学の出番になる。今迄のべてきたように長い中国の歴史の中で、民衆の中にあって支持され、彼等の日常生活に密着して今日まで生きてきたのは道教であり、その道教は医学と表裏一体の関係にあり、ここに道教医学の存在があるわけである。我々は単に中国由来の漢方、鍼灸を学んで実践して効果を認めてもそのよって来たる大樹の根を考えて見る必要を痛感している。道教医学は現在もなお表舞台に立つ事はないが、その重要性は少しもゆらぐ

所はなく、今後この方面の研究がなお進んでくる事を願って止まない。

㈦日本の道教研究は医学以外の分野では進展している。なにしろ日本道教学会の設立は戦後昭和二十五年であるから他の儒教、仏教の研究に比べるとおくれをとっていた事はゆがめない。中でも道教医学の研究は我が国では筆者一人という淋しさで、この四十年近く、発表（日本医史学会で平成十八年現在三十八回連続で「中国伝統医学と道教」というテーマで発表）してきた。

道教医学を研究するには「道蔵」という大きな山がせまってくる。ここを突破して、さらに中国古典をあさって医学が単に医書だけではない事も実感していただきたい。広い視野をおもちになる事もまた願っているわけである。学問には国境もなく、上下もなく、年令もなく、性別もない平等である。誰れもしてない事に挑戦する好奇心が学問の進歩につながっている。

なお次頁の附図（第一図）は『論文集』『図説 道教医学』の内容とその流れを一括一覧にしたもので、参考にされたい。

おわりに、㈱たにぐち書店の谷口直良社長、安井喜久江さんには大変お世話になりました。ここに厚く御礼申し上げます。

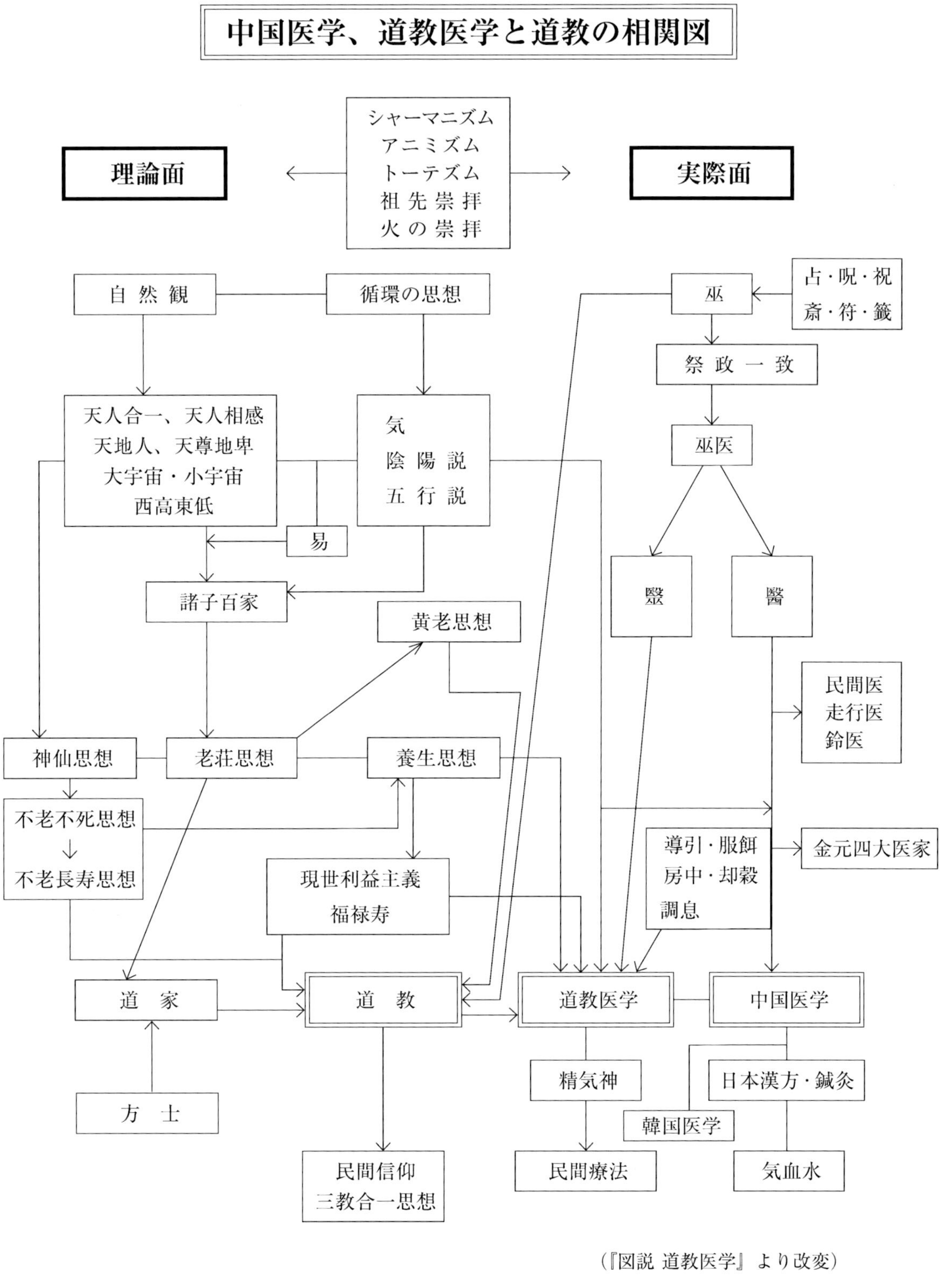
中国医学、道教医学と道教の相関図
シャーマニズム
アニミズム
トーテズム
祖先崇拝
火の崇拝
理論面
実際面
自然観
循環の思想
占・呪・祝
斎・符・籙
巫
祭政一致
天人合一、天人相感
天地人、天尊地卑
大宇宙・小宇宙
西高東低
気
陰陽説
五行説
巫医
易
諸子百家
毉
醫
黄老思想
民間医
走行医
鈴医
神仙思想
老荘思想
養生思想
不老不死思想
不老長寿思想
導引・服餌
房中・却穀
調息
金元四大医家
現世利益主義
福禄寿
道家
道教
道教医学
中国医学
精気神
日本漢方・鍼灸
韓国医学
方士
民間信仰
三教合一思想
民間療法
気血水
（『図説 道教医学』より改変）

（第一図）

道教と医学の流れ

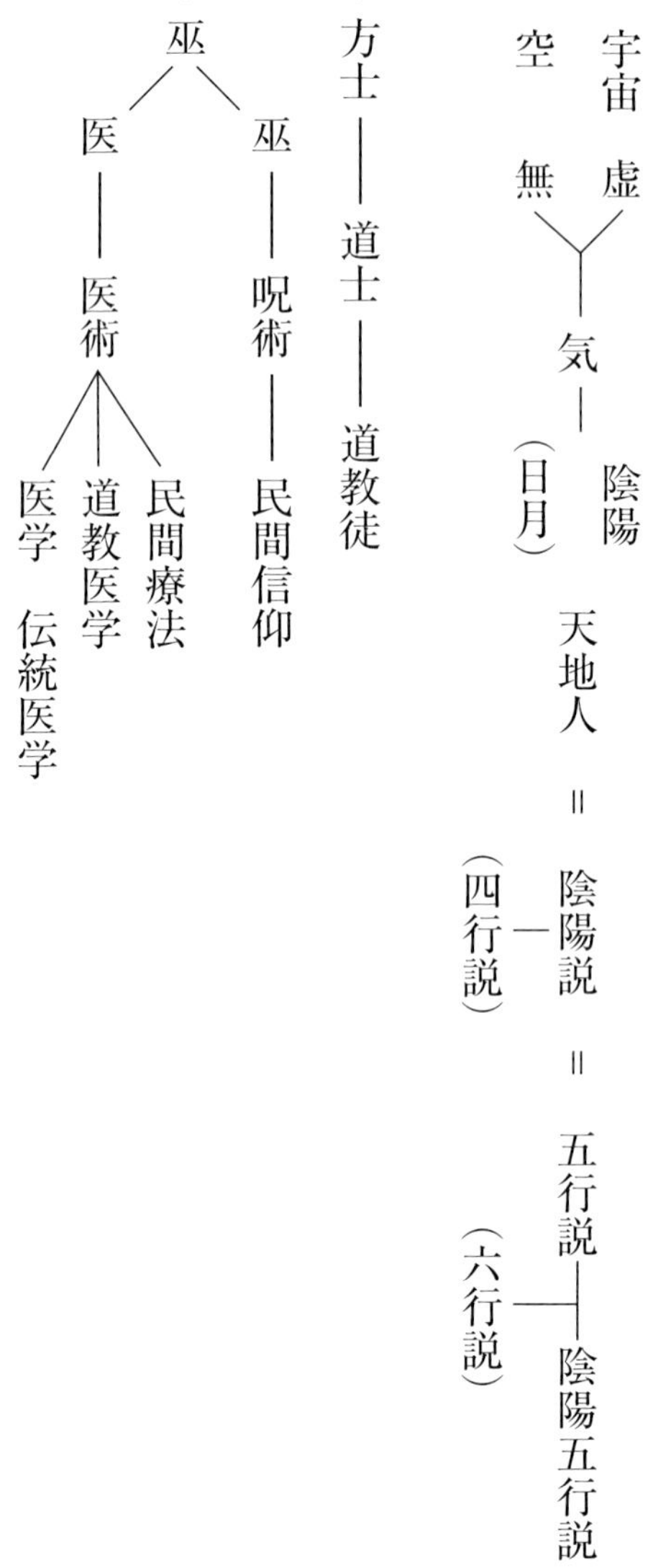

宇宙
空
虚
無
気
陰陽
（日月）
天地人
＝
陰陽説
（四行説）
＝
五行説
（六行説）
陰陽五行説
・方士
道士
道教徒
・巫
巫
呪術
民間信仰
医
医術
民間療法
道教医学
医学
伝統医学

附・日本医史学会総会　発表抄録集

（1～38回）

筆者が30年以上にわたり、日本医史学会総会で発表した抄録集である。一部訂正、追加したところがある。こうみてみると道教医学の研究の航跡が分かり、この抄録集を見るだけでほぼ全体像がつかめると思っている。論文集の附録とした。なおおわりに「中国医学、道教医学と道教関連図」を上げておく。参考になればとおもい、思考の流れが分かると思う。

日本医史学会における「中国伝統医学と道教」の発表（目次）

回	総会	総会年	演題
1	81	1980（S.55）	中国伝統医学（古代と道教）
2	83	1982	中国医学と道教（太平教）
3	84	1983	中国医学と道教（薬籤）
4	85	1984	中国医学と道教（善書）
5	86	1985	中国医学と道教（現在のシャーマニズムの見地から）
6	87	1986	中国医学と道教（医神）
7	88	1987	中国医学と道教（黄庭経と身神）
8	89	1988	中国医学と道教（扶鸞）
9	90	1989	中国医学と道教（薬枕、神枕）
10	91	1990	中国医学と道教（血湖説）
11	92	1991	中国医学と道教（金瓶梅から）
12	93	1992	中国医学と道教（韓国医書について）
13	94	1993	中国医学と道教（紅楼夢から）
14	95	1994	中国医学と道教（日本古代史から）
15	96	1995	中国医学と道教（西遊記）
16	97	1996	中国伝統医学と道教（三国演義）
17	98	1997	中国伝統医学と道教（水滸伝から）
18	99	1998	中国伝統医学と道教（符）
19	100	1999	中国伝統医学と道教（籤）
20	101	2000	中国伝統医学と道教（鎮宅霊符）
21	102	2001	中国伝統医学と道教（祝由）
22	103	2002	中国伝統医学と道教（神仙）
23	104	2003	中国伝統医学と道教（五石散）
24	105	2004	道教と中国医学（太上感応篇）
25	106	2005	道教と中国医学（功過格）
26	107	2006	中国伝統医学と道教（陰隲文）
27	108	2007	中国伝統医学と道教（覚世真経）
28	109	2008	道教と中国伝統医学（黄庭経）
29	110	2009	中国伝統医学と道教（甲骨文）
30	111	2010	中国伝統医学と道教（「医道」と「医家」）
31	112	2011	中国伝統医学と道教（道蔵）
32	113	2012	中国伝統医学と道教（道教医学の歴史（1）」
33	114	2013	中国伝統医学と道教（道教医学の歴史（2）」
34	115	2014	中国伝統医学と道教（道教医学へのアプローチ）
35	116	2015	中国伝統医学と道教（道教を研究した先人達）
36	117	2016	中国伝統医学と道教（平田篤胤（1））
37	118	2017	中国伝統医学と道教（道教と禅）
38	119	2018	中国伝統医学と道教（チャクラと奇経）

中国伝統医学（古代）と道教［一回］

吉元　昭治

中国伝統医学のルーツをたずねるとき、道教との関係は従来考えられていた以上に重視されるべきであると考える。道教は中国で発生し、現世利益を追求し、不老長生、養生をその基本としているので、必然的に医学的部門が大きな要奏となっている。更にその構成分野でもある、陰陽・五行説、易、神仙説等と道家の思想（もしくは黄老思想）を理論的よりどころとしている。中国医学史と道教との関係としては、医史学的方面よりは、富士川游、大塚敬節氏等の先人の優れた著作もあるが、演者は更により多方面より追求してみたい。医学のみならず、道教と科学という問題についてはニーダム氏を初めとし、科学史、技術史の方面から研究がなされつつある。

中国医学史の流れについては、王吉民氏等、三木栄氏の、道教の構成についてはは許地山氏のパターンがあるが、演者も中国医学史、陰陽五行説、道教等について考えてみた。素問にみる医学思想は何か、道家の思想にみられるものは何か、何故、斉といわれる地方で陰陽五行説は、神仙説が発生したか所論をのべたい。また、山海経、管子、准南子、楚辞、史記、あるいは素問霊枢の諸篇より、道家に関与しているところもあり、更に従来考えられていたより以上、西域との関係も深いようである（考古学的、歴史学的にもいえよう）。易の思想も重要な因子の一つである。つまり中国医学史のルーツを考えるとき単に、中国古典医書の研究にとどまらずより広い視野からみつめるべきであると思う。

道教に占める医学的部門の多いことは前述したが、道教々典の最も古いものの一つと考えられている太平経のなかにすでに充分うかがえるところがある。葛洪、陶弘景、巣元方、王燾、孫思邈、等は中国医史に名をとどめる人々であるが、

道家そのものまたは道教の影響をうけている（わが国の医心方もまた然り）。また李時珍も奇経八脈考でものべるところがある。道教の修練は大きく、外丹と内丹とにわかれるが、前者は錬丹ともいわれ抱朴子にくわしいが、中国薬物学（本草学）に影響を与え、後者は精神修養に重きをおき、禅ともよく似たところもあり、いわゆる仙道として、現在までつづいている。その小周天、大周天は任脈、督脈を重視している。黄庭内、外景経は道教的解剖学ともいえよう。更に道蔵、道蔵輯要のなかに、黄帝内経素問、霊枢、八十一難経、肘後方、千金方等を初めとし、薬物、導引、胎息、養生、更には房中、符、呪（この二者は現在の心理的療法に通じるところもある）等々の典籍があるところより、道教医学ともいえよう。更に日本に対する影響についてものべてみたい。

（北里研究所附属、東洋医学総合研究所間中研究室）

中国医学と道教（その二　太平経について）［二回］

吉元　昭治

さきの第八一回本会総会において、「中国医学と道教」について概説的な発表を行ったが、今回は、「太平経」にみられる、中国医学と関係する処についてのべてみたい。

周知のように、「太平経」は、後漢の干吉がえた神書「太平清領書」と関係があるといわれている。本書は、道教々典としては最古のものの一つである。張角が創めた、「太平道」や、張陵の「五斗米道」は、ともに、道教のもとになっている。これら開祖者は、当時の戦乱にあきくれた世相を反映して、人々の病苦や飢餓を救うため、あるいは革命思想をもって布教に専念した。その布教の手段として、医療という方法を巧みに利用した。病人に自分の過ちを静かな室で反省させ、符水をのませた。その効がなければなお信心が足りないとした。また「九節の杖」というまじないを行ったともいう。「五斗米道」では、三官手書という方法を行った。

今にのこる、「太平経」は、「道蔵」にみられるもので、原書は百七十巻あったが、五十七巻にとどまっている。道教は、現世利益、不老長生等をその大きな目的としているから、当然医学的部門が最も重要且つ最大な部門を占める。道教々典で最も古い形をつたえる、「太平経」についてその医学的部門を抽出、整理してみることは意義のあることと思われる。以下、項目にわけてのべる。

①最もよいことは長生きで、わるいことは戦争、病気、水害、火災で、飛仙昇天するのが願いである。
②気を重視した。天地、万物は気でつつまれ、気をうけないでは生きていられない。
③精神気の考えを重要だとした。これらは、道教医学の呼吸法（現在の気功や太極拳にまで及ぶ）を考えるのに重要である。

④一男二女がよいとした。人口問題としても興味がある。
⑤天は父、地は母、人は子とし、天地人の三位一体観を強調し、天に順えば生き、逆えば死ぬ。地は母だから井戸を多く掘ったり深くしたりしてはいけないととく。
⑥長生きしたければ善行をするようすすめている。正しいことを行えば正気が多いから人は病気にならず長生きできるのである。人々がすべて正しい行いをしていれば、仙人は精霊を負って不老の方をさずけにやってくる。上寿は一二〇歳と考えた。
⑦病因は、頭が疾むものは天気が悦ばないため、足を疾むものは五行の気が争うため、四肢の病気は四時の気が和さないため……。肝神が人体から去れば目がはっきりとしなくなり、心神が去ると皮膚は青くなり、肝神が去ると鼻が通じなくなる……。これらは、五行説にも関係し、「黄庭経」にもみられる考え方でもある。
⑧五臓のうちで最も重要なのは、心であるとした。心は火であり、火は貴いものである。心は神を司り、五臓の王でもある。火については、巻九十二、「万二千国始火始気訣」とも関係し、古代ペルシアの「ゾロアスター教」の影響があるのではないかとされている処でもある。心に次いで脾を重視し、心は純陽で天に属し、脾は純陰で地に属すともいっている。その他、蠱虫は人を殺すとか、三虫についてものべている。
⑨治療法については、「斎戒鬼神救死訣」では、卜卦、薬物、針灸、劾（法に照して罰する）神に祈る。神をよんで悪い処をみつける等の七つの方法をあげ、夫々に長じた人をあつめて総合的に力を結集して万人の病を治すことがよいといっている。食事は少ない方がよく、たべすぎるのも、また全くたべないのもよくないとし、節食千日で腸胃は通じ病気はなくなるという。最もよいのは風気を食うこと、次は薬をとること、第三は少食であることを強調している。心理的療法として「符」があり、これを身に佩びたり、丹書してのむのがよいともいっている。精神的療法として、「守

一」をあげている。一を守れば天神が助け、守一をしることを無極の道ともいい、体と精神が一つになれば長生きできるという。また静かな室で、一心に、五面に夫々五騎ずつ描いた五臟神を念じれば、五臟神は気に応じて助けに来て、病気を治すのだとのべている。また肝神、心神、腎神、脾神、頭神、腰神、四肢神はいつも空虚な静かな処にいて、斎戒して、香をたき、一生懸命念じれば百病は消滅する。ここに内観、存思、坐忘の姿をみる。

その他、具体的な記述として、「草木方訣、生物方訣、灸刺訣、神祝文訣、方薬厭固相治訣」等があり、これらについても紹介したい。

（吉元医院）

中国医学と道教（薬籤について）［三回］

吉元　昭治

さきの本学会において、演者は中国伝統医学と道教とが密接な関係があることを述べた。すなわちその概説と、最も古い道教々典といわれる「太平経」にみられる医学的事項を分類、整理し、道教医学といわれるべきものの存在を発表した。今回は、最も新しい、現在における道教医学の遺影として、特に台湾における、薬籤について述べることにする。現在台湾においては、道教は仏教等と習合して民間信仰の形をとっている。道教の医学的部門、すなわち道教医学もこれに伴い民間療法の姿に変わっている。

この道教医学のうちで、籤（おみくじ）は薬籤に、符（おふだ）は安胎符とか催生符となり、巫覡的な面は童乩となっている。演者はこの数年間、台湾における薬籤の蒐集につとめた。大体において薬籤をおいている廟の数も少なくなっている傾向にあるようで、主に台湾中部より南部にかけて多いようであった。

薬籤は医術の神である保生大帝を祀る保安宮、天医真人を祀る岳帝廟、関羽を祀る関帝廟、媽祖を祀る媽祖廟等にある。病気の治癒祈願のために、廟に行き、棒物さし、線香をあげ、脆拝して、おみくじをひくように薬籤簡より願いごとをしてその一本をとる。これが神のおぼしめしかどうかは、更に筶（杯珓）といわれる方法で決定するのである。こうしてきまった薬籤の番合に相当した処方がかいてある紙をもらい、薬店にいって調剤してもらって服用するのである。この間の祈願する人々の姿はまことに真摯なものがある。

薬籤の種類も大人科、小児科、婦科、眼科等にわかれ、そのおのおのに五十から百以上の処方がみられる。その内容はいわゆる草根木皮であって漢方生薬として利用されるものである。しかしなかには、民間療法の特徴として理解に苦しむ

ものもある。例えば人尿を人中白、蝙蝠糞を夜目珠、蛆を天漿子、蛇殻を蛇退、蚯蚓を土龍としている。この他、美称や、あて字も多く、処方内容を理解するのが困難なものもある。

道教教典の集大成である「道蔵」のなかには、薬籤はみられないので、少なくとも明代以後に発生したものであろう。戦前の満州（現中国東北地方）にも存在していることを確めているので、相当広範囲に行われ、医療の一端を荷っていたし、現在台湾初め香港、シンガポール等の華僑社会でも行われているが医療面からいって漸次減退しつつある。

薬籤のおいている廟に、求籤者の数をたずねると、今でも相当の人々がやってくるそうで、これはとりもなおさず、薬籤の効果をしめしているという。しかしそのルーツはどこでもはっきりしないようで、多くは創廟当時よりあったという。

このように、薬籤は、道教医学が現在なお生きている一つの証（あかし）であり、その内容もいわゆる漢方医学と密接なものである。薬籤についての研究も皆無に近いので、医学史の方面からも貴重な存在といえよう。

発表に際して薬籤の種類、求籤の方法、およびその内容についても述べたいと思う。

（吉元医院）

中国医学と道教（善書について）［四回］

吉元　昭治

演者は本学会総会において、中国医学と道教との関係につき発表してきた。道教が、殊に明末清初の頃より儒教、仏教と混淆し、三教合一のかたちとなり、今日では民間信仰のかたちをとって、台湾および東南アジア華僑社会に生き、彼等の日常生活の指針ともなっている。一方、道教医学は、中国伝統医学をその側面とし、巫術的な面を残しながら、現在では民間療法の姿となって、民間信仰の具現性に力をかしている。

今回は前回の薬籤につづいて、善書をとりあげてみたい。

善書とは、酒井忠夫氏によれば、「善書とは観善の書という意味で、宋代以後一般に用いられた。観善を説く書であるから、販売のために刊行されるものではなく、無償で人に施与されることが多かった。この観善とは単に儒教の経典の中で説かれる道徳の実践を勧めるという意味ではなく、民衆にも受け入れられるような通俗的な意味で用いられている。民衆にとって行い難いような複雑な制約をもつものではなく、『凡民』『愚夫愚婦』にも行いうる善であった。従って善書とは勧善懲悪のために民衆懲悪のために民衆道徳及びそれに関連する事例、説話を説いた民間流通の通俗書である」とされているからこの善書の輪郭がわかる。まさに「諸悪莫作、修善奉行」の倫理的基盤がある。歴史的には南宋の、太上感応篇、明清時代の功過格、陰隲文、覚世真経などが名高く、大正一二年発行の『道教聖典』のなかには、これらとともに、抱朴子が収められている。

現在、台湾の寺廟では、これら善書の流れをくんで、数多くの善書が並べられ、いわゆる免費といって無料で配布している。またこれを十冊とか、百冊とかの費用を出したり、自家出版して寄付することが善行としてすすめられている。

現行、台湾の善書について記述されているものに、蔡懋棠氏の『台湾現行的善書』というのがある。この中で、台湾で流通している善書は約七八百種にのぼるが、氏でもさえ、このうちの百十種類余りしか集めていないといっている。そして八十五種類あまりの善書について解説している。このうちの第七十番目に、前回本学会で発表した薬籤に関する書物である「博済仙方（呂帝仙方）」が、善書の一つとして記載されている。

最近の台湾及び東南アジアの民間信仰は三教合一から、回教、キリスト教を加えた五教を基本におくものから、羅教、理教、徳教、慈教等の新興的宗教も数多く、これらも布教手段として善書の発行については熱心である。しかし、これら流派の内容をみると、やはり中国人固有の宗教である道教の要素が最も大きいようである。

今回は演者は、この数年間台湾各地で得た善書のうちから、医学的善書ともいうべきものを選んで発表する。これらは、

①華陀菓菜秘方、附観音治病秘方、用手運動

②華陀仙翁秘方、菓菜療病法

③天地精華秘方

④中国伝出中薬秘方

⑤調経種子良方

等である。

このうち、①、②は一冊本、他はB４判一枚に印刷してある。①、②とも見開き二頁でB５判、①は百八十頁、②は百六十九頁よりなり、表題は似ているが内容は異なる。これらは、善書でもあり、民間療法がその内容となっている。人々は寺廟に参り、祈願して、これら善書内容の治療指針によって治療する。その人々も多く、そのためにこれら善書が処々の寺廟に収められているということは、台湾の民間療法が一つには宗教的色彩が強いこと、これによって日常の治療のよ

りどころとしていることがわかる。現に演者に、この書にもられた内容が真実であり、現に行っていて、演者にもすすめた人も二、三にとどまらず、その人達の教育程度も高いものであった。

発表では、これら医学的善書にもられた内容にもふれたい。なお、医食同源の色彩の強い、「全省素食処簡介」も追加する。

（小平市）

中国医学と道教（現在のシャーマニズムの見地から）［五回］　吉元　昭治

演者はさきに、道教が民間信仰の一部としてあるように、道教医学も民間療法として、その姿をとどめ、その三層構造についてのべた。その最外層（第三層）に、民間療法の色こい、符、籤、呪、祝、斎などがあり、このうちから、薬籤、善書について発表した。これらは個人的な治病方法ともいえよう。これに対して他人に依頼して行うものが、今回発表の内容である。

歴史的に見て、医療は巫医（山海経など）が、詛咒（祝、咒、詛、由、禁）などを行っていた。他方、南方の楚、越地方では咒術がさかんであったという。

これらは、現在でいう、シャーマニズム（ここでは神霊が憑依し、霊媒として交流し、その意志を伝達するという意味とする）といわれるもので、シャーマニズムの研究は単なる宗教的なものではなく、文化的、社会的にとらえようとする方向にあり、台湾を中心としたシャーマニズムから医学的方面を抽出し研究しようとする試みは少なくない。

道教の流れは、北方の全真教系統と、南方の天師道系統にわかれた。この天師道は、咒術的傾向がつよく、これが台湾や、東南アジア地方の華人社会に滲透していったのである。現在これが民間信仰のかたちとなったのであるが、この信仰の具現性に力をかしているのが、また民間療法といえよう。従ってその内容もいわゆるマジックドクター、密医といった範疇に入る部分がある。

台湾における、民間信仰を支えているものを、その職能から、上位のものよりのべると次のようになるが、その境界もはっきりしない場合もある。

(1) 道士(トオスウ)。道教の司祭者、僧といってよいが、多くはさきの天師道を信奉している。これに北、中部の紅頭道士(道法二門兼修で、法術としては紅頭法という加持祈禱を行っている)と南方地方の烏頭道士(儀式だけを行う)とがある。癸送、送流蝦、安胎などの祈禱が関係する。

(2) 法師(ファッスウ)。地位は前者より低く、紅頭法の巫術を行い治療も行う。つぎの童乩とくむときは、卓頭といって、神竜の伝達者、翻訳者ともなる。童乩の教育者としても重要である。

(3) 童乩(タンキイ)。台湾における最もシャーマニズムを感じさせるものである、男性の霊媒で、公的には集団的、社会的に祭礼などにあらわれて、神降しとなり、トランス状態となっては自分の体を傷つけては血を流す。童乩に突然なることもあるが、その素質や、傾向をみて、法師が監督して坐禁という教育、修養をつんでなる。このあいだに、治療法としての漢方薬の知識、処方などを習うのである。私的な行為として最も多いのは、治療に関するもので、病気の予後、原因、悪霊のたたりの有無、どの方向の医師がよいとか、医師をかえたほうがよいのか、あるいは実際に薬の名前から、処方箋まで童乩の口から語られるのである。この方法は問神(問明神)というが、他に輦轎、落嶽府(落地府)、進化園、貢法、討嗣、脱身等の加持祈禱がある。彼等は特定の守護神があり、それは神々の系列からいえば中級神に属する。童乩がトランス状態になって、踊ったり跳躍したりするさまは最もシャーマニックである。また童乩をそのさまから武乱、武壇ということもある。

(4) 尫尫。女巫、巫覡の覡である。わが国にみられるものに近く、霊媒としては童乩より純粋で、関亡、関落陰という祈禱を行い、亡霊をよび出し口よせする。また手や足をふり舞うような所作をする。童乩と違って私的な存在だが、間尫姨や、先生媽などといって治病に関係するところもある。

(5) 扶鸞(フウルアン)。いわゆるお筆先で、鸞堂で、鸞生が、乩筆(觀枝ともいう)をもち、神がのりうつって砂上(あ

るいは糠のうえ）に字の如きものをかく。そばに、この翻訳者がいてこれを判断し、さらにそれを記録係がその内容をしたためる。扶鸞はまたそのさまから文乩、または文壇といわれることがある。ここに神意をもって降るものは、儒仏道の神仏だけではなく、歴史的に著名な人物まである。信者がそれゆえ有難がり、民間信仰としては根強いものがあり、流派的にも多くなっている傾向がある。さきに発表した、新善書のうちには、このものが多い。さらに、「宗黄潤澤」、「普済医宗」などのまったく医書といってよいものもある。

以上あげた諸点をふまえて演者が、実際に台湾、シンガポールなどで見聞したところから、現在の姿について報告したい。

（小平市）

中国医学と道教（医神）［六回］

吉元　昭治

中国人社会の基層的レベルでの宗教、信仰、――民間信仰――は、さきよりのべているように、道教の要素を主とし、これに仏教や儒教を加えた三教が習合し、さらにこれに最近では回教、キリスト教までが加わった複雑な様相を呈していることをのべてきた。また、中国医学と道教は密接な関係にあり、道教医学という分野の確立を認めるべきと主張し、さらにこの道教医学が現在では、道教が民間信仰のなかに埋没しているように、民間医療として、多くの面にのこっていることをのべてきた。

今回は、台湾を中心として、寺廟にみられる、いわゆる「医神」または「医薬神」について考察してみたい。

一、寺廟の神々。観察を便ならしめるため、台北市の次の三つの寺廟をえらんだ。

①龍山寺（仏教）主祀、観音菩薩

ここに、註生娘娘、地頭夫人、十二婆姐をみる。

②保安宮（道教）主祀、保生大帝

ここに保生大帝、註生娘娘、神農大帝（金母娘娘）などがみられる。

③天后宮（道教）主祀、天上聖母（媽姐）

ここに註生娘娘をみる。

二、職業別に信仰される神々

①医師は保生大帝、華陀仙師をまつる。

②薬剤師、薬種商は神農大帝をまつる。

これに対して、黄帝は裁縫師の神となっている。

三、医神または医薬神

これにふくまれる神々は、その数も多く、さらにはっきりした区分をえられないが、中国の神話伝説、中国医学史上著名な医師、および、南中国ことに福建、広東省地方から台湾に渡来した地方的信仰の神々などがある。

①薬皇、先医…伏羲、神農、黄帝（三皇）

②医王…孫思邈、葛洪、扁鵲

③薬王…韋慈蔵、十大薬王もある。

④保生大帝（呉真人、大道公、慈済霊宮、大道真人、万寿無極保生大帝）

⑤神農大帝（光農、五穀仙帝、薬王大帝、五穀王、粟母王、開天炎帝）

⑥天医…天医真人（天医星）

⑦鍼神…少兪

⑧百草翁…韓康

⑨薬師仏（薬師如来、東方浄璃世留救士、薬師瑠璃如来）

⑩瘟神（瘟王、王翁、千歳翁、府千歳、老翁）。いわゆる疫病神である。

四、女神（娘娘、奶奶、娘奶）

女神が、妊娠、分娩、産育、その他に関係する部分が多い。歴史的には、秦山（東嶽）と関係する碧霞元后（娘娘）があり、旧満洲の娘娘廟、北宋の蟠桃宮などが名高く、南中国の海洋神とも考えられる天后聖母（媽祖、天后、天祀）

と対している。娘娘と名付けられる女神は数多く、各自職能を有している。その名称を列記すると、子孫娘娘、送生娘娘、催生娘娘、班疹娘娘、眼光娘娘などがあり、また臨水夫人、地頭夫人も重要な女神である。

五、中国本土の薬王廟

歴史的史蹟であるが、陝西省薬王山薬王廟（孫思邈）、河南省済源県薬王墓（同上）、江西省南城県薬王廟（葛洪）などがあり、扁鵲を紀り薬王覇とするのもある。

六、新興宗教の二、三

さきにあげた女神の臨水夫人（陳靖姑）を主神とする三奶派。瑤地金母（王母娘娘、西王母）を主神とする無生老母信仰は現在、新興宗教として力があり、民間医療と接触する面を有している。

（小平市・開業）

中国医学と道教（黄庭経と身神）［七回］

吉元　昭治

道教医学の特徴として、身神の考えがある。五臟六腑を初めとしてあらゆる体の部分に、地上の宮殿を模した中に神が宿り、それぞれ異なった服装をして、職能をもっているというのである。道教医学の解剖学、あるいは生理学、病理学ともいえよう。修道の士は、存思内観により、目的とする部位の神の名を念じ、その存在を自覚し、交流して、身体の調和をはかり、病邪の侵入を防ぎ、病気を治し、もって道教の目的とする不老長生をはかろうとするもので、現在の気功療法ともむすびつけられるものである。

このような内容をもったものに、『黄庭経』類がある。『道蔵』中に、①太上黄庭内景玉経、②太上黄庭外景玉経、③黄庭内景玉経註、④黄庭内外玉経解、⑤黄庭内景五臓六腑補瀉図があり、『修真十書』にも、⑥黄庭内景玉経註、⑦黄庭外景玉経註がある。『道蔵輯要』には、⑧太上黄庭内景玉経、⑨黄庭内景経、⑩黄庭外景註、⑪太上黄庭内景玉経、⑫太上黄庭中景経をみる。『雲笈七籤』には、⑬上清黄庭内景経、⑭太上黄庭外景経があり、さらに『道蔵精華』に⑮太上黄庭内景玉経、⑯黄庭内景玉経註、⑰太上黄庭外景経、⑱黄庭内景経、⑲黄庭外景経などがみられる。これらの教典はその内容が同一（細部には異なる処もあるが）のものと、異なっているものとがあり、大別して、「内景経」系と「外景経」系とがある。このうち、「内景経」系は、①、③、⑥、⑧、⑨、⑪、⑬、⑮、⑯、⑱等であるが、⑨、⑮は章の区分をもたず、⑱は章の名称が他と違っている。「外景経」系は、②、⑦、⑩、⑭、⑰、⑲等であるが、⑦の内容は他と異なっている。④、⑫は別系統のもので、⑤は、『医方類聚』の「五臓六腑図」と同じである。

ところで、この『黄庭経』は、魏晋時代の上清派の教典でもあり、二八八年、魏夫人（魏華存）が神より授かったもの

とされ、『魏夫人内伝』が今日のこされている。葛洪の後にあたり、彼女は老荘思想にしたしみ、胡麻散や茯苓丸を常用し、呼吸法の修練をつみ、ついに登仙した。南嶽魏夫人ともいわれる。一種の巫ではなかったかといわれている。

「内景経」と「外景経」の先後関係は、王明氏は、前者を先とするが、最近の研究では後者を先とする説もある。それは、「内景経」の方が内容が豊富で、整い、全体が七言句で統一されているからといわれ、また世伝の王羲之の書とされる『黄庭経』もあるが、その内容は必ずしも同一ではない。

身神については、『素問』『霊枢』にはなく、「霊蘭秘典論」に「心者君士之官、肺者相伝之官」とあり、「調経論」に、「心臓神、肺臓気…」とあるぐらいで、『類経』にも「陽之霊曰神、陰之霊曰鬼、…在天地則有天地之鬼神、在人物則有人物之鬼神」の記載があるが、明確な身神の考えには到っていない。

葛洪の『抱朴子』は、『黄庭経』より先行するが、道教が仏教と対抗するため、理論的武装が必要とされたときうまれたのである、その「地真篇」に、「一有姓字服色、男長九分、女長六分、或在臍下二寸四分下丹田、或在心下絳宮金闕中丹田也。或在人両眉却行一寸為明堂、二寸為洞房、三寸為上丹田也。此乃是道家所重、世世歃血、口伝其姓命也」とあり、『黄庭経』ととく処は同じものもある。

しかし、身神について、古くのべているのは、『太平経』であろう。そこには、「五蔵神能報二十四時気、五行神且来救助之。万疾愈」「肝神去、出遊不時還、目無明也。心神去不在、其脣青白也。肺神不在、其鼻不通也。腎神去、其耳聾也。脾神去不在、令人口不知甘也。頭神去不在、令人眴冥也。腹神去不在、令人腹中央甚不調、無所能化也。四肢神去、令人不能自移也。」「天地或使神持負薬而告、子之得而服之、後世不知窮也。」「四時五行之気来入人腹中、為人五蔵精…此四時五行精神、入為五蔵神」「青帝出遊、肝気為其無病、肝神精出見東方之類、赤神来遊、心為無病、心神出見、候迎赤衣玉女来、賜人奇方、是大効也。」「其神吏思之可愈百病」「神長二尺五寸、随五行五蔵服飾」などとしるされている。存思内観により神を念じれば、神また

は神の使いは天より降下し、時には薬をおったりして、体内に入ることもあり、こうして諸病を愈すのであるという。五行説とも関係がふかく、五蔵神という身神観が確立されている。

『黄庭内景経』にもられた、諸身神の具体的なことについては、発表時に行うが、このなかには、身神の名称、字、部位、職能までがうたわれ（第七、八章）、頭部九宮（泥丸宮など）さらに三部、八景、二十四神説という複雑なものにと進んでゆく。

（順天堂大学（浦安）・産婦人科）

中国医学と道教（扶鸞）［八回］

吉元　昭治

本総会ですでにシャーマニズム、特に、童乩と民間療法（道教医学の流れ）についてのべた。今回は扶鸞との関係についてみることにする。台湾を中心とした民間信仰従事者は、道士（紅頭、烏頭）を最上位として、法師、ついで霊媒としての、童乩、尪姨、扶鸞などがある。シャーマニズムの見地からみると、憑霊（依）型（ポゼション）の最も強いとも思われるのは扶鸞で、脱魂型（エクスタシー）に近いものは童乩で、その中間に尪姨がいる。

台湾のある研究によると、民間信仰の中で籤をひくもののうち、70％以上が、運命、事業、疾病に関するもので、また寺廟で、祭祀、祈禱したもののうちの多くは、収驚と安胎であったという。

扶鸞の伝説的歴史は古く、まだ世の開けぬとき、無極瑤地金母が天より神鳥（鸞）をくだし、老子がさらにこれに神霊を与えた。しかし、この神鳥は、天機をもらすことが多かったので、老子が嘴を削り無口にさせた。人々は天意をうかがうことができなくなり、やむをえず、二又状の桃枝を鳥の双翼のように削り、さきに柳枝をつけて嘴とした（観枝、桃枝、鸞筆、柳枝、柳乩などという）。これを神意の降りやすい人物（正鸞）に持たせ、他方をもう一人に支えさせる（副鸞）。こうして神意が降ると、砂盤上に神の言葉を書くようになる。すなわち、いわゆるお筆先きである。また、孔子は諸国遊説で失意にあったとき、一羽の神鳥が、砂の上に嘴で字を書くさまを見て、神意を悟り、これ以後に人々に教えるのに、神鳥の降下を願うと、すぐ来て、神意を伝えたという。そしてその第一の正鸞として子路を命じたという。しかし二人で、観枝を持つことは不都合なので、今では一人で行う。

鸞堂（鸞門）では、三聖恩主といって、関聖帝君（南天文衡聖君）を中心として、孚祐帝君（呂洞賓）、司命真君を祀る。

また、文昌帝君、玄天上帝をも加えて、五聖恩主として奉祀することもあり、さらに、太上道祖（老子）、孔夫子（孔子）、観世音菩薩を上座に併祀する場合もある。

扶鸞の歴史として確実なのは、福建省泉州の公善社とされる。澎湖島には、馬公に、善勧社（一九八六年）がうまれ、文衡聖帝と、慈済真君を祭祀した。ついで一新社となって、多くの阿片患者を救った。さらに楽善堂ができ、『覚悟選新』という、善書が作られたが、鸞文がしるされた最初のものという。こうして、現在まで、全台湾で、鸞堂は五百以上となり、その善書の発行は三～四百種以上、定期刊行の善書は十余種におよび、その盛況がうかがわれる。

扶鸞とは、神意が正鸞に降下し、鸞筆が動いて、鸞文となるが、その神意を読み取る判読係、それを記録する記録係、さらにその誤ちを正し、一個の鸞文とする校正係などがいるわけであるが、これら鸞生は、経験があり、相当の教養、文章理解力がないと、あれほどの鸞文にはならないと思う。たんに民間信仰といって片付けられないものがある。

この扶鸞で、降下する神仏は、文字通りの多神教的なもので、ある鸞堂発行の定期刊行善書の一〇〇～一三五号のあいだを、試みにみると次のような神仏が顔を出している。民間信仰的なものとして、無極瑤地金母、麻姑、阿仙、李八百仙翁、織女仙姑、九天玄女、天上聖母、中壇元師、北海老人、保生大帝など。道教的なものとして、関帝、純陽祖師、張天師、中元地官大帝、荘周仙翁、南極仙翁、南嶽大帝、張果老仙翁、太上道祖、南華帝君、東嶽大帝、邱長春仙翁など。仏教的なものとして、観世音菩薩、普賢菩薩、済公活仏、弥勤古仏、南海古仏、玄奘法師、達磨祖師、冥府王殿閻王、龍樹大士、白衣大士、阿難尊者、地蔵王菩薩など、儒教的なものとしては、孔子、文昌帝君、朱熹、王陽明など。その地歴史上の人物として、華陀、延平群王、広成子、彭祖などがある。なお特異なのは、キリスト、マホメットも降りていることで、世界の人々は、顔や着るものが違っていてもそのルーツは同じだから、人間としての真理も同一なはずであると、五教同一的な見解も示している。

扶鸞は、関帝を主神とするから、道教の一派（占験、積善派）ではあるが、他方、文昌帝君が 筆を初めたといういいつたえもあり、その説くところは、忠、孝、信、義、礼、仁、智など儒教的内容でもあり、儒宗神教または聖教などともいわれている。

以上の諸点をもととして、今回は、鸞堂における状況、その内容についての具体的な経験をふまえて報告し、鸞文からみる民間療法の一端を発表する。

（順天堂大学産婦人科）

中国医学と道教（薬枕、神枕）［九回］

吉元　昭治

薬枕、あるいは、神枕といわれているものは、いわゆる中薬を枕に入れて眠ると、その薬効により安眠ができ、また治療保健作用があるとされるもので、民間療法的なものであるが、その歴史も古く、『道教経典』にも記されているので、今回はこの点について発表することにしたい。

最近、我が国でも、「安眠枕」として発売（中国より輸入）されている。その上段に緑豆皮、下段に合歓花、黄芩、竜骨、酸棗仁、芍薬、珍珠母が含まれ、その薬効が期待される。

伝えられるところでは、華佗は皮嚢の中に、麝香、檀香、丁香等を入れ、室にかかげ、慢性的な呼吸器疾患に効があったという。その他、決明子や菊花を入れ薬枕としたとも『肘後方』などに記されている。

河北省、邯鄲布では、華佗薬枕の流れをくみ、陶製の「降圧枕」「菊花明月枕」「幼児保健枕」などがつくられている。

上海中医学院の指導でつくられた「延年神枕」は、漢朝皇帝が泰山を巡ったとき、百歳ばかりの老人からおくられた延年長寿の働きがあるという伝説的な神枕が、歴代宮廷秘方として伝えられたものをもととして製造したというものである。神枕に内包されている薬物は三十種にものぼり、党参、当帰、川芎、菊花、防風等があり、頭痛、頭暈、耳鳴、頸筋痛、関節痛、喘息、肝疾患、不眠、神経衰弱、高血圧、動脈硬化症、心臓疾患、肺気腫、慢性鼻炎等に効果があり、副作用もないとされている。

つぎに、『道教経典』のなかから、これに関した部分をひろい、総会において述べることにする。

『至言総』『洞玄霊宝道学科儀下』『上清明鑑要経』『雲笈七籤、巻四十八、秘要諸法』に、「神枕」「神枕品」「神仙除百

病枕薬方」「神枕法」の名で出てくる。

これらの枕をつくるには一定の製造法があり、中に入れる薬草も二十四味があって、これは二十四気に応じ、さらに八種の八毒薬を加えるが、これは八風に応じるとされている。これらの薬物名や分析は発表の際に述べることにする。現在、使用されている薬枕もその歴史は古く、道教とも関係していることがわかる。

（順天堂大学産婦人科）

中国医学と道教（血湖説）［十回］

吉元　昭治

「血湖説」とは、地獄の中にあると信じられている血の湖に、分娩などで死亡した産婦は生前の報いで投げこまれ、著しい苦痛が与えられるという説である。

この苦しみから逃れるため「血盆経」という経典が一一世紀頃より生まれた。この経典に各種あり、仏教系統のものに「仏説大蔵正教血盆経」がある。

ここではおもに道教経典にみられる「血湖説」を中心として述べる。

（一）『元始天尊済度血湖真経』

元始天尊は、男女を問わず王法をおかしたり、戦いで人を殺したり、牢獄で鎖につなげたり、癰疽瘡毒になって膿血がしたたり落ちている人を捨てたりした者は死後血湖に落ちるという。一般に女として生まれ妊娠すると前生の報いを受けいろいろな厄難がある。月経のとき体や衣類を洗ったり、子供を育てるため、血で地を汚し、またその水を流しては河や井戸を汚なくする。人はそれを知らないでその水を飲み、食べ、神にそなえ、三光をおかす。あるいはあやまって毒物を飲み、腹の胎児が降りたり、産後に母が死んだり、あるいは母子ともに死亡したりする。これらはみな都の血湖地獄に落ちてしまう。元始天尊はさらに血湖地獄は、北陰大海の底にあり、そこに血湖硤石、大小鉄囲、無間、溟汙地獄があり、さらに血池、血盆、血山、血海の四獄があって相通じているといい、そこは血湖大神がとりしきっている。そこは暗く、汚穢にみち、落ちたものは鉄の杖で打たれ、池の血を飲めとせめられる。しかし、東方にある長楽世界の太一救苦天尊という神仙は、衆生を苦しみから救うことを念頭としているから、念ずれば飛んできて救ってくれる。そこで元始天尊は大

赦を宣して、太一救苦天尊に救うことを命じた。こうして 都北帝、血湖大神や地獄の使吏はこれに従い、血湖は清められて宝地となり、人々は救われる。元始天尊は、自分のこのはなしは、『霊宝昇玄済度血湖真経』にあるといい、諸神諸仙に説教した。

(二)『太一救苦天尊説抜度血湖宝懺』

救苦天尊に妙行真人にいうには、血湖は大鉄囲山、無間之獄、硤石之獄などに囲まれ、その長さ一万二千里、周囲八万四千里もある。ここにきた魂は、分娩時の障害、戦争、不慮の災難、悪病や死刑になったものであると説明する。天尊は衆生のために、太上真符などの符冊を述べると、血湖は干上り碧玉の池と化する。

ことに分娩のために死亡したことの説教は、宿世の仇が、今生で母子となり、母は子より罪を受けるのだと説く。ついで元始天尊、太一救苦天尊など百四十あまり称名する神々の名があり、さらに 都血湖獄定罪考鬼霊官以下、硤石獄、大小鉄囲山、有間獄、無間獄、大地獄定罪考鬼霊官の名が連なっている。

(三)『上清握中訳』

酆都頌をみる。

(四)『霊宝領救済度金書』

蕩胎告文、浄血尸告文、曲救産魂符告文。大赦産魂符告文、解産生厄告文、医母子倶亡符告文、医産死血尸符告文元皇浄血尸沐浴真符告文、太上浄血尸清神符告文などがある。

(五)『天上黄籙大斎立成儀』

祭祀の神位順序が詳しく、中に 都三六地獄主者、同三官二十四地獄主斎、同五獄地獄四瀆地獄主者、十二河源地獄主者、石硤山血湖無間地獄主者などの名もあり、太一救苦天尊の名も出てくる。

「酆都山真形」図もあり、破獄符告文の書き方も記されている。

（六）『霊宝玉鑑』

「専度血湖論」があって血湖地獄の説明がある。さらに「血湖図」「産死獄」の図、救堕胎落子之符、救母喪子存之符、救子喪母存之符、救已産倶亡之符、救末産倶亡之符、蕩血湖符などをみる。

（七）『上清霊宝大法』

「血湖燈図」「血湖燈」「産死獄」「酆都燈図」などがあり、血湖では、翻体大神、擲尸大神が食心啖脳しているという。また、追産死亡魂符、血湖燈檄符、天皇蕩浄血尸符、蕩滌血湖告文、霊宝王光蕩滌血湖符、浄血尸清神符などがあり、後三者は符の構成の解説がある。また祈禱をささげる対象の中に、血湖内外諸大地獄主者、硤石地獄主者などの名をみる。

（八）『徐仙翰藻』

「建血盆疏」「散血盆会右語」「建血盆道場告論文」「題血盆会疏」などをみることができる。

なお発表に際しては、「善書」「宝巻」にみられる血湖や血盆についても述べる。さらに、「目蓮救母」「玉暦宝鈔勧世文」「白話玉潜」などにみられる民間信仰的な地獄観、地蔵王菩薩と地獄、都とは何か、台湾を中心とした血池に関係する女神である池頭夫人、さらに分娩の安全を祈る安胎祈願などにもふれたい。

要するに、子孫繁栄、多子多福を願った中国人の思想のうらに、地獄と結んだ分娩に対しておそれが根強くあったのである。

（順天堂大学産婦人科）

中国医学と道教（金瓶梅から）［十一回］

吉元　昭治

今回は、中国医学と道教との関係を、フィクションの世界でみることにした。権威的な医書や宗教関係の書物でみること以外に、中国のいわゆる、小説類のうちにこれらの片鱗をみることが可能であるとおもったからである。フィクションにはそれなりの材料や時代背景があったはずである。そこには生き生きとした人々の生活がにじみでている。

そこで、いわゆる四大奇書といわれる水滸伝、三国志演義、西遊記、金瓶梅および紅楼夢等の内容を検討したが、今総会ではこれらのうち、金瓶梅（『金瓶梅詞話』）についてふれたい。

本書はいうまでもなく、西門慶という、山東省清河縣の薬屋の主人の半生を描いたもので、時代は宋の徽宗（政和年間一一一一〜一一一七年）の頃となっている。しかし本書の作者は、笑笑生というだけで本名は不明だし、明代の万暦中期――一六世紀の終わり頃できたとされ、なお多くの検討がなされている。

主人公、西門慶には一妻四妾があり、本書の名も、潘金蓮、李瓶児と、潘金蓮の女中でもある春梅の三名の名から由来している。その他、彼には女性関係が多く、このため本書はその性的描写から、いわゆる淫書のレッテルがはられてしまっている。彼はついには、催淫剤の誤用で命を失うに到る。その後金軍の侵入で、一家離散の悲劇をむかえる百回本である。しかし、本書の評判はこれをゆるさず、続金瓶梅がうまれ、その後の物語がつづられている。

本書の内容を分析すると、いわゆる淫書とみるだけでは大きな誤りだとおもわれる。そこには、政治、経済、民俗、風習、音楽、詩詞、芝居等の芸術、飲食、家庭内の生活風景、娼婦の街、などあらゆる人々の生活が目の前にあらわれ、まさに、北宋の、汴京（現、開封）の有様を描いた、清明上河図の世界そのままである。しかし、本書がうまれた、明代の情景が

色濃くでているといえよう。

今回、発表する本書の中国医学と道教に関する部分を抽出、分類してみると、その量の多さと、多彩さにはおどろくべきものがある。

医学関係では、中医学の術名が多くでてくるし、登場する医師も立派な医師もいるし、やぶ医者もいる。医師に往診を依頼する手続や、その報酬の仕方も参考になる。また、なんでもや的な産婆も顔をだす。処方された薬物も降火滋養湯、加味地黄丸、薄荷灯心湯、金銀湯、金箔丸、帰脾湯、百補延命丹、延命丹、牛黄清心蠟丸、暖宮丸薬、朱砂丸薬など数多くみられ、その他接鼻散、和合湯、定心湯、神棲散、生姜湯などの治療薬ともいえないものもある。これらのうちには、房中的な精力増強剤、妊娠を期待するものもふくまれている。西門慶は、ある胡僧よりもらった催淫剤のため苦しみながら三三歳の命をおわる。

薬物療法のほかに、灸療法もみられる。直接灸であり、李瓶児の子供の官哥がひきつけたとき、攢竹、うなじのもと、両手の関、尺部、みぞおちの五個所に灸をすえ恢復するところもある。また理由はよくわからないが、セックスの時に、みぞおち、頭蓋部や、尾骶骨などに灸をする処が二、三ある。

医師による治療法が無効で、命も旦夕にせまったときには、道士が呼び入れられ、あの世にさしさわりなく渡れるよう配慮され、その生まれ変わる来世の姿をきく。

女性が分娩によって死に到るときは、前総会でものべた、血盆経があげられるし、さらに、地獄の閻魔大王など（十大地獄）に対しては、太乙救苦天尊に救いを求める。倒頭経というのもある。

病が篤いときには、その他、放生や、善書を印刷して配布し善行をつみ、寺廟で、捧げものや祭祀をする。

本書の内容からいえば、仏教より道教の方に比重が高いようである。道士にもいい加減なものや、好色なものもあり、

銭痰火という祈禱師の滑稽な祭祀場面もあったりする（第五十三回）。一般的にこれら道士は、符録派や、経典派とおもわれるから正一教道士と考えてよいだろう。祈禱のなかにも、跳神というシャーマンの側面もみられる。その他、民間信仰的なものや、卜占があり、算命師、地理師もでてくる。看百病、本命灯、求籤、亀卜、水腕占い、相命などがある。あるいは、求嗣に強いおもいがあり、そのための服薬、交接の期日などもしるされている。

要するに、金瓶梅は、たんなる小説、それも淫書としてみるのではなく、当時の、中国の各部野の有様を如実に物語っているものといえ、中国医学と道教の流れの一時期を側面から知りえる重要な鍵をにぎっているとおもう。

（順天堂大学産婦人科）

中国医学と道教（韓国医書について）［十二回］

吉元　昭治

一、緒言と目的

中国と日本との間にあって、彼我交流の中継地としても、朝鮮半島の位置の重要性は今更、言うまでもない。半島は医学の方面では、古くから中国医学の影響を受け、我が国に及ぼしたそれもまた、はかり知れないものがある。しかし、中国医学をとり入れたといっても、半島特有の土壌、民俗性などから独自の発展、成果をあげ、のちに東医学という医学を確立していった。この方面の研究では、我が国では、三木栄氏を第一とする。その広汎、確固たる研究は、半島医学の全体にわたり詳細を極めている。さらに氏は、半島医学に対する道教の影響――道教医学にも着目され、ふれる処がある。今回は、これらの点について若干の考察を加えたい。

二、本論

半島医学書の中から、主な次の三種をえらび、さらに演者が、ソウル市で採取した、民間療法書について検討を加えた。

(1) 医方類聚（李朝。世祖。金礼蒙他、一四四五〜一四七七年）

この頃すでに、半島独自の本草書『郷薬集成方』があったが、『医方類聚』は全巻三百六十五巻、唐、元、明初の医書類百五十三種から編集された。ここで注目されるのは、「巻五、五蔵門」の「五臓六腑図」で、これは『正統道蔵』中の『黄帝五臓六腑補瀉図』『上清黄庭五臓六府真人玉軸経』また『雲笈七籤、巻十四』の『黄庭遁甲緑身経』、さらに『遵生八箋』（明、高濂編）のなかの『四時調摂箋』と同じといえよう。さらに『医方類聚』の各項の終わりには、『巣氏病源』などか

らひいた導引法がある。その百九十九巻から二百五巻までを「養生門一～七」にさいている。内丹、外丹、服餌、却穀、摂生など、道教医学そのものがある。

（2）東医宝鑑（宣祖。許浚著、一六一三年）

本書は、半島医学を代表する巨著であり、中国と半島固有の医書（八六種の名をあげている）を合わせて、内景篇、外景篇、雑病篇、湯液篇、鍼灸篇等からなっている。このうち、内景篇の初めの「集例」では、精気神にふれ、道教経典の『黄庭経』の内景を参考にしたといい、「道家以清静修養為本、医門以薬餌針灸為治」ともかいている。ここで重要なのは、李東垣を北医、朱丹渓を南医とし、自分の国は「僻在東方」だから、国の医学を東医とするといっていることである。三木氏は、この内景篇をもって道教がそのバックボーンになっているといわれている。その他、外景篇の臍では、灸臍得延年が、雑病篇婦人では、安産方位図、蔵胎衣吉方、催生符、借地法が、鍼灸篇では諸経導引など、道教医学の色彩が強い部分がある（処方数約四千）。

（3）方薬合編（高宗。黄泌秀選、一八八五年）

『東医宝鑑』をもととし、それにつづく『医宗損益』『医方活套』などから、抽出、簡便化したハンドブック的なものであるが、韓国では現在でも多種のものが出版されている。本書の特色は上段に「薬性歌」が、下段を三つに分け、それぞれ上統（補方、百二十三方）、中統（和方、百八十一方）、下統（攻方、百六十三方）の計四六七方があるが、人参配合処方数はそれぞれ、七十、五十四、八の百三十二方（28.3％）となっている。本書についても、やはり道教医学の痕跡をみることが可能である。すなわち、初めに、「保生大道」「須識扶陽説」があり、さらに、精気神の代表症状とそれに対する薬方がある。また、薬性歌や処方のなかにも、その説明に、呪術的、方術的なものがあったり、薬名にも道教的な臭いがあるものもある。また「造軽粉法」など、水銀製剤の製造法もある。

（4）奇経八脉単（著者および出版年不明、手書）

本書は10．2×17．5㎝の大きさで、李王朝末期に流行した袖珍民間療法書の一つとおもわれる。前半四十頁は、奇経八脉を中心とした鍼灸療法が、後半十一頁は、救急、符呪などがしるされている。「急々如律令」とか、各種の符をみることができる。この小さい書から、民間療法、道教医学、および実際の医学が一つの場を共有していたことが、つい百年前位にもあったことを知ることができる。

三、結論

韓国の代表的医書三種と、民間療法袖珍書のなかから道教医学の背景について考えた。道教、ひいては道教医学が、強く、長く影響したことがわかる。これらの点につき、さらに研究をすすめるつもりである。

（順天堂大学産婦人科）

中国医学と道教（『紅楼夢』から）［十三回］

吉元　昭治

一昨年、当学会で発表した『金瓶梅』についで今回は『紅楼夢』について検討を加えたい。作者は曹雪芹（一七一五～一七六四?）で、その八十回まで書きおえこの世を去っている（八十回本）。その後、高蘭墅らが修訂、加筆し百二十回とし、乾隆五六年（一七九一年）に木版で出版された（百二十回本、程甲、程乙本）。本論は百二十回本についてみた。この『紅楼夢』は中国の国民的文学といってよいほど人々に広く支持されている。我が国のそれは『源氏物語』だろうが、これはすでに我々は原文のままでは読みかつ理解はできないが、中国の人々は『紅楼夢』はそのまま読むことが可能である。その熱き憶いはついに「紅楼学」（紅学）という研究をうみ、その研究専門団体も存在しているほどである。つまり、フィクションとノンフィクションとの境がぼやけ、その情況が実在に近いものとさえ考えられている。現在、実際に北京市に『紅楼夢』の舞台となっている「大観園」が公園となって多くの市民の憩いの場所となっている。その中には『紅楼夢』にでてくる多くの建造物が当時の風景をリアルに知らせてくれている。

さて、この一大小説はまさに夢と現実が交錯し、そのプロローグは天上世界から筆をおこし、そこの花を愛した童子は地上におり、大貴族の賈家に生まれる。本篇主人公の賈宝玉である。この際女媧氏の石が化して彼の口中に含まれる（本書をまた『石頭記』ともいう）、彼が天上で殊に愛した絳珠草は彼をしたって楊州の林家に生まれた林黛玉となる。その他多くの仙女たちも地上にくだり、その主要な十二人は「金陵十二釵」といわれ、彼女らの侍女は「副十二釵」さらに「又副十二釵」などといわれる。これらはすべて都の賈家（東の寧、西の栄国邸）を中心として華やかな貴族生活を演出している。宝玉をとりまく女性のうち、同じく親族すじの薛宝釵は黛玉とは互いに性格的にも相反したライバルである。

この物語に登場する人物は実に七百人以上におよぶとされ、絢爛豪華な物語を支えている。しかし回を追うに従い、両賈家も次第に没落を迎え、落日の如きその輝きをうたった一大叙事詩でもある。

そのエピローグは、朝廷での試験に合格した宝玉はそのまま杳として行方不明となる（実際には天上にもどる）。

このように、天上と地上のことが因果関係の線上にあり、まさにこの世の出来事は夢（紅楼夢）なのである。この第五回に「仮の真となるとき真もまた仮」とあるが、賈宝玉の賈は音では「仮」、甄士隠（賈家と対する江南の素封家の主。最終回で道士の姿となり、懐古にふける）の甄とは「真」でもある。

季節のうつり変わりの民俗・風習、家での催し、いろいろな遊び、祭祀の有様、多種多様な人間関係の色どりは、物語の進行のうちに一人また一人とこの世を去ったり、この大邸宅から涙をのんで去っていき、あの雄大華麗を誇った大観園も次第に荒廃していく。

以上のような背景のうちから、本総会では中医学と関係する診察の情況、医薬関係、道教的な関係部分などの概略を報告したい。ある文献によれば「八十回本」についてみても、大略な統計ではあるが、五十回近く何等かの側面・内容をもった医薬的部分があるという。

登場する医師も王太医のような六位の位を持つ御医もいるし、胡大夫のようないいかげんなのもいたり、王道士のように道士でもあったり医業をして結構はやっているものもいる。尼僧の妙玉は大観園の中で庵をむすび、座禅もしているが扶乩をしている。馬道婆は『金瓶梅』にもでてきたいわゆる三姑六婆であるが巫婆跳神としるされている。葬儀には全真教道士が多く集まり、張道士や毛半仙のような悪魔払いが得意のものもいる。寧国邸の賈敬は深く道教を信奉し、導引・守庚申などもするが、錬丹術にこり、ついにこの為に命をおとすに到っている。

このように厖大な内容をふくんではいるが、このノンフィクションの世界は当時の有様をよく反映しているといってよ

いであろう。

（順天堂大学産婦人科）

中国医学と道教（日本古代史から）［十四回］

吉元　昭治

今回は、中国医学と道教との関係を我が国の古代に求めてみることにした。ここでいう古代とは、『古事記』および『六国史』の神話時代から光孝天皇、仁和三年（八八七年）までとした。

すでに、日本古代の記述のなかに、道教の影響があることについては多くの業績があるが、これらをふまえて道教医学的見地から眺めると重要な事柄が数多くあることが判明した。道教的養生術がいかに古人の心をとらえていたかについてのべたい。枚数の関係もあるので、年代順にその項目をあげ、そのうち重要な事柄について総会でのべることにする。

伊邪那美命と伊邪那岐命の黄泉の国での桃のはなし。三輪山伝説における魔よけとしての赤土《はに》。田道間守の常世の国に木の実をとりにいく大旅行（垂仁天皇）。浦島太郎の物語（雄略天皇）。薬猟《くすりがり》（推古天皇）。蜂の巣の百済からの献上と飼育（皇極天皇）。芝草（皇極天皇）。常世の神の信仰（皇極天皇）。天武天皇の名、天渟中原瀛真人《あまのぬなはらおきのまひと》。白朮煎（天武天皇）。持統天皇の吉野行幸、鉛粉、醴泉《こさけのいずみ》（持統天皇）。文武天皇の献上品。役君小角《えのきみおづの》の流謫（役行者。文武天皇）。元明天皇の献上品。行基についての詔（元正天皇）。養老の滝（元正天皇）。正倉院にのこる薬物（孝謙天皇）。丹生川上神（丹生という地名、称徳天皇など）。医師として読むべき医書（孝謙天皇）。和気清麻呂の伝説（桓武天皇）。仁明天皇と松実。巫部の氏姓（仁明天皇）。薬玉（仁明天皇）。仁明天皇と石薬の服用。虎主と地黄（清和天皇）。清和天皇の長生久視の祈り。常世の神の神社（陽成天皇）などの事実がのっている。

さらに長屋王事件。天武天皇の孫、左大臣長屋王は聖武天皇、天平三年、左道を学び、国を傾けようとしたとして死に致った。左道とは道教的方術で、厭魅を行うことである。聖武天皇は「厭魅・呪咀・符をかく、薬をあわせて毒をつくり、ま

たはこれを習い、またはその書を持つものがあれば死罪に処す」という強い詔を下しているが、その後、称徳天皇の時の犬養姉女、光仁天皇皇后の井上内親王、さらには難波内親王も巫蠱事件に連座したとされ、流されたり、廃位されられたりして、この種の事件が続発している。このような情況から、『令義解』（淳和天皇）のうちに見られる典薬寮（宮内省管轄）の咒禁科は漸次衰退し、陰陽寮（中務省管轄）に組み入れられ、つづく平安朝時代の陰陽師の活躍となっていく。

一方、仏教の興隆とともに、道教的方術・咒術はかげをひそめ、医療を荷うものは巫医の姿から僧医が中心となっていく。典薬寮のうちに医・鍼・按摩・薬園を司る職務システムと同時に、咒禁科という全く方術的なものがあったことは、何よりも当時の道教的影響が強かったことを物語っている。

この後、約百年たって隋唐医学の影響が濃い『医心方』が誕生したが、なおこの書も方術的な方面が濃いことはよく知られている。

以上のべた記録も、神仙譚あり、石薬・丹の服用あり、呪詛があったり、現世利益の色あいが濃いことが分かる。こうみると古代を見るとき、中国（初期では朝鮮）の影響を考えないと全く理解しえないものがあり、奈良時代に編纂された『記紀』も多くこの間の事情をしるしている。また壬申の乱以後の献上品リスト、持統天皇が何故在位の間に三十一回（それ以外に三回）吉野に行幸し、諫奏をおしてまで伊勢に行ったのか、また仁明天皇の明らかな石薬の服用、正倉院に残る薬物などは何を物語っているのだろうか。これらを中心として発表するつもりである。なお古代を通してこの間の詳しいことは別途、出版準備中である。

（順天堂大学産婦人科）

中国医学と道教（西遊記）［十五回］

吉元　昭治

本学会総会において、すでに『金瓶梅』『紅楼夢』の、「中国医学と道教」について発表したが、今回は『西遊記』についてふれてみたい。

『西遊記』はいうまでもなく、明代の四代奇書の一つとして『三国志（演義）』『水滸伝』についで世に出たもので、『平妖伝』『封神演義』などと共に神魔（怪）小説といわれることもある。ところで、『西遊記』は、他の『三国志』、『水滸伝』と同じく、歴史の事実が、街の講釈師によって語られ次第に人々の間に滲透、迎えられ、ついで今日の京劇のテーマにとり入れているように舞台上で演じられるようになり、これを受けて多くの人が、時間をかけて一つのストーリーにまとめられていったと考えられる。

従って現在『西遊記』といっても幾種のものがあるわけである。ストーリーのベースは、実在した、唐の玄奘三蔵（五九六？～六六四）で、彼は仏典を求めてはるばるインドに旅立った。この事蹟を玄奘の高弟、辨機は師の口述をもとにして『大唐西域記』を、また同じ弟子の慧立《えりゅう》と彦悰《げんそう》は『大唐大慈恩寺三蔵法師伝』を遺している。しかしこれは歴史であり、小説『西遊記』では、玄奘はその主役の座を孫悟空（孫行者）にゆずって、決断力がなく、弱々しくもあり、いわゆる八十一難に遭遇しては、悟空を初めとする弟子達の力で、さらには大慈大悲救苦救難霊感観音菩薩などの助力で無事危機を脱する極めて人間的な姿となっている。

この『西遊記』の物語は、南宋時代すでに『大唐三蔵取経詩話』という講釈師の台本があり、ついで元代末になると『西遊記』という名称の書がでている。有名なチンギス・ハンのもとを訪ねた丘長春が書いた五年間のその道中記『長春真人

西遊記』と混同され丘長春がその著者とされたことがある。丘長春は、現在北京の道教全真派総本山の白雲観のもとをつくった人である。

明代になると、五種ばかりのものが世に出たが、このうちの『李卓吾先生批評西遊記』の百回本があり、最も早く出たいわゆる世徳堂本と内容はほぼ同じだとされている。岩波版『西遊記』(小野忍・中野美代子氏訳、未完)はこれによっている。

清代になると、『西遊証道書』が最も早く、ついで『西遊真詮』(真詮とはまこと悟りという意味、康熙三三年(一六九四)、編者は、陳子斌《ぴん》、号は悟一子)という百回本が、その内容が常識的で平易でもあるので世にうけられ、『西遊記』といえば、これを指すものといわれるようになった。平凡社『西遊記』(太田辰夫・鳥居久靖氏訳)はこれによっている。『西遊記』の原作者は、一応、呉承恩(一五〇〇?〜一五八二)とされている。一応というのは、これを疑問視する説もまた有力であるからである。のちにつづいて『後西遊記』がでる。

さて、『西遊記』の中国医学と道教との関係については総会の席で発表するが、この書の内容はいろいろ部分を含み、厖大なものであるから整理、系統をたてる試みが行われている。中でも孫悟空の医療活動がある。彼は国王の病を癒し無事、第五十六の難をきりぬける(第六十八、第六十九回)、また、薬名をおりこんだ詩も二個所に見られ、その他、薬草の名・六字訣のごときものもある。

『西遊記』は一応、仏典を求めるという、仏教的なように見えるが、道教と混然としていたり、道教と対立している場面が数多い。孫悟空初め二人の弟子は、「悟」という名がついていて一応仏教的だが、悟空は、初め須菩提祖師という仙人から七十二変化の術を教わっている。また三蔵をふくめた一行五人のからみ合いは五行説なしでは理解できない。

(順天堂大学医学部産婦人科学教室)

中国伝統医学と道教（『三国演義』から）［十六回］

吉元　昭治

本学会において、すでに『金瓶梅』『紅楼夢』および『西遊記』について発表したが、今回は『三国演義』についてのべておきたい。

『三国演義』は、正史『三国志』（晋、陳寿、二三三〜二九七年）をもととはしているが、全く別なものである。演義とは、ノンフィクションの歴史を、フィクションにまとめあげた、いってみれば物語といったようなものである。

現在、我々が一般に『三国志』といっているのは、正史のそれではなく、『三国演義』または『三国志演義』といわれるものである。この『三国演義』にも、時代的変遷がある。

まず、宋代、街の講釈師（説話人）により原形が語られていたらしく、その中には「説三分」という、三国志を専門とするものがいた。元代になると、『全相三国志平話』（至治年間、一三二一〜一三二三年）があらわれた。

この全相とは絵入のことで、上段が絵、下段が物語となっている。ついで、元代になると、羅貫中（太原の人、元来、明初の人というだけで生年、没年不明）が、『三国志』『資治通鑑』などをもととして、内容を歴史的事実に近づけ、一大大河小説、叙事詩につくりあげた。その名を『三国志通俗演義』という。羅貫中は『水滸伝』にも係わりをもっている。この最も古いものが、弘治本（一四九四年）で、その後長く趣に出ていたが、清代になると、『李卓吾先生批評三国志』（李卓吾、一五二七〜一六〇二年）がでた。これは『水滸伝』『西遊記』『金瓶梅』のいわゆる四大小説と同じスタイルに組み代えたものである。さらに、清代初め、毛宗嵐が、いわゆる「毛本」という、従来の二百四十節を百二十回本としたものを、康熙一八年（一六七九年）に発刊した。これが現在よく目にする『三国志』である。

さて、物語は、道教の初まりとされる、黄巾の乱から筆をおこしている。その領袖、張角が、南華老仙という老人から『太平要術』という天書三巻をえたというのが発端となっている。実際には、『太平清領書』で、物語にもでてくる于吉より伝わり伝わって張角の手に入る。この張角は、反乱をおこし、これに対応すべく、時の朝廷の命に立ちあがったのは、後に蜀に拠って天下をうかがうことになる劉備である。彼は関羽、張飛と桃園で義兄弟の盟をむすび活躍する。そうして、諸葛孔明という類まれな軍師を迎え、曹操の魏、孫権の呉と三国鼎立の虚々実々の戦いをする。しかし、関羽・張飛の死、ついで劉備までも亡り、孔明の努力も空しく、孔明も最期を、秋風寒し五丈原で迎える。やがて魏の後を襲った、司馬炎により、蜀も呉も集約され晋という時代になる。物語はこの間の後漢の終わり二二〇年から、魏の滅亡、晋成立二六五年のほぼ四十五年の物語となっている。

『三国演義』の内容は、たんに小説として読まれているだけでなく、年画・版画や、京劇にも登場して、人々は「判官びいき」で曹操や孫権は憎まれ役となっている。「桃園の盟い」「連環の計」「三顧の礼」「長坂坡の戦い」「赤壁の戦い」「回荊州」「出師の表」「空城の計」「五丈原」「死せる孔明、生ける仲達を走らす」などは、見る人をして血湧き肉躍り、時に熱涙をしぼらすのである。その他、登場人物として、吉平、華佗といった医師、于吉や左慈という道教的な人物がでてくる。特筆してよいのは、孔明で、文中の彼の服装や、年画や版画の絵、京劇での衣裳からいって全く道士のスタイルであることである。彼は遁甲・天文にすぐれ、戦いの勝敗を予測し、また自己の運命、残された蜀の命運をも占っているのである。また関羽は孫権により殺されるが（五八歳）、最後まで、信義を全うしたので、武の神、信義の神、ついには万能の神として、現在も「関帝廟」の主神となっている。清代、順治帝は、「忠義神武霊佑仁勇威顕護国保民精誠綏靖翊贊宣徳関聖大帝」と追贈している。総会ではこれらをふまえて発表する。

（順天堂大学医学部婦人科教室）

中国伝統医学と道教（『水滸伝』から）［十七回］

吉元　昭治

本総会において今回は、いわゆる「四大奇書」について発表ののこりの『水滸伝』についてのべたい。

この作者は元末明初の人で『三国志演義』や『平妖伝』の編著者として名高い羅漢中であるとしたり、明初に元に降って明に対する反乱に参加した施耐庵だともいう。施耐庵とすると『水滸伝』の全体を流れるモチーフに関わりがあるといってよい。『水滸伝』には、七十回本、百回本、百二十回本等があるが、我々が目にするものは、百二十回本の明代の『李卓吾評忠義水滸伝』を中心にしたものである。百回本には、物語の最期の田虎・王慶討伐の記載がないことから、百二十回本より古いものとされている。

『水滸伝』のベースとなったものは、正史『宋史』徽宗本紀等と見られている。宣和三年（一一二一年）二月、淮南の盗賊宋江等が内乱を起す。その党三十六人は、官軍を大いに悩す。そこで朝廷では策を用い、許して方蠟を討つことを命じる。すなわち毒を以て毒を制するの式だが齟齬がありうまく行かない。宋江等はさらにその活動範囲を拡げていくが、遂に策にかかり官軍に投降する。つまり『水滸伝』の首領、宋江は実在の人物であったわけである。

ついで、宋代の白話小説の一つである『大宋宣和遺事』に『水滸伝』を簡畧的に、宋江等三十六人が梁山泊に拠って活躍する場面を描いている。『大宋宣和遺事』は、北宋最後の皇帝徽宗皇帝、二十五年の治世のうち、北宋滅亡の宣和七年間の出来事が全篇の三分の一を占めている。文人皇帝として名高い徽宗についての記述の中に、道教を信仰した帝について、詳しくふれているのが注目される。

『水滸伝』は、我が国の江戸期の文学に与えた影響は大きく、有名な滝沢馬琴の『南総里見八犬伝』（文化一一年〜天保一三年、

一八一四〜一八四二年）は、『水滸伝』よりテーマを借りている。その他、建部綾足の『本朝水滸伝』、山東京伝の『忠臣水滸伝』等があり、馬琴にはさらに『傾城水滸伝』もある。

『水滸伝』の初まりは、宋の仁宗（在位一〇二二〜一〇六三年）の嘉祐三年（一〇五八年）に天下に悪疫が流行し、朝廷では道教大本山の竜虎山の張天師が招くが、使者と入れ違いになり、その使者は伏魔殿の扉を開いてしまう。すると黒煙と共に無数の金色の光が四方に散る。それはここに封じこめられていた三十六の天罡星と地煞星である。これらが後に、運命の糸に操られ、各分野から梁山泊に集まる百八人の勇者である。

その有様は宋江は小皇帝のようで、呉学究は宰相、公孫勝は国師のように補佐している（十二回）。彼等は忠義堂に会して「替天行道、忠義双全」を盟約する（七十一回）。この儀式は全く道教の様式を具えている。

今回の発表について興味があるのは、

公孫勝。道士で、いろいろな方術を使い敵をたおす。敵対して降伏した方術者には術を授ける。しかし二仙山の羅真人との約束で離れていく（百十回）。

安道全（医師）。皇甫端（馬医）。共に戦陣にあって活躍する。のちに前者は太医院医官に、後者は御馬監となる（百二十回）。

神行太保戴宗。脚に甲馬をつけて一日に八百里を走る。泰山廟で道士となって最期は安らかな死をとげる（百二十回）。

その他、人肉まんじゅう、カニバリズム、『金瓶梅』の下敷となる武松の話などがある。

最期は、宋江は皇帝下賜の毒酒で謀殺され、その他病死、戦死などで百八人はわずか二十七名になる（百十九回）。しかし李俊等は脱出し、シャムに新王国を建て『水滸伝』のような悲劇的結末から救われる（『後水滸伝』）。

（順天堂大学医学部産婦人科教室）

中国伝統医学と道教（符）［十八回］

吉元　昭治

符とは、互に確認しあうための「わりふ」、しるしとか記号といった「符号」、あるいは「おふだ」「お守り（護符）」といったなどの意味がある。ここでは最後のものについてのべる。

ポピュラーのものに「交通安全」「学業成就」「受験合格」「安産」「家内安全」「家業繁栄」「病気恢復」「不老長寿」「火の用心（要慎）」などさまざまのものがあり、その符の発行されている神社・仏閣の名称がついている。こうして人々の現世利益のおもいにこの科学先進時代といわれる今でも深くくいこんでいるのである。

符の歴史は古く、すでに中国では、巫師とか方士といわれるものが活躍した原始的な宗教時代に神仙に仮託して、方術的な方法として用い鬼神を招き、悪魔を鎮圧、退散させ、命の保証としていた。初期のものとして残っているのは『太平経』や、『抱朴子』の「老君入山符」などが有名である。

符は主に「紙符」といって紙にかかれ、文字や図が描かれた。「符図」ともいわれるものである。元来、漢字は篆書に見られるように変形し、図形化しやすい一面を持っていたから、文字のもつ霊性、神秘性、魔性、超能力性などを表現しやすかった。従って符はその目的、時代、執筆者、流派によって千差万別であり、それが今まで分類化し、システム化して学術的、研究的に検討しようということがなかった一面でもあった。さらに符は、民間信仰、民間宗教、あるいは民俗的な中にあったから符についての論文発表もそう多くはない。

符は、紙の場合、黄紙に朱砂をもって書かれることが古くからあり、今でも台湾や東南アジアなどの符にこの流れをくんでいるのもある。その他符をかく材料として、木簡、木版、土器などがある。桃板は辟邪用として用いられ、我が国の「蘇

民将来符」もそうである。いわゆる「絵馬」もこれに近く木版である。また、符とは、「お守り」とか「護符」という面と「呪符」という面もあり、前者の「陽符」、後者の「陰符」ともいうこともある。

符はただ書いただけでは何等効力がなく、神仏の前に供えて、呪文をとなえ、神仏の力をそこに封じ込めるのである。「符呪」といい、道教では「符祝」ともいっている。封じこめられた神仏の力は、そこにあるから、我々は、符の封を開いてみるのをためらうという面をもっている。

「お守り」は身に佩びることが多いが、また「鏡宅符」という家内安全の符や、また互の盟約の証として「牛王宝印」符もあった。

また、「替身」といって身代りになってくれる「人形《ひとかた》」もある。自分の体の不調の部位をその人形にかき入れお願いするものである。安産祈願のため腹帯に「寿」の字を書くのも符と見なされよう。

符でもう一つ特色があるのに、「服符」とか「符水」といわれるものがある。符を焼いてその灰を服用したりそのままのむ方法である。また道士が水の入った器に指をもって祈りながら空《くう》に符をかき、その水を服用する「洗水」というのもある。これで体の中の悪いものを洗い流すというのである。「符水」は、すでに中国東漢末張角がひろめた「太平道」という道教の初まりから、その教団拡張の手段として行われていた。(「教病人叩頭思過、因以符水飲之」)

符については、演者はすでに「道教医学」の三重構造の中で、その第三外層の中にあって地力的な祈り願いにより治病を図る、心理的傾向が強いものであることを発表している。

総会では、符と治病、中国医学との接点についてのべたい。

(順天堂大学医学部産婦人科学教室)

中国伝統医学と道教（籤）［十九回］

吉元　昭治

以前、本学会総会で「薬籤」について発表したが今回は「おみくじ」について発表する。

「おみくじ」は「おふだ」「お守り」と、三点セットになってどこの神社仏閣でも見ることができる。「おみくじ」は「籤」「鬮」「孔子《くじ》」あるいは「神籤」ともいい、台湾・香港などでは「霊籤」と称している。

「籤」とは未来を予言する讖を細長い竹札あるいは紙に記したものをいう。この歴史は古く、中国ではすでに『荊楚歳時記』にその前身ともいうべきものがみられ、唐代にはその形もととのって来たが、実物が残っているのは南宋頃のものという。

籤はそのひき方で次のように分類される。

玉籤……神意が書かれている小石や紙などを散らしておいてその一つを撰んでとる。現在では京都赤山禅院、上野五条
　天神では木製の小さい人形の底に穴をあけ、籤をはさみ、並べておいてその一つを撰んでとっている。

引籤……わらしべ、紙よりをつくり関係者が同時にひくもの。

突き籤……江戸時代、神社で行われた富札がその代表。

振籤……竹簡に番号を記した竹串状の籤を入れ、振って出て来た番号に相当した籤が神意が降ったものとする。広く行
　われている抽籤方法である。台湾などでは「筶《ボエ》」を擲ってさらに神意を確かめているが、この際自分の氏名、
　年令、住所、願い事を神前に告げる。

籤は中国由来のもので、道教でも殊に符録派では重視していた。『正統道蔵』中には、『四聖真君霊籤』の他に九種あるが、内容的に同一のものはなく、四十九首から三六五首までのものがある。さらにこのうちの二種には吉凶判断がなく、他は「上

上、中平、下下」という簡単なものから十五の吉凶判断の段階までのものがある。

日本の籤は「元三大師《がんさん》籤」系統が代表的で、数も多い。元三大師とは天台宗第十八代座主の慈恵大師（良源、九一二～九八五）のことで、正月三日に亡くなったのでこういわれる。

演者が所持している古いものは八種あるが、最も古いものは正徳三年（一七一三）、元和二年（一六六二）版の天和五年改正（一七八五）版がある。この籤には大吉十六、吉三十五、半吉十二、小吉一、末吉六、凶三十で、その吉凶比は七対三となっている。台湾台北烏来の妙心寺には全く同一のものがある。

台湾、香港などで収集した霊籤類は九種で、関聖帝君・観音仏祖・天后・黄大仙・呂帝などの冠名があり、百首になっているが、内容的に同一なものはない。吉凶判断はこのうち三種にはなく、他は「上・中・下」の三種から八種の吉凶階級がある。これらのうち「天后霊籤」は古い形を伝えている。

籤は最近のものでは、誰でも分かる平易な言葉で書かれているものも数多く出て来ている。中には、縁起物の、おかめ・熊手と小判・ゑびす大黒・招き猫・無事かえる・銭亀・だるまなどを入れ付加価値をたかめているのもある。

籤は多くの神社仏閣、つまり神道と仏教を問わずおいてあり、籤は自分の運勢、運命の他に、病気の病勢・予後・手段等も記されているから、民間信仰と民間療法とが重なっているものだともいえよう。

この科学万能と思われている時代にあってもなお人々は自分の運命を神仏の手にゆだねて吉凶を占っているのである。

（順天堂大学医学部産婦人科学教室）

中国伝統医学と道教（鎮宅霊符）［二十回］

吉元　昭治

我が国の民間信仰である庚申信仰が三尸説から、妙見信仰が北辰尊星からなど、ともに道教に関係しているが、余り知られていないものに「鎮宅霊符（神）」がある。『道蔵』中におそらく唐代後に成立したと思われる『太上秘法鎮宅霊符』というのがある。今、鎮宅霊符の由来について理解をえられたいためにその前半の部分を要訳してみる。

昔、漢の文帝（前一五七没）がある時、三愚の宅といって三つの悪い土地家屋があるそうだがどんなものかと、黄帝の輔臣の一人である天老に尋ねた。天老は、家の前が高く後ろが低いところ、北方に水が流れているところ、東南が高く西北が平らなところを三愚の地というと答えた。帝はある日おしのびで歩き、ある所でまさに三愚の宅を見たが豊かそうであった。不思議に思ったが一旦宮中に帰り二人の陰陽官をつれ衣裳も着かえて三人でこの家に出かけた。門番がいて三人を見ると主人に報せると主人が出てきて中に招き、酒食をもてなした。帝は名をきくと、劉名進という。何年ここにいるのかときくと、もう三十年住んでいるという。鄭はそこで『宅経』という書を見ると全くここは三愚の宅で、住むべきでないというが何かの術でこのような吉相の家になったのだと、さらに尋ねると、初めはこの家も損耗が激しく、金銭を失い、住む者もいろいろな災害に会い、さらにお上のおとり立ても激しく貧乏の極みであった。ある日の夕方どこからともなく二人の書生がやって来て宿を求めたが、何せこの貧乏、やっと少しばかりの粥をさし上げた。食事が終わると二人は何でこのような凶宅に住んでいるのかと言うので、何かよい方法があれば教えていただきたいと言うと、七十二種の霊符をとり出した。そしてこれを大切にすると十年で金持ちとなり、二十年で子孫は栄え、三十年たつと尊い天子が白衣を着てやって来るといったが、今その三十年目だが未だやって来ないと言った。帝は笑いながらその二人の書生はどうなったとき

くと二人は門を五十歩も出ないうちにかきうせ、後にただ白い気が一すじ天に昇っていったと答えた。そこで帝はその霊符が欲しいというと名進はさし出した。帝は帰ってから詔を出し、天下に布告し家々の鎮宅、保護、吉を招いて人民が幸せになるようこの霊符を用いるようにした。こうすると天下は災害はなくなり、人々は福寿をまし、家々は栄え、収穫はまし、悪気を払うことができたという。この後半は七十二種がのっていてそれぞれの効能がのっている。

この霊符は、推古朝、百済の聖明王第三王子琳聖太子が肥後国八代郡白木山神宮寺（現妙見宮）に伝えたという。こうして一〇世紀に入ると鎮宅の符として知られるようになり天井や梁上に七十二星西嶽真人の符をおくようになった。西嶽真人は東嶽の泰山府君が冥府を司るのに対し西嶽華山の神で現世の生活を司る神とされ陰陽師が宅神としたものである。

しかし、陰陽家が鎮宅霊符神というのは、北辰尊星を神格化した妙見菩薩と同じであるともいい、妙見菩薩と鎮宅霊符神を併祀していたり能勢妙見宮のように初め鎮宅霊符神を祀りのちに妙見菩薩になったものもある。

律令時代、中国からやって来た道教的呪禁は典薬寮の呪禁師が司っていたが、次第に陰陽寮に吸収され一部は地にもぐり、一部は陰陽師が司るようになった。しかし時代と共に神道なり、仏教の中で姿をかえて行く。今日の地鎮祭が神官が行っているのを見れば分る。

七十二種とは周易の八卦と六十四卦を合計した数ともいうが、『太上秘法鎮宅霊符』と我が国の『鎮宅霊符縁起集』（寛永五年、出雲十念寺沢了）とは順序が違っていたり『鎮宅霊符神』（大正一〇年、金華山人）と較べると内容が異なっている。総会ではこれらをふまえて、『太上神仙鎮宅霊符』という鎮宅霊符曼陀羅と、現在各地の霊符神社の報告をする。

（吉元医院）

中国伝統医学と道教（祝由）［二十一回］

吉元　昭治

「祝由」という言葉は、『黄帝内経素問』移精変気論篇に
「余聞古之治病、惟其移精変気、可祝由而已」「所以小病必甚、大病必死。故祝由不能巳也」
『黄帝内経霊枢』賊風篇に
「先巫者、因知百病之勝、先知其病之所従生者、可祝而巳也」
と出てくる。

祝由とは最も古い病を癒す方法の一つで、病を降すと信じられていた天や神に祈り、おはらいするまじない、巫術的なものであった。後になると、薬物や鍼灸などを用いず、専門的に従事し符咒治病する専門職が生まれてくる。祝由科である。巫術は巫医が病を癒すことに専念していたが多分に精神的療法であり、符・祝（祈り）・祭祀がその中心であった。巫医はさらに方士による方術を手段とし、道教の興隆とともに道士にその一端はにぎられ、さらに医療の一部にくみこまれていく。

隋の医療制度には医師・薬園師・按摩博士・祝禁博士などが、唐代では薬園師・医師・典薬・鍼工・按摩工・咒禁師が、さらに時代が下って明代になると「明の十三科」というシステムが出来てくる。すなわち大方脈・小方脈・婦人・瘡瘍・針灸、眼・口歯・接骨・傷寒・咽喉・金鏃・按摩と祝由科が名をつらねている。

我が国の律令時代の医療システムと比較してみる。

まず中務省の下に陰陽寮があり中に陰陽師・暦・天文・漏尅博士などがいて別に内薬司という中に侍医がいた。一方、

宮内省の管轄に典薬寮があって、医・針・按摩・咒禁博士などの他に薬園師がいた。この咒禁博士、咒禁師の職能は中国の祝禁・咒禁・祝由と同じものと思われるが、中国でもそうであったように時代と共に有名無実になっていく運命にあり、我が国の咒禁関係は陰陽寮に吸収されていき、陰陽道の中にその姿をかいまみるようになってくる。

祝由科について『諸橋大漢和辞典』には、こう記されている。

　符呪によって病を癒すものをいう。此の方法は湖南辰州府地方は盛行していたから辰州符（辰州符をひくと祝由科の別称。まじないで人の病を癒すもの。多くの辰州符の人がこの術を伝えたのでかくいうとある）ともいう。また越方（浙江省の古名を越）というまじないの術であるとも記している。

ここで祝由（科）に関連する文献をあげその中からえらんで総会で発表したい。

○『正統道蔵』。「霊宝領済度金書」「修真精義推論」「太上洞玄霊宝素霊真符」「霊宝領教済度金書」「无上黄籙斎立成儀」「霊宝玉鑑」「上清天心正法」「太上老君五斗金章受生経」「太上老君混元三部符」「秘蔵道玄変化六陰洞微遁甲真経」「太上除三尸九虫保生経」「金鎖流珠引」「無上秘要」「法海遺珠」「高上神宵玉清真王紫青大法」「道法会元」「上清霊宝大法」「太上元始天尊説北帝伏魔神呪妙経」「霊宝玉鑑」「太上助国救民総真秘要」「度人妙経」など。

○『辰州符呪大全』「鎮圧之類」「祈禱之類」「詔召之類」「医治之類」

○『霊験神符大観』「祝由科」

○『符咒全書』「祝由科」

○『奇難難症医術秘伝』「祝由科」

○『軒轅黄帝祝由十三科』

○『蔵外道書』第二十六冊「祝由医学十三科」

○『聖濟総録』巻一九五「符禁門」
○『太平経合校』「神祝文訣第七十五」
なお『清明上河図』の一隅に「祝由科」の看板が出ている家屋が見られるので宋代頃には民間にも「祝由科」があったのではないかと考えられる。

（吉元医院）

中国伝統医学と道教（神仙）［二十二回］

吉元 昭治

道教にはいくつかの構成要素があるが、中に大きな柱として不老長寿の目的達成と神仙説の信奉がある。前者は実際面、後者は理論面でおのおの医学と信仰のバックアップがある。今回はこの神仙説にふれてみたい。

神仙とは神人と仙人の合成語で不老不死を得て自由に天を飛ぶものとされ、仙を僊ともかき、軽やかに天を昇るさまをいう。『釈名』では、「仙とは老いても死がない」こととあり、『荘子』では、「神人は藐姑射の出に住み、処女のように若々しく…あるいは龍にのり雲に乗って天上を往来する」。また『山海経』に「不死の山、不死の樹、不死の国、不死の民」などと共に霊山に巫人がいてここを上下に昇降しては薬を採っているとか、蓬莱山は海中にあって蜃気楼を見る」などと記されている。また秦始皇帝、漢武帝らは山東省泰山で封禅の儀を行っているが、これは不老長生を祈る儀式だとも言われている。こう見ると神仙説は山岳信仰と関わることがわかる。

『史記』によれば「仙八は渤海の中の蓬莱・方丈・瀛洲の三神山に仙人が住みそこに不死の薬」があるとあって、始皇帝は海で蜃気楼の不思議を見て方士のいう神仙説に強くひかれ徐福などに不死の薬を探させるようになる。この神仙説の由来について考えてみる。

中国の文筆家で抗日派でのちに暗殺される聞一多（一八九九～一九四六）に『神仙考』という著述がある。これによると、神仙説は戦国時代に斉から起こったというがその斉という国の来源を考えて見なくてはならない。斉とは姜姓で西戎という西方の民で周代、周と互いに姻戚関係を結んだ。殷を破った功により西から東に領地を与えられ中華文明を享受できるようになった。すなわち斉人は西方の羌族の流れと考えられる。こうした観点から春秋時代の『墨子』には「秦の両方の

義梁の国ではその親戚が死ぬと薪の上で焼きその煙が立ちのぼるのを見て登遐（天に登る。後ちに天子の死をいう）したといった。

この義梁とは羌族の地であり、火葬には煙にのって天上に行き永生をえるという思いがあったので火葬が行われた場所は春秋時代の不死の伝説が存在した地方と重なっている。現在の甘粛・新疆一帯であり古代羌族が住んでいたところで、この羌族が建国した斉で神仙説がうまれた理由になる。また羌族の人には病気で死ぬより戦いで傷を受けて死ぬことを願ったという。創から魂が抜けて天に昇って永生をうると考えたと記されている（京都市赤山禅院の赤山とは中国西地方民族の信仰で死して魂の帰るところとされている）。

秦の国は初め現在の甘粛省天水辺りを本貫とし長い間に涓水を下って周が東周となって去ったあと咸陽に都し、短期間に全国制覇をとげたのであった。その原動力となったのはその後背地にあった西域との交流で培われた財力・軍事力である。軍制・貨幣・度量衡・道路・文字の統一にも関わっている。彼が海で見たという蜃気楼は砂漠でも見られたはずであり、さらにあの兵馬俑の兵士の中に西域人の風貌がある者がいるのは何故だろうか。考えさせるところである。

神仙説は、『列仙伝』『神仙伝』を初め多くの神仙物語がつづき、文学・芸術などあらゆる方面に影響を与えた。

仙人はやせて白髪・長い顎ひげを生やし杖をついているという姿でよく表現されているが、空を飛ぶにはまず身が軽く飛揚力がなくてはならない。その原形は羽人といわれるもので発掘物で見ることができる。また有翼天人、飛天、天女といったのもその流れであり、我が国に入ると羽衣物語と、かぐや姫のはなしとなってくる。また身軽さといえば、『神農本草経』の薬効の第一にあげられているのは「軽身」である。

これらをふまえて総会で発表する。

（吉元医院）

中国伝統医学と道教（五石散）［二十三回］

吉元　昭治

中国の長い歴史のうちで、人々に莫大な危害を及ぼしたのは、これから述べる五石散とそれに続く錬丹（外丹）の服用と清末の阿片問題がある。秦、西漢時代には黄白術といわれるものがあったが、五石散、錬丹服用の弊害は唐代まで約五百年つづくことになる。

五石散（五霊丹）についてはすでに赤堀昭氏や、演者が本学会誌に書評をかいた川原秀城氏の『毒矢は口に苦し』などが詳しい。

有名な魯迅（一八八一～一九三六）に『魏晋風度及文章与薬及酒之関係』という講演があり、文学的見地から五石散を服用した人々の有様と「竹林の七賢人」にも言及し平易に解説している。また余嘉錫（一八八四～一九五五）は『余嘉錫論学雑著』に『寒食散考』がある。この中で彼は研究的態度で貫き文献的考察にも勝れ、歴史的に魏晋から唐に及ぶ厖大な論文で考究し、五石散を論じるには第一級の文献である『抱朴子』金丹篇では五石とは丹砂・雄黄・白礬・曽青・磁石といい、隋巣元方の『諸病源候論』では鍾乳・硫黄・白石英・紫石英・赤石脂だといっている。張仲景『金匱要略』には紫石寒食散方（傷寒を治す。紫石英・白石英・赤石脂・鍾乳他八種の草薬）・侯氏黒散（大風四肢煩重・心中悪寒を治す。礬石の他に白朮などの十三種の草薬）・礬石湯（脚気衝心、巣方）・消礬散（黄疸、消石と礬石）・礬石丸（婦人病、杏仁と礬石）などを見るが礬石（明礬）が治療に用いられていたことが分かる。

五石散を世に広めたのは『魏書、諸夏侯曹伝』にある何晏（?～二四九）である。魏朝一族で『道徳論』を著すほどの文才がありながら五石散に溺れついに三代斎王により殺されている。いつもお白粉をはなさず歩く時も自分の影をふり返

りふり返りしたという。『世説新語、容止篇』ではその顔の色はぬけるように白く、大汗をかいて拭いてもその色つやは変わらなかったといい、同書言語篇には、「五石散を服用すると病気を治すだけではなく、精神が明朗となる」といったとある。このような有様で五石散の服用は人々の間に滲透し、その副作用、害毒は『鍼灸甲乙経』の著者皇甫謐も例外ではなかった。この石薬を服用すると熱が出て、厚い衣類をまとうことができず、皮膚は爛れ、風呂に入れず、冷えたものを飲食（寒食散の名の由来）するようになるがただ酒は熱いものがよいとされた。『諸病源候論』ではその症状を五候といい、六反というしてはならないこと、七意という心がまえが記され、服用者はその毒力と体力にもよるが五、六年から十年位で死亡するといっている。当然これらによる中毒症に対する療法（解石法）もあったわけで『千金要方』を初め『医心方』『太平聖恵方』『普済方』さらに韓国の『郷薬集成方』『医方類聚』『東医宝鑑』などにも見られるから広く知られていた事が分かる。唐代二十人の皇帝のうちこのために命を落としたものが六名はいる。なお『千金翼方』の中に五石腎気丸、五石烏頭丸、五石更生散、五石護命散などの名がつらなっている。

ではどうして初めは鉱物性薬物が治療目的に使われていたのにこのような結果となっていったかという疑問がのこる。錬丹を精製する方法の一つに「六一泥」という方法がある。この中には礜石・礬石・戎塩・鹵塩を中心として牡蠣・赤石脂・滑石を加え密閉して猛火で九日間焼いてつくるものである。このうちいままで何回も出てきた礬石は本草書を見ると大体無毒、酸寒とあり、一方の礜は有毒、辛大熱となっている。これは硫砒鉄で砒素のもとで毒砂とか鴆毒ともされている。李時珍は『本草綱目』の中で「古方に礜石と礬石は常に混淆しているがこれは二字の形が似ているからだ」といっているが最近、周益新氏等もこの説をとっている。本題の由来を考えると納得できよう。総会では『道教経典』から抽出し礜石と礬石の混乱と実例の処方を提示したい。

（吉元医院）

道教と中国医学（太上感応篇）［二十四回］

吉元　昭治

『太上感応篇』（以下『感応篇』という）は、『功過格』『文昌帝君陰隲文』『関聖帝君覚世真経』などと共に善書（勧善書）の一つであるが、その成立は最も古い。北宋徽宗頃にはすでにあったというが、その著者についてはいろいろな説があり『正統道蔵』中には、李昌齢伝、鄭清立賛とある。李昌齢については同名異人があり、一人は『宋史』にもでてくる太平興国三年（九七八）進士になった人で、もう一人は南宋理宗頃の四川省の隠士という人物で、本書は歴代皇帝の欽定もあって十二世紀には広く拡っていった。

さて、本書は全文千二百七十七字からなる短かいものであるが、その要旨は善行すれば長生でき、悪行を重ねると短命に終わるというものである。すでに『周易、坤』に「積善之家、必有余慶、積不善之家、必有余殃」とあり、道徳基準の一つ、人々の心の持ちようをいっていた。道教経典の一つ『太平経』を貫く思想の中に「承負」がある。いわゆる「親の因果が子に報い」で、親や先代の善行が子孫の繁栄、家門隆盛を招くが、反対の悪行は子孫に影響を及ぼし遂には家門滅亡になるという。この承負説は『感応篇』の大きな柱になっている。しかし最も大きな存在は『抱朴子、内篇』第三対俗、第六微旨篇であろう。対俗篇では「地仙を欲せば当に三百善を立つべし、天仙を欲せば千二百善（『感応篇』では千三百善）を立つべし」とあり、もし千九百九十九で悪行を行ったら初めからやり直せと書いている。ここは『感応篇』にもあるが、両者の違いは、『抱朴子』では善行を勧める他に、仙人の域に達するには、金丹、仙薬、登渉、論仙などの諸篇が示すような努力目標があるが、本書ではあくまで善行の積み重ねによって長生が可能であるとしている。次に『感応篇』の内容に入ってみよう。

文初は「太上曰く、禍福に門なし、ただ人自ら召す。善悪の報いは影の形に従うが如し」という名文となっている。ついで天人合一思想から天は人々を看視し、北斗の神君は天の頭上から照覧し、その悪行により紀（三百日）と算（三日）をその命から減じるという。また三尸の神が身中にあり庚申の日には天にその罪過を報告し、月晦の日には竈の神も同様である（『抱朴子』では算紀を奪うとある）。そこで長生を求めんとすれば須らくこれを避くべしといっている。このような総論的な事項の次には善行と悪行の細かい注意を並べている。本書の文章は文言がつづいているのでその区切りが難かしいが、演者の算えたところ善行は十六、悪行は六十九であった。悪行が数多いことはそのまま人々に注意をよびかけているようである。

ついで晦日、大晦日に騒いだり、元日に大きな声を出しどなる、北に向かって唾をはいたり、放尿したり、亀を侮辱したり、用いる火には用心し、季節の変わり目には刑を行わない。流星や虹を指さしたり日月を長く見つめたり、北に向かって悪口をいう、亀蛇（北方のシンボル）を殺してはいけないなどと記している。ここの部分は古くからある中国の民俗習慣にも関わっている。もしこれらの所行を重ねると司令の神はその軽重により紀と算を奪うが、算がつきれば死に到り、その余りは子孫にまで過が及ぶといっている。

結論の部分では善行の心がおこれば吉神が、悪行の心がおこれば凶神がこれを見ている。だから「諸悪莫作、衆善奉行」という言葉があり、善行すれば禍を転じて福になし、一日に三善すれば三年たてば福が、一日に三悪すれば三年で天は必ず禍を降すとあり「胡不《いずくんぞ》勉而行之」という言葉で終っている。

『正統道蔵』では「感応篇」があるが、その他『道蔵輯要』には六種、『蔵外道書』では九種の『感応篇』及びその集註、図説などがある。

総会ではこれら道蔵関係の目録や、演者の所持する感応篇類などについて供覧したい。

（吉元医院）

道教と中国医学（功過格）［二十五回］

吉元　昭治

魯迅は「人はしばしば坊主を憎み、尼を憎み、回教徒を憎み、キリスト教徒を憎むが、道士は憎まない。この理屈がわかれば中国の事は大半わかる」とかつて喝破している。道教は長い歴史のなかで民衆の間で支持され、浸透し、心のよりどころとなっていたし、医学、技術、文学、美術などあらゆる面に影響を与えてきた。この道教も其の純粋の部分の教会道教（成立道教・教団道教・道観道教）と、民間にあって存在した民衆道教（民俗道教・民間道教）という分類がとられていたこともある。後者に明清以後の三教合一（儒教・仏教・道教）の気運から民間信仰の形となって現在に及んでいる。我が国の地蔵や稲荷信仰を考えてみると身近にあって人々の願いや救いに手をさしのべてくれるということについては同じようなものである。

ところで、この民間信仰を蔭ながら支え、そのよりどころになったのに善書がある。先年の学会で発表した「太上感応篇」や、本年発表の「功過格」、さらに「陰隲文」「関聖帝君覚世真経」などは古い善書で、現在でも華人社会ではいろいろな善書が存在している。寺廟や慈善団体に善書印刷出版の寄附金を奉納し、出來あがった善書を無料配布する。これが善行とされている。

『功過格』の「功過」とは、善と悪、功と罪といった意味があり、善悪の応報、懲罰の考えはすでに『周易坤』に「積善之家、必有余慶、積不善之家、必有余殃」とあり、さらに、『抱朴子　内篇』「対俗篇」に「地仙を欲せば当に三百善を立つべし、天仙を欲せば千二百善を立つべし」とあり、同じ「微旨篇」では竈神は月のみそかの日には天に昇り人の罪状を報告し、その罪が大ならば紀（三百日）、小ならば算（三日）の命を奪うとある。これらは皆、善悪の報いが必ずあることを説いて

いたのである。

功過を具体的に点数化、定量化したのが『功過格』といわれる一群のものである。

これは日常の行篤を『功過格』に照らし合わせ十と一に、毎日三百六十五日、功（十）と過（一）欄に記入し自己採点を行い、月末、年末に総点数を見る。この善悪、大小、軽量によって神が禍福を下すと信じられていた。

この「功過」の風はすでに宋代にあったとされるが、『正統道蔵』の中に「太微仙君功過格」がある。金代、又玄子選によるもので大定一一年（一一七二）、たまたま神仙境に夢の中で出かけ、そこで太微仙君（太微天帯、太微玉帝君）に会い礼拝し「功過之格」（格とは標準という意味）を授かり夢がさめてから書いたという。

本書は南宋浄明派のものとされているが、功格三十六条（救済門十二条、教奥門七条、焚修門五条、用事門十二条）、過格三十九条（不仁門十五条、不善門八条、不義門十条、不軌門六条）に分かれている。「依此行時、遠悪遷善、誠為真誠、去仙不遠矣」とも記している。

重要なのは巻首の救済門の中に「符法、針薬で重病のものを治せたら十功、普通の病気なら五功、病家から賄賂を受けたら無効、薬を与えて功があれば一功」などとある点である。『功過格』では最も古いものである。

『道蔵輯要』『蔵外道書』の中に『十戒功過格』がある。孚佑上帯純陽呂祖天師の啓示によるものとされ、柳守元（清初の人）の題詞がある。殺・盗・淫・悪口などの十戒が記され、各々に過罰がある。この中に「医術に通ぜず寒熱・攻補の法を間違えて人を殺したものは五十過である」「いんちき薬で人を殺したものは五十過である」「医術に精通し危症を治した者は五十功、重症は二十功、大病は十功、軽症は五功」などという記載もある。我が国にもこの考えはもたらされ、江戸時代『和字功過自知録』『陰隲功過自知合雙論』『和語陰篤録功過自知録大意』などがあいついで出版されている。

なお総会では台湾などのこの部分の善書も紹介したい。


（吉元医院）

中国伝統医学と道教（陰隲文）［二十六回］

吉元 昭治

陰隲とは陰徳のことで、「陰隲《いんしつ》文」（又は陰隲）は「文昌帝君陰隲文」というのが正しく全文わずか六百三十五字からなるものである。前回総会で発表した「太上感応篇」のつづきのようなもので、「功過格」や次回にのべる「関聖帝君覚世真経」などと共に善書の一部になっている。しかし明代袁了凡の「陰隲録」とは違うものである。

この起源、判っきりした著作は判っきりとしていないが、すでに宋代頃からというのもあるが、明末、清初のいわゆる士大夫—官吏や知識人の間から梓潼《しとう》帝君、文昌帝君信仰がおこり両者は一つになり文昌帝君がのちに盛んとなり、明末頃に三教合一の気運の亢まりと結び、さらに金丹道の三教兼修にも影響され次第に現在の姿となったと思われる。

梓潼帝君は道教の神位ランクでは比較的高い位置にある。元来四川省剣州七曲山（梓潼県）の地神で、晋朝に仕えて戦没した張悪子（張亜子）とされもと雷神でもあったという。人々はその死をいたんで祀ったが次第に人々の信仰が集まり廟がつくられ唐代以後になると蜀地方の守護神になった。一方では怨霊になりしばしば霊験を現わし七十二とか九十七代といわれるように姿を替え、殊に科挙を受ける知識人の信仰を集め、王安石のように宰相の位まで昇った者もいたという。元代となると星神でもある文昌帝君と合祀され、学問の神として崇められると文昌帝君の名の方が盛んとなり、清代にはさらに旧暦二月三日の文昌帝君の誕生日には各地で盛大な祭りが行われるようになった。

一方の文昌帝君は『史記　天官書』によると北斗七星の第一星魁星の近くにある文昌六星を神格化したもので、さきの梓潼帝君が元の仁宗から「輔元開化文昌禄宏仁帝君」と追贈されると梓潼、文昌帝君は同一神とされるようになり、文畠帝君は学問の神様になり、恰も我が国の天神信仰のようになった。しかし士大夫—科挙を目ざす—官吏になるための願い

を捧げる神でもあった。またこの神の信仰の一つに「惜字」「敬惜字」というのがある。これは文字を書いた紙を粗末に扱うと、文章や学問の神の文昌帝君から罰を下され、学問成就もおぼつかなくなる。そこでも字を書いた紙、新聞や雑誌などを敬して焼くことになる。学校、孔子廟、文昌帝君廟にある「字沪」「字紙亭」「敬字亭」などというものがこれで、一日中焼かれた紙の煙がたえない。

ところでこの「文昌帝君陰隲文」は「蔵外道書」第十二巻に、「文昌帝君陰隲文」「文昌帝君陰隲文注」「陰隲文像注」「陰隲文図証」などがのっている。陰隲文本文がまずあり、その注釈文、霊験があったケース、またその図像が描かれている。演者が持っている中国のものには、「陰隲文注解」（道光一七年、一八三七）と、「陰隲文図」（同治二年、一八六三）のものがある。

台湾では無料で配布している「文昌帝君陰隲文」がある。

また陰隲文は我が国にも移入せられ、演者が所持しているものに「文昌帝君陰隲文」（和文、発刊年不明）、「通俗陰隲文」（和文、明治十年版）がある。

元来本書はコンパクトのものだが、本文初めに帝曰くとあり、自分は十七代（梓潼帝君は七十三代などといっている）の者であるとあるがその第一代は周武王の時の張名善という医師であったともいわれている。つづく内容は儒教方面からは忠、孝、敬兄、和合、子孫繁栄。仏教方面からは拝仏念経、福田などの言葉があり、さらに広行三教とあって全く三教合一の思想がもられ、「太上感応篇」にあった「諸悪莫作　衆善奉行」という字句も記されている。

総会では内容についてふれたい。

（吉元医院）

中国伝統医学と道教（覚世真経）［二十七回］

吉元　昭治

「覚世真経」は正しくは「関聖帝君覚世真経」という。この関聖帝君とは関羽のことである。

元末明初、羅貫中の『三国史演義』の中で関羽は、諸葛孔明と並んで際立っている。桃園の義兄弟の契りで劉備を主とも兄ともあおぎ、張飛と共に落日の蜀を支えた。しかし呉に捕えられ遂に子の関平と共に斬られる。関羽が最後まで節を曲げなかったことで、忠義を貫き義に厚いことから次第に神聖化してくる。南朝梁にはすでに廟が建てられ祀られていたという。時代と共にその神号も、現朝文宗（一三三〇年頃）は「壮繆義勇安顕霊英済王」、明の神宗、万暦四二年（一六一四）に「三界伏魔大帝神威遠震尊関聖帝君」と神号を贈られ「関聖帝君」と言われるようになった。さらに清、世祖、順治年間には「忠義神武霊佑仁勇威顕護国保民精識綏靖賛宣徳関帝大帝」という長い神名となる。それだけ世に受けられ厚い信仰になっていたことが判明する。関帝はこのように信義、忠義、武勇、護国、護民ということから、殊に信を重んじる商売の神とされるようになり、次第に万能神の性格を帯びてくる。こうして深く民衆の間にこの信仰が浸透し拡大してくると、むしろ民間信仰の形となってくる。明代以降では儒仏道の区別がつかないようになっているが、儒教では関帝のことを「文衡帝君」または「武聖」といっている。孔子を「文聖」といい「文武廟」というと孔子と関帝を併祀されている。

関帝に関する信仰は華人社会のある処、各地に関帝廟が建立され一種のコミュニティーセンターとなっている。各家庭では我が国の神棚、仏壇のように赤い顔をして髭をはやしたいかめしい関帝が祀られている。

ところでこの「関聖帝覚世真経」だが、その由来は判っきりとしていない。関帝のお告げとされていて、作者もその成立年代も判っきりしていない。多分十五世紀にはあっただろうとされている。以前発表した「太上感応篇」や「陰隲文」

と内容は似ている六百七十文字からなるものである。

まず「人生れて世に在りては忠孝節義等の事を尽くちを貴ぶ」から初まりこの事を行わないものは身はこの世にあっても生を盗むものだと説き、人の心は神。神とは心で神に恥じないような心懸けが必要である。陰功を広く積み、難を救い、経文を印造し、薬をめぐみ、茶を施す。そして以下は悪行を列挙し、その行うを戒めている。善悪の分かれるは善行すれば福があり、悪行すれば禍がある。人々はよくこの事を理解していれば子宝から保られ、寿命は長く、富貴高名な生涯を終えることができる。神は善人を助けるだけだから衆善奉行せよと終わっている。

ここで経文を印造し、関聖帝君覚世真経を初め各種善書を多数印刷し寺廟に寄附することは今でも放生《ほうじょう》（動物は放す）と共に善行とされている。

この覚世真経は「正統道蔵」には入っていない。「蔵外道書」には『覚世経註證』『関帝明聖経全集』がある。前者は覚世真経の注釈で、「済志」「捨薬施茶」の事例がのっている。後者は「附録、損疑、霊籤（面籤まで）、霊験記、戒淫言行彙選、世系図、宝誥、白文、註解」などの項目がある。

演者が集めた善書類のうち、関帝を冠名とするものは、「関聖帝君明聖真経」「関帝明聖経誦本」「関聖帝君戒淫経覚世真経」「関聖帝君明徳真経」「関聖帝君降筆真経」「関帝霊験記」等がある。

総会ではこれらと共に、日本各地の関帝廟を紹介したい。

（吉元医院）

道教と中国伝統医学（黄庭経）［二十八回］

吉元　昭治

道教経典のなかに「黄庭」の名がつく一群がある。『黄庭経』については、すでに第八十八回総会で発表しているが今回はこれに補足追加しておきたい。「黄庭」の名がつく教典は『正統道蔵』『道蔵輯要』『雲笈七籖』その他から二十種ばかりが集まった。

黄庭の名の上に「太上」とか「太清」がつくのもあれば、大別すると「内景経」「外景経」が多く『中景経』というのもある。一般に「外景経」の方が古いとされる。上清派の経典で魏夫人（魏華存、二八八年）が天から授かったものという。『蔵外道書』には『魏夫人伝』がある。いずれも主眼とするところは外丹法に対する内丹法（内視、内観、内切、存思、今日でいう気功にも関わる）で、精神を集中、黙想を静寂な環境で行い、神を見ることで長生を図り、病を治し予防するという養生法である。『内景経』『外景経』を比べると異同があり、巻首の部分をメルクマールとすると『内景経』では「上有魂霊下関元　左為少陽右太陰　後方密戸前生門」、『外景経』では「上有黄庭下関元　後有幽門前命門」とあり違いがある。鍼灸でいうと少陽は少陽胆経、大陰は大陰肺経で前者は六腑のはじめ、後者は五臓のはじめ、左は陽、右は陰という関係もあり、また関元という字句は経穴名と同じである。こう見ると黄庭経と黄帝内経とは全く無関係だといい切れない面がある。黄庭経の方が人体をより宇宙観に近くみて、その表現も比楡的で隠語的である。

それでは「黄庭」というのはどのような意味があるのだろうか。

(1)『黄庭内景玉経』梁丘子注巻上では「黄は中央の色、庭とは四方の中心である。つまり外には天中、人中、地中を、内には脳中、心中、脾中をいう」とある。

(2)『黄庭内景経』務成子注脾長草では「脾は黄庭の宮」、『黄庭庭外景経』梁丘子注上部経では「黄庭とは脾で長さ一尺ばかり、太倉の上臍の上三寸にある」という。

(3)『黄庭外景経』務成子注上部経では上、中、下の三黄庭にはそれぞれ上元、中玄、下黄老君か三老がいるとあり、

(4)『黄庭外景経』梁丘子注上部経では上丹田つまり頭部にあるとするのもある。

その他

(5)精・気・神の収まる神室、すなわち下丹田というもの、『黄庭経講義　黄庭』では臍内の空隙を黄庭というとある。『黄庭外景経』務成子注上部経では黄庭とは目だとする。他に黄庭とは膀胱の上、臍の下、腎の前、肝の左、肺の右とするもの。脾胃の下、膀胱の上、心の北、腎の南、肝の右、肺の左にあり卵のようだなどといろいろな解釈がされている。

『黄庭経』にはさらに道教的腎人体解剖学方面がある。『黄庭遁甲禄身経』『黄庭内景五臓六腑補瀉図』『上清黄庭五臓六腑真人玉軸経』などに見られる五臓神図などがそれである。人体各臓器、組織にはそれぞれ身神がいてそれぞれ神名がありその服装は色が異なり姿も異なっている。それぞれ働きが違い、その神を一心に祈ればやがて神は体の中に入ってきて、悪い処の臓器に働いて治してくれるし、普段から神を称えていれば病気にならず長生きでき病気の予防、ひいては長生にかなうというのである。総会では身神名、脾と腎臓神のちがいなどを発表したい。

なお、道教経典の古典『太平経』も道教身体観を知るうえに重要である。

また北京、全真教魏本山、白雲観にのこる清末のものとされる「内経図」は人体と宇宙の対比、体内の身神、またその機能を約六十×百二十センチメートル一枚の山水画的に表現している見逃せないものである。

(吉元医院)

中国伝統医学と道教（甲骨文）［二十九回］

吉元　昭治

甲骨文字は漢字の祖字である。その起源は殷（：商、前一六世紀、湯王が夏を滅ぼし建国。第二十二代武丁の頃より甲骨文が現われる。前一一世紀紂王の時、周武王により滅ぶ、殷周革命）で、周（西周と平王以後の東周に分けられる）、春秋時代（前八世紀の七〜八十年間）の約六百年間（金文も）つづいたが清朝末まで地中にあって姿を消していた。その発見の端緒は光緒二五年（一八九九）、北京の国子監祭酒（国立大学総長）であった王懿栄が病気になり漢方薬店より龍骨（骨の化石）を求めたところその表面に文字らしきものを見た。そこでその出どころを探ると河南省安陽県小屯村付近と分かった。鋭意その収集に務めたがその翌年、義和団事件にふれ自殺してしまう。当時食客として居合わせた劉鶚（鉄雲）はその意志をつぎ、文字の分類・整理を重ね『鉄雲蔵亀』（一九〇三）を出版した。その後の研究は羅振玉・王国維・董作賓・郭沫若らがつぎ、我が国でも貝塚茂樹・島邦男・加藤常賢・白川静氏などが著名である。

甲骨文は全て解読されているわけではなく、絵文字、象形文字で意味的記号のみならず、表音・仮借（音や意味をもつ文字を併せて新しい抽象的、否定的な意味の文字をつくる）、つまり形・音・義の文字として立派な三要素をもっている。その甲骨文のもつ内容は王及びその一族に関する占いだけで庶民に関するものは伝わっていない。その占いは祭祀・征伐・狩猟・旅行・農耕・天候・病気・妊娠や分娩・毎夜、十日毎の吉凶を貞人（占いを職とする一団）が甲骨文とした。その吉凶を降すものは、天の神（最高神）・自然神・祖先神・天候などであった。

その甲骨文の記し方には一定の順序があり①前辞（干支卜某占、占人の名を記す）②命辞（何について、占う内容）③繇《よう》辞《じ》（現われる卜兆について吉凶を判断する）④験辞（その判断の結果何が起きたか、その後の事実と一致していたか）⑤記辞（月

日、場所を示す部分）という組み方からなっているが省略されることも多い。その祟りを防ぐため大規模な祭祀を行った。人身犠牲や動物奉納である。天や神や祖先を祀るのは宗教の始まりであり、疾病に関する占い、およびその対処のしかたは医学の濫觴ともいえる。そこに天人合一の思想が芽生えてくれば後の道教や中国医学に関わる部分を容易に見つけられる。甲骨文字と医学の関係文献としては、①『殷契徴毉』（厳一萍、一九五一）②『殷人疾病考』（胡厚宣、一九七二）③『文字源流考』（庚殷輝、一九七九）④『殷墟卜辞研究—科学技術編』（温少峰・他、一九八三）⑤『殷商甲骨卜辞所見之巫術』（趙容俊、二〇〇三）⑥『甲骨文医学資料、釈文考弁与研究』（彭邦炯、二〇〇八）があり、これらの多くは孔版あるいは筆文である。

甲骨文を知ることは漢字の歴史（甲骨文、金文→篆・隷書→楷・行・草書→近代では、繁体・簡体・日本の常用漢字）の流れを知るだけでなく一字一義に秘められた漢字の意味を理解するのに有効な方法と思われる。

漢字が数千年もの命をもっているのは実に中国文明が連続して存在したからで、東アジアで漢字圏という一つの世界をつくり今日に到っている。エジプト・アッシリア・マヤその他の古代文字はその文明の崩壊と運命を共にしている。

総会ではテーマに沿った部分についてのべる。

（吉元医院）

中国伝統医学と道教（「医道」と「医家」）［三十回］

吉元　昭治

『素問』『霊枢』の医書古典と、『老子』『列子』『荘子』『呂氏春秋』『准南子』（後二者は雑家にも入る）などの道家系統の書の内容を較べると、同じ文字、文言、趣意が共通してみられることにおどろく。その一例として「恬淡」という道家のいう「無為自然」を表わす言葉は、恬淡為上（老子第三十一章）、虚静恬淡（荘子天道）、恬淡無為（荘子胠篋）、恬愉（荘子在宥、盗跖）、恬淡虚無（素問上古天真論）、恬愉為務（同）、恬憺之能（素問陰陽応象大論）、恬憺無為（霊枢上膈）などがある。また『老子第十二章』の「五色目、五音耳、五味口」の目耳口は医、道家、道教（三関という）の共通項の一つであり、「九竅は天に通ず」「清陽は天、濁陰は地」「心は君主の官」「天覆地載」「天円地方」「人頭円足方」も同様に見られる。『素問著至教論』に「医道論篇」とあり、これがどのような書であるか分らないが、医道とは「医の道徳、倫理」とも解釈されるが、道とは道家のいう道ともいえる。

秦末漢初に「黄老道」という道家の流れがあった。文帝母の竇太后などが厚く崇敬したといわれ、儒教が国政の中心になる前、大きな力があった。この黄とは黄帝、老は老子をいう。黄帝は『素問』『霊枢』から医の祖とおもわれがちだが、キング・オブ・キングスだから統治者としての顔を、老子の思想の中に治国治想がある。黄老道とは君主としてのあり方、国を治める方法、すなわち「法」に重きをおいたものといえる。

黄老道が黄帝と老子なら、ここで医道とは黄帝と道家＝老子と考えられることになる。

『霊枢陰陽繫日月、玉版』に竹帛に記して子孫や後世に伝えよとある。竹帛とは竹筒と帛書のことで、ここで思うのは例の「馬王堆出土」の木簡・帛書で、ここに「五十二病方」の医書が出てきた事はよく知られているが同時に『老子』本

がでてきた。これは書体により甲・乙本に分かれるが（この乙本前部に『黄帝四経』といわれる部分があり、これが黄老道であろうとされている）、医書と共に、『老子』が並んでいた事はヒントになる。

以上をふまえて、春秋・戦国時代（前五五〇〜二二一年）活躍した諸氏百家（儒家・道家・法家・陰陽家・墨家・雑家など）の中に「医家」という存在があったのではという提案である。

『史記　扁鵲倉公列伝』を見てみよう。これに扁鵲の事跡が記されている。前五世紀頃の人だが、彼は斉・趙・晋・虢などの各国宮廷を渡り歩いている。孔子が弟子達をつれて各国遊説をしたのに似ているが、虢の太子を診たとき彼は弟子の子陽に鍼をみがかさせている。弟子は一人ではなかったろうし、彼の背後にはある人数の弟子がいて、各国で自分の医道を拡げようと努力したと思われる。ここに「医家」というグループ、あるいはファミリーといってよい一団があったのではないだろうか。孔子と弟子達のはなしや、墨家の集団自殺のように、その言うべき処、行うべきことについては互いに強い結びつきがあったのではなかろうか。扁鵲は孔子の例のように、志達せず、その後、邯鄲では婦人科、雒陽では老人科、咸陽では小児科に早変りしている。これも彼の医（医術から医学への移行期前ともいえるか）の達人であることを示しているが、孔子が陳蔡の国の間で敵に囲まれ七日間も飲まず食わず（『荘子　雑篇譲王』）の有様をみるにつけ、当時の遊説は多くの困難を伴ったと考えられる。

いずれにしろ、以上の理由から諸氏百家の中にあって、医道を拡げていこう、認知されようといった学派、学閥といってもよい「医家」というのが、諸氏百家の中にあったのではなかろうかという考えである。

（吉元医院）

中国伝統医学と道教（道蔵）［三十一回］

吉元　昭治

道教の経典を集め、仏教の「大蔵教」に相当したものを「道蔵」という。道教を研究するうえに欠かせない第一級資料である。ところが歴史的、時間的の経過と共に数回、編纂があって現存するものでも数種ある。今回はこれ等についてふれたいとおもう。

古いものからすでに失伝しているものに、「三洞経書」（南宋明帝、陸修静）「開元道蔵」（唐玄宗主導）、「大宗天宮宝蔵」（宗真宗、張君房）、「万寿道蔵」（宗徽宗主導）、「大金玄都宝蔵」（金世宗、韋宗主導）、「大元玄都宝蔵」（元太宗、宗徳方等）。

こうしてやっと現代において現存する道蔵が現れ、以降新しい道蔵も刊行されるようになった。

(1)「雲笈七籤」。北宋張君房の撰、全百二十二巻「大宗天宮宝蔵」の精要部をとった。雲笈とは、天宮にある、つづらという意味。七籤とは、そこに秘められている七種の神書（道蔵分類の三洞四輔）のこと。「小道蔵」ともいわれ、次の「正統道蔵」が世に一般化される前の第一級資料であった。

(2)「正統道蔵」。明の正統年間の正統一〇年（一四四五）に命により出来たもの。五千三百五巻と、つづく「続道蔵」と併せて合計五千四百八十五巻ある。分類を三洞四輔（三洞とは、洞真、洞玄、洞神をいい、四輔とは太玄、太平、太清、正一をいう。太玄部は洞真部、太平部は洞玄部、太清部は洞神部を、正一部だけは全てを補佐するというもの。三洞の方が主で、四輔は副である。「正統道蔵」以降の道蔵にはこの分類法は取っていない）。しかし、「道蔵」といえば一般的にこれをいう。

(3)「道蔵輯要」。初め清の嘉慶年間（一七九六～一八二〇）に蒋元庭が「道蔵」中より百七十三種撰んで「道蔵輯要」と名付け、ついで賀竜驤が二百八十七種（うち百十四種は「正統道蔵」にはないもの）を加え、光緒三二年（一九〇六）四川省成都二

仙庵から発刊した。内容の分類は二十八集に分けられ、これは二十八宿（角〜軫）によっている。

(4)「蔵外道書」。胡道静等が一九九四年、巴蜀出版から出版した合計三十六冊のもので、「正統道蔵」「道蔵輯要」にも未収のものがおさめられている。内容の分類は三洞四輔によらず十一種に分けられ、この中の「攝要類」は医学関係から見て重要である。

(5)「中華道蔵」。二〇〇四年、華夏出版社発刊、四十九冊。「正統道蔵」や、未収、旧抄本や刻本などをふくむ。内容分類は、三洞真経、四輔真経、道教論集、道法衆術、道教神儀、道史仙伝、目録索引となっていて、直接医学関係部分に乏しい。

なお総会では私蔵する以下のような道蔵類を示したい。

○正統道蔵。芸分印刷館、六十冊、民国六六年（一九七七）。縮印版といわれ流通している。
○正統道蔵。中文出版、三十冊、一九八六年。
○雲笈七籤。新文豊出版、三冊、民国六二年（一九七三）、二種。
○雲笈七籤。斉魯出版、一冊、一九八八年。
○道蔵輯要。新文豊出版、二十五冊、民国六六年（一九七七）。
○蔵外道書。巴蜀出版、三十六冊、一九九四年。
○中華道蔵。華夏出版、四十九冊、二〇〇四年。
○以下私刊。「道典」二十四冊、一九八七年。「正統道蔵要録」七冊、「道蔵輯要、雲笈七籤要録」五冊、共に一九八五年。「道蔵医系経典目録―仮題」一冊（未完）。
○その他、道蔵目録、索引、辞書、道教医学文献、「道蔵提要」「道蔵説畧」「道蔵源流考正統」等。

（吉元医院）

中国伝統医学と道教（道教医学の歴史(1)）［三十二回］

吉元　昭治

今総会では、一九八〇年（昭和五五年）より上記標題の発表も連続三十一回を算える。これを機に「道教医学」についての研究の足跡を振り返ってみたい。そこでまず演者の著書を並べてみる。

①道教第二巻（道教と中医学）（一九八三）
②道教と不老長寿の医学（一九八九）
③中国の霊籤・薬籤集成（一九九二）
④養生外史　日本編（一九九四）
⑤養生外史　中国編（一九九四）
⑥不老長寿と一〇〇の智恵（一九九五）
⑦不老長寿の旅（一九九八）
⑧老荘とその周辺（二〇一一）
⑨鍼灸雑記（二〇一一）

このうち⑦、⑧の間があるのは、丁度この時期『日本全国神話・伝記の旅』の取材に没頭していた頃と重なっている。

①は全三巻の一つで、戦後、道教研究者の第一・二世代を網羅した恐らく最初かつ最大のもので、当時の研究レベルを集大成したもので、道教と中国医学の関係を真正面から向かい合った初めてのものであろう。この時はまだ「道教医学」という言葉は使っていなかった。

②は①を踏まえて①の各執筆者の各自の研究成果を表した著書の一つで、ここで初めて「道教医学」の言葉とその定義にふれたが、一部道教学者からはこの名称について反対を受けた。この書はその後重版し、中国・台湾（重版）・韓国で出版され、ほぼ東アジア全体で読まれたことになる。③は故酒井忠夫教授と共著で、薬籤部分は著者が受け持ち、台湾・香港・シンガポール等で収集したもので、世界最初のものと思われる。④、⑤の養生は道教医学の大きな部分を占め、その歴史

的観点から書いた。⑥はポケット版で不老長寿に関する一〇〇の事項について解説をしたものである。⑧は道家と道教の関係を老荘の事蹟や、中国古典から現在の影響までを述べ、さらに中国の古い書籍に当たるには漢字自体の理解が必要と考え、その祖字である甲骨文の初歩的記述を、⑨のその前半（後半は人体器械論を中心とした鍼灸に援用できる諸説や、新しい治療法を述べている）は道教医学とそれに関する中国、日本の古籍の鍼灸に関係するところを書いた。

一方、中国の事情を見ると、「道教と不老長寿の医学」の発表の一年前、『中国大百科全書、宗教巻』（一九八八）が出たが、その中に「道教医薬学」という言葉があり、次いで『中華道教大辞典』（一九九五）でもやはり「道教医薬学」という項があり、著者の本を紹介している。「道教医薬学」とは著者のいう「道教医学」と同じで、この「道教医学」が定着してくる。その後この方面の研究は中国では目覚ましく、次々と発刊され、中には蘆健民氏の『道教医学導論』（一九九一）が端緒をひらき、ついで『道教医学』（二〇〇一）とその名のズバリの名著が出てくる。中国の道教医学に関する著書の多くが、巻頭に著者の『道教と不老長寿の医学』の名を挙げ、誘発されたようである。

なお、「道教医学」という言葉は最近では、簡約した「道医学」というというのも現れてきている。

以上の点を踏まえて総会で発表したい。

著者は最近、『道蔵』から中国医学に関係する経典を抽出、分類、整理する作業を行っている。

（吉元医院）

中国伝統医学と道教（道教医学の歴史⑵）［三十三回］

吉元　昭治

「道教医学」という言葉を初めて使われたのは故三木栄先生が、その著『体系・世界医学史』（一九七二）が初めてである。先生はその中の「実理医学の本幹的発展の模型図」の中で世界医学の流れを東と西に分け東に「道教医学」という字句を使われている。

これは「仏教医学」の下にあり、明確な「道教医学」の定義は下されていない。日本での道教に関する本格的な研究が始まったのは、「日本道教学会」が一九五一年に設立されている。演者の道教研究の師ともいうべき、故吉岡義豊先生を初め福井康順、窪徳忠先生らが発起人に名をつらねられている。道教研究はまず「道蔵」の研究、戦前の中国現地の道教の紹介などから始まり、歴史、教義、祭祀などに目が向けられ、ニーダムの言うように「科学的でもあった宗教」という方面からの研究は我が国では乏しい。初め吉岡義豊先生の知遇をえて「道教と科学、文部省科学研究班」の一員に加えられ、さらに故酒井忠夫先生編の「道教」（一～三巻、一九八三）に共同執筆者に名をつらねることができた。道教と中国医学の関係を論じたのは初めてであったと思う。「日本医史学会」においては、「道教と中国伝統医学」というタイトルで第一回（一九八〇）より現在まで三十回以上連続発表をつづけている。内容は道教と中国伝統医学の関係概要、四大奇書中の医学的部分、民間療法、民間信仰、善書、薬枕、薬籤、韓国医学、日本古代史との関係など各方面に及んでいる。この間『道教と不老長寿の医学』を出版（一九八九）し重版となり、さらに台湾版（重版）、韓国版、中国版とほぼ東アジア全体で読まれた事になる。さらにこの方面の論文に多数引用されるようになった。この書の中で初めて「道教医学」という言葉を用い、かつその定義と、道教医学の三層構造にもふれている。

中国ではこの一年前『中国大百科全書、宗教巻』（一九八八）および『中華道教大辞典』（一九九五）などでの「道教医薬学」という字句が使用されている。この後中国では道教と中国医学との関係についての研究は急激にすすみ、「道教医学」という名称が定着しいろいろ多数出版されてきている。最近では「道教医学」を略称して「道医学」という出版が目につくようになり、さらに民間信仰の中にみられる医学的研究もある。

道教の研究は『道蔵』（正しくは［正統道蔵］）を基本とするが、本総会第三十一回で発表した通り、実際の『道蔵』は時代により幾つかある。全体として五千四百八十五巻余りの中から、医学的内容をもっている教典類を五年かけて抽出、分類、整理して、全二十二冊の私版『道典』（一九八七）をつくった。これを基としてさらに『雲笈七籤』『道蔵輯要』からも同じ作業を行い『道蔵提要』を参考し解説を加えた。これは近いうち出版予定になっている。

演者は中国医学の歴史を眺めるとき、その根底には道教という太い流れがあることと、中国古典、殊に、春秋・戦国時代の「諸子百家」などの古典と比較照合する必要性を痛感している。

今学会では以上の点をふまえた上で、発表したい。

（吉元医院）

道教と中国伝統医学（道教医学へのアプローチ）［三十四回］

吉元 昭治

道教医学を研究しようとおもってもその糸口がつかめないのが現状である。まだその体系も整っていないしこの方面の研究者は皆無に等しい。これから道教医学とは何なのか、どのようなものかを開拓し構築していかねばならない。演者はこの学会でも関連した発表をすでに連続三十三年つづけているし、ことある毎に発表や口演をしてきた。今回もその研究の起爆剤になればと思いあえてその研究方法をわずか乍ら発表したい。道教医学についてはその三層構造を発表しているが（平成元年）、この分類に従い、最近『正統道蔵』『道蔵輯要』『雲笈七籤』より医学に関する経典をえらび、さらに道蔵の解読書ともいうべき『道蔵提要』と比較対照し、『道蔵等医学関係経典索引』を出版した。これは事情で自費出版になったが、この方面を研究したい方々のぜひ座右においていただきたい。その活用は有意義だと思っている。演者は従来、道蔵等を参考とし、中国医学と結合させて、その中から新しいものがつかめれば道教医学になると思っていたが、その後、諸子百家を初め中国古典や歴史文学等を見てみると、医学―道教―古典という三つのものが道教医学を理解するのに必要だと感じてきた。古代の思想なり、哲学や宗教といった面も同じ処から発していて、医学思想もまた同じだと確信するに到った。共通した文言・フレーズが垣根をこえて目にするようになった。その一例を挙げると、『黄帝内経素問上古天真論第一』に黄帝の紹介として「昔在黄帝、生而神霊、弱而能言、幼而徇斉、長而敦敏、成而登天」とあるが、少し違う処もあるが『史記五帝本紀第一』『正統道蔵、黄帝内経素問補註釈文上古天真論第一』『雲笈七籤、軒轅本紀』『大戴礼、五帝徳第六十一』に同じようにある。これらは、道教、歴史書、儒教の書であり、黄帝というだけでも共通の認識があった事になるが、元来黄帝は道家、道教の尊ぶ処で、儒教では堯・舜・禹や周代を尚んでいる。これらの中国古代の思想をさ

らに遡ってみるとその根源は自然観より発しているといってよい。天地人、天人合一、天人相感、気の思想、陰陽説、五行説、運気説、易等が諸子百家、黄老思想等のフィルターを通して神仙思想、老荘思想、養生思想、さらには現世利益主義もうまれてくる。老荘思想―道家の思想は後漢時代農民革命の中から生まれた原始道教の精神的な柱にもなりやがて道教へと脱皮していく。養生思想は不老長生を目的とする道教にも迎えられ、医学のバックアップが必要不可欠となり道教医学につながってくる。最後にいまのべた医学・道教・古典の中の重要と思われる書目を挙げておくので参考にされたい。

中医学：素問・霊枢・太素・八十一難経・神農本草経・五十二病方・傷寒論・諸病源候論・千金方・外台秘要・類経・内経知要・武威医簡・養生延命録・串雅内編・甲乙経・鍼灸大成・東医宝鑑（韓）・医方類聚（韓）・医心方（日）等。

道　教：正統道蔵・道蔵輯要・雲笈七籤・蔵外道書・道蔵提要・太平経・周易参同契・内丹・外丹の経典・道蔵源流攷（正・続）・推背図・黄帝蝦蟇経・列仙伝・神仙伝・捜神記等。

古　典：老子・荘子・列子・文子・管子・墨民・呂氏春秋・春秋繁露・淮南子・抱朴子・山海経・水経注・中蔵経・周礼・論語・易経・五行大義・史記・漢書等の経籍志・論衡・甲骨文・竹木簡・春秋・国語等。

文　学：水滸伝・西遊記・金瓶梅・三国志演義・封神演義・紅楼夢・老残游記・聊斎志異（以上民間信仰、民間療法が見られる）唐宋詞（古くは楚辞・晋の陶淵明、次いで李白・白居易（白楽天）・杜甫・王維・蘇軾等、神仙思想が読みとれる）。

（吉元医院）

道教と中国伝統医学（道教を研究した先人達）［三十五回］

吉元　昭治

我が国の道教研究の歴史を見てみると、いわゆる道教専門の方々（道教学者）を除いて、道教に関心をもち研究された人々がいて、江戸中期から明治・大正・昭和にかけて影響を与えた。これら先人の足跡を追ってみた、この中、今回の発表は幸田露伴を中心として報告したい。

先人達とは、江戸中期の平田篤胤（一七七六〜一八四三、没年六十八歳）がまず挙げられる。本居宣長に師事し、国学者でもあり、医師でもあった。医師としての面は『志津の岩屋』に見ることができる。神道方面としては、『古道大意』、道教方面としては『赤縣太古伝』『三神山余考』『天柱五嶽余論』『黄帝伝説』『老子集語稿』『鬼神新論』『古今妖魅考』『仙境異聞』『勝五郎再生記聞』『幽郷真語』『五嶽真形図説』『彖易正義』『遁甲故実』『古易大象経』『神仙至要方』など多い。国学者として神道を中心とし、儒仏道を排斥し、その間を道教をもってした。

岡倉天心（一八六二〜一九一三、没年五十二歳）。日本美術界の巨人、日本美術院を創設、多くの門人の中に横山大観がいる。道教に関する著述は『東洋の目覚め』があり、その他『支那南北の区別』がある。

幸田露伴（一八六七〜一九四七、没年八十歳）。文学方面では『五重塔』『連環記』など多くの著作があり、文化勲章を授与されている。道教方面の著述としては、『論仙』『王羲子』『仙人呂洞賓』『太公望』『遊仙窟』『列子を読む』『水滸伝』『墨子』『仙書参同契』『道教に就いて』『道教思想』など、道教について深い認識と広い研究をしていた事が分かる。今囲の発表では後二者を中心としてのべたい。

橘樸（一八八一〜一九四五、没年六十四歳）。戦中から戦後にかけて、中国や満州（現東北地方）で活躍し、現地の社会に密着し、

土俗を研究。道教に就いての著述をのこすが病をえて戦後奉天の地で亡くなる。著に『中国神話研究』『墨子の宗教思想』『道教概論』『通俗道教』などがある。彼の遺著『道教と神話伝説』は戦後間もなく、友人の中野江漢が連名で出版している（一九四八）。その他、古いものでは、沢村幸夫の『支那民間の神々』は戦時中の出版（一九四一）がある。その他、戦時中のものとして演者の所持している小冊子に以下のようなものがある。

『老荘研究の現代的意義』（小柳司気太、一九三四）、『道教小志』（多田部隊編、吉岡義豊、一九四〇）、『東亜宗教の課題』（国民精神文化研究所、一九四二）などがある。

以上のうちから、幸田露伴の『道教に就いて』は、昭和八年（一九三三）、岩波講座「哲学」の中で発表されている。この中での主張は道家と道教を分けている事である。現在、殊に欧米では道家と道教を一つにしてTaoismといっているが、露伴は思想・哲学としての道家と、宗教としての道教を明確に区別している。演者もこの説に前から賛同している。『道教思想』は、岩波講座「東洋思想」の一環として昭和一七年（一九四二）に発表している。この中で、道教の二大宗派、正一派と全真派のちがいに言及し、さらに神仙派、上清派、金丹派、符録派についてもふれている。また『道蔵』について三洞四輔という分類にも及んでいる。

幸田露伴は、文筆家として『露伴全集』にのこる多数の業績の他に、よくぞこのような道教の研究まで、それも『道蔵』を読破したのに相違なく、そのエネルギーにはただただ感嘆する他はない。戦時中、道教方面の研究は、現地の実情を知る上に必要性が痛感させられていたのではなかろうか。先人達の御苦労を忘れてはならないとおもう。

（吉元医院）

中国伝統医学と道教（平田篤胤（Ⅰ））［三十六回］

吉元　昭治

前回総会で道教研究者の一人として平田篤胤を挙げたが、今回は彼の業績の一つでもある医師としての面を取り上げ、道教研究者としての業績は次回にふれたい。この抄録を書いているとき、期せずして坂出祥伸先生の『江戸期の道教崇拝者たち』の発刊があり、大いに参考にさせていただいた。

平田篤胤の集約としては、『平田篤胤全集』があるが、筆者の書架には次の三種があった。

⑴平田篤胤全集、平田篤胤全集刊行会、明治四四年（一九一一）、昭和五年一一月改訂（一九三〇）、改版

⑵平田篤胤全集、内外書籍、昭和六年八月（一九三一）

⑶新修平田篤胤全集、名著出版（二十一冊）、昭和五〇年一一月（一九七五）

本発表ではテキストとして⑴を用いたが、⑶の全集は二十一冊（一～十五冊、補遺五冊、別巻一）で、内容は古史・神道・道教、附神仙、儒道、仏道、天文、暦術、度制、医道、歌道、古道入門、外事、気吹舎門人等に分かれ、彼の広い研究分野を知らされる。

平田篤胤は荷田春満、加茂真淵、本居宣長の学説をうけ世に四大人といわれ、幕末より明治初期に大きな影響があった。安永五年（一七七六）、秋田に生まれ、気吹之舎（きふきのや）と号し、二十歳頃江戸に、二十五歳で松山藩、平田篤穏の養子となる。享和元年（一八〇一）、本居宣長（鈴の屋と号す）に傾倒し、師事しようとしたがその九月、宣長は死去する。しかしその後も国学（神道を主体）に励み、その主旨は懐古的な古道ともいわれるものであった。一方では儒・仏道を強く排撃した。そのため、各方面から反撥を受けることになる。享和・文化・天保年間にかけて、神道は勿論、道教、医学

等の筆をふるい、その数数百巻に近い。六十六歳（天保一二年、一八四二）、筆禍にからみ、江戸より追放され故郷秋田にもどり、天保一四年（一八四三）、六十八歳で死去する。弟子に佐藤信淵などがいる。

篤胤は神道を信奉すると共に、深く精神的世界にも没入し、異境、幽境、神仙といった処も追求し、道教に関する著述も多い。神道には室町末に、京都吉田神社祠官、卜部兼倶が主唱した、吉田神道（卜部神道）があるが、この教義は神道を中心とし、儒仏道の調和をも試みているのに似ている。

以上を踏まえて、本題の医師としての姿を見てみたい。その医学的著書は、『医宗仲景考』『金匱玉函経解』『志津能岩屋講本』（別名、医道大意）などがある。志津能岩屋とは「静の岩屋」というと、鳥取県米子市彦名町の粟嶋神社（少彦名命を主神）境内にある八百比丘尼は伝承のある岩窟である。今回はこの『志津能岩屋講本』についてのべたい。

本書は篤胤の口述をもととして、弟子が筆記したもので、内容は易しく書かれ、当時の会話風になっている。その序文で弟子の書いた処では「初め師は医師として活躍したが、次第に神道に没頭していった」とある。医書としては、彼が国学者で復古主義舎であり、また当時、医療の世界に古方派が主流であった事を考えると納得はいく。

この書は医師としての心掛けを説いているが、それには神道による心の支えが重要ととく、陰陽道もその陰陽を動かしているのは、神であり、医師としては四十〜五十歳頃が最も良いといい、自分の経歴と照り合わせている。今の世に真の医者が少なく盗人医者が多いと、同業者に向ける目も厳しい。これらの点を踏まえて総会で発表したい。

（吉元医院）

中国伝統医学と道教（道教と禅）［三十七回］

吉元　昭治

禅と道教とは、一見何等関係がないように思われるが、実は極めて近いものがあり、その結びつきも古い。まず禅は、古代インドのヨーガから初まる。今では街中ヨーガの字をよく見かけるが、ヨーガは宗教に近いもので、精神を統一し、あらゆる欲望をたち瞑想をつづけ、解脱（悟り）をはかり、一方では身体的鍛錬を重んじた。前五世紀頃、釈迦牟尼が仏教（小乗仏教）をおこし、紀元前後には改革（大乗仏教）があり、自他から利他に、出家中心から人々に拡がり、第二十八祖達磨が出て中国に渡り禅宗を伝え、少林寺をおこす（梁、武帝五〇二～五四九年に謁す）。これより以前、中国では諸子百家の老荘思想があり、老子の希言（二十三章）・恬淡（三十一章）・知足之足常足（五十八章）、荘子の心斉（人間世）・坐忘（大宗師）・恬淡無為（胠篋）・吹呴呼吸・吐故納新（刻意）・恬淡之安（盗跖）などが、禅宗の思想と似ている処から受け入れられ、その後慧能が大成する。禅とは静座（道教の養生法の一つにもある）して無念無想、心を集中して安住安楽の境地になる。つまり座禅するのである。一方、道家の後継者である道教では、まず正一教が、漢末の五斗米道・太平道の農民革命からおこり、盟主張陵の流れの天師道から、寇謙之の新天師道で道教のかたちになる。さらに魏華存を始祖とする上清派、陶弘景で大成される茅山派、そこから分枝する天台派等があり、これら一連の系列は正一教として現在も主に中国南方、他の華僑社会で信奉されている。もう一つの主流に王重陽が金元時代に創めた全真教がある。この流派は儀礼・作法・儀式を禅の様式からとり入れる。演者の道教の恩師、吉岡義豊先生は戦時中、単身全真教総本山である北京白雲観に留学修行僧として生活され、それを『道教の実態』（一九四一年）に記された。これを見ると一日の日課、修行法、起居食事など全く禅宗に近い事が分かる。夜になると灯火もなく、冬も暖房もない苛酷な修行であった。禅宗はその後、七派に分かれ

るが、そのうちでも臨済宗・曹洞宗が大きい。臨済宗は義玄がその居住した院名から臨済宗という。その後、黄龍・揚枝派に分かれる。宋代になると、日本より榮西・辮円等が渡るが、明代に入ると衰退し、臨済宗の一派である黄檗宗隠元が逆に来朝し京都宇治に万福寺を開く。曹洞宗は第六祖、慧能が曹渓にあって法を説き、その六世良价洞山が弘めたのでこの名がある。さらに宋代に榮西の法嗣から教えをうけている道元が入宋し日本曹洞宗を開く。明代になると隠元が入朝して黄檗宗を開く。このうち臨済宗は、沢庵（豊臣・徳川初期）、白隠（江戸中期）とつづく。榮西が招来した臨済宗から分派した黄龍派は建仁寺を建て、もう一つの分派、揚枝派は円爾が東福寺を建て次第に盛んとなり、鎌倉時代には五山十刹という修行中心寺院がそれぞれ鎌倉・京都に生まれるが、次第に衰え、白隠が中興の祖として出て再びもり上がってくる。白隠は禅の修行の激しさから禅病になり、京都白河に白幽を訪ねて、内観の法を授けられ健康となる。彼の著『遠羅手釜』『夜船閑話』等に詳しい。その内観とは全く道教の調息・行気であり、ここでも道教と禅の結びつきがある。また天台宗智顗は『摩訶止観』を講述（灌頂が筆述）しているが、この止観も禅の内観、さらには道教の調息に近い。また平安期に入唐している最澄は天台宗（台密）を、空海は真言宗（東密）を開くが、天台宗は禅・台・戒の融合を説く（天台宗と天台派がある事も注意する）。また榮西は禅と共に茶を招来し、日本独自の茶道をうむ。このように禅が日本の宗教・文化に及ぼした影響は大きく、禅は道教の修行儀礼をとり入れ発展してきた。岡倉天心の『茶の本』（一九〇六）には「道教と禅」という一章がある。なお以上の一連の流れ、始祖等の年代記、分析、その他については総会で発表する。

（吉元医院）

中国伝統医学と道教（チャクラと奇経）［三十八回］

吉元　昭治

インドの歴史は石器時代から初まり、BC三〇〇〇～一八〇〇年頃原住民がモヘンジョダロ、ハラッパ遺跡をのこした（インダス文明）。偶像があり、自然崇拝宗教で火を重んじた。BC一五〇〇年頃西北方よりインド・アーリア人が侵入し、彼等はバラモン教を信奉していた。BC一〇〇〇～五〇〇年には東、ガンジス河に達し、農耕を行っていた。BC五〇〇年頃に、バラモン教の教義に対し仏教・ジャイナ教などがおこり、次第にバラモン教は衰え、仏教の影響、バラモン教との習合などからヒンドゥー教がでてくる。インド宗教で、現在まで続く。バラモン教にはヴェーダという四聖典（リグ、サーマ、アジュル、アタルバ）とウパニジャッドがある。ヴェーダ時代ともいわれ、現在まで尾をひいているカースト制がある。ブラフーマナという司祭者を最高とし、ウシャトリア（王族）、ヴァイシャ（庶民）、シュードラ（奴隷）という四階級があり互いに不可侵的で確固たる社会システムをつくっていた。ヒンドゥー教の神には、ヴェーダ時代のインドラ（仏教の帝釈天）がいるが、三大主神として、ブラフーマ（聖天）、シバ、ビシュヌ神がいる。ブラフーマ神妃、サラスバティー（弁才天）、シバ神の子、スカンタ（韋駄天）、ガネシアがいる。ビシュヌ神は化身して、九番目に仏陀があり、仏教がヒンドゥー教に吸収された事を物語っている。七～八世紀に六哲学思想がおこる。この中にヨーガ学派がある。これにはさらにラージャ（王道派）、バクティ（信愛派）、カルマ（行為派）、ジュニャーナ（知識派）、マントラ（真言派）、ハタ（強制派）のヨーガがある。現在ヨーガといっているのは、このハタ・ヨーガでその発生はシバ派で、タントラ派ともいう。その体を鍛えるという一面が現在の健康増進、美容方面に利用されている。シバ派タントラはまた、性力派ともいい、シバ神妃パールバティーの力、シャクティー（性力）を亢める流派でこの中にチャクラ（輪）が解脱目的のためにある。七世紀頃

に最高になる。チャクラは脊椎に沿って六つあるとされ、これに尾骨と頭頂部のチャクラが加わる。下よりアグニ（シバ神妃と同一視され、会陰下部、シャクティーのでるところ）、ムーラーダーラー（会陰）、スパーディシュター（臍）、マニプール（臍上部）、アナハータ（心臓）ビシュダ（咽喉）、アニジュニヤー（眉間）、サハスラーラ・チャクラ（頭頂、シバ神がいる）のチャクラである。瞑想、止念、座坐、呼吸法でプラフーマ（気息、生命エネルギー）をチャクラを貫通するスシュムナー、イダー、ピンガラの気脈を通して下方より漸次上昇させ、頭頂で下方のシバ神妃のシャクティーとシバ神とを合体させ、解脱に達して、輪廻から解放され修行の目的が達成される（解脱は仏教や禅の最終目的でもある）道教の仙人も同じである。奇経は周知のように八脈あり、中でも任・督・隠蹻脈は重要で、丹田には上・中・下あり、自律神経叢にも一致している。道教の丹田術でいう小周天（小河車）は精気神が体内を巡っているが、練成化気して気は督脈にそって下丹田から頭頂に、次いで任脈に沿って下り下丹田にもどり一巡する。隠蹻脈はこの気の上昇のスイッチ的役目がある。大周天（大河車）とは錬気化神で全ての八脈が通じて解脱に到る事をいう。このようにチャクラと、中国医学の奇経、丹田、道教内丹の小周・大周天とは互いに係わりがあるといえる。なおアユール・ヴェーダ（インド医学）は伝統的に今でも医療機関、医師育成が行われ、その医師達によるインド民衆の医療を担っている。達磨が六世紀、インドから中国にわたり禅をもたらしたのも重視したい。

（吉元医院）

附・チャクラ・丹田・奇経八脈と禅

もくじ

チャクラ・丹田・奇経八脈と禅

はじめに

題名に「チャクラ・丹田・奇経八脈と禅」とあるが、三大噺めいて、互いにどう結ばれているのか、見当もつかない方もおられるとおもう。しかし、これらの底流には共通するものがあり、今迄余り注目されていなかった。

時間的・歴史的に見ると紀元前より現在に及び、地理的にはインド・中国・東南アジア及び日本と広大で、壮大な話でもある。本書ではこれらの複雑で交錯しているものを整理してのべたいと思う。

現在、街でよく見かける「気功教室」とか「ヨーガ教室」という看板をよく見かけるが、本質的な事は余り知られなくてブームにもなっている。

本書はそのルーツをたどり、どう習合、混合、伝播、吸収しあっていた事をみてみたい。

本題チャクラはインド医学（アユールヴェーダ）に関わるし、丹田、奇経八脈及び禅は中国医学と関わり、一方では宗教という事から離れられない。よってまず宗教という事を考えてみたい。

第一章　チャクラ

チャクラをのべる前に宗教、インドの古代の様相から初めたいとおもう。

第一節　宗　教

宗教とは神または絶対的、超越的なものを、或いは民族、民間から生れた神聖なものに帰依し信仰をし、安心立命を願うもので、原始宗教は、アニミズム・トーテミズムなど自然的な素朴なものであったが、そのうちに特定の信仰対象物のもとに信奉者が集まり教団を形成し、社会性をますようになる。長い歴史的経過をとって、グローバルなキリスト教・イスラム教・仏教の他、本書でもとりあげるインド宗教（ヒンドゥー教）、道教や儒教、神道のように民族的なものもある。その変遷をインド、中国、及び日本にどう流れたか、また各々の宗教の特徴を一覧にしておいた。後述する処があるので最初に掲げておいた（表1）。さらにまた、キリスト教、イスラム教のような絶対神を信奉する一神教、ヒンドゥー教、仏教、道教、神道のような多神教もある（表2）。

完成された宗教という定義には教祖・教義・教典・教徒・教堂が具備している事が条件になる。

第二節　イ　ン　ド

⑴ インド古代史

宗教を語るとき、そのよって来るルーツを見極めねばならない。何故かと言うと、我々は樹を見て、その幹や枝を見ているが、その樹が育って大きくなるのに、地下にある根から生えているのを余り見ていない。歴史や宗教や物事もその基からどうなっていったか知らなくてはならない。

インドについてもその歴史は宗教と密なものがあるので、まずインドの古代史について簡約に述べておきたい。一口にインドといっても現在はほぼインド半島と北部山岳地帯とに分かれ、インダス・ガンジスの大河があり、多様民族国家であり、数億の人が暮している大国である。それは石器時代より初まるが、まず歴史的に判っきりしてくるのは、紀元前約二三〇〇～約一八〇〇年頃、現在のパキスタン南部のモヘンジョダロ、ハラッパー遺跡を中心として、インダス文明がおこる。都市機構を備え、農耕と家

表1　宗教の変遷

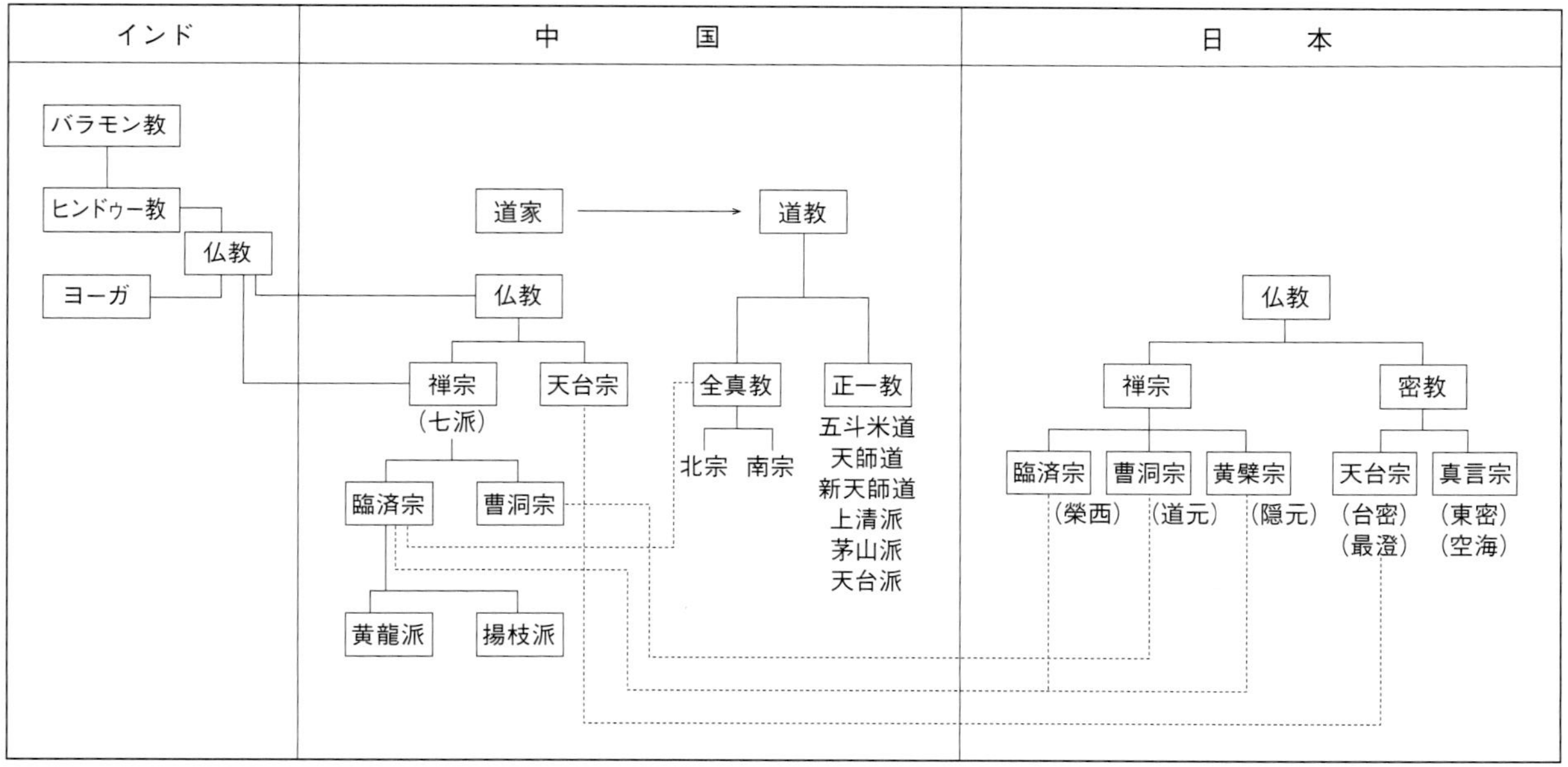

表2　宗教の分類

	キリスト教	ユダヤ教	イスラム教	ヒンドゥー教	仏教	道教	儒教	神道
グローバル宗教	○		○		○			
民族宗教		○		○		○	○	○
他利	○		○		○		○	○
自利						○		
一神教（絶対神）	○	○	○					
多神教				○	○	○		○

畜を飼い、定住していた。人々は複雑にまじり、地中海型人種が多かったが、原住民的なドラヴィダ系のものもいた。家畜では牛を神聖なものと、リンガ（陰茎）の崇拝等のちのインド文化の伝統となるものがすでにめばえていた。文字も出て来ているが解読には到っていない。（『シッダ医学』にインド地図があるので参考にされたい）

このインダス文明が衰退してきた頃、今度はのちにインド文明を担う、インド・アーリヤ文化がおこる。

インド西北、パンジャブ地方に侵入してきたアーリヤ人は戦車を駆って、都市国家を滅亡させ征服者となる（前一五〇〇年頃）。そしてこのインド・アーリヤ人がつくった文明がインド文明の根幹をなす。次第にガンジス河流域に拡ったが、南都インドにはドラヴィダ語をはなす人々がいた。インド・アーリヤ語の最も古い文献によるとインド・アーリヤ人がパンジャブ北方に侵入した時、そこに黒色の肌をした低鼻の先住民をみつけ、これを征服したとある。これはドラヴィダ族で次第に南方に移動していったと見られる。この人々はインドのカースト制の中でも下層階級になっていく。前一〇〇〇年頃より、インド・アーリヤ人種は東方に向い、農耕生活に入り、前五〇〇年頃までにはガンジス河中流域まで拡がり、都市がおこり、商工業が盛え、多数の王国が分立する。仏陀という仏教の開祖、釈迦もこのうちのカピラ域のシャカ族の王家の出である。

その後、ペルシャのダレイオス、ギリシャのアレキサンダー王（前三五六〜三二三年、インダス河を渡りインドに入る）などがインド西北部、ガンダーラ地方に侵入する。この事はインドとペルシャ・ギリシャの文明にも接していたと思われる。インド文字の源流はペルシャ文字であり、ギリシヤ哲学でいう四元素「風火土水」は、仏教医学でいう「地水火風」という四大不調と同じであると考えると、古代インドに与えた西方の影響を見逃すわけにはいかない（表3）。

前一二〇〇年頃より、西北インドに侵入したアーリヤ人は、インダス文明を捨て「リグ・ヴェーダ」という聖典をつくる。この後、前三〇〇年頃までヴェーダ聖典が次々とうまれ、バラモン階級をトップとするバラモン教が全盛となるが、前五〇〇年頃には、反バラモン教（平等主義）の自由思想家がでてきた。この中から仏教・ジャイナ教（マハー・ヴィーラを開祖、不殺生を説く）が生れる。これが刺激になって、ヴェーダ文化の基礎が前二〜後三世紀にはゆらぎ、バラモン教が非アーリヤ的な民間信仰、習俗を吸収してヒンドゥー教が生れてくる。のちに仏教はその大乗的、密教的なものであったのでインドより次第に姿を消し、中国・日本・東南アジアに伝播していく。

表３　四つの元素

ギリシャ哲学	火　水　風　土
仏教医学の四大不調	地　水　火　風

ここでバラモン教とヴェーダ・カースト制度について若干説明しておく。

バラモン教はヒンドゥー教の母体でヴェーダの宗教でもある。「リグ・ヴェーダ」「サーマ・ヴェーダ」「アジュル・ヴェーダ」「アタルバ・ヴェーダ」の四つを主な聖典とし、それに付随する「ウバニシャッド」があり、これらを絶対化視している。祭祀を重くみて、神々の中でも火神アグニが重視された。祭りでは火を起こして、バターや祭餅などを投入し、アグニによって天神の神々に供物を捧げるホーマ（護摩）が行われる。ペルシャの拝火教、日本密教でいう護摩をたくというのと関係があるのかもしれない。

この祭祀をとりしきるのが司祭者バラモン（婆羅門）で、カースト制では最高位はプラーフマナ（サンスクリット語）である。プラーフマナの次のクラスはウシャトリヤ（王族）で、次いでヴァイシヤ（庶民）、シュードラ（奴隷）に分けられる。現在に到るまでこのうちプラーフマナ、シュードラが残っている。プラーフマナはいつも社会の上層にあり、王にも勝るものとされ、ヴェーダを最高の権威とし、祭祀を行い、呪法を唱え、権力者と接し、これを操ることもした。カースト制のインド精神世界をも支配していたが、仏教・ジャイナ教が盛んとなっても農村などでつづき、仏教・ジャイブ教が下火となった四世紀頃にはヒンドゥー教となっていく。バラモン教は前三世紀頃までは社会システムの支配者であった。

(2) インドの社会、風俗

インド社会を特徴するのは、カースト・家族共同生活・村落の都会化されていない共同体などである。このうち共同家族生活は同族のものが一つ家屋の下で共同生活を営むもので多いのは一〇〇人位になるという。その共同生活は同族だから共通の祖先をもち、古くはヴェーダの祭式に見られ、ひいてはヒンズー教の重要な項目ともなっている。これが集まって一つの集落全体に及び、そこに自然に自活的風潮がでてくる。

民俗的にはインド社会は宗教（ヒンドゥー教人口の約八〇％）が根底にあり、その教える教義は、ダルマ（宗教的に守らねばならない義務）・アルタ（財産など一般の処生法）・カーマ（性愛）が主である。究極には修行し解脱し、すべてのものの束縛から解放され自由な境地にひたるのが、唯一の望みとした。そのため出家（家をすて、家族とも別れ、修行に入る）し、カースト制の上層はこの間を、学生期・家住期・林棲期（森林に入って瞑想する）・遊行期（諸所を巡り取捨をうけ、托鉢《タクハツ》して歩く）の一生が理想であった。師の教えを受け入門し、ヴェーダ文献を読み、研究、祭事の習得、精進、禁欲を守り、沐浴し身を清める（ヒンドゥー教徒の川での沐浴と祈り）。森林山中での梵行苦行、遊行し、托鉢する。その他、今では禁止されているサティー（寡婦の殉死）、幼児期

の結婚、幼児殺しなどあり、男尊女卑の傾向があった。イギリスがやって来て、これら悪習を禁止し、それ前のイスラム侵入もあったが、イスラム教・キリスト教の一神教の影響は少なく、多神教と寛容さは失うことはなかった。

民俗の一つにインド舞踏があり、神に捧げる舞であったが、世界でも特異で、しかも美しく、遠くインドネシアバリ島のものも有名である（仏教と習合はしているが）。

(3) ヒンドゥー教

バラモン教の流れをくむインド教ともいってよい宗教。ヴェーダを絶対視するカーストの最上階級のブラーフマナ（司祭者）は王にもまさるものとされ、その宗教賛歌は主に、リグ・サーマ・ヤジュル・アタルバがあり、前一〇〇〇年頃にカースト制度から生れ、インドの社会・文化の中核をつくり、ヒンドゥー教にも影響するが、仏教が起こるとその精神的な傾向は、従来人間性の影響を強くうけ仏教が衰退すると、ブラーフマナ主義はヒンドゥー教に衣変えをする。ヒンドゥー教はブラーフマナの教義に民間信仰を加え、仏教やジャイナ教の影響をうけ、四世紀頃より信者が集団化してヒンドゥー教は確立し拡がってくる。この有様はまさに中国の道教の発達経過に似ている。八世紀ころになると分派を形成し、のちにのべるように三大流派から生れる。従ってヒンドゥー教という中にはバラモン教の教義も含まれている。

ヒンドゥーという語は、今のパキスタンを流れるインダス河のサンスクリット語の「Sindhu」から来ているペルシャ語で、インダス河流域の人々という意味であって、イスラム教徒がインドに侵入した時、「ヒンドゥ」と呼び、そこの先住民と区別した事から初まる。インドとは英語を初めとする言葉で「インド」を意味するのは「Hindu」となる。

ヒンドゥー教は多神教であり、時間的にも重なって発展したので、その神格も強力な神から、山川草木まですべてが崇拝の対象になっている。「リグ・ヴェーダ」の時代には人々の対象になったのは、武勇の神インドラ（仏教に入って帝釈天となる）、人々から畏敬された司法神バルナ（仏教に入って水天になる）などがあったが、ヒンドゥー教の時代になると次第に勢力を失い、表（表4）のように三大主流の神がインド全体に信仰され拡がってくる。このうちでも現在はシバ神とビシュヌ神が主であり、ブラフマー（仏教に入って梵天）は次第に中世以後勢力を失い、今ではシバ、ビシュヌ神が信仰されている。ブラフマーは宇宙の創造、ビシュヌ神は宇宙の維持、シバ神は宇宙の破壊を司っているとされる。

ビシュヌ神はもとは太陽神でヴェーダ時代には表に出てこなかったが、インドの三大叙事詩に「マハーバーラタ」（前十世紀頃、北インドで起ったというバラタ族の身うちの大戦争の記憶により綴られた大長編）、「ラーマーヤナ」（東インドに伝わった悲劇のラーマ王子の愛と戦争の物語）があるが、今日最も愛唱され尊敬されてい

表４　ヒンドゥー教の三大神と神々（一部、多神教）、仏教名

シバ神

シバ ＝＝ パールバディー
　｜
スカンダ（韋駄天）
ガネーシャ（聖天）

プラフマー神

プラフマー ＝＝ サラスバディー（弁才天）

ビシュヌ神

ビシュヌ ＝＝ ラクシュミー（吉祥天）

十化神：９番目に仏陀

る「バガバッギーター」・「マハーバーラタ」があり、インドの宗教・文化に与えた影響は計り知れないほど重要なものになっている。その他「マヌ法典」という人々の日常生活の規範と教養、義務などが示されているものもある。

表４のようにヒンドゥー教には三大神が支柱としてあり、シバ神とビシュヌ神が主なものに今ではなっている。

○シバ神はヴェーダ時代の暴風神「ルドラ」をルーツとして恐ろしい様相をしている。そして宇宙を破壊するマハーカーラ（日本七福神の一つ大黒天になる）として恐れられ、他方ではシバという名が吉祥という意味があって尊敬されている。ヒマラヤ山中のカイラーサでヨーガの修行した苦行者の面も併せもつ。写真のようにパールバディーと結婚し（写真１）、スカンダ（仏教に入って韋駄天）、ガネーシヤ（同じく聖天）の子がある。また生殖も司る神として、そのシンボルがリンガ（陰茎）として表現される。聖典としてタントラがある。

○プラフマー神の妃はサラスバディーで仏教に入って弁才天となる。宇宙の創造の神とされる。

○ビシュヌ神。元来は太陽神で、宇宙の維持を司るものとされるが、ヴェーダ時代には目立たない存在であったが、前述の大叙事時代、主な主要神格の一つになる。妃はラクシュミ（仏教に入って吉祥天になる）でその間に産れたのがプラフマーとされる。この神は化身してこの世に現われるというので、十化身があるが中でも重要なのが八番目の化身は「バーガバタ・プラーナ」の中で活躍するクリシナ。六番目の化身、ラーマは叙事詩「ラーマー

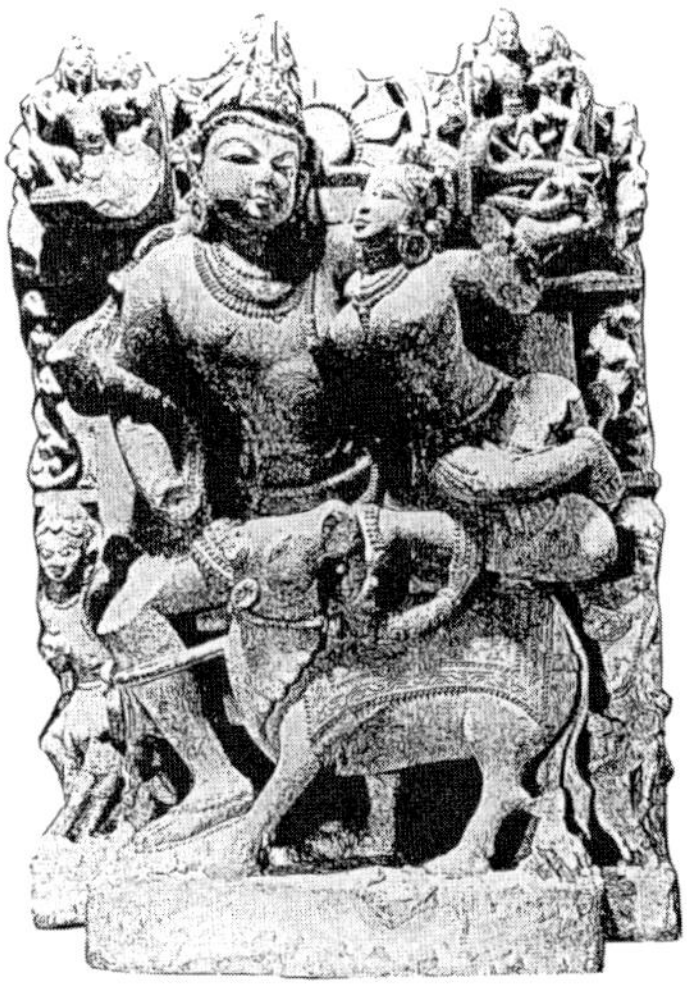

写真１　シバ神と妃、バールバディー
（図説　仏教語大辞典）

ヤナ」の主人公である。九番目に仏陀がいる。この事は仏教がヒンドゥー教に吸収されていった事を示している。十番目にカルキがある。本来の救済者とされ、仏教の将来仏である弥勒仏に影響があるとされる。

ヒンドゥー教ではこのシバ、ビシュヌ神の二神をそれぞれ信仰しているが、互いに自分の信仰している神が他神より優れ、その神から他が分れたと考えている。しかしヒンドゥー教のもつ寛容性、包容性から両派の融合を図る面もある。

女神の存在は重要であって、中世紀に殊に強くなる。中でもシバ神妃のパールバディは有力で、慈愛面を示す時は大女神、真女（サティー）などといわれ、破壊面をもった恐ろしい時は破壊者（カーリー）、黒女（カーリー）と呼ばれ、タントラで重視されている。

その他クベラー（バイシュラバナ）は日本に入って毘沙門天、多聞天になる。プラフマー神の妃、サラスバディは同じく弁才天に、ビシュヌ神妃のクラシュミーは吉祥天となって日本にも定着する。

以上のシバ・ビシュヌ派以外にシャクティ派というのがある。これはシバ神妃パールバディ或いはカーリ神を崇拝するグループで、タントラ派ともいう事がある。しかしシャクティ派とタントラ派とは必ずしも同一ではなく、シャクティ派はタントラ派の代表である。パールバディの活動的でその力をシャクティ（性力と訳す）といい、その力で救済を行う。この派はのちに仏教の密教に大きな影響をのこす。

日常の生活を教えられる法を守り、性的な願いが実現されても、それは、現界に生きるというのがせいぜいで、人は生老病死のはざまでうごめいているにすぎない。つまり「輪廻」の中をぐるぐるまわっているにすぎない。そこで古代の宗教家、思想家はこの輪廻の苦しみから解放され、自由になる「解脱」を求める事となり、この解脱こそが人生の最高の目的とされた。それの実現に行為の道、知識の道、信愛（パクティ）の道という三大道路が説かれる。

このうち信愛の道は誰れもが実現可能であり、七～八世紀には大きな宗教運動となって今日に到っている。この業（ヒンドゥー教徒としてつとめ）・輪廻・解脱は一般のヒンドゥー教の信者にとって重要かつ切実な憶いであったが、思想哲学者は次の六つの代表的哲学的システムを考えた（六派哲学）。すなわちサーンキヤ・ヨーガ・ニヤーヤ・バイシューシカ・ミーマーニサー・ベーダンダ（インド思想の主流をなし、現在のインド知識人の代表的な哲学になっている）。

ヒンドゥー教社会は、前述したようにカースト制が存続し、家系的には祖先を同じくし同じ氏族であるとし、同族間の結婚は禁止される。

ヒンドゥー教徒の挨拶は合拿であり、貴方に敬礼するという意

味があり、女性の額にクンクムという印をつける。サリーを身にまとうのが伝統で、牛を崇拝しているので食べない。男子はドーティという白服のつめ襟の上着が正式である。教徒はその偶像崇拝から川などに入り、沐浴してシバ神などの神像を拝む。儀式では念珠を用い、マントラ（真言、神歌）を唱える。シンボルとして卍（まんじ）が幸福の印として、儀式に使われ、儀式にはマンダラという一定の円形の場所が設けられる時もある。その儀式は冠婚葬祭を初めとして、一年中祭りは絶えないという。

ヒンドゥー教はすでに紀元初め頃にはインドネシアに商人や移民と共に伝播していく。今に残るボロブドールなどの遺蹟があり、仏教と混交した有様を伝えている。バリ島には信者が多い。ネパールには四世紀頃からカトマンズ渓谷ではヒンドゥー教と仏教が混わり、現在ではネパール王国ではヒンドゥー教を国教としている。スリランカでは人口の十八％を占めるヒンドゥー教徒がいて、南インド・タミルからの移民であるとされ、インドでは総人口の約八十三％がヒンドゥー教を信奉しているがインド国教ではない。

芸術は彫刻が主で絵画は乏しい。ヒンドゥー教に先行するバラモン教の非アーリヤ人種の民間信仰の美術をもふくむ。バラモン教は神殿や神像を必要としなかったので、ブラフマー（梵天）、インドラ（帝釈天）のバラモン教の神々は仏教の守護神として造られていた。ヒンドゥー教美術は古代末期よりやっと興隆し、中世紀前には最盛期を迎えた。写真（写真２）は性神像で、ヒンドゥー教像では男女の性的な描写が多い。これもヒンドゥー教の教義にあるのである。

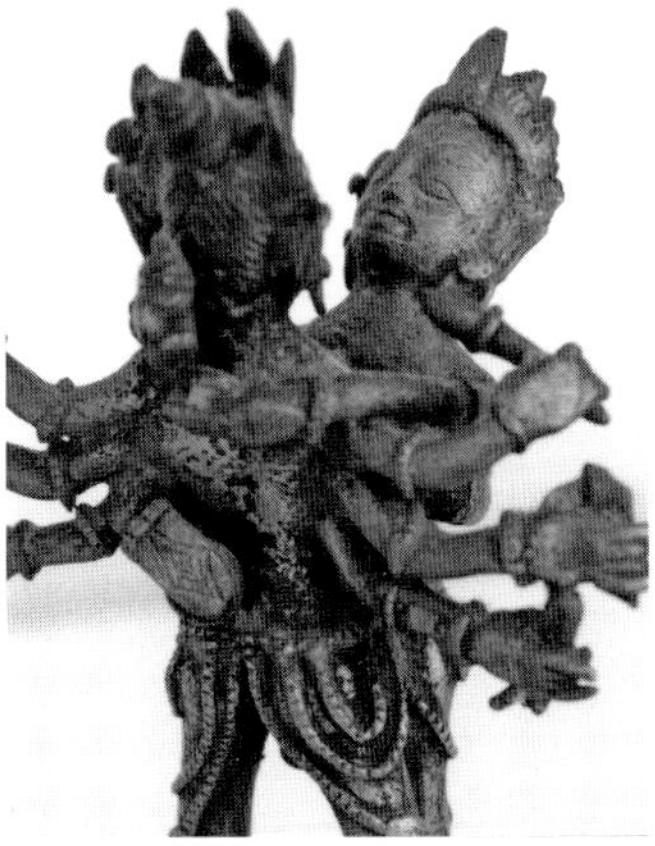

写真２　性 神（私蔵）

(4) アユール・ヴェーダ

古代インド人が自分達の医学を指していった言葉で、「インド医学」をいうのであるが、この流れの医学は現在につづいていて、インドは勿論、バングラディシュ・パキスタン・スリランカ・ネパール等の人々の医療を担っている他、チベット・モンゴルのラマ医学にも及んでいる伝統医学である。

アユールと古代インドの聖典であるヴェーダの合成語で「Ayus」は生命、寿命を、「Veda」とは知るとか、得るという語源とする。「アユール・ヴェーダ」とは従って生命を知る学問、といえる。生命を延し、自然の力を理解する医学的な知識を得る学問といってよい。一般的に「生命の医学」「寿命の医学」とも

いえる。Ayus VedaをAyur Vedaというのは古代インドの梵語（サンスクリット語）ではuの次の字のsをrと発音されていたからである。単にヴェーダというと最古の古典を指すが、この中にはリグ・ヴェーダ（詩、讃歌）、サマ・ヴェーダ（詠歌）、アタルヴァ・ヴェーダ（呪文を唱える）、ヤジュル・ヴェーダ（祭司者の聖典）の四種がある。これら聖典は代々、口伝されてつづき、ヒンドゥー教徒はヴェーダは人間が作ったものでなく、遠く聖仙達が神々から啓示を受けて伝えられたものと考えている。

アユール・ヴェーダという聖典は現存しているわけでなく、アユール・ヴェーダの書の中の医学的部門があるのである。したがってインド医聖の一人であるスシュルタはアユール・ヴェーダの聖典をつくり、アタルヴァ・ヴェーダの附属または副ヴェーダといった意味である。

アユール・ヴェーダの起源には二つあり、一つは内科学の系統で、インデラ神から啓示をうけ、もう一つは外科学の系統でやはりインデラ神から啓示を受けている。内科学派を代表する医典である『チャラカ本集』は、生命の科学を初めて説いているが、プラマーマ（梵天）より伝承して神々の王とされるインディラが習って人類として初めて、バーラットヴァジャが神の医学について啓示を受けたという。

一方、外科学系統の代表的医典の『スシュルタ本集』ではアユール・ヴェーダの起源は、スシュルタが他の仲間と聖仙とされるダンヴァンタリを訪ねて教えをうけた。この伝承をプラフーマーラジャバティーインディラーダンヴァンタリとしている。

(一)ヴェーダ以前の医学

（旧石器時代からインダス文明（BC二五〇〇〜一五〇〇年））

古代インドの文字はBC二五〇〇年頃から約一〇〇〇年間、インダス文明の支柱であり、また実際に使用されていたと思われる。その文字の発見は一八六一年英人・アレキサンダー・カニンガムがハラッパ遺跡の中から発見した。同じ頃一九二二年でインド人のパネルジはモヘンジョダロの丘陵地帯で数個の印章が発掘され、中に文字らしきものを発見した。またその発掘された人骨をみるとすでに多様なものである事が判明した。この中にはアリーア人の侵入前のドラヴィダ族もいた。彼等の信奉する宗教は偶像崇拝、トーテムズム・祖霊崇拝、病気は神や超自然的現象、死霊の祟りなどと思い、病は自然現象というよりは、魔呪にかかったようなもので呪じない、魔除けのために護符（現在でも用いられている）を用いるといった原始的なもので、これら祭祀の中にはすでにヒンドゥー教の兆しがみられる事が分ってきた。

ドラビダ人の由来は、ギリシャや小アジア地方からインドにやって来たと思われ、その際自分達の故国から神の概念をもちこみ、インドにもたらした。それがヒンドゥー教の起源の一つにもなったのである。ヒンドゥー教の中にはアリーヤ人やインド、ヨーロッパ人から受けついだものばかりでなく、ドラビタ人由来の

もののあると考えられる理由である。

ハラッパ遺跡の中からはインダス文明時代の宗教に関するものも見られる。例えば小さい女性像は母神信仰や地母神を思わせるものがあり、モヘンジョダロ遺跡からは印章の中にヨーガ信者のようなヨーガスタイルのものや、男性神のものにはシバ神の原型や、男根崇拝があったと思わせるものがある。リンガ信仰のもとであると考えられる。

古代インド医学は呪術的宗教的であり、医師はまた呪文の暗誦家でもあり、護符をうまく作らなければならなかった。文明的にはメソポタミア・エジプト・クレタ島文明などと同時代であったので、相互の流通があったと考えられ、インド医学の起源の問題もこの点をつけば或いは判明するのではないだろうか。表（表3、307頁参照）のように、ギリシャ哲学でいう四大元素と、仏教の四大不調は似ている。

㈡ヴェーダ医学（BC一五〇〇年〜八〇〇年）

この時代呪術的、神秘的、宗教的医学より経験的、実際的な医学と分れた時期で、丁度中国の巫と医が分れた事情に似ている。

ヴェーダ時代の医学にはリグ・ヴェーダとアタル・ヴァヴェーダの二つがあるが、やはり宗教的呪術と経験的実際的の要素が重なり合っている。病気は悪魔（鬼神の一つ）の仕業と思っていた。また雨の神、火の神などの祟りでいろいろの病をおこすという自然・環境の変化も病因として考えられ、蛇神信仰から毒蛇にかまれた時の呪文もある。病気の治療に祭祀や断食、呪文をとなえる方法もあった。このようにアタルヴァ・ヴェーダは呪文と呪じない書ともいえる。アタルヴァ・ヴェーダでは呪術が最高であり、呪術師は神々より偉大であり、医療は僧侶や呪術師が担っていて、この二つは一つであり、時に国王の顧問であったりした。その与える薬草や護符は最高な治療薬になっている。

ヴェーダ医学に出てくる主な病気は熱病・下痢・咳・肺病・水腫・腫物・癩病と皮膚病・遺伝病・悪魔の仕業による発作などがある。また薬草には没薬・木香・アスパラガスの一種など極く少ないが、これらは病気から身を守るだけではなく、敵の呪法から身を守る呪じないとしても使われていた。薬物は自然的方法や合理的な作用で効くのではなく、超自然的な力で効くものと思われていた。他方経験的、合理的な面もある。例えば水は活力を与えて病をなおす作用があるとか、神聖な牛の製品、バター・牛乳・ヨーグルトのようなもの、乳清、牛糞、牛尿がある。また米粥、蜂蜜も用いられた。経験的に腫物に蛭、蛇咬に松明による焼灼法もあった。耳、目、鼻、口、蓮華（心臓のこと）についても記され、心臓を蓮にたとえるのはサンスクリット文学では普通の事であった。

血管については動脈・静脈の区別はなく、太い管・細い管・さらに細い管があるとし、循環系の茅芽と見ることができる。

薬草を用いる治療はアユール・ヴェーダの中に数百人の医師が

いて、数千種の薬草があったと記されているので、この時代、ヴェーダ時代の呪術的―宗教的な医学から経験的、実際的、臨床的な医学が分離し始めた事を物語っている。

㈢ヴェーダ医学の終期

ヴェーダ医学の終期では第一期ヴェーダ医学の集大成から医学校が発生する間、BC八〇〇年〜六〇〇年と第二期、医学校の発生時期から古典インド医学の終結までに分けられる。最初の医学校はBC六世紀頃で、この第一期ではまだアユール・ヴェーダは未だ知られていなかった。『スシュルタ本集』がうまれたアタルヴァ・ヴェーダにつづく第一期の医学の研究は鬼神学秘儀書や毒物学秘儀書に限られていたようで、その他、長寿と強精を目的とした、護符・薬物（長生薬や媚薬等）があって、医学的にあまり進歩しなかった。しかしこの時代、インドでは精神的発揚の時代と云われるようにジャイナ教・仏教が生れた時代である。また哲学が六つの流派―サンキヤ（理論派）・ヨーガ（ヨーガ派）・ニャーヤ（正理派）・ヴァイセシカ（勝論派）・ミーマーンサー（考え討議する学問派）・ヴェーダーンタ（ヴェーダの研究派）の六つの流派をうむ。静かな哲学的活動の時期でもあった。ヒンドゥー教思想の大部分はBC六〇〇年から一〇〇年の間に生れたとされ、現存のヨーガ書などは仏教より後ではあるが、これら思想派の萌芽は仏教より早かっただろうと考えられる。

インド医学はこれらの哲学的・宗教的影響を受けている。アタルヴァ・ヴェーダには二つの医学系統があったが、初めは呪術的系統が勝っていたが、後になると薬物的系統―経験的実際的なものが勝ってくる。その他、看護、患者の入浴の手助け、手足をマッサージしたり、指圧したり、患者の身廻りの世話、食事を作ったり、自分の活躍では情深いことが重要であるとも説かれている。

医学はチベットや蒙古ではアユール・ヴェーダの系統とラマ教の教義と習合してラマ医学となり、さらに中国伝統医学をとり入れたものである。

第三節　ヨーガ

ヨーガは、六流派の一つである事はのべている。

現在ではヨーガというとヨーガ教室などといったように、健康法、或いは美容体操といった感があり、体を極端に曲げたり、頭を下げ肢の間にのぞかせる、などと一種のアクロバットのような面も強調されている。すでに古代インドでは約二〇〇〇年前のモヘンジョダロ遺跡からヨーガの原型と思われる像が発見されている。ヨーガは一口にいうと、精神を統一、この世の物質的束縛から解脱をはかり自由な境地にひたることで、解説を最終目的とし、身体的修練を重くみた。例えば森林に入って瞑黙、静坐し邪念を払い、体を一方では鍛える苦行を行うもので、まさに身心一如の実践であり、道経『西昇経』『老子中経』にいう「偽道養形、

真道養神」的な事で、ヨーガは宗教である。

ヨーガは仏教では瑜伽《ユガ》といわれ、密教でもいわれ、中国では、導引・調息を兼ねている修練法である。ヨーガの字の意味は元来、「馬をつなぐ」という動詞からきた名詞である。

文献に最初に現われるのは、BC六〜五世紀頃編纂されたという『ウパニジャット』で、BC二〜四世紀頃にはヨーガ派の根本経典『ヨーガ・スートラ』がでた。仏教でもヨーガは盛んに行われるようになった（前述の瑜伽）。ヨーガは決して一つのものではなく、いくつかの流派がある。ラージャ・ヨーガ（ラジャとは王道。古典的ヨーガで心理的ヨーガともいわれている）・バクティ・ヨーガ（信愛。神への絶対的信愛・帰依を専らにする）・カルマ（行為）ヨーガ（法典を実践しひたすら行って解脱をはかる）・ジュニヤーナ（知識）ヨーガ（自分の全くの本質（アートマン）が宇宙の原理（プラフマン）と同一である事を自覚して解脱を図るもの）・マントラ（真言）ヨーガ（神秘的な力に満ちた呪文を唱えて究極の境地に入ろうとするもので、他のヨーガの補助として用いられる事が多い）・ハタ（強制）ヨーガ（シバ派のタントラ＝後述の流れをくむ十三世紀頃、北インドのゴーラクナートが開祖だという。強制とは体を無理に曲げるなどの坐法があるからで、このヨーガは身体は宇宙の縮図と考え、身体をこのようにねじ曲げたりして宇宙と一体となろうとするもの）。現在ヨーガとはこのハタ・ヨーガをいっている。

実際の修練法としては次の八つがある。


◯制戒。不殺生・不妄語・不盗・不淫・無欲。

◯内側。体の内外を清浄・満足・苦行・学習・最高神への帰依。

制戒と内側は日常の実践でヨーガの修行の予備的なものである。

◯坐法。体を不動に静坐することで寒暑にわずらわされないために行われる。その術式は十二とも八十四もあるという。

◯調息。呼吸をとめ、体内にたまった気息（プラーナ）のエネルギーによっていろいろな災いを防ぎ、健康となり、解脱を図る。

◯制感。すべての感覚器の刺激から守り、制御すること。

以上五つの段階はヨーガ実習の外的なもので、次の三つの段階は内的段階（総制、サンヤマ）である。

◯総持。例えば心臓、鼻の先端、或いは外界の何んらかの対象物に心を結びつけること。

◯禅定。総持において心を結びつけられた対象を手がかりとした観念が、妨げられる事なく持続させること。

◯三昧。対象だけが輝いて心が空虚になる状態。

こうして修練が完成したとき、初めて真実を知り、無智はなくなり、解脱に入るという。

『ヨーガ・スートラ』に次いでその注釈書が五〇〇年頃、七〇〇年頃、十・十六・十八世紀頃には次々と生れてくる。

㊟シバ派タントラ。中世紀頃からはじまる女性原理（性力）を教義の中心にする諸宗派にまたがる聖典の総称である。普通は、ビシュス派ではサンヒター、シバ派では聖典シバ派のアーガマ、および性力派ではタントラという。最古のものは七世紀頃成立したとおもわれ、英語でタントリズムという。ヴェーダ以来の正統的教義を底流におきながらも、これを軽視し、あるいは否定して全体としては秘儀的になっている。ウパニシャドと同じく解脱を図るものである。しかし出家主義のような厭世的になるものでなく、しかもタントリズムは現世を否定するものでもなく、反って現世肯定である。タントリズムは階級、性別を問わないで全ての人に門戸を開いていて、肉食・性交・飲酒など正統な修行では禁忌とされているものも秘儀の中に積極的にとり入れられている。タントリズムの修行者は解脱だけでなく、同じ修行の課程で神通力・超能力の術をも目標とした。道教の修行の究極は仙人になる事でよく似ている処である。

タントリズムの教義はいろいろあるが、その中でもシャクティ（性力）は宇宙の一切の活動のもとになる根源的な女性原理をいう。この性力のもとは最高神シバ神妃、パールバディーといわれている。この性力を完全に支配した時、あらゆる超能力を備え、解脱できるという。そのための方法は一つに、マントラ（真言）の力を借りて、ある種のシンポリズムにおいて性交することで、もう一つが、これからのべるチャクラである。宇宙の生命力ともいえる気息（プラーナ）は、人体におけるナーデイといわれる脈管の中を流れていくつかの処に蓄積される。これがチャクラ（輪）であり、これを利用する修行法である。

第四節　チャクラ

我々はやっとチャクラに到達した。今までインドの歴史、宗教、風俗等をのべてきたが、これらを理解してないと、チャクラとはよく分らないでしまう。解剖学的には証明はされないが、生理学的には存在するものとされる。チャクラはインドの神秘的身体論において脊椎にそって気息という生命エネルギーを集積する所で、輪（チャクラ）という。「ハタヨーガ」（ヨーガの処であげてあった六つのヨーガ派の一つ）ではチャクラは六つあるという（図1・318頁参照）。

現在ブームともいうべきヨーガとはハタ・ヨーガをいう。今なぜ日本や欧米でヨーガをいえばハタ・ヨーガを指すかというと、十六・七世紀頃、スバートマーラーが書いた『ハタ・ヨーガの灯』という明快な解説書があったからである。この本があって人々はヨーガに入りやすく、体の運動に重点をおいて書かれているので、ここが健康維持・美容体操として受け入れられるようになった。一方、インド国においては、セックス増強、性感増強の効用に魅せられてハタ・ヨーガの信者になるものも多い。インドの家庭では殆んどがどこのヨーガ道場・どのグル（教師）に通う

図1　チャクラと気脈（1）

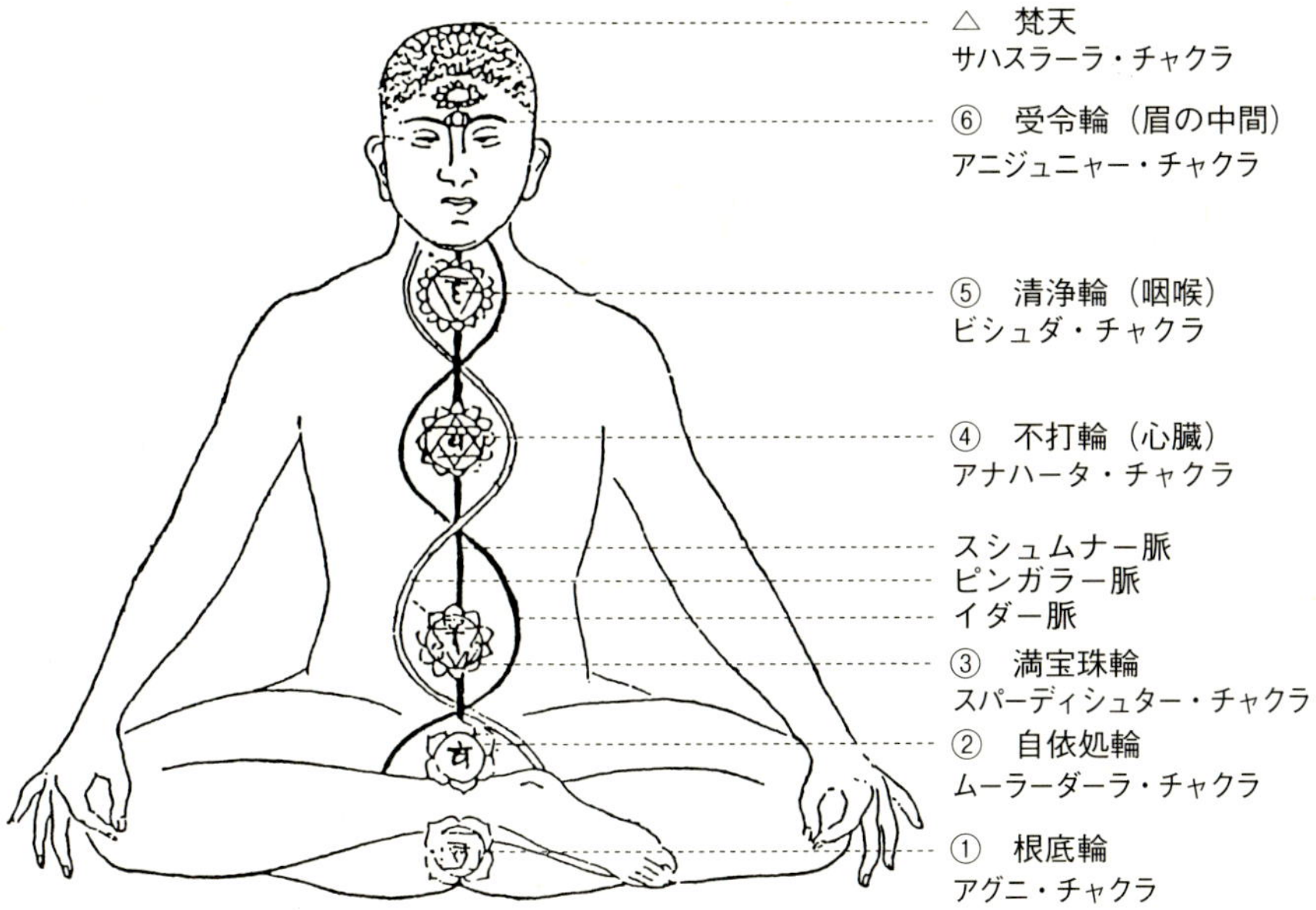

（『仏教医学事典附ヨーガ』）より

かというのが決まっている。元来、ヨーガは教師と教徒が一対一で個人指導するのが普通であるため、ハタ・ヨーガはセックスの秘法をも伝授される。これはいわゆるヨーガの密教化で、インド仏教が密教化していった事に似ている。このセックスの面は世の指弾を受けかねないから、賢明なグルは決して語らない、そして密教的に秘守厳守を求められるので、外からこのセックスの面を窺い知れないのである。

　ヨーガの教師になるのにはまず出家する。太い数珠を肩にかけ、仙人スタイルとなり、ヴィシュヌ神やシバ神を守護神とする。死ぬとシバ神で祀られているリンガ（男根）を塔婆のように建てる。出家したら次の三つの道場のいずれかに入ることで進路をきめる。その三つとは、知識派（または哲学派。ヨーガ聖典の研究にはげむ）・精神派（宗教派。出家の生活をおくり、坐禅を行い三昧境地に入る。それに関わる教師はムニ〔聖者とか仙人〕として人々の尊敬をうける）・肉体派（坐法の訓練にはげみ、曲芸師顔負けの体技をする。これを見せ物としている者もいる。およそ精神的なものとほど遠い者達で、セックスの秘戯を民衆に秘密裡に教えている者である。彼等が曲芸まがいにはげむのは実はセックスに応用し、性感を亢める目的だと批判している学者もいる。写真（写真2・312頁）のような普通では行えない性交スタイルはヨーガの熟達者でなければ考えられないものがある）である。

　ハタ・ヨーガはその開祖は十三世紀初め頃のゴーラクシャとさ

図２　チャクラと気脈 (2)

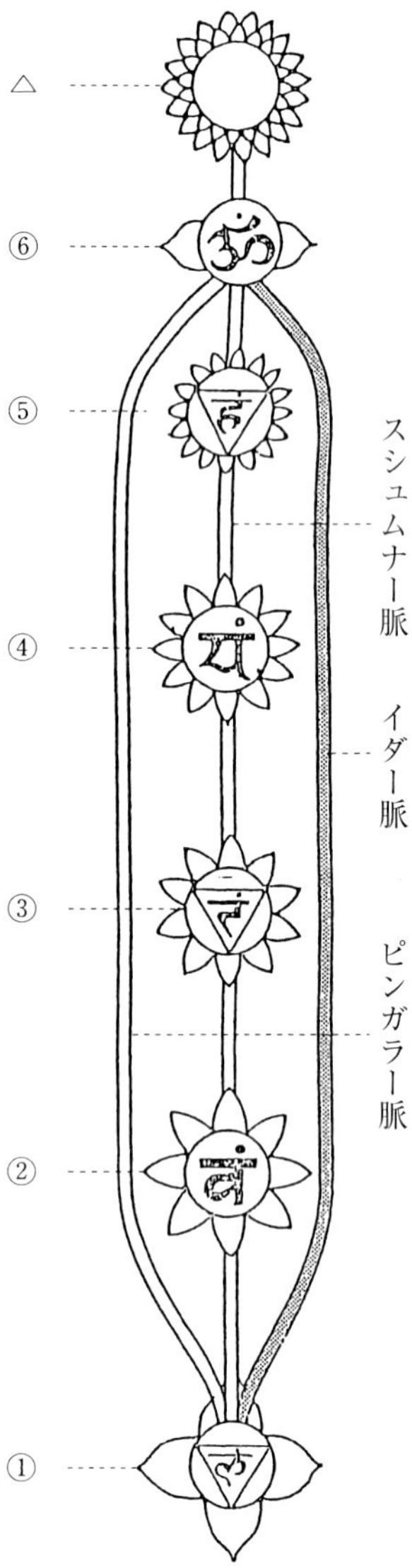

（『仏教医学事典附ヨーガ』）より

れ、シバ派の人だったのでヨーガは当然シバ派の教義に属して密教的である。

このプラーナ（気息）が集積するチャクラは表（表5・320頁、チャクラと気脈）や図（図1、チャクラと気脈(1)）のように六つあり、さらに臍上部のマニプール・チャクラ・頭頂部のサハスラーラ・チャクラ（梵天）の二つがある。表5には中国名が記してある。この図や次の図のようなチャクラと気脈（図1、2）のように曲線と直線の二つの図がある。プラーナの通る路は中央のものはスシュムナー脈、左右の脈は左側がピンガラー脈、右側のものはイダー脈といっている。

プラーナとは呼吸・息・風などを語源として、仏教では「波那」と音写する。呼吸が止まれば死に到るので生命力と同意的であり、中国医学的では「気」に相当し、生命エネルギーとほぼ同じ意味である。プラーナは単に呼吸という事でなく、呼吸の中には、必要な栄養素も含まれるので、現在の常識でいう呼吸とは意味が違っている。

このプラーナは呼吸の調節をする事で呼吸のコントロールで調気・調息が訳に相当する。中国道教の修行法の一つである調息・胎息に通じる言葉である。『ハタ・ヨーガ』によると、プラーナ、すなわち気が体内にあるのは生、体外に出たものは死であるとする。従ってこの気の動きをヨーガによってコントロールする必要がある。その気はナーディ（気脈）の中にあり、ナーディは三本あるが目では見る事ができない。脊椎の下から上に伸びる中央の太い脈がスシュムナー脈で、その内側は三層になっているという。その両側にピンガラー脈、イダー脈があり、その走り方（図1、2）はチャクラと気脈(1)と(2)とは異っている。この二通りのものがあり、(1)では左右の脈がそれぞれ三回ずつ左右交互に廻っているが、(2)では直線状になっている。体内には微細な気脈が七

万二千本あるといい、この集まる処が三本の主脈である。七万二千本の気脈は見える訳はないので、多分今日的な毛細血管、或いは脊椎にチャクラがあるとすると神経系統のようである。

チャクラの名は表（表5、チャクラと気脈）のようにそれぞれ身体下部の会陰下部から頭頂部までそれぞれ名をもち（図1では中国名も記している）、その形は図（図3、チャクラの様相）に示したように蓮華の花弁があり（蓮はインドを代表する花）、それぞれ色をもち、動物の形が描かれ、そこに神がいて、サンスクリット文字のシンボルがかかれている。最も下部の会陰下部のアグニ・チャクラには、シバ神妃がいて、シャクティ（生命力）を気脈に上に通し、これらチャクラをこして頭頂部のサハスラーラ・チャクラに到り、生命力であるプラーナを送る。ここには最高神シバ神がいて、この両者が合体した時に解脱に到るとされる。なお会陰下部、心臓部、眉間には結節があり、プラーナの通りを邪魔しているが、これを突破してプラーナは身体下部より頭頂部に到るまでその過程で六つのチャクラに気は集積して留まって満ちると

表5　チャクラと気脈

1	アグニ・チャクラ	根底輪	会陰下部	蛇形《とぐろ》三重半	シバ神妃 シャクティ（生命力）（結節）
2	ムーラーダーラ・チャクラ	自依処輪	会陰	四弁蓮華	
3	スパーディシュター・チャクラ	満宝珠輪	臍	六弁蓮華	
	マニプール・チャクラ		臍上部	十弁蓮華	
4	アナハータ・チャクラ	不打輪	心臓	十二弁蓮華	（結節）
5	ビシュダ・チャクラ	清浄輪	咽喉	十六弁蓮華	
6	アニジュニヤー・チャクラ	受令輪	眉間	二弁蓮華	（結節）
	サハスラーラ・チャクラ	梵天	頭頂	千弁蓮華	シバ神居処

図3　チャクラの様相

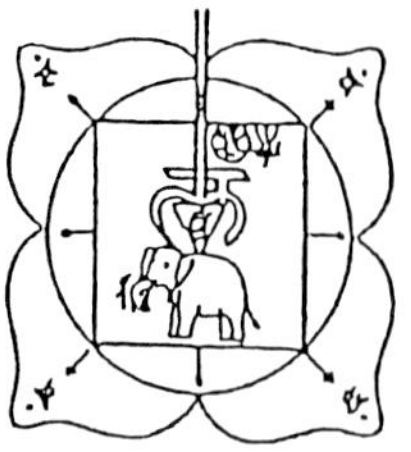

ムーラーダーラ・チャクラ
〈赤、アイラーバタ、梵天〉
（会陰部）

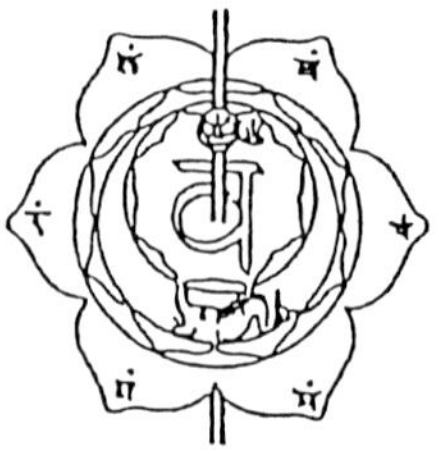

スバーディシュターナ・チャクラ
〈朱、マカラ（怪魚）、ビシュヌ〉
（臍部）

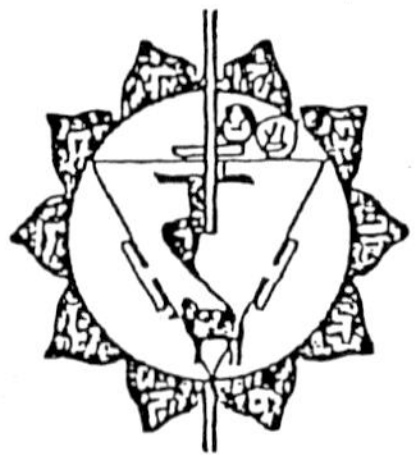

マニプール・チャクラ
〈群青、牡牛、ルドラ〉
（臍上部）

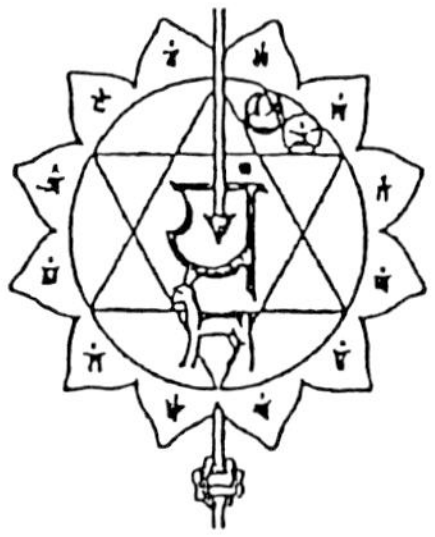

アナーハタ・チャクラ
〈黄、かもしか、イーシャ〉
（心臓部）

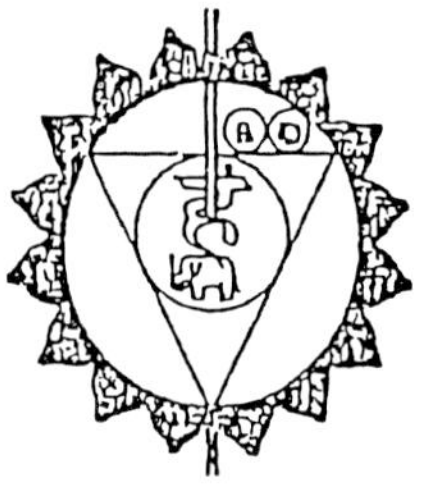

ビシュッダ・チャクラ
〈深紅、象、サダーシバ〉
（咽喉部）

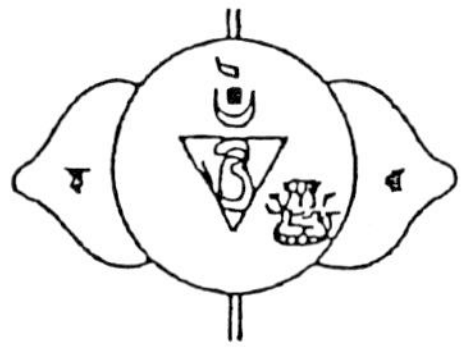

アージュニャー・チャクラ
〈白、ハーキニー〉
（眉間部）

（名称・色・動物・サンスクリット文字・部位）
『世界宗教大事典』

表６　チャクラと自律神経叢

チャクラ	身体部位	丹田	自律神経叢
アナハータ・チャクラ（不打輪）	心臓附近	上丹田	胸部神経叢
スパーディシュタ・チャクラ（満宝珠輪）	臍附近	中丹田	腹部（太陽）神経叢
アグニー・チャクラ（根底輪）	会陰附近	下丹田	陰部神経叢

次のチャクラにいくと考えられている。これらは一つの関門であり、鍼灸で以前いわれていた「ゲート・コントロール説」によく似た考えである。

もう一つ重要なことは、心臓附近・臍附近・会陰附近にあるチャクラが表（表６）の自律神経叢のようにあり、さらに中国内丹術でいう上丹田・中丹田・下丹田に相当している。また自律神経叢はそれぞれ上から胸部神経叢、腹部（太陽）神経叢、陰部の陰部神経に相当した場所にある事である。この事はチャクラの考えが中国に及んでいたともいえる。かの達磨が禅をインドから中国に招来した事を思えば、このようなルートも考慮に入れる必要がありそうである。（後述のシッダ医学参照）

すなわち、チャクラは次にのべる内丹術の丹田、奇経八脈の任脈・督脈との関係を従来、この点をついだ論調を余り見ないのである。

チャクラの重要もまた余り語る事がなかった。

第二章　丹　田

「丹田」の「丹」とは、赤土をいうが、また丹（アカともよむ）というと、辰砂（辰とは中国湖南省地方で水銀鉱の良質のものが採れた事による）・朱砂・丹砂ともいい、硫黄と水銀の化合物である。道教では不老不死の薬で、有名な「仁丹」の「丹」とは丸薬の事をいう。

なぜ、これが不老不死、長生の薬とされてきたかと言うと『史記』（戦国時代）に「形解銷化、依鬼神事」（銷とは金属を溶解するという意味がある）とあって医術・方術を司っていた方士が神仙説でいう仙人という空想上の存在を考え、これになると永遠の生命を得て天地を自由に飛べる事と考えた。それには神仙術という修練によってなされ、漢代になると神仙説の中に道家の思想が入りこみ、水銀を中心とした鉱物鉱をとる錬丹（外薬）・行気・導引・房中術・瞑想法（体内の神々を瞑想する）等が生れ、道教が生れるとその修練の中心となる。このうち錬丹術は『抱朴子』論仙に詳しいので参考にされたい。

このうち錬丹とは丹を練って不老不死の基とする方法で、初めには外丹（外薬）があって、のちに内丹術にとって代る。内丹は「丹田」の処でのべ、まず「外丹」について見る。

(1) 外　丹

水銀（汞）や鉛とか、時には草木を混合して、いわゆる爐鼎（炉やるつぼ）で製錬する古代技術の一つで、これを錬丹という。また金を原料とする事もあり、金丹術ともいわれる。このような丹薬を服用すると不老長寿がかなえられるという一種の類感呪術（例えば脚がわるければ鶏脚を食べるとか、脳がわるいと動物の脳を食べるとよいという方法）的な面もある。水銀は元来液体だが、焼くと硫化水銀の硫黄がとんで〔$HgS + O \rightarrow Hg + S$〕固体になり、また水銀（硫化水銀）に戻り（さらに熱すると〔$2Hg + O_2 \rightarrow 2HgO$〕）になるという循環作用がある。これが生が死となり、また生になる、という方式にもあてはまり、また黄金を焼くと溶けて液体になり、また固体に戻り、土の中に埋めても永久に腐らないという不死の類感があった。外丹の原料となるものは古来、七〇～八〇種にのぼり、朱砂・雄黄・雌黄・硫黄・空青・雲丹・硝石・磁石・戎塩などを八石ともいうが、諸説がある。

この外丹法は秦の始皇帝が不老不死の薬を求めたり、徐福の話など、漢の武帝が使ったり、或いは『抱朴子内篇』にもあるように盛大になり、一方ではその副作用もおこる。例えば『鍼灸甲乙経』の著者、皇甫謐（五石散中毒）とか、唐の皇帝のうち六人が命をおとす破目となり、次第にうすれ、次の内丹術がとって代る（ここに丹田がある）ようになる。

(2) 内丹

水銀・鉛などの外薬を用いるのではなくて、内薬、つまり体内で精気を循環させて、体内で丹をつくるというので、外丹の用語をそのまま借用して理論づくりをしている。従って同じ語句でも外丹と内丹とでは意味が異なっている。内丹とは南北朝時代、天台二祖慧思（五一七〜五七七）の『南嶽思大師立誓願文』に初出し、外丹という語の対句として出てくるので、多分にこの頃に内丹が根差していたと思われ、それ以後の六朝隋唐（隋五八一〜六一九年、唐六一八〜九〇七年）には次第に理論が完成されていったと考えられる。唐代の書とされる『上洞心丹経訣』巻中の「修内丹法秘訣」には「初めに頭を伏せて後ろを向き、大椎穴第三節を堅く閉じて気を通さないようにする。そして、ついで脊椎穴を同じく堅く閉じ、気の流通を遮断する。その後次第に気を（背骨に沿って）巡らし、脳に入れて一杯にする。こうして脳が一杯になった後に丹田、喉の中央から気は下って来る。その味は甘く、香ばしく、匂いがする。このようになると内丹は完成したと見てよい」とあるので、唐代ではすでに内丹は完成していたと思われる。その後、内丹理論は更に発達と複雑化して、張伯端の『伍真篇』がでる。

北宋末になると内丹理論書である『鍾呂伝道集』（『修真十書』巻十五にある）では、腎臓の気を心臓に移動させ、心臓の気と融合させて内丹を造り、それを黄庭宮に移動させてこれを保持するという理論も見えてくる。道教の全真教（王重陽を開祖、表7、「宗教始祖と流派」参照）でもこの内丹理論をとり入れ、丘処機（王重陽弟子）の『大丹真指』等の書物が著わされ、諸真人の語録にも内丹に言及する所が見えてくる。

元代になって、全真教が南宋と北宋に分かれて（十四世紀後半になると金丹道〈練丹、外丹等により丹をつくるという主張の一派〉全真教南宗と結んで王重陽系を北宗としたので、これから全真教が金丹道傾向があると誤解されるようになる）、北宗は王重陽系、南宗は南宋時代、『伍真篇』を書いた張伯端（張紫陽）をもととし、やはり南宋の白玉蟾が大成し、呂洞賓・劉海蟾に伝えられたとある。張紫陽から白玉蟾までの五人を南宋五祖ともいう。

元代に全真教が盛んになるとこの派は全真教にとりこまれ、王重陽系の北宗に対し南宗といわれるようになる。専ら内丹について説くようになり、外丹はしりぞけられてくる。後漢、魏伯陽の『周易参同契』は外丹理論の書であったが、この頃になると内丹

表7　宗教始祖と流派

名	生没年	記事	宗教名と流派	出身地
釈迦牟尼	B.C. 561－486 ～463－383	仏教創始者	仏教	インド
達磨	～？～583	禅宗創始者、28代祖	禅宗	インド→中国
老子	B.C. 400年頃	道家、老荘思想	道家	中国
荘子	B.C. 400～300年頃	道家、老荘思想	道家	中国
慧能	637～712	禅宗大成者	禅宗	中国
智顗	538～597	天台宗始祖	天台宗	中国
臨済	？～866, 867	臨済宗始祖	臨済宗、禅宗	中国
良介	807～869	曹洞宗始祖	曹洞宗、禅宗	中国
寇謙之	365～417	新天師道、道教の体裁	道教	中国
陸静修	406～417	大清派始祖	道教	中国
魏華存	251～334	茅山派始祖	道教	中国
陶弘景	456～436	上清派大成者	道教	中国
司馬承禎	647～735	天台派始祖	道教	中国
杜光庭	850？～933	天台派	道教	中国
王重陽	1112～1170	全真派始祖	道教	中国
白玉蟾	1194～1228	天台派、金丹道大成者 （全真教南宗）	道教	中国
榮西	1141～1215	日本臨済宗始祖	禅宗	日本
沢庵	1578～1645	臨済宗	禅宗	日本
白隠	1615～1768	臨済宗中興の祖	禅宗	日本
道元	1208～1353	日本曹洞宗の祖	禅宗	日本
隠元	1592～1673	黄檗宗始祖	禅宗	日本
最澄	767～832	日本天台宗始祖	密教（台密）	日本
空海	774～835	日本真言宗始祖	密教（東密）	日本

理論の書とされるようになり、さらに元代には専ら内丹理論の書になってくる。

(3) 丹　田

いよいよ「丹田」の処にたどりついた。丹田の、「田」とは耕して稲などを植え、育て、収穫することをいう。「丹田」とは「丹」をつくり、貯蔵するという事で、表８「丹田」で一覧してあるが、上丹田・中丹田・下丹田と分れ（表8、三丹田）、それぞれ天の日・月・星に対応している。三丹田の位置は図（図4、三丹田）に示している。道教の重要な理論「精気神」にも対応し、神は上丹田、気は中丹田、精は下丹田に本拠をかまえていると考える。それはこの表（表8、9、丹田・三関・精気神・腎水・心火・坎離等の関係表等）のように精気神は腎と心、水と火、日と月等に関連していることを示す重要なものである。内丹術は「精」の錬精を目的の一つとするから、下丹田でまず、呼吸と意識を集中して精をつくり、ついで気（中丹田）で化し（錬精化気）、上丹田にいき、こんどは下って下丹田に、この間に気は精を生じて（錬気生精）そこに蓄えられる。

任脈・督脈（図5、任脈、督脈図）（次項「奇経八脈」でものべる）のルートの接点を鵲橋という。『崔公入薬鏡注解』（『道蔵』）

表8　丹　田

丹田	上丹田	眉間	上焦	神	元神居
	中丹田	心	中焦	気	元気居
	下丹田	臍下一寸	下焦	精	元精居

三関	口	手	足	外関
	上関（玉枕）	中関（夾脊）	下関（尾閭）	
	上丹田	中丹田	下丹田	
	天関	地関	人関	
	心	気	精	内関

図４　三丹田（小周天図と同じ）

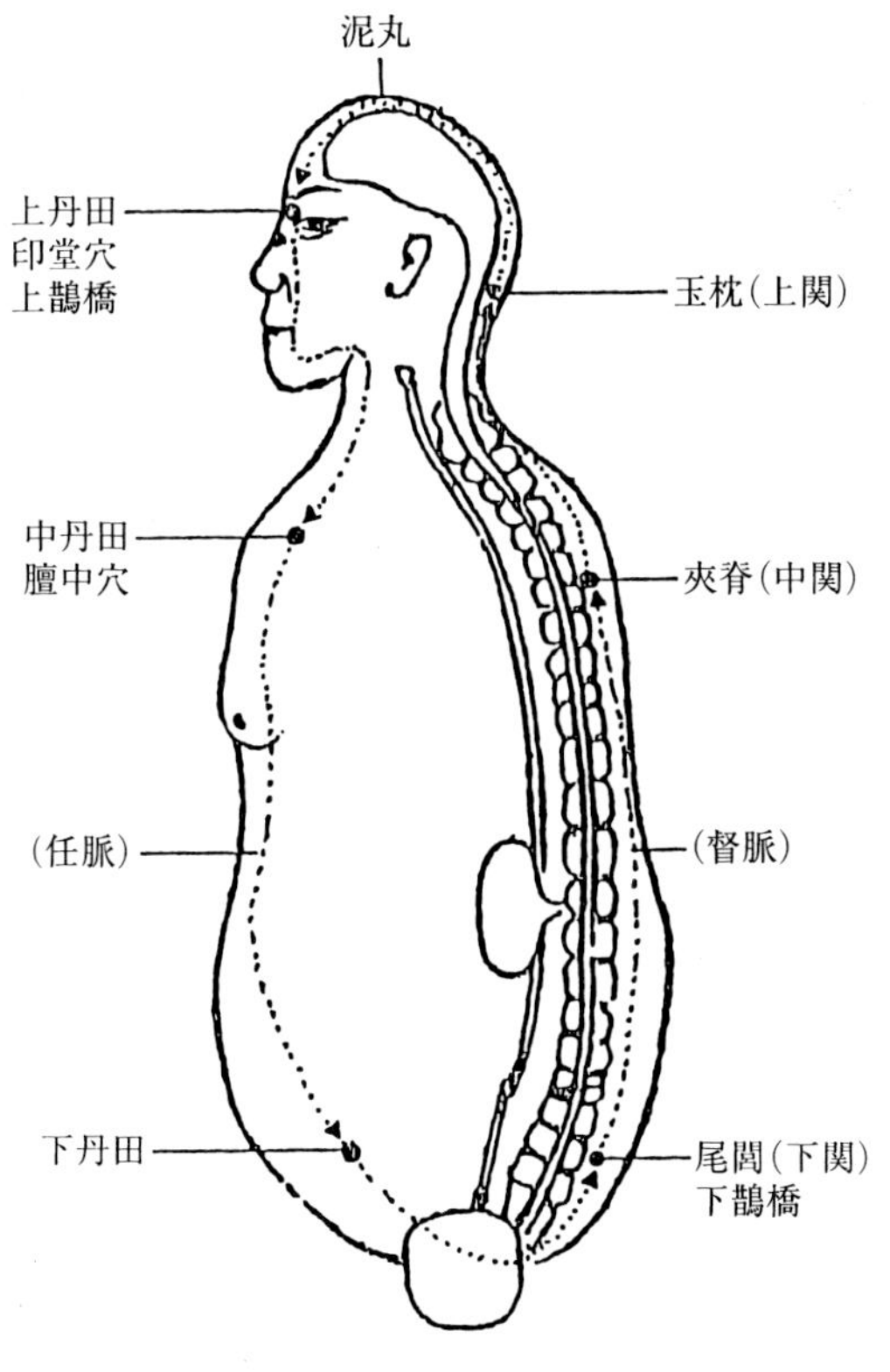

（『道教事典』）より

図5　任脈、督脈

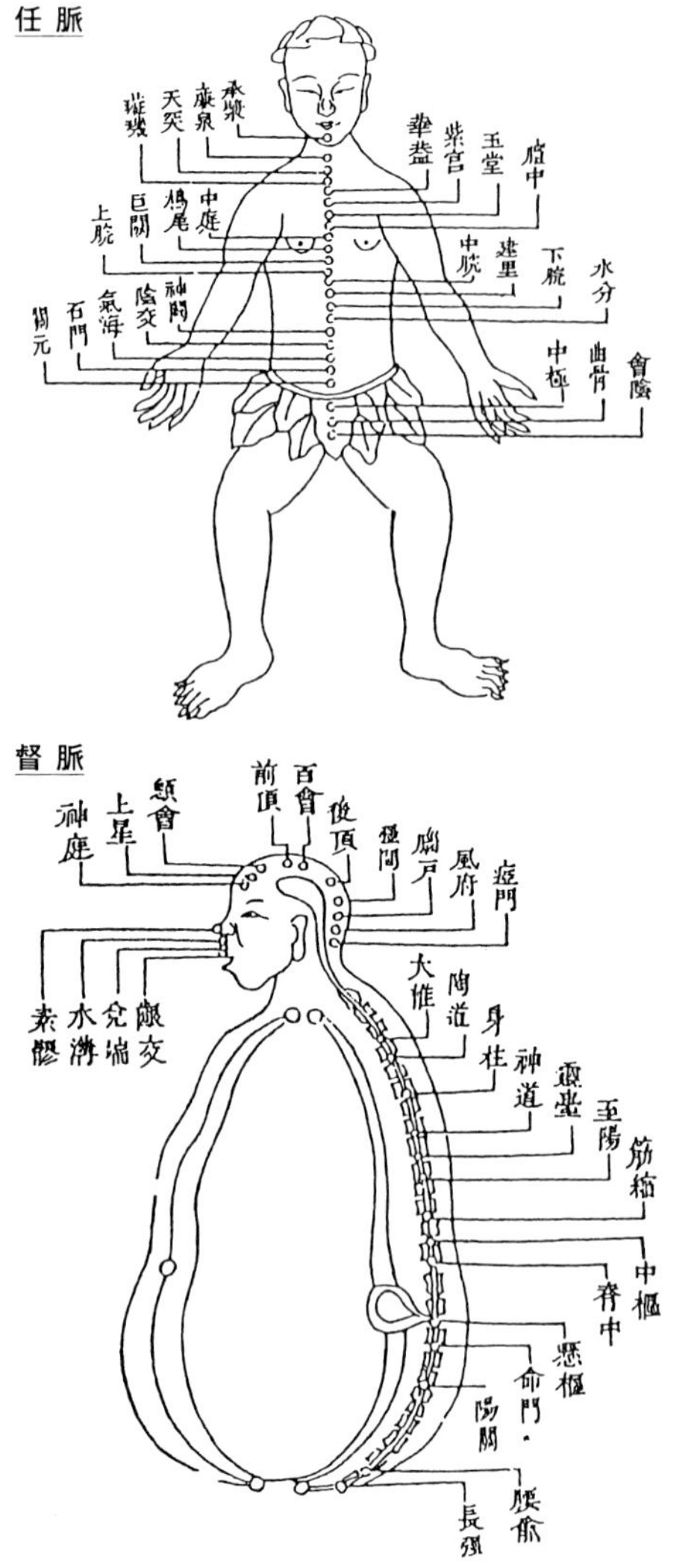

『鍼灸経綸』

（『道教事典』）より

表9　坎離・心腎・元神・元精・元気の関係表

	坎 ☵	離 ☲
	月	日
	水	火
	北	南
	吸	呼
	腎	心
元気	元精	元神

（『奇経八脈攷全釈』）より

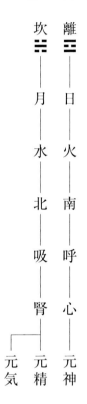

には「人の体の夾脊は恰も天の銀河のようで、銀河には阻隔があり、霊鵲が橋をつくって互いに往来できるようにしているので鵲橋という」とある。このうち上鵲橋は印堂（眉間中央部）、下鵲橋は尾閭（肛門部）に相当している。上丹田はまた別名を泥丸・乾頂・天谷・内院。中丹田は絳宮・黄堂・土府・玄竅と、下丹田は気海・神爐・天根・坤爐・土釜などともいわれている。この三丹田はまた道教医学の解剖学ともいえるもので身神とも関係し三丹田宮といい、人体を宮殿構築物になぞらえ、それぞれ神が宿っていると考える（『道蔵』中の『無上秘要・金闕帝君三元真一経』『上清太極真人神仙説・上清洞真九宮紫房図』『太上霊宝五符序』などや拙著『道教と不老長寿の医学』参照）。上丹田は両眉間にあって、そこに赤子のような神がいる。その名は上元赤子帝君、諱は玄凝天、字は三元光などいろいろある。中丹田は心後の下、三寸入った処で神がいるとされ、その名は絳、宮真人字子丹、一名光堅といわれる。下丹田は分門、丹田宮ともいい、臍下三寸、三寸入った処で、そこに嬰児のような神がいる。その名の一つには下元嬰児、諱は始明綾、字は元陽、さらには保鎮郷、諱は師上明、字は谷下玄がいるとされ、これらの神々は各々身衣や衣裳の形や色まで定められていて、存思、瞑想、専念する場合の対象になっている。また上丹田の丹田泥丸宮は頭部九宮の一つで（『道蔵』中の『太上老君元道真経註解』ではこの九宮を安ずれば、㊟九真を生じるとある）、眉間部より三寸の処にある。また三丹田は三尸説（道教医学における寄生虫学。拙著『道教と不老長寿の医学』参照）によると上丹田には彭琚（青姑）、中丹田には彭躓（白姑）、下丹田には彭蹻（血姑）がいて、それぞれ人に危害を及ぼすという。このように丹田は道教というものを考えるうえに重要性がある。なお、三焦説があり、各上焦・中焦・下焦がある。

㊟九真。三清宮（天神がいる処）で三清とは元始、霊宝、道徳天神をいい、ここに九真すなわち上仙・天仙等の九仙がいるとする。

三焦とは六腑の一つで外腑、孤腑ともいい臓腑を包む最大の臓器で、諸気を主宰し水道を通す働きがある。『難経』三十一難に「三焦は水穀の道路にして、気の終始する所なり」とある。『素問』霊蘭秘典論篇には「三焦は沢瀆之官、水道これより湿出づ」とあり、上焦、中焦、下焦に分れる。

上焦は横膈膜より上の腹部の機能をいい、飲食物から得た衛気を巡らす。心・肺と関係する。霧の如しという。

中焦は横膈膜から臍までの腹部の機能で、飲食物を胃の中で充分こなし、その中の精気を営気として経絡を介して全身におくる。脾、胃と関係する。漚（食物をこなして消化する）の如しという。

下焦は臍から下の腹部の機能をいい、瀆（堀割のように消化した不用老廃物を流して膀胱に滲み入らせる）の如しという。

⑷ 表の説明

以上からみてみると、丹田と前項の「チャクラ」との類似性に気付かれたと思う。共に下体下部の会陰部に相当する処から精や気が人体上昇し頭に到り、ついで下にもどり、ここに循環がある。私見を以てすればチャクラの思想は中国にわたり道教の丹田説や、奇経八脈の小周天、天周天につながっていると考えるのである。

つぎに、ヨーガと丹田の類似性や関係する処を表に一覧とした。

○表10　「ヨーガと道教」

ヨーガと道教の修行の方向、流れ、思考の移行、さらに解脱と仙人という究極目的を示している。ヨーガと禅とは修行過程はほぼ同じようであり、道教では精気神の完遂を目的とし、精気は「命」、神は「性」に相当すると考え、性命双修、身心一如をいっている。

○表11　道教とヨーガ

左に道教の精、気、神と丹田の関係、右にヨーガが精気神とほぼ同一な事を示している。

○表12　チャクラ・丹田・奇経八脈

チャクラ・丹田・奇経八脈と本書のタイトルが互いに関係する処をまとめてある。奇経八脈については次章でのべる。

表 10　ヨーガと道教

ヨーガ	道教
静坐	錬精化気
調息・瞑想	錬気化神
五感制御	
精神統一	錬神還虚（身心一如）
三昧（身心一如 サマディー）	
虚無	
解脱	仙人
§．禅も修行経過はほぼ同じ	§．精・気 ― 身 ― 命

表11　道教とヨーガ

道教		ヨーガ
精（練精化気）	下丹田	シャクティ（性力、精力）
気（錬気化神）	中丹田	プラナー（生命エネルギー）、気
神（練神還虚）	上丹田	アートマン（霊魂）

表12　チャクラ・丹田・奇経八脈

項目	関係項目
チャクラ	ヨーガ（バラモン教・ヒンドゥー教）
丹田	内丹（道家・道教）
奇経八脈	任脈・督脈・陰蹻脈（鍼灸） 小周天・大周天

(5) 内丹・道教の用語集

内丹や道教の用語は一口にいって難解であり、隠語的でもあり理解しにくい処があるので簡要にまとめた。

以下『道教内丹修練』に載る所によって記しておく。

○ア行

。引気。内気が身体の必要部分に到達すること。董仲舒は「天気はいつも下、地に施している。同じように道者も足に気を引く事が必要である」といっている。

。陰蹺。会陰部、すなわち前陰と後陰の間の穴名。それは二十八宿の日鼠、月燕に対応し虚危穴という名もあり、日月が互いに交合し、また陰陽和合の意味もある。その位置は尾閭前陰囊の下、任督二脈のもとじめ。煉気はまずここより始まる。故にこの脈が通じれば全ての脈流は通る。張伯端の『八脈経』ではその名を天根・死戸・後命関といっている。

。陰上陽下。気が泥丸に上り、神が玄関に下る事をいう。魏伯陽（『周易参同契』）は「陰在上、陰下奔」といっている。

。卯酉周天。大周天の事（小周天は子午周天）。『性命圭旨、利集』では「乾坤交り外薬を収める。卯酉周天では内薬を収める。内丹修練中この内薬を収めるのが大周天である」とある。図（図6、小周天坎離交姤図参照）を見ると卯酉とは東西、子午周天の子午とは南北をいう事が分る。

。姹女。坎をいい腎気に属す。すなわち陽中の陰をいう。

図６　小周天坎離交姤図

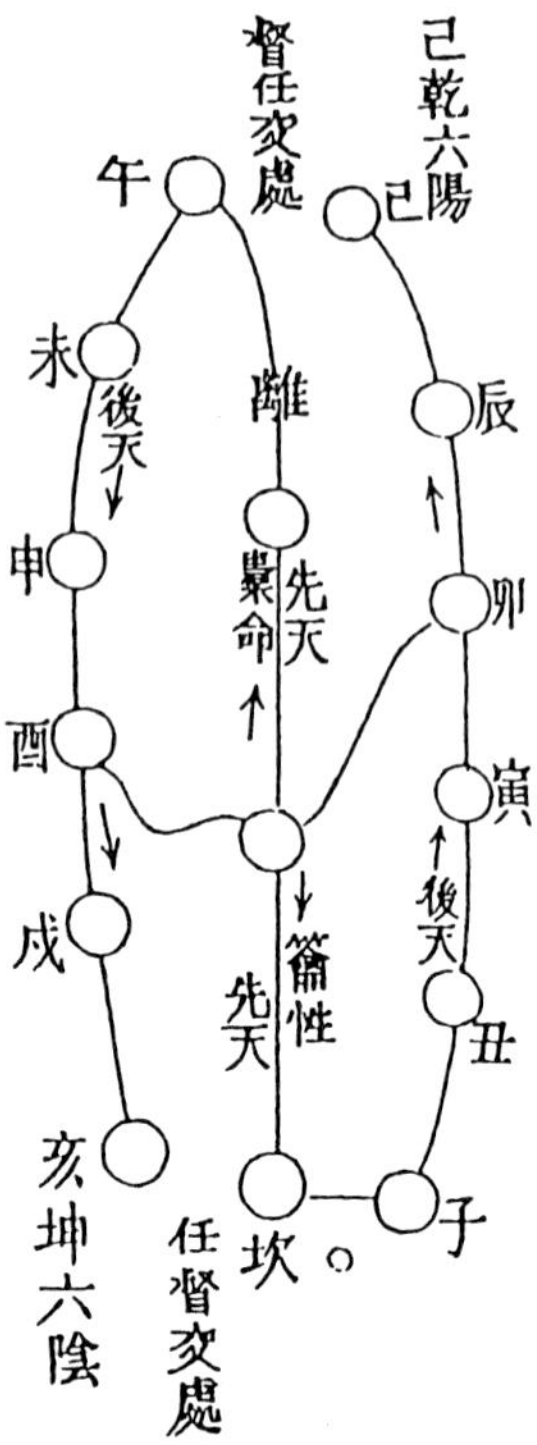

（『奇経八脈攷全釈』）より

◦鉛汞。心火と腎水をいう。心火は浮性で容易に上昇するので汞、腎水は沈性があり、容易に下降する。よって鉛にたとえる。鉛性は易沈、汞性は易飛、そこで鉛を以て汞をおさえる。そして凝結して外丹をなす。内丹の修練ではこの原理を応用し、心火上昇すれば妄念がおこり元神が不安になる。腎水が下流すると情欲にしまりがなくなり、精気を損ずる。もし心火下降、腎水上昇させると心腎相交、水火既滑となり神気と合一して内丹が達成される。

◦偃臥。床についてする服気療病の一種で、正気時、正しく偃臥し瞑目握固して閉気し、息をこらす方法をいう。偃とはふせるという意味。

○カ行

◦気。内丹修練では気を先天の気、後天の気に分ける。先天の気は多くは「炁」と書く。また「元炁」「祖炁」「清陽之炁」「正陽之炁」などといい、後天の気は人が生れて吸う呼吸の気や水穀精微のものが化して宗気、栄気、衛気となる。

◦観心。心を澄し、意識を集中し、観竅内照（体内を照し見る事。修練の一つ、静思、静坐して達する）する方法。『性命圭旨、享集』に道を修するにはまずその心を観るのが第一で、「観心の妙は、霊関一竅、人自ら生をうける気を初めて感じ、天地の元陽はこの竅より生れて元神に蔵せられる」という。

◦観照。関竅を内視すること。まず身を正し、意を鋭純にし外邪を受けず、心に妄心をいだかず、身心ともに清静として長寿を図るのである。

◦還丹。修練の経過で、人がもし精気神を失う事があれば還丹により恢復し、大丹の目的を達成できる。

◦還精。後天的精を煉精して先天的精とする事で、その方法は、まず元精を練成し督脈に沿って上行し、夾脊を穿き、玉枕を通り泥丸に入れ、元神と合一させる。この練精化気の過程をまた煉精補脳という。つまり後天的な精流を成製する事ではなく、腎

にかくれている元精を身体下部より上部に昇らせ精気とする事で、恰もチャクラの処でのべてある、尾閭部にいるシバ神妃の性力を上に昇し、頭部にいるシバ神と合体させる事が解脱につながるというのと同じである。

。**含精養神**。保精固気、蓄養精神をいう。魏伯陽『周易参同契』で含精養神を行う事は「三光（日月星）の徳にも通じる」といい、元代の陳致虚は「含精とは真汞の精を煉成する事、養神とは全ての神を養って気をつくる事をいう」といっている。

。**九転還丹**。ここでいう九とは九回という事ではなく、一つの陽数をいい陽の極の事で、人の陽気を代表し、この陽気で、人にある陰気を駆い出し、純陽の体にする修練の事をいう。『周易』の乾卦にたとえていい、乾卦は陽爻の形である。乾はまた金で、九は金の成数（四は金を生じ、天は九を以て成る）、それで九転という訳で、こうなると大丹が練成され、修練の課程で陽気はめぐり、健康な体になる。それで九転還丹という。

。**九年面壁**。煉神還虚、九転金丹の修練で九年を要する事ではなく、九とは九還という意味がある。また壁に向ってという事は、神をこうして意思をしっかりさせるという事である。

。**乾浴**。按摩法の一つ、まず両手をこすり、熱してから体の上から下まで按摩する方法である。『雲笈七籤』巻三十二『雑修攝導引按摩』に「両手を摩擦して熱くして、体の上から下までなでこする事を乾浴という」とある。

。**下丹田**。別名に気海・炁穴・元海・滄海・土釜・坤宮・北海・蓬壺等がある。臍下一寸三分、入ること一寸四分、虚空の一穴。先天真一の精を蔵する。結丹する処。人はよく臍下にあると思っているが間違いで、臍の下の内部にあるというのが正しい。

。**火**。心神をさす。内丹修練中、絶えず、心神を身体のある関竅に集中させ、ある時は心神を運用し、導引法で体内の真気をめぐらせる。この方法を火を用いるという。およそ火を用いるには須らく慎重にして、気の作用で時に熱く、また時に冷たく、麻痺状になる時もあるが、これは自然現象であり、よい方向に向っているので強いて執着はしないでおく。こうして大丹は結して陽神がでてくる。もし不都合な事があった場合、そのまま放置すると火は走りまわり、いわゆる「入魔」という状態となり、精神は正常を失い、丹道は完成しなくなる。

。**外丹**。練丹術ともいい、内丹の対語になっている。仙丹術・金丹術・焼練法・黄白術などともいい、金属石類を炉鼎の中で製錬する。これに薬物を服用する法を合せて長生不死の金丹という。練丹術の歴史は古く、漢武帝の時、当時の方士李少君は「丹砂を化して黄金をつくる」といって飲食器を金丹を焼錬してつくった。東漢魏伯陽（『周易参同契』）は陰陽理論と金丹術を結びつけ「万古丹経王」という名誉を与えられている。東晋時代、葛洪は当時流行の外丹術を総括し『抱朴子』を書いて、外丹を神丹・金液・黄金の三種として、金丹を薬とし、これを焼けば永久にな

り、その変化は妙なるものがあり、百回も焼いても消え去らず、天が終るまで不朽で、人がもしこれを服用すれば不老不死となるといった。

南北朝時代になると外丹術は更らに進歩し、唐代には最盛期を迎え、孫思邈・陳少微・張果等の練丹家がうまれ、外丹の服食は一種の社会風俗となったが、その毒性はどうしようもなく、宋代以後は漸次衰微して内丹術が代っておこってくる。

。**結胎**。神と気が結合したことをいう。この時、真気は吸収の気で無となり、これを胎息という。

。**五気朝元**。身心共に不動の事をいう。身体不動、精が固る事を水朝元、気が固って火朝元という。真性が静かになって魂が蔵せられれば木朝元、妄情を忘れ去ると魄が収まり金朝元。四大（道徳経、二十五章に道・天・地・王・火をいうとある）安和になり、意志がしっかりすると土朝元という（『性命圭旨』）。この意義は五臓の気が丹田に凝集して金丹をつくるという事である。

。**五行顛倒**。内丹修練で体内の五臓五行の気がその流れが逆になる事で、すなわち、精化気、気化神、神化虚の虚が道にかなう事をいっている。もって金丹不壊の体になって長生不死になる。

。**玉枕**。三関の一つ。脳のうしろ枕骨の処をいう。『甲乙経』に「玉枕の枕とは枕骨で、仰臥して枕をあてる時、脳後の骨は重要な保護作用があるので玉枕という」とあり、玉枕は脳後高骨をさし、前面の鵲橋と相対している。

。**外薬**。後天的精気神をいい、精気神の修練程度をいう。煉精化気の段階で初歩的練成を外薬という。これが完成した時に内薬という。その内外薬が凝合して練気化神の段階を大薬という。外薬は子の刻（深夜十二時頃）におこり、小周天の火候が動いて、上は泥丸、下は重楼（気管）から黄庭、丹田に入り、これで外薬を練成した事一回になり、これを三百回くりかえして、内薬が生れる。内丹術である。

大薬は小周天の修練中にできる。『天仙理直論』に「小周天の絶妙な事は、長生の大薬をつくり、始めて内丹ができる事である」といっている。

。**行気**。運気・引気・通気・逼・閉気などともいう。体内の真気が動いて経脈に通じる事をいう。『抱朴子内篇』釈滞に「行気を初めて学ぼうとしたらまず鼻中の気を引き鼻を閉じ、心拍百二十たって口より気を少しずつ吐く。気を引くとき、耳にその音を聞かず、いつも吐くのは少しずつ、大とりの毛を鼻の上につけ、その毛が動かない程度が最もよい。いつもこの法を行っていると、長生がかなう」。『抱朴子内篇』至理に「服薬は長生の本とはいっても行気を充分に行えば、なお数百歳の命が得られる」とある。

。**合体**。精気神が凝合し、陽神が出て長生不老となることをいう。

。**五液煉形**。修練中、口中に生じた甘美な液体（唾液）をのみ

腹中に入れ、全身を滋潤させて修練の目的を達成する事をいう。『性命圭旨、享集』に詳しく、尹真人玉液煉形がのっている。その法とはまず行気の中で舌の下、上は天地と相対する処に口中津液を一杯にして少しずつ飲みこみ、ゆっくり重楼（気管）から膻中、中脘、神闕（臍）、気海に至ってやめる。気海は二つに分れ、左右大腿から脛、三里、下脚、母趾に至り尾閭の処で互いに合する。もう一つは腎堂・夾脊の両関から分れて両肩、臂から手を通って一斉に回転し手腕から両側の頬下部から脳に注ぎ、明堂・上顎・舌に到り玄膺で止まる。

。玄関一竅。内丹修練中、結丹し、最高位の関竅に達した事をいう。この竅とは煉丹のポイントで修練によらなかったら達せられないものである。張三豊の『打坐歌』では、「初めに打坐するには禅を学ぶ必要がある。これは玄関をうかがうに重要な事である」といっている。しかし玄関は定まった場所がなく、一般には煉精化気の後に出てきて、その出現場所もきまっていない。『神和集』では「初めその位置が不定でも多くの人がそれは臍輪、頂門、或いは印堂、両腎の間、或いは腎前臍後ともいい、みなきまっていない」とある。

。後天。一つには天地万物が創生したあとの状態、二に各種の思欲を生じ生老病死の事をいう。三に生れて後の状態をいう。しかして後天には皆事物があり、先天的なものをひきづっている。後天的な身体を確っかりさせるには、先天的無形の大道を修練し、先天的な状態に導く事が重要である。

。後天呼吸。胎児が産れて胎息がやみ、改めて肺呼吸をすることをいう。

。坎離。内丹修練では腎と心をさしている。無名氏（『周易参同契注』）に「人の腎は下にあるので坎、心は上にあるので離という」とある。

。坎離昇降。腎水上昇し心火下降することをいう。『易外別伝』に「坎は北、離は南、身体は水火である。既済は東、未済は西、身体では水火昇降の事をいう」とある。

。坎離交媾。心腎相交、水火既済のこと。これは小周天の修練で百日間の修練結果がつもって初めて実現する。

。坎離顛倒。心陰が腎に下降し、腎陽が心に昇ること。心は離、陽火に属す。離卦が動けば陰爻は腎に下降する。腎は坎、本来陰水に属し、坎卦が動けば陽爻は心に上昇して、水火既済の状態になる。この時心を静かにし、腎が働けば、真陽は下に、真陰は上にはない。また心に生じたもの陽が腎に下り腎に陽が生じ、黄庭に直昇する。これを坎離顛倒という。

。河車。内丹修練で、薬物をとり、任・督二脈に送り、尾閭穴より昇り、夾脊関、玉枕関を通り、こんどは降って鵲橋、重楼・黄庭・丹田に入る。この一周の運行が天の河が回転しているようなので、たとえて河車という。

。黄芽。金芽、黍米・刀圭・丹頭ともいう。先天の気がめば

え、動き初めるさまが発芽に似ている事からいう。しかし微小なものとはいえ、無限に発育する可能性がある。それで黄芽という。

◦**黄庭**。下丹田をいう。黄とは土で、結丹する土地という事で、人では体の正中なので田の中央というが如きである。また中丹田ともいう。これはやはり身体の中位で心下腎上の所をいう。

〇サ行

◦**修心**。心性を鍛え一心に道に向うこと。『太上老君内観経』に、道には有形、無形があるが、その変化は計りしれない。人に道を説くには自身修心を行い、人に教え、道を修めることである。

◦**修練**。人は精気神を調節して道と合体して初めて神になる。そのため修練が重要となる。

◦**鵲橋**。鵲はカササギ。内丹術では任脈・督脈の二つが相接する部位をいう。人は生れる前に前鵲橋がすでにあり、それが出生後には後鵲橋が出てなくなってしまう。人には上下鵲橋があり、上鵲橋は印堂の場所、鼻孔または舌下にあり、下鵲橋は尾閭部にあり肛門或いは陰蹺穴の処にある。任・督二脈が相接する道で鵲（カササギ）が天の河をわたる橋にたとえている。

◦**修丹十戒**。内丹を修練する際、十種の禁忌がある。悪い事をする・善い事をみせびらかす・怒る・欲をかく・茶を絶つ・朝に実・夕に虚になる事をする、高い床にいる・低い枕をする等である。

◦**存心**。身心共清静のこと。いろいろな欲望を抑えること。『養身集』に「存心とは心のもちようではなく、ひたすら清心寡欲、ただただ存心一筋である事」とある。

◦**存守中黄**。真意を動かし、脾神を守り、心腎既済（心腎相交）することをいう。存守中黄とは、内外ともに何も想わない、すなわち水火である。存守中黄とは、腎気は陰、雌、女であり、心火は陽で雄、嬰児である。存守中黄とは、内外ともに何も想わない、すなわち水火陰陽が自然に交合し、陰陽既交、五行顛倒、霊芽自生して結胎し、先天至精となり、長生の基となる。

◦**守三一**。精気神の三つを一に合す事をいう。『雲笈七籤』巻四十九に『釈名』を引き「三一とは精・気・神の混合して一つとする事」とある。

◦**守庚申**。庚申の日の夜、終夜眠らないで静坐、瞑目、念呪、三尸神の祟りをさけ、魂魄を静める。

◦**心斉**。『荘子』人間世に「道をなすにはただ虚（即ち心斉）に集中する事である」とあり、晋の郭象注では「心を虚しくして修練するにはまず虚状態になるのが必要で、自分の呼吸を太虚の気と結合させ虚無忘我の境界に入る事をいう」とある。その順序は近代の陳櫻寧の『静功療養問答』には「意を専念、すべての憂いを排し、ただ呼吸の気のみ。鼻息も聞こえず、話もせず、深く修練する。意念が達成すると知覚もすべてなくなったようになり、最後にはいつ虚無の世界に入った事も分らないといった状態

となる」とある。

。守一。身心を安静にして、意念を体のある一部分に集中すること。その源は『老子』の「載営魄抱一、以知其制」で、その意味は「守心を一個所に集中して、身体内に陰陽二気を調節する」という事で、『太平経』の中に「守一明之法」があり「長寿の根である」という。その意味は「身体の中の元気、或いは精気神を守る」という事である。季遠国の『道教煉養法』には、「まず外界からの憂いを排除し、安静清浄な環境にひたり、次いで、専心一意、苦悩・煩悶・憂鬱、喜怒等の情緒を度外視し、克服しさらに道徳的修養を重ねる事が重要である。外には仁を施し、その報いを求めない」とある。修練時にはまず体をリラックスして、自然に振舞う。坐っても横になってもよい。あわてずゆっくり行い、百日つづけて小静、二百日で中静、三百日つづけて大静という。初めの頃は瞑目すると無色に見えているが、次第に色が出てきて「守一する事長くつげると光が明るく見えてくる」、こうして「神明進行、久視電光」といった有様になり、最後には「明るくなり、光がでてきて天地上下を照らし、人体の内外、自分の体、天地万物を見る事ができるようになる」といった状態になる。

。坐忘。静坐して我が身を忘れ、虚無状態になる事をいう。『荘子』大宗師に初出する。「体の力をぬき、意識もとり去り、自分の体の事は忘れて道にかなうようにする。これが即ち坐忘である」とあり、郭象注では「坐忘は全てを忘れ去り、痕跡もなく、内には自分の事も覚えず、外には天地も分らないようになる事」とある。つまりいろいろな憂いを排除し、自分の存在すら忘れ、道と合体する事である。まさに『道枢』坐忘篇下に「坐忘は長生のもとであり、煉形（肉体を鍛える）して体が気と合し、煉気して気が清寂化すれば神と合体する」とあり、司馬承禎の『坐忘論』には、その修練は七つの段階があるといっている。すなわち、敬信・断禄（諸禄をたつ）・収心（心を清静にする）・簡事（物事を簡単にする）・真観（心から自分を見つめる）・泰定（心が安定する事）・得道（体も心も道を達成して不老の身になる事）などである。

。存思。また存想、存神。単に存ともいう。存とは存我の神という事で自身の体を瞑想する事をいう。司馬承禎の『天隠子』に「存とは自身にある神を我が身に想う事で、つまり自身にある神を存思することである」とある。道教では神の居所は一定していなく、存しない所もない。体の内外に皆神があるという。もしその神を存思するなら神はその体を安らかにして長生久視の目的にかなう。いつも智力を静め、神を集め、欲望を抑え、恰も玉山内明の如く、うまくいけば長生久視も可能となる。道教には存思法が二十四法あり二十四神行事決、七童臥斗法等がある。

。踵息。脚の後の踵でする呼吸をいう。『荘子』大宗師に初出する。「昔の真人は寝ても夢を見る事はなく、憂いを覚えず。美

味なものは食べないで、深々と呼吸する。真人は踵で、一般の人は喉で息をしている」と、昔の人の修道の人は睡っていても夢はみない。醒めても愁いはなく、おいしいものを食べたいとも思わず、呼吸はいつも深々としていた。修道の人は地についている踵で、一般の人は喉で呼吸しているという。すなわち肺呼吸である。修練してのみ丹田に気が到り、修道の人は踵で呼吸しているというのは、仙気を呼吸し全身に及ぼし、古くて深い修道的修業法をいっている。

◦守静。乱れた心を収め、静かな環境を守る事をいう。『老子道徳経』第十六章に「致虚極、守静篤」とあり、「誠心誠意守静を行い、心霊的明白的境界に達する事」をいう。これは生命の根源に回帰することで、このためには入静して生命が回復できたら宇宙の永遠的法則を得て大道に到り真我という状態となる。

◦神。内丹修練で、先天の神をいい、また元神ともいう。丹書の中に神の異名として、離・金鳥・烏髄・日光・真火・火龍・流珠・朱砂・交梨・青蛾・真汞・本炁・紅鉛・赤凰髄・離之汞・碧眼胡児・二八女・馬肝・八両等がある。

◦三田。三宝ともいい、上・中・下の三丹田をいう（図4、326頁参照）。『道機経』に「天に日月星の三光、人に三宝三丹田がある」といい、南岳魏夫人のいう処では（『黄庭内景経』黄庭章）、「玄象幽関高巍、三田中精気微」とある。唐の梁丘子は「人に三宝三丹田あり、左、青、右は黄、上は白、下は黄色している」と解説している。精気神はそれぞれ上・中・下丹田に集まる。

◦精。先天・後天の精がある（表9、327頁参照）。先天の精の元精、先天一炁、後天は濁精または交媾の精という。内丹では先天の元精を修練する。その異名に坎・金水・月魄・真水・坎男・金液・水虎・玉蕊の白雪・真鉛・老郎・丹母・黒亀精・潭底目紅・兎髄羊片等がある。

◦三車。三車といっても三つの区別がある。一つは、使者の車、雷車、破車などと内丹修練中の三つの異った名がある。道教はおよそ火、心を使って行動する意志をして、疾病を治そうとする。この使者となるものを車にたとえる。既済上下（心腎相交）、陰陽正合、水火共にあり。また静かな中に雷鳴のような声をきくので雷車という。心は感情に関わり、体の内外で休みを知らない。長く感情をひっぱると気は弱くなり、体は衰弱してきて歳を老いてくる。真気・元陽が弱まり、衰老し、死に到る事がある。そこで破車という。

第二の三車とは小河車、大河車、紫河車ともいう。これは内丹修練で三つの段階があることをいう。道教では修道の人は大道に徹し、立派な師につき、天地昇降の道理、日月往来の理窟などを学び以て陰陽を配合し、水火を集散し、採薬、添汞抽鉛する。即ち小河車関で、精が頂部に到り、黄庭で大薬が完成する。即ち大河車関である。こうして煉形・煉気・煉神をして解脱を図る。それで紫河車関（『鍾呂伝道集』論河車）という。

第三に羊車・鹿車・牛車等をいい、煉火修練の三つの階段をいう。尾閭部から運気して脊穴に到るのはゆっくり行う。それが恰も羊が車をひくようにゆっくりなので羊車といい、脊穴から玉枕までは須らく速く急ぐので、鹿が車をひくように迅捷にするので鹿車という。次いで玉枕から泥丸宮には、猛々しい力で、牛が車をひくようにするので牛車という。

◦小周天。煉精化気の過程で、下丹田の気が動き、精炁神が動き、精が充満するのを待って煉火元気が下丹田から督脈を逆上し、任脈に沿ってこんどは下に向い、尾閭・夾脊・玉枕の三関、上中下の三丹田から上下、鵲橋を通り元気は下丹田に到って終る。この一周が小周天である。同時に「坎離交」も小周天で先天の気が発生し、骨髄を透し任督二脈を通る事も小周天で、後天的な口鼻呼吸ではない（図6、331頁参照）。

◦上丹田（図4、326頁参照）。泥丸ともいう。また上田・紫府・上宮・天宮・崑崙・玉京・須弥山などともいう。唐の梁丘子『黄庭内景経注』では「両側眉間の間、内に一寸を明堂、二寸を洞房、三寸を上丹田という。上丹田は一寸二分四方、虚空の一穴。中に先天の神の真気を蔵している。丹が成ると、ここから出神する」とある。

◦心。人の血流の循環の中心。道教では君主の位とし、神明がここから出るとする。火にたとえて火・離・元神ともいう。心が静かなら気血はスムーズに流れ、精神思考が集中できて体は健康でいられる。

◦心神。元神をいう。また心の神霊をいう。魏華存は（『黄庭内景経』心神章）で「心神は丹元といい、守霊を安んずる」といっている。

◦嗇神。内に精神を守り、神性を煉養すること。この方法は心をおだやかに和ませ、心静かに念じ、いろいろ心を乱さず悪い事はしない事である。

◦守一。道を守ること。道とは元気がいる処で『元炁論』（『雲笈七籤』巻五十六）では「存心即ち存炁、存炁とは存一で一とは道である」とある。

◦心腎相交。水火相交、水火既済、取坎填離ともいう。内丹修練で腎は水坎、心は火離とされる。心腎は上下交媾すれば体内の身神は散る事はなく、元気は温養される。長くつづくと金丹をつくる事ができる。

◦止念。陳虚白『規神指南』によると「止念とは一切の思欲雑念を払うことで、大道をなすにはまず止念すること」といっている。

◦水火交。心腎交、坎離交、また水火既済ともいう。水は地、卦では坎、体では腎。火は南、卦では離、体では心をいう。水中蔵火、火中蔵水。心中の真気を真水、腎中の真陽を真火といい、水火は分れて上下し真火上昇、真水下降、水火既済となって金丹を結成する。

◦**水火既済**。心腎相交のこと、心腎が交わり、精気神が合一すること。

◦**水火未済**。心腎不交のこと。精気神は次第に消耗してくる。

◦**先天**。一つに天地万物がまだ生じる前のことを先天という。『老子道徳経』第二十五章では「有物混成、先天地生、独立而改、周行而不殆」とある。二つには、内丹修練において、無我、無他の混沌状態、恍惚状態になり、意識もなくなり、ぼーっとした有様になることをいい、老子（第二十一章）のいう「惚兮恍兮、其中有物、杳兮冥兮、其中有精、其精甚真、其中有信」である。三つには、嬰児が母腹中にいる有様をいい、何も覚えず知らず混沌とした状態をいい、それで先天に属すという。

◦**先天呼吸**。嬰児が母腹中で母体についている胎盤の臍帯で呼吸している事で、胎息ともいう。産れると直ちに肺呼吸になり、胎息は止む。内丹修練の目的では出生前の状態になる事は重要な事で、先天呼吸を利用して長生久視の道を図る。

◦**四養**。養道、養徳、養性、養気をいう。馬丹陽の『真仙直指語録』に「清静、恬淡を守り養道を行う。汚辱に堪え自らは卑下して養徳し、怒りを去り、心は朗らかにもつ、養性。飲食を節制し、うす味として養気する」とある。

◦**出神**。炁が集まり、神が整い、神が外に出ることで、万事万物を感知するようになる。『金丹問答』（『修真十書』）に「出神はどういう事をいうのか？　という問に答えてよく真一を守り、真気は自らかたまり、陽神が集まり諸気を掩うようになる。すると気はおちつき、神はいき、長くつづくと、功成り、出神状態となる」とある。

◦**斬三尸**。三尸神をとり去る事。道教内丹修練で三尸を除いて病魔をとる。守庚申を行い、経をあげ、丹薬をのみ、画符、念咒等の法がある。しかし三尸を滅亡させるには、内丹修練を行い精気神を補充し、体内に陽気を充実させ、丹田に集め、骨髄に滲透させて三尸を去るのが本当の法である。

◦**採薬**。採小薬と大採薬とがある。採小薬とは煉精化気の時、陽生して薬産し先天の元精が生れる事で、小周天の修行で、修行が完成したあと、先天の真一の気になる。これが採大薬である。

◦**坤宮**。黄庭宮をいう。坤は土、その色は黄色なので、この名がある。王重陽（全真教開祖）は「心下腎上、肝西肺東、内腎の前、臍輪の後、中は空虚で真空の出る処で、人は胎内にある時、体の精は純粋で輪のように連なり、その白さは練り絹のようで、まず三元（元精、元気、元神）を生じ、次いで両腎が生れ、目が生じ後に五臓六腑、四肢関節ができてやっと生れてくる。この坤宮という竅は祖気の宮殿なのでこういう。坤とは万物の事である」とある。

○タ行

◦**導引**。体の動作、肢体を動かし経脈を通じる方法。『荘子刻意』に「熊経鳥伸、爲寿而已矣、此導引之士、養形之人、彭祖寿

考者之所好也」とあり、熊が樹にのぼり、ぶら下っているとか、鳥が翅をひろげて、のびのびしているさまをいい、これが長寿のために必要で導引を習う事で身体を強健にし、体を保持保護し、これは恰も彭祖のように長寿を追求する人々が行うものであるというのである。また三国時代、華陀の五禽戯も著名な導引法の一つで、その他道教の導引法には八段錦、二十四気導引坐功図、十二月導引法等がある。「五十二病方」に導引図がある。

。**吐納**。口中の濁気は吐き、鼻からゆっくり新鮮な気を入れること。『荘子』刻意に「吹呵呼吸、吐故納新」とある。『雲笈七籤』巻三十二、服気療病に「行気をするには鼻より気を入れ口より吐く。少しずつ行う。名づけて長息という。内気に一、吐気に六気ある。内気の一つは吸気で吐気に六つあるというのは、吹・呼・唏・呵・嘘・呬は皆出気である。およそ人の息は一呼吸でこのような数はなく、長息をすることをいう。吐気の法とは寒時は吹、湿時は呼、吹は熱をとり、呼は風を去り、唏は煩をさけ、嘘は気を散らし、呬は体のつかれをとる。即ち生気を吸い、死気を出して、長生不死は可能になる」とある。

。**胎息**。臍呼吸のことで、内丹呼吸ともいう。嬰児は母胎内で臍呼吸をしている。『抱朴子』釈滞に「胎息をするには、口鼻呼吸ではなく、胎中にいる時の呼吸をする。即ち胎息である」とある。『脈望』では「真気を呼吸し、口鼻呼吸はしない。口鼻の呼吸の門戸を閉じ、丹田に気の本源を求めるのである」。事実上、この説は意念を誘導する一種の高度でおだやかな呼吸方法である。『雲笈七籤』に「人は胎児の母体内にある時、内炁を吸い手を丸め握って守一している。これを胎息という」とある。

。**調心**。身心を整えることで、道教内丹修練では、初めに必ず調心が必要であると説いている。『修道真詮』では「修養の道には調心が最も重要である」とある。

。**調神**。元神を調節動かすこと、または元神と調和する事をいう。その方法は見るもの、聞くものをとぎすまし、下は丹田、上は泥丸をみつめ、内炁を体内に循環させ、炁を三関（尾閭～泥丸）をつらぬいて、三田に注ぐようにする。

。**大周天**（図7）。煉化気神の経過で正午（昼十二時）に現われ、大薬を採り、大丹を完成させる。また「乾坤交」で黄道（『漢書芸文志』によると地球から見て太陽が地球を中心として運行しているように見える天空の大円をいい、赤道に対して約二十三・四度傾斜する。赤道と黄道が交わる日が春分・秋分である）を通り、これを大周天という。

。**中丹田**。中黄・中田・黄庭・土釜・規中などともいう。臍の位置で心の下、すぐ下の臍と相対し、その間は三寸六分、その上は心で三寸六分、その中は空虚で一寸二分四分。煉気化神の段階で養胎が行われる部分である（図4、326頁参照）。

。**督脈**。陽脈の総督なので督脈という。身後三関のある部位を通る。腹内の尾閭から会陰に出て脊柱を直上し、風府を通り脳に

入り、上行して頭頂から前額正中線に沿って鼻柱下方に到り、上唇部の兌端穴で止まる。また下丹田より上鵲橋に到って止まり、前弦ともいう（図5、327頁参照）。

◦顛倒。また顛倒五行、顛倒乾坤ともいい、逆行することで、水火既済のことをいう。魏伯陽の『周易参同契』では「顛倒は坎離（心腎、水火）による事を知る事である」とある。

◦呑気。服気のこと。葛洪の『抱朴子』内篇、雑応では「長生して道を得たものは皆服薬呑気による者である」とある。

◦知足知止。『老子』道徳経、第三十二章に「知足不辱、知止不殆、可以長生」とある。

◦鼎爐。元来は外丹の用語で、鼎は薬物を烹して煉成する器、爐とは火をおこす仕掛けをいう。内丹では身体を玉爐、心を金鼎とし、乾を鼎、坤を爐とする。また太極を爐、太虚を鼎にもたとえる。

◯ナ行

◦内観。意念し、或いは細心一途に光を体内に当てて見つめること。二つの修練法がある。一つは形の内視。即ち耳に聞かず、目に視ず、心を惑わさず、一心不乱となる。『鍾呂伝道集』に内

図7　大周天循環図

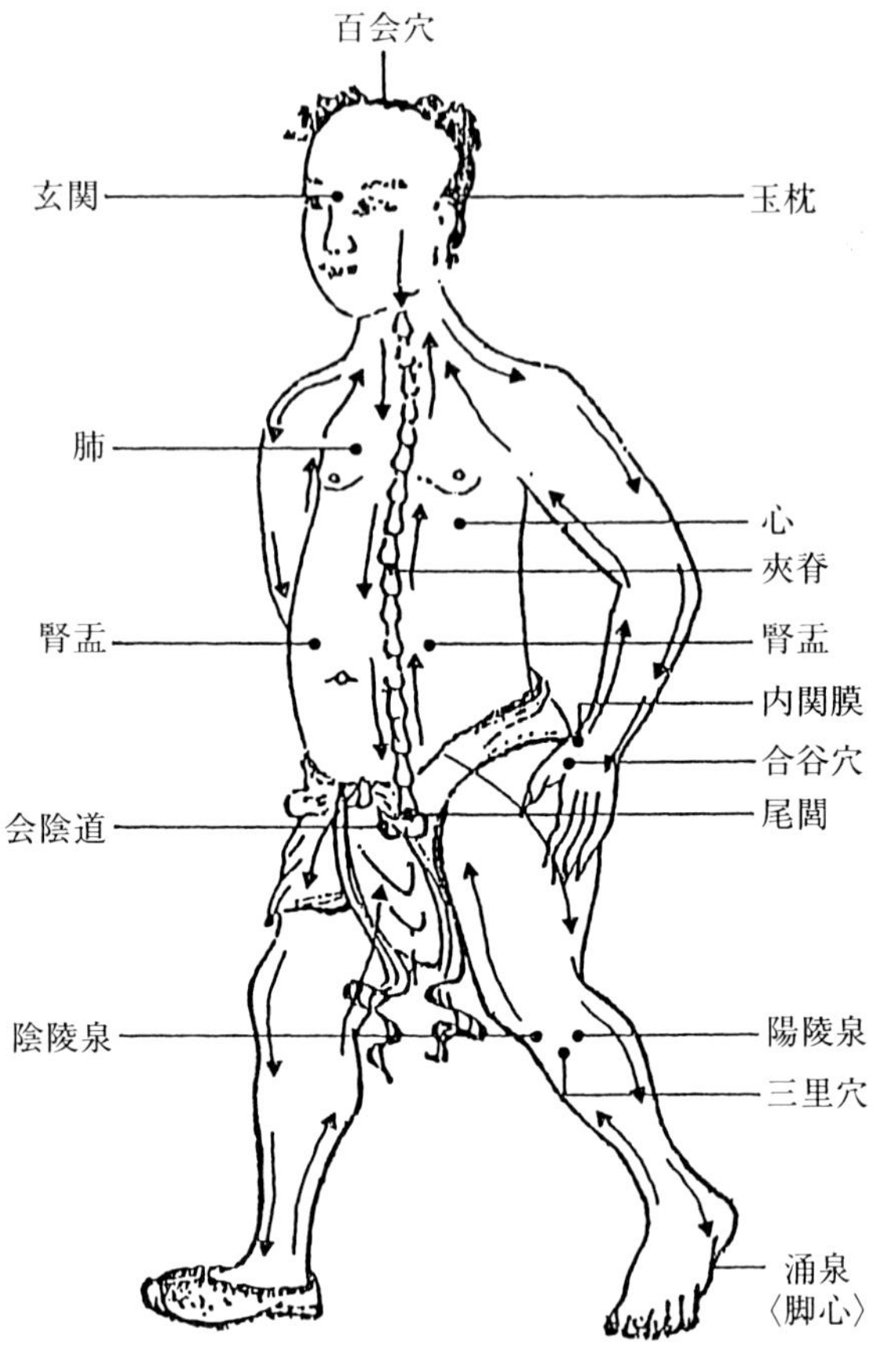

（『道教事典』）より

視を「陽昇の姿」といい、また内観は「進火焼煉丹薬之象」とあり、男・火・天・雲・鶴・日・馬・金鼎、薪で火を燃すなどにたとえている。内観はさらに「陽降のかたち」ともいわれ、この場合は女・虎・水・地・雨・亀・月・牛等にたとえられる。内観は龍虎交媾して陰陽がかたちになるものともいう。二つは、観心の内視をいう。神を見つめるが形あるものは見ない。無念無欲の境地、心があるが如く無い如く、最終的には内観は火をおこし、煉神して道と合する（丘処機『大丹直指』）。『清静経』では「外観とは形というものはないようだが有り。内観はその心はないようで有る」という。

。**内丹**。外丹の対語。人体を鼎爐にたとえ、体内の精気を薬物として、神をとり、精気を燃焼させて、精気神の三者を結合させて、金丹を造るというものである。南北朝の僧慧思『立誓願文』には「外丹の力を借りて内丹を修め、安住の境に入り安心したい」といっているが、当時はこれらは秘伝で相伝しなく、南朝時、羅浮山の道士、蘇元朗は『羅浮山志』の中で、『旨道篇』を著わし、内丹を知る事で道は初まるとのべている。唐末、鍾離権、呂洞賓の『鍾呂金丹道』を見ると漸次内丹学が形成され、全真教がおこると内丹術は道教の主流となる。

。**七返九還**。七返九転ともいう。道教の修行で天地に五行、人に五臓があり、水は腎、火は心、木は肝、金は肺、土は脾に配当される。これからさらに、天は一に生水、二に地火、天は三に木、地は四に金、天は五に土、地は六に水、天は七に火、地は八に木、天は九に金、地は十に土を生じる。腎はこのうち、一と六、心は二と七、肝は三と八、肺は四と九、脾は五と十である。このうち二と七は人身の陽気を代表している。修練の人は修行のため陽数が重要で、もって全身の陰気を変化させて、純陽の体にする。心は七、心は火、心火下降して下丹田に反り大丹を結成する。これが「七返還丹」である。肺九は金、金生水、水は元精、精は気化する。それで九を元陽の炁という。この陽気を全身にいきわたらせ、陰をおい、陽を長くのばす。それで「九転還内」、「七返九還」ともいう。易数から導かれた内丹道の説明である。李道純の『全真集玄秘要』では「陰陽相感し五行をうむ。天一生水、地火生火、天三木、地四生金、天五生土は五行の生数である。五行の運行はやむ事なく、四時がめぐり、万物が生れる。身にたとえると心身が生れ、精気が流れ五臓を生じ、五行が行われる。天一生水、精は腎に蔵され、地二生火、神は心に蔵せられる。天三生木、魂は肝に、地生金、魄は肺に蔵せられる。天五生土、意は脾に蔵せられる」とある。

。**入魔**。内丹修行中、入静過程で虚幻的なものに魅入られ、幻のものを信じ、執着し精神錯乱におち入り、時に精神病になってしまうこともある。その原因は修行を間違えてつづけ、完全な入静状態になっていなく、意識が脳中で幻影化して精神錯乱するようになる。道教ではこの虚幻のものを魔といい、十種ある。

すなわち六賊魔、女色魔とか、または天魔・地魔・人魔・鬼魔・神魔・陽魔・陰魔・病魔・妖魔・境魔（『霊宝無量度人上経大法』）などともいう。これらを除去するには、不信・不理・不怪・不怖・不喜・不恐・物を見ない。心おだやかに乱れさせないでいると、自然に消滅する。気功や禅の修行でもなる事があり、白隠禅師がこれになり内観の法で治しているし、『紅楼夢』の中でもこの場面がある。

◦任脈。全身の陰脈の総合したもので前三田の部位にある。下は会陰穴より前面を上行し上唇、兌端穴で止まる。また、別説に下丹田からおこり、上鵲橋でとまるともいう。前弦ともいう（図4、326頁参照）。

◦内視。外界の刺激、干渉を排除し、雑念にわずらわされず、瞑目、体のある一部を見つめる。内観ともいう。入静し『青革秘文』には「心を静かにできない者は、心を純にする事は難かしい。神は心を、心は神に影響し、二者が相交して生きるのである。心は静を求め制御し眼は神を宿す。それで眼を抑制し調節すると心に及ぶ。故に目で内視する場合、思想を集中し、元気肺に充満し、返視内照、心は平安にする。修練時、神をこらし安息し、舌を上顎につけ、心目を内に注ぎ、丹田を俯視すると、人ははやく入静に到る」とある。

◦内薬。先天的精気神をいう。李道純の『中和集』金丹或問では「先天の至精、虚無空炁、元神を還らせない。これを内薬という」といっている。

○八行

◦服気。食気、行気ともいう。呼吸の吐納を鍛えること。呼吸が主である。稽康の『養生論』に「呼吸吐納、服気養身」とあるが、これは呼吸吐納のうちで、天地の精炁を吸納することで服気といい、身体を煉養する方法である。『晋書』張忠伝に「泰山の有様に従い、恬淡自ら守り、服気して清虚にする」とあり『淮南子』墜形訓には「食気すれば神明となり長生する」とあり、『論衡』道虚論には「食気すれば長生して不死となる。食べなくても気が充実してくる」とあって、食気の修行は心を平静にし、環境を安逸にする。長寿成仙の方法の一つである。『正一修真畧儀』では「修行の要点は服気にある。五行が全うして神が備わるようになる」とあり、道教では服気を重視する。これらの方法は数多いが、『道蔵』中には『服気論』『服気口訣、服気精義論』などがあり、道教服気の方法がのべられている。

◦避穀。断穀、絶穀、休粮、却粒。避粮等ともいう。五穀を食べない事である。自然避穀と不思飲食に分れる。自然避穀は修行法の一つで、気が充分にまわれば自然に食事を思わなくなる。避穀、或いは煮焼きしたものを食べない。薬草、果物、果実等は食べる。田誠陽の『中華道家修練学』によると避穀に五つあるという。すなわち、五穀雑穀、米類を食べない。二に熟食をとらない、三に油塩類を食べない。中国の道家ではこれを「上清斉」と

いっている。四に一切のものを食べないで、ただ服気をする。五に薬物をとり食物に代える。目的には三つあり、一つは内臓を清浄にする。一つは腸胃を休ませる。これは消化系のある種の病気に治療効果がある。三は山などで修行する際、断穀の危険をさけられる（田誠陽『中華道家修練学』）。総じて避穀とは五穀、雑粮を食べないで代りになるもの以外は食べないという事である。

◦服食。服餌ともいう。草薬を服用したり、金石を煉成した金丹類を服用すること。『論衡』道虚にこの語を見る。「道を聞くにはまず金玉の精、霊芝等を食することである」とあり、道教の服食というのは草薬（膏丹・丸・散・湯・酒類）、丹薬を服用する事をいう。道教でいう服食には肉類・草木・菜蔬・酥酪等や、食料を粉末・焼く・炒める・むす・いぶる等を行って栄養があるメニューにする。道教でいう服食は修行に必要なもので、自分の体を堅固強健にするのである。

◦房中。房中には隠語が多い。例えば「玄素之法」「容成之術」「彭祖之道」「黄赤之道」「房幃之事」「御女術」等がある。その異名は六十にも及ぶ。そのルーツは古代の先住人の生殖崇拝にある。後には道家や神仙家は房事を研究し病を防ぎ、延年効果がある養生術の一つとした。道教は少私寡欲をいい、強いて禁欲を強いなかった。『漢書芸文志』に「房中者、性情之極、至道之際…楽而有節、則和平寿考、及迷者弗顧、以生疾而殞性命」とあり『抱朴子内篇』極言では「その大要は還精補脳の一事である」「陰丹を服して補脳し、玉液を長谷に採る」とある。つまり道教では「不老になりたければ還精補脳する事である」といい、後には、流伝中誤解され道教は攻撃され、遂にはこの法を伝えなくなる。日本の「立川流」もこれである。

◦忘形。一切の形があるものを忘れ去る事で、錬神、集気の目的で行う。道経（『太上元宝全庭妙経』）に「忘形して気を集める。気は形があると生まれない。道を達成するにはまず気を第一とする」とある。

◦尾閭。督脈が初まる第一関で、脊椎の末端にあり、肛門の直上、三関の一つ。

◦抱一。守道の事で、老子（『道徳経』第二十二章）は「聖人は一を抱くのは天下の定めである」と、葛洪は（『抱朴子』内篇、明本）では「儒者は名利に汲々しているが、道家は抱一を第一とする」といっている。

◦閉塞三関。精気神をもらさないよう守ること。南嶽夫人（『黄庭内景経』脾長章）は「三関を閉じ、金醴で口をそそぎ、玉英をのむ（唾液のこと）」とあり、唐の梁丘子は注解して「精気を固めて、むやみに洩らさない事である」といっている。

◦閉気。閉息ともいう。服気して呼吸を調節する。「胸の中に気を閉じ大鳥の毛を鼻孔につけ、動かないほどに三百回息をする。耳には何も聞かず、心に何も浮ばせない」（『千金要方』養性）とある。

・**閉目**。両目を閉じ、意識を集中して内視する。凝神聚炁の目的にかなう。

・**閉戸澄心**。心をおちつかせ、精気を固守する事（『道法会元』巻二十七）に、閉戸とは精門を閉じ、肛門をしっかりさせて（排泄を判っきりさせる）、両側の腎気が出るようにする。

・**閉任開督**。任脈を閉じ督脈を通じさせる事。精気は督脈の三関を通り、直上して泥丸宮に達する。

・**閉兌塞戸**。口鼻をかたく閉め消化道を閉じる。上が閉じれば降り、下を閉じれば上昇する。要点は踵で呼吸し、鼻で精気を吸い、九竅を閉じる（『道法会元』巻二十七）。

・**閉絶命門**。房事を断ち、精気を固守する事。

○マ行

・**沐浴**。錬丹作製時、火の勢いが充分となり、とめてその火の温さで神気を浄化することをいう。『金丹四百字注』には「不増火、不減火、為沐浴」とあり、『悟真篇』では丹を造る際、鉛鼎の上にかけてある幌が動いて温照して気が初めて受け入れられたと容易に分る事ができ、火の危険もさけられるとある。

・**瞑目**。両眼をわずかに閉じ外物を見ない。こうして調気、叩歯三十六回ばかり行うと、養神効果がある。

・**密咒**。内丹修練で、心中に黙念咒語を行って修行の助けとする。この念時の時、耳で聞くような事はしない。

○ヤ行

・**養気**。神炁を煉養する事。その要点は忘言守真にある。『呂祖百字碑』に「養気、亡言を守り、降心すれば功なさざる事はない」とある。

・**養胎**。煉気化神のこと。『仙仏合宗語録』に、「何を以て養胎というのか？　答えて養胎とは煉気化神のたとえである」とある。

・**養神**。煉養化神のこと。

○ラ行

・**龍虎**。龍虎のたとえは比較的に多い。ある時には肝と肺をいい、また性と情を指したり、身と心をいったり、元神と元精をいってみたり、内容にいろいろある。

・**龍虎交媾**。心腎相交、水火既済のこと。『鍾呂伝道集』に「腎気投心気、気極生液、液中正陽之気、配合真一之水、名曰龍虎交媾」とある。

・**煉気**。吐納服気の修練をいい、元気を調煉すること。

・**煉心**。心境を修錬し、心霊的純粋さを保持する。

・**煉形**。体が外から見える形姿を修練すること。外面的様相を保つこと。『真元妙道修丹験抄』に「道に達する要点は煉形長生を上とする」とある。

・**薬**。精気神をいう。この三つを内丹術では上品薬とする『玉皇心印妙経』では「上薬三品とは神と気と精をいう」とある。

第三章　奇経八脈

(1) 奇経と八脈

まず、「奇経」という語句は『素問』『霊枢』には見当らない。という事は「奇経」というのは、それ以後のものであると思われる。「奇経」とは「奇経八脈」のことで、正経（十二経あり、足と手にそれぞれ六経、各々陰陽・表裏経に分かれている）に対するものので、奇経とは正常ではないという事、奇異なものという意味で、五臓六腑に連絡することなく、表裏経の区別もない（奇経八脈のうち督脈と任脈の奇恒之腑とされて女子胞と連絡している）。奇経の働きは十二正経の気血の流通の過不足を補正するもので、督脈・任脈・衝脈・帯脈・陰蹻脈・陰維脈・陽蹻脈・陽維脈の八脈をいう。

正経の気血の巡りを河にたとえると、奇経はダムがあるように河の流れを調整する機能をもっている。督脈は陽側、任脈は陰側にあり、共に経穴はある。奇経交会は六つあって十二正経の経穴と交合している。ここを奇経交合穴という。帯脈のみは臍囲を一周しているが、他は体の従軸に沿っている。奇経八脈のうち気血のルートとして、チャクラや丹田にも関係するのは任脈と督脈で、このスイッチ役のようなのが陰蹻脈である。

○任脈（図8、図9）。任とは担任とか引き受けるという意味や妊と同じ妊娠と関係する言葉で「任は胎胞を主る」といわれる。腹部正中線をめぐり、足の三陰経、八脈の陰維脈と交叉して体の陰経を総括している。流注は『難経』二十八難に「中極の下からおこり、以て毛際を上り腹裏をめぐり、関元をのぼり、咽喉に到る。頤を上がり、面をめぐって目に入る」とある。

○督脈（図10）。督とは監督、管理、統率するという意味があり、手、足の三陽経、陽維脈と交合している（陽脈之海）。『鍼灸甲乙経』では「下極の輪におこり、脊裏に並び上って風府に到り入りて脳に属して上り、鼻柱に到る」とある。

○陰蹻脈（図11）。粛天石の『内外功図説輯要』の『奇経八脈攷』では張紫陽の『八脈経』をひき「八脈のうち衝脈は風府の下、督脈は臍の後、任脈は臍の前、帯脈は腰、陽蹻脈は尾閭、陰嚢の下、陰蹻脈は尾閭の後、陰維脈は項の前の一寸、陽維脈は項の後一寸二分より初まる。これらはいつも陰神がいて開かないが、神仙の人は陽気で開く事ができる。まず気を集め陰蹻脈がわ

図8　任脈、督脈

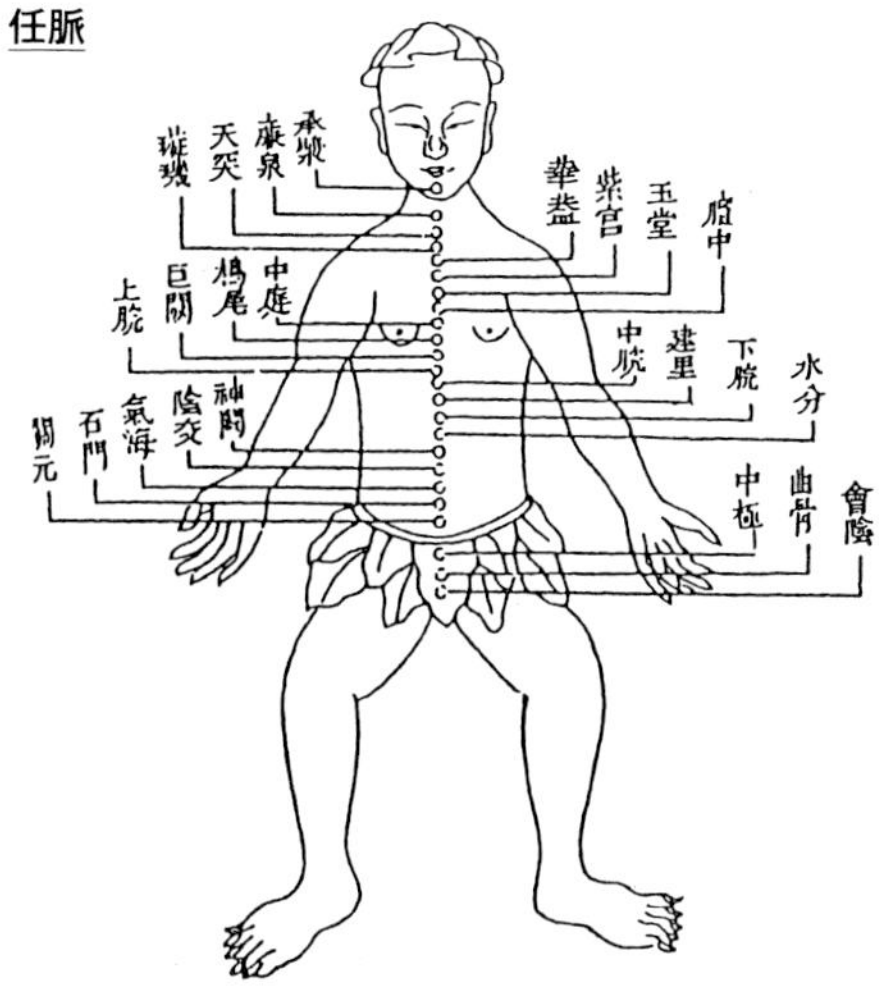

図9　任脈上の経穴

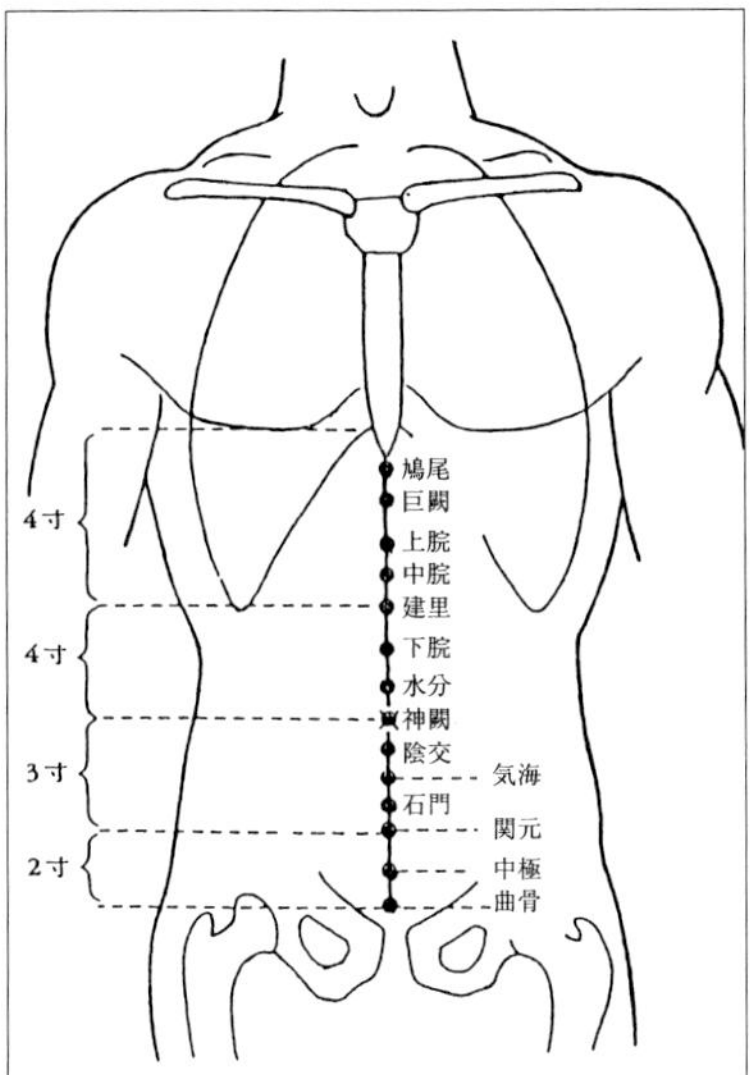

鍼灸経絡図の「気海」―神闕穴が臍に相当する

(『道教事典』) より

図10　督　脈

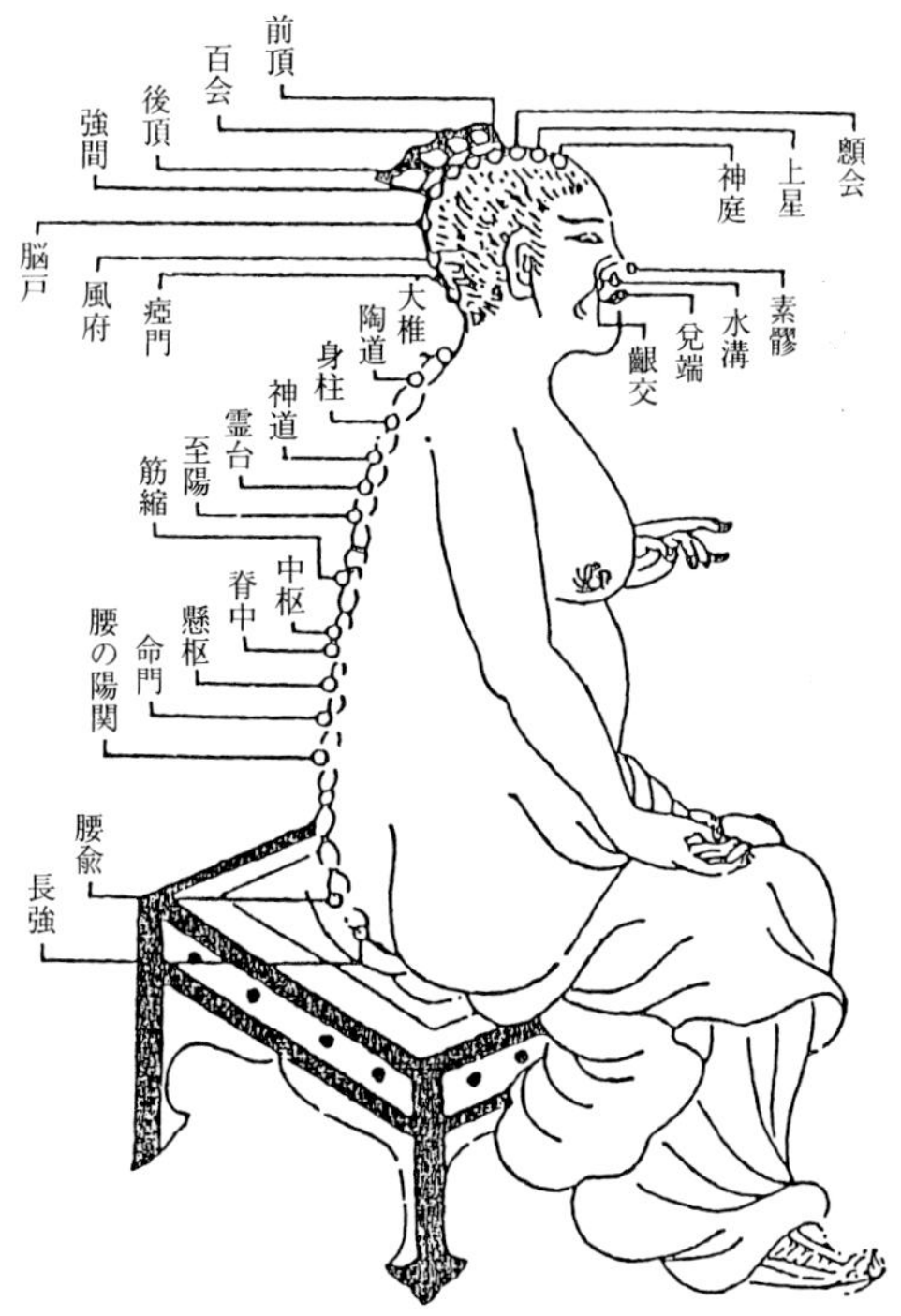

督脈の循行路と経穴

(『道教事典』) より

図11　陰蹻脈穴図

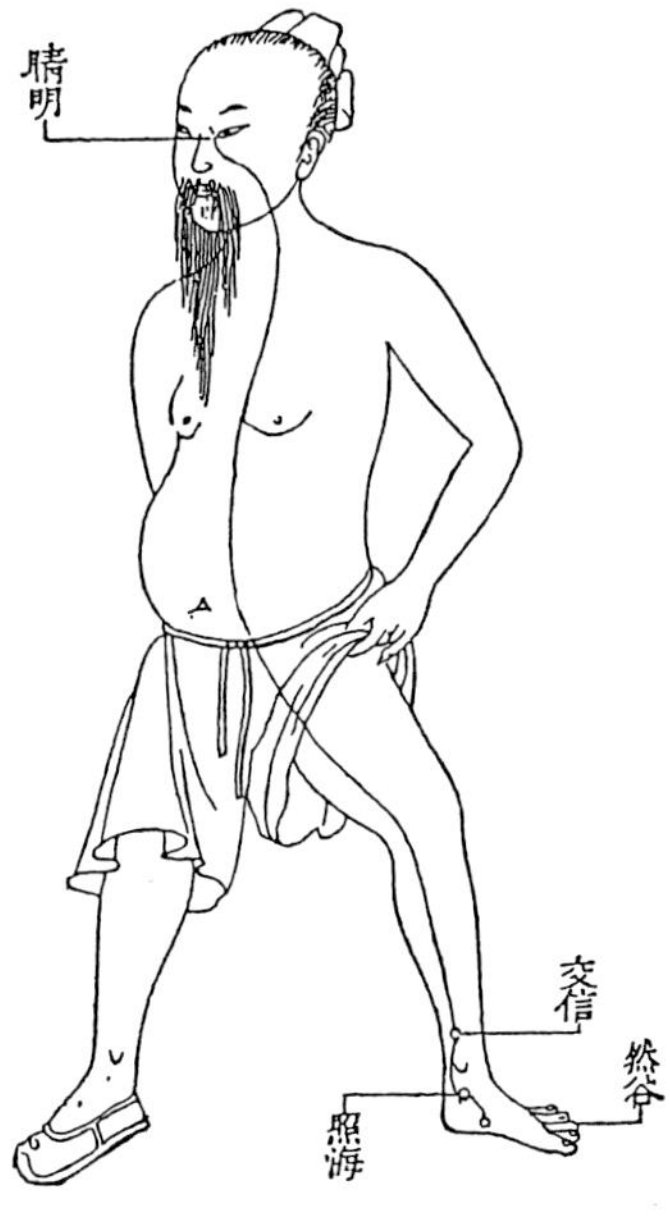

(『現代語訳奇経八脈考』) より

ずかに動けば、ついで任脈、督脈が通じ、ついで全ての脈は開き通じるようになる。天根・死戸・後命関・酆都鬼戸・死生根などともいい、これを司る神を桃康という。ここに泥丸（頭部）から湧泉（足底）まで気が集散すれば天門は常に開き、地戸は永久に閉じて脈は一身を周流して長生できるという」とある。後でのべる小周天、大周天の事にも関係する。このように陰蹻脈はスイッチの役をしている。

このスイッチというと、一九六〇年代、メルザックとウォールが唱えた『ゲートコントロール説』をもう一度参考にしてみてみたが、チャクラや、丹田、小周天、大周天のように精気神や気血がなぜ体の下部からおこって督脈とか脊椎を次々と関門を破るように下から上昇するのかという参考となる。

(2) 脊髄関門説（ゲートコントロール説）

元来は痛みの説明に用いられていたもので、ヨーガから初まる一群の説明には応用できる。ヨーガや禅は、静坐、瞑目、抑思、坐忘、専念、呼吸等をコントロールする強い意志の力をもって脳から脊髄にある関門機構のところへインパルスを送り、それで関門を開閉しているというのである。一般的にいえば身心共に調和している人は、この反対の身心不調の人に比べて痛みや、身体内外の刺激に対してソフトな対応ができる。身心共に安定した状態になると、自律神経系（特に交感神経の異常亢奮を抑える）やホルモン系が体性神経系と一つとなって健やかでいられる。このようなプロセスにいろいろな修行をするのだが、その目的は精気神や気血の流れをコントロールして全身に流通させる機構が働くようにすることである。そして修行によって脊髄関門を支配する事も可能となる。

(3)『難経』と『甲乙経』

奇経八脈という語句は『素問』『霊枢』にはないとのべておいたが、その初出は『難経』、ついで『鍼灸甲乙経』になる。

◯『難経』（図12『類経』より）。その二十七難にでてくる。『難経』の難とは疑問とか、難易とかいずれにとられるかというと、疑問の意の難というように解釈されている。ところがこの『難経』はその成立年代、執筆者も今もって不定である。『八十一難』の名は後漢張仲景の『傷寒雑病論』自序に「素問九巻（霊枢）・八十一難より撰び用いた」とあるが、その著者は書いていない。『隋書』経籍志にも難経の名を見るが、やはりその著者名や完成年代については書かれていない。唐代になってやっと『旧唐書経籍志』、揚玄操の『難経集注』がでて、その著者を扁鵲としている。しかし『史記』扁鵲倉公列伝や『漢書芸文志』の中で『難経』の事は全くないので扁鵲を著者とするのは疑問がある。宋代、李昉『太平御覧』金匱鍼灸経序によると「呂広は広く医術を行い、著書も多い。呉の赤烏二年大医令となり、『金匱鍼経』を

図12 『難経』二十七難

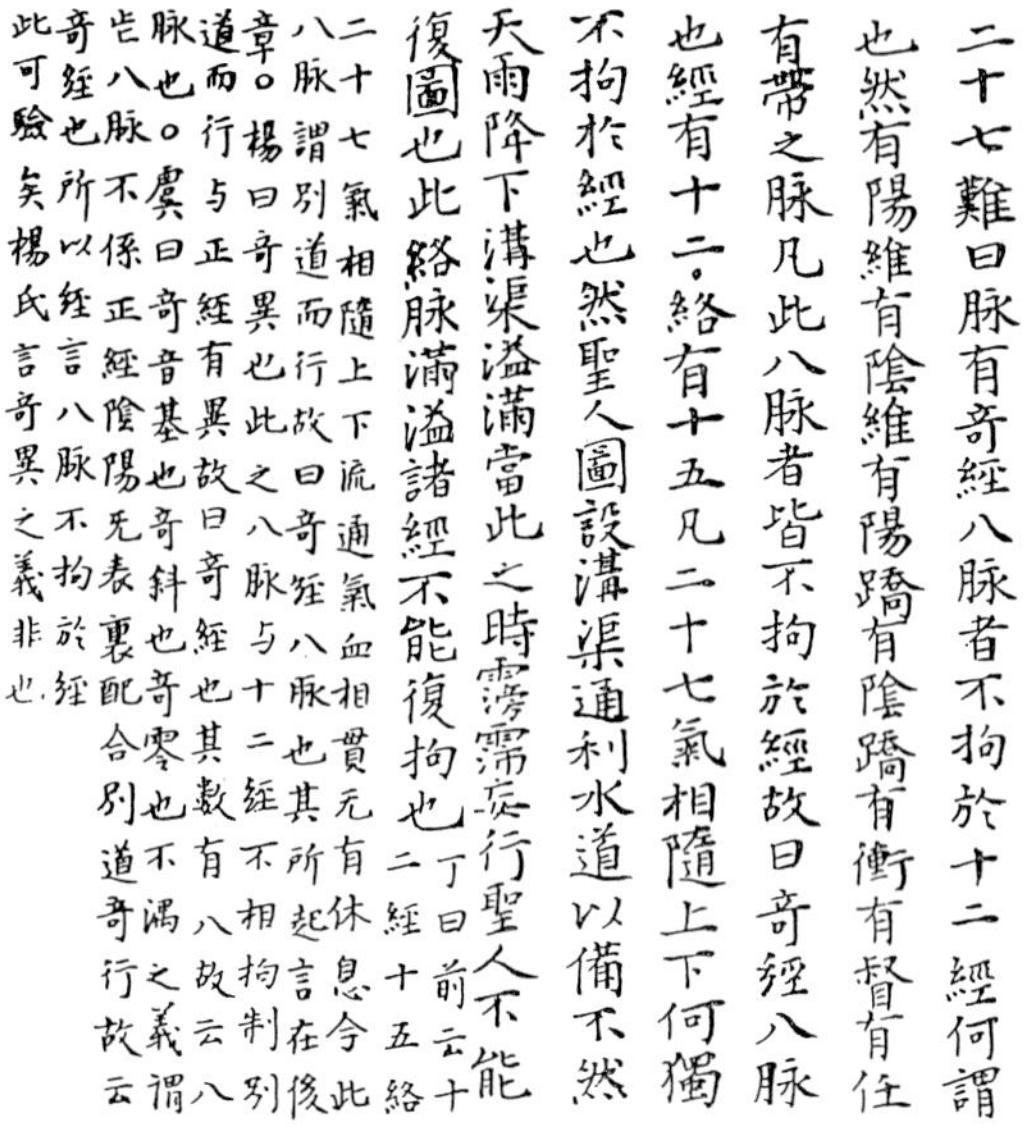
二十七難曰脉有奇經八脉者不拘於十二經何謂
也然有陽維有陰維有陽蹻有陰蹻有衝有督有任
有帶之脉凡此八脉者皆不拘於經故曰奇經八脉
也經有十二。絡有十五凡二十七氣相隨上下何獨
不拘於經也然聖人圖設溝渠通利水道以備不然
天雨降下溝渠溢滿當此之時霶霈妄行聖人不能
復圖也此絡脉滿溢諸經不能復拘也丁曰前云十二經十五絡
二十七氣相隨上下流通氣血相貫元有休息今此
八脉謂別道而行故曰奇經八脉也其所起言在後
章。楊曰奇異也此之八脉与十二經不相拘制別
道而行与正經有異故曰奇經也其數有八故云八
脉也。虞曰奇音基也奇斜也奇零也不耦之義謂
此八脉不係正經陰陽无表裏配合別道奇行故云
奇經也所以經言八脉不拘於經
此可驗矣楊氏言奇異之義非也

（『類経』）より

撰し、『八十一難』に注を加え世に出した」とある。赤烏二年（二三九）とは三国時代呉の孫権の年号で、この頃すでに『難経』は広く用いられていた事が分る。『四庫全書総目、難経本義』によると、「これは漢の芸文志になく、『隋唐志』に初めて載し、呉の太医令呂広がこれに注をし、その文三国前の出にあり」と記されている。このように『難経』の著者については判っきりとした証がなく、またこの書は別名『黄帝八十一難経』とあって「黄帝」を冠名としているが、今いったように『素問』『霊枢』に奇経八脈の事がないから、なぜ「黄帝」がついてるのかもよく分らない。黄帝という冠名は『素問』『霊枢』『太素』の他『陰符経』等についている。

この『難経』二十七難には次のように書かれている。「二十七難。脈に奇経八脈があるのに十二経というのは何故か？ すなわち陽維・陽蹻・陰蹻・陰維・任・督・衝・帯脈がある。これは恰も聖人が溝渠を設けて水道を通し不意の大雨で溝渠が充満した時、ここに流して水流を調節するように、経脈が満溢するのを防いでいる役目をしている」といった意味が記されている。

○鍼灸甲乙経（図13）。晋代、皇甫謐（二一五〜二八二）が、西

図13 『鍼灸甲乙経』

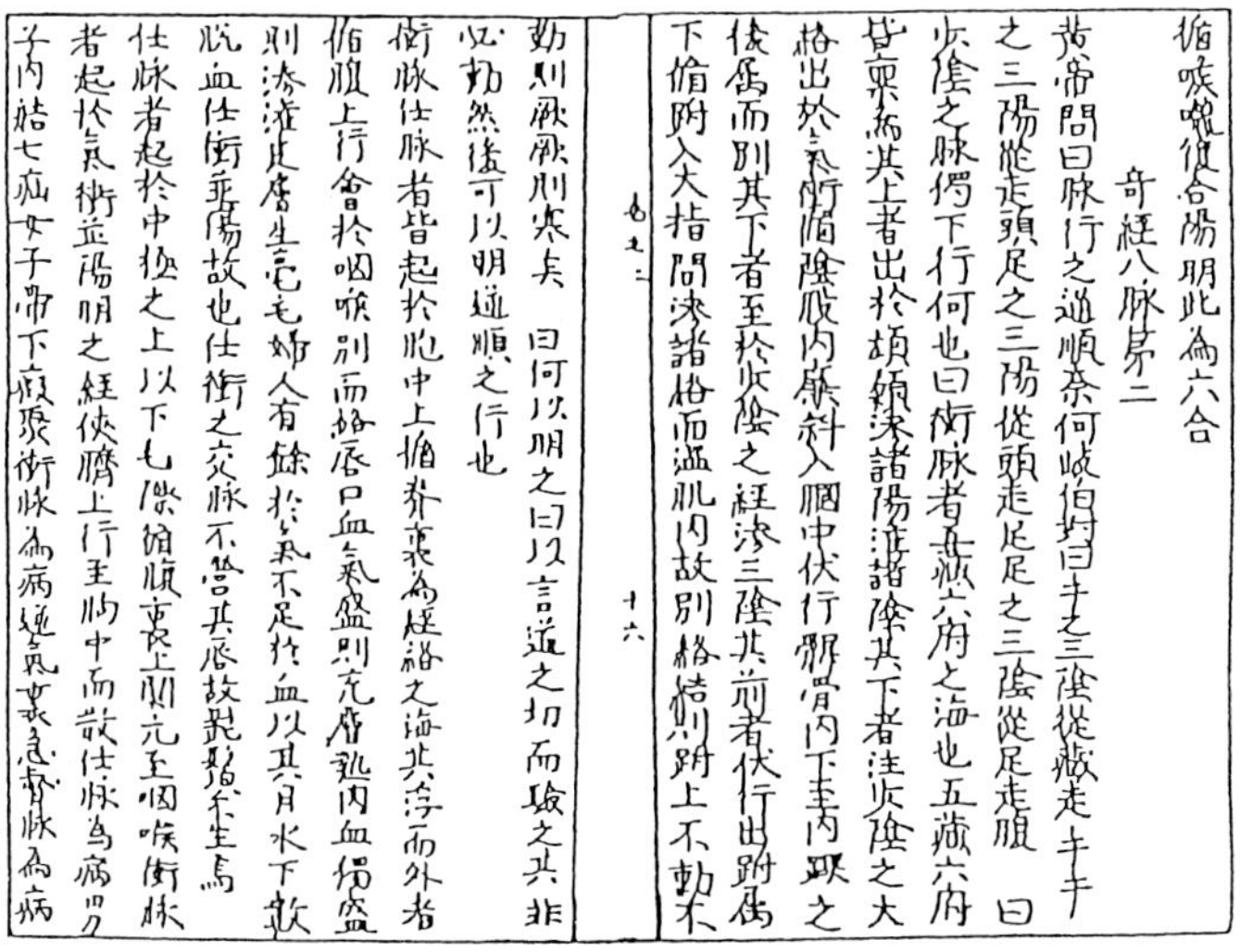

『鍼灸甲乙経』（国立公文書館内閣文庫所蔵・宋版）

晋の二五六～二八二年の間に完成したものとされる。『難経』や、秦漢時代以後の鍼灸医学（『素問』や『霊枢』等）を集大成し、分類、整理したもので後代に多くの寄与をなしている。皇甫謐自身は中国西方の甘粛省安定朝那（甘粛省霊台）の出で、のち湖南省に叔父についてわたり読書にふけり、世人は彼を「書淫」といった。幼少より病弱であり、五石散（寒食散）を当時の流行に従って服用し、その中毒におち入り風痺（リウマチ性の疾患）になり、体は衰弱していく。

(4)『十四経発揮』と『奇経八脈攷』

○十四経発揮。元代滑寿（一三〇四年頃～一三八六年頃）の作。十二経に任・督二脈を加え十四経とし穴位と所属経脈の関係を更に判っきりとさせ、十四経の経穴の配列を具体的にした。彼は他に『本草発揮』がある。滑寿は湖南省の生れ、幼少より学を好み、郷試に合格、医術を習い、『素問』『霊枢』をよく読み、張仲景・劉完素・李杲の三家の説を学び、さらに鍼法も習得し、湯液と鍼灸に長じた。彼は『素問』の組み立てが散乱しているので、これを十二類の内容に分け、さらに『難経』にも全面的解釈を行い『十四経発揮』の中で、十四経脈の循行規則を詳細に記し古典の十四経に関する資料を訓訳併記してより詳細な学説を補充し、各経に所属するいくつかの新穴を補っている。

○奇経八脈攷。明の李時珍（一五一八年～一五九三年）の作。瀕湖山人と号し『本草綱目』の巨著もある。湖北省の生れ、祖父は鈴医（行医）で活躍し、父はその地方の名医で父につき医を習う。十四歳で秀才に合格したが郷試を三度受けて不合格、意を決し医に専念する。本書は隆慶六年（一五七二）に完成し一五七八年に刊行される。前人の奇経八脈に関する論述についてさらに考証を加え、各奇経の循行と主病を加え、自分の考えを提出した。彼にはなお『本草綱目』という大著もあり、前述の滑寿が『本草発揮』という本草書を書いたように、この元明時代の鍼灸書を書いた人が本草の専門家でもあった事が一致している点は興味がある。

なお奇経八脈は現代でも間中喜雄先生の創められた「イオン・パンピング療法」や「霊亀八法」、さらには清の趙学敏の『串雅内篇』を見ても生きている。

以前、中国映画で「李時珍」という彼の半生を描いたのがあって、一般映画館で上映され、観にいった事がある。

(5) 小周天と大周天

丹田のところで、錬成化気、練精化神、錬神還虚についてふれているが、小周天、大周天は丹田の処でふれてもよかったが、任脈・督脈に関係するので、ここ「奇経八脈」のところでふれることにした。それにはまず表（第二章表9、327頁）の「坎離・心腎・元神・元精・元気の関係表」が重要となる。小周天・大周天を語

る場合、必要な概念である。「周天」とは日月・星辰が天球上の軌道（黄道三六〇度）を一周する事をいい、それが人体の中でも精気神のめぐりと同じと考えるのである（大宇宙と小宇宙という考え）。

○小周天（第二章図4、表9、326・327頁参照）。内丹の用語。小河車ともいう。錬成化気のこと。『周易参同契』に見るように大宇宙に身体を小宇宙ととらえた内丹の用語である。小周天では静坐、瞑目、呼吸法と意識を集中し、気を会陰から背骨に沿って頭頂（崑崙）まで汲み上げ、次いで顔面から胸部を通って下丹田に下降させる。この前面が任脈、後面が督脈である。この二脈は各々陽脈・陰脈の元締めであり（李時珍、奇経八脈攷）、この二脈が通じれば百脈みな通じる（兪琰『周易参同契発揮』巻五）という考えをしていたのであろう。先天的には開通していたのに後天的に閉塞したとされるこの二脈の流通感には個人差があるらしく様々である。その感は気が尾閭をつき破り、脊髄に沿って頭の頂上に達したのを感じ、その熱気はついで顔面・胸部に伝わり、再び丹田にもどったと感じ、そこで収まるという。気功家や白隠のいう内観による軟酥《なんそ》（拙著『中・近世の傑人と医療』参照）もこのようなものであったらしい。

○大周天（第二章図7、341頁参照）。小周天の延長。大河車ともいう。錬気化神の状態で解脱（あらゆる束縛から解放され自由の境地になる究極の境地）して道と合一する。小周天の次の段階と

図14　後天八卦図、先天八卦図

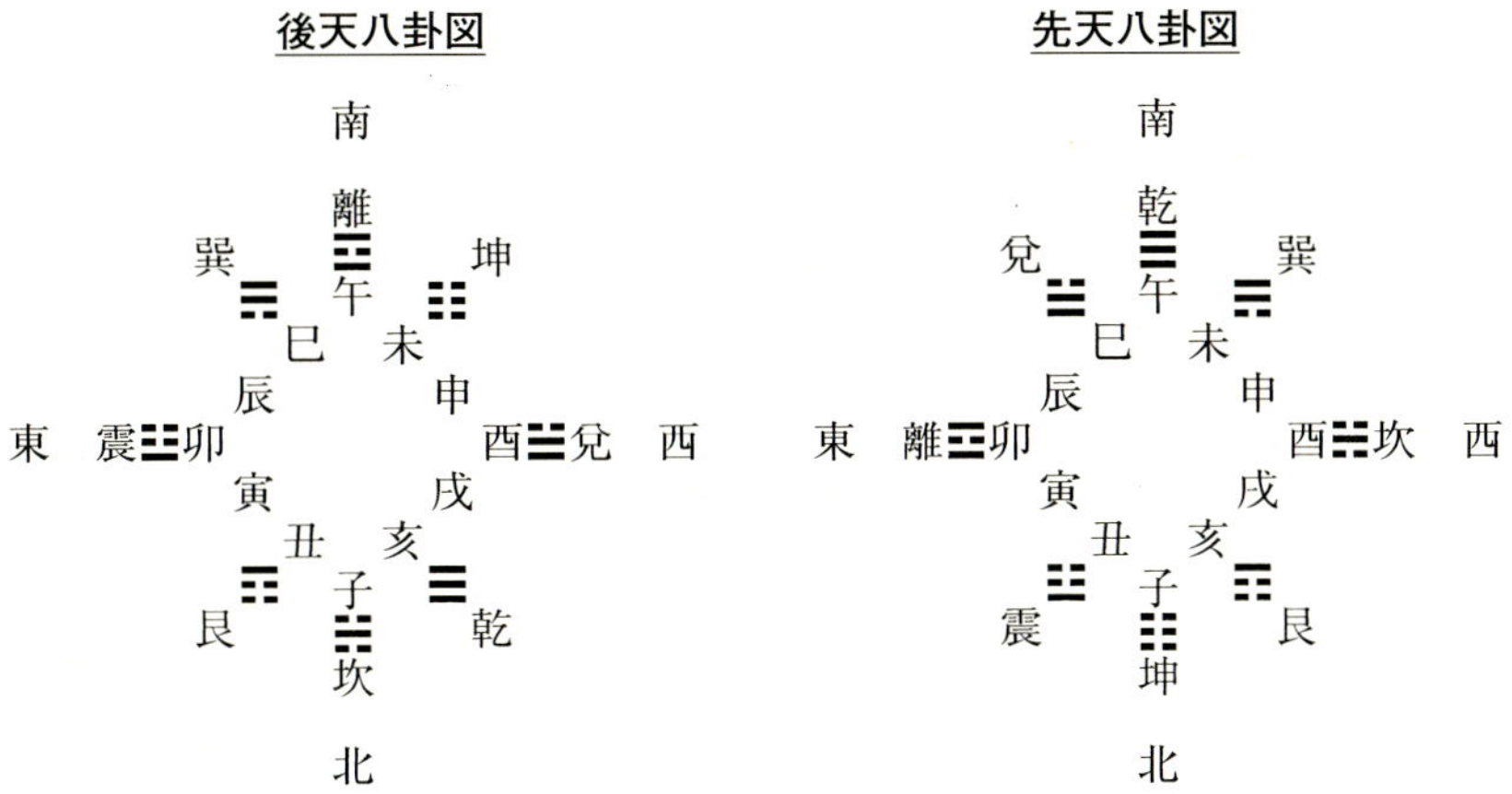

（『奇経八脈攷全釈』）より

図15

【小周天後天八卦図】

【大周天先天八卦図】

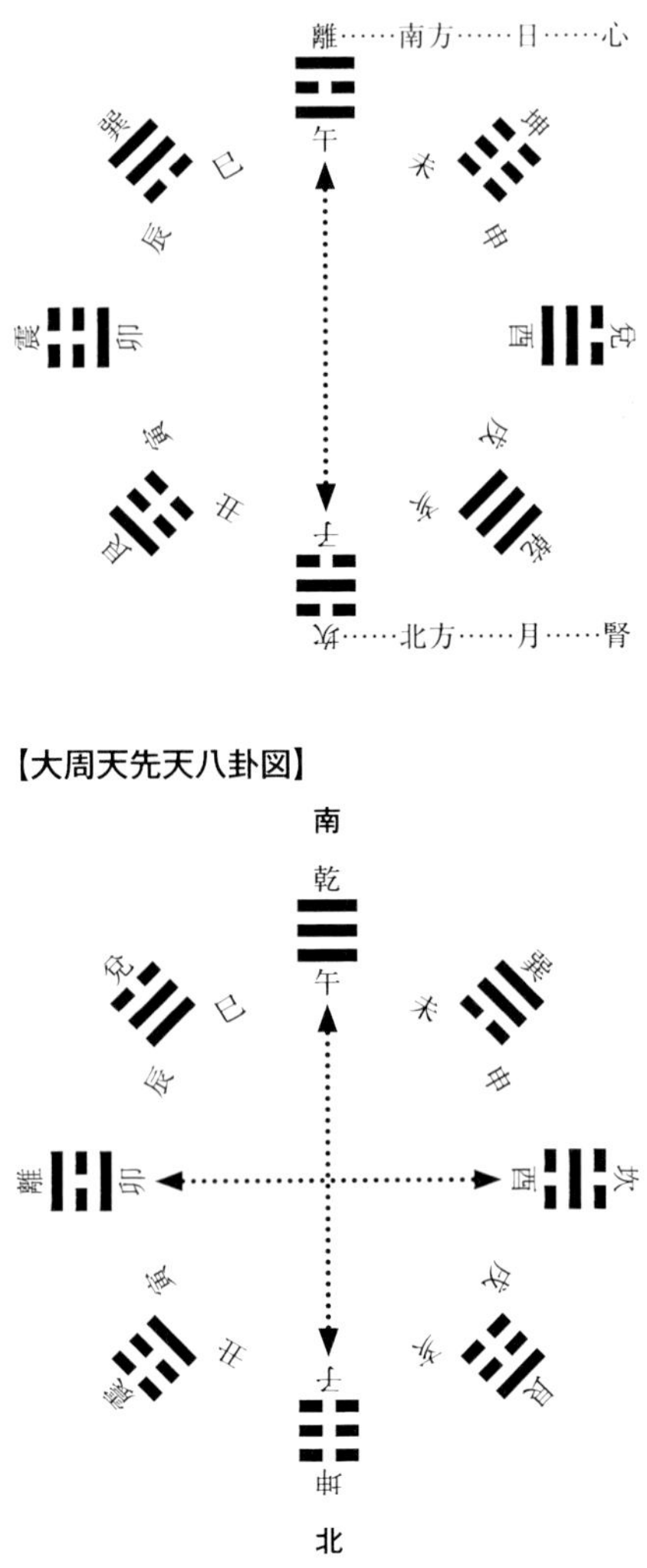

（『道教事典』）より

して任・督二脈だけではなく奇経八脈の全て（十二経脈も含めるという考えもある）が通じる法。具体的には小周天と修行と変りないが、元の陳白虚は小周天と大周天の違いを坎離交姤（図14、15）を小周天、乾坤交姤を大周天というといっている。坎離交姤とは心（離）・腎（坎）相交、水火相交、取坎填離ともいわれ、易・後天周において上部の離（☲）の中央の一陰と下部坎（☵）の中央の一陽とが互いに入れ代ることで、こうして乾南坤北の先天図になり、ここで成胎以前の先天的、人体の本来性が回復される。

一方大周天では東（卯）・西（酉）の坎離二卦も重視されるので、子午周天を小周天、卯酉を大周天とする。『荘子』大宗師篇の「真人は踵で呼吸する」というのを大周天のルーツと考えることもある。

第四章　禅

今迄、チャクラ、丹田、奇経八脈が、結局のところ精気神の統一、修行であり、その精気神の走行がチャクラの脈管。丹田の下から上への下丹田、中丹田、上丹田。さらには奇経八脈の任脈・督脈がこの精気神の通路であることをのべ、これらが底流で結ばれているだろうということをのべてきた。

(1) 禅とは

次いで「禅」については追加、考察を加えたい。周知のように禅はひたすら厳しい修行をして、解脱を図り、全ての束縛から解放されて自由な境地に達する事で、その内容と修行経過は表（表13）「禅、道家、道教」に示した通りで、禅やヨーガも最終的には解脱を図る宗教である（この中にチャクラがある）。その修行の静坐・瞑想・瞑目などはヨーガも禅もほぼ同じである。道家の思想の心斉・坐忘・虚無・無為・守一等の自然観はそのまま道教にとり入れられ、調息・胎息・行気等の呼吸法を加味した修行に、さらに道教自体の導引・服餌・房中・外丹・内丹等が入り混り、最終的には仙人を目指すのである。相対的な思想にうらうちされた、個人主義の強いものである。ヨーガと禅との類似点を見つける事は容易である。

表（表14、老荘、道教、禅の近似性）は、この点を確認したものである。

表（表15、禅と道教の身心的関係）、ヨーガ、禅、道教などを身（体）と心（精神）に分けた修行内容である。こうしてみると、これらの修行には身心的相関が重要である事が分る。またスポーツ・運動といった身体鍛錬に体を鍛えるだけではなく、そこに精神的修養を加味して初めてスポーツマン精神になるわけで、そこにさらに礼儀作法が加わり、道という一つの到達目標があることを教えているのが、武道（武士道）である。単なるテクニック、武術ではない。禅の精神や自然観と結びつき、精神修養を加味して礼儀作法を重んじるものが茶道・香道などがある。体をいくら鍛えてもレコード一途では真のスポーツマンとはいい難く、正に道教『西昇経』『老子中経』でいう「偽道養形、真道養神」なのである。

表13　禅、道家、道教

禅	道家	道教
ヨーガ	心斉	調息
静坐	坐忘	胎息
瞑目	隠遁	行気
瞑想	神仙説	内視
座禅		思神
止観		存神
内観	虚無	守一
輭酥	無為	
只管打坐		
不立文字		
解脱		仙人
悟り	自然観	現世利益
公案	天地人	長生不老
真理	道	福禄寿
僧：在家、出家	恬淡無為	五福六極
修行	無為自然	僧：在家
茶道	虚、空	修行、出家
	謙攘	
	無欲	
	軟弱	
宗教	思想、哲学	宗教
相対的な思想→善と悪→禍福→宗教		
個人主義→（個人の救済→宗教 安心立命		

(2) 禅の歴史と流派

禅の歴史を見る前に、もう一度、前に掲げてある表（第二章表7、宗教始祖と流派、325頁）の表を見てみたい。いろいろな名がでてきて混乱するので、この表で整理できる。

禅の歴史は古く、遠く釈迦牟尼（仏陀）の仏教（現在インドでは衰微して少数教になっている）やそれ以前からインドで固有に発達したヨーガから初まる。

一体に禅と道教は余り関係がないように思われるが、実は極めて近いものがあり、その結びつきも古い。まず禅のルーツはというとヨーガにたどりつく。今では街中ヨーガの字をよく見かけるが、ヨーガは宗教といってもよく、精神を統一し、全ての欲望をたち、瞑目、瞑想をつづけ、解脱（悟り）をはかり、一方では身体的鍛錬を重んじた。この身体鍛錬が健康指向思想と結んで現在のヨーガブームにもなってくる。ヨーガの中には奇妙な形に体を曲げ、手足を自由に動かして体にまきつけるなどのポーズが、身体鍛錬だとして、一種の見せ物のようになっているものもある。

表 14　老荘、道教、禅の近似性

老荘（道家）（自然観）
- 老子 — 恬淡虚無
- 荘子 — 心斎・坐忘

道教 ——— 内丹・内観・内視・守一

禅 ——— 内観・坐禅・瞑想
只管打座、不立文字

表 15　禅と道教の身心的関係

身（体）	心（精神）
ヨーガ 道教（導引） （調息） 呼吸法： 吐故納新 六字訣	禅（止観、内観、静坐、 坐禅、只管打坐、 面壁九年、不立文字） 道家（坐忘、心斎、虚、無） 道教（祝・呪・斎・内丹・ 守一、偽道養形、真 道養神）

スポーツ・運動　＋　形・作法・儀礼・精神修養

剣道・柔道・弓道　　茶道・香道

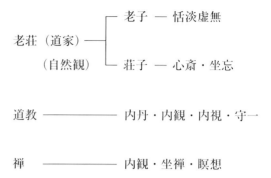

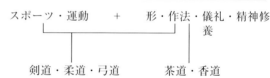

前六世紀頃、釈迦牟尼が仏教（小乗仏教）をおこしたが、紀元前後になると改革（大乗仏教）がおこり、自他から他利に、出家中心から人々に拡がり、南インドのバラモンの出である第二十八祖達磨が出て来て、中国にわたって禅宗をはじめ時の梁の武帝（五〇二～五四九年）に謁している。これより以前中国では諸子百家の老荘思想があり、老子の希言（二十一章）・恬淡（三十一章）・知足之足常足（五十八章）。荘子の心斉（人間世）・坐忘（大宗師）・恬淡無為（胠篋）・吹呴呼吸・吐故納新（刻意）・恬淡之安（盗跖）などが、禅宗に似ているので受け入れられ、達磨から慧可にさらに六祖慧能（六八二～七一二）が大成する。次いで馬祖（七〇九～七八九）、百丈（七一九～八一四）とうけつがれていく。禅とは静坐（道教の養生法にもある）して瞑目、瞑想、無念無想、邪念にとらえられず一途に心を集中安静にして安住安楽の境地に入る。座禅である。

一方、道家の後継者である道教ではまず漢末の太平道・五斗米道の農民革命からおこり、盟主張陵の流れの天師道から寇謙之の新天師道で道教のかたちになる。さらに魏華存を始祖とする上清派、陶弘景で大成される茅山派、そこから分枝する天台派などがあり、これら一連の系列は正一教として現在も主に中国南部・台湾・香港・シンガポール等の華僑社会で信奉されている。もう一つの主流に王重陽が金元時代に創めた全真教がある。この流派は儀礼・作法・儀式を禅の様式からとり入れ、北方系といってよい（性命双修）。著者の道教の恩師吉岡義豊先生は戦時中、単身全真教総本山北京白雲観に留学修行僧として生活され、それを『道教の実態』（写真3、興亜宗教協会、一九四一年六月。他に『吉岡義豊著作集別巻』五月書房、一九九〇年一月）に記された。これを拝見すると、一日の修行日課、修行法、起居食事など禅宗に近い事が分る。夜になると灯火もなく、冬も暖房もない苛酷な修行であった。禅宗はその後七派に表のように分れ（表16、禅宗七派）、このうちでも臨済宗・曹洞宗が大きい。臨済宗は義玄がその居住した院名からこういう。その後黄龍・揚枝派に分れる。宋代になると日本から榮西・辨円等が渡るが、明代に入ると禅宗は衰退し、臨済宗の一派である黄檗宗隠元が逆に来朝し、京都宇治に万福寺を開く。さらに臨済宗は沢庵（豊臣・徳川初期）・白隠（江戸中期）とつづく。榮西が招来した臨済宗は分派した黄龍派で建仁寺を建て、もう一つの分派、揚枝派は丹爾が東福寺を建て次第に盛んとなり、鎌倉時代には五山十刹という修行中心寺院がそれぞれ鎌倉・京都に生れるが次第に衰え、白隠が中興の祖として出てきて、再びもり上ってくる。白隠は禅の修行の厳しさから禅病となり、京都白河に白幽を訪ね内観の法を授けられ健康になる。彼の著『遠羅手釜』『夜船閑話』等に詳しい（白幽との場面は拙著『日本全国神話伝承の旅』を参照）。内観の法とは全く道教の調息・行気であり、その伝統は表（表17、『遠羅手釜』内観の伝承）のように、まず金仙（釈迦と神仙との二説があるが、ここでは神仙をとり

表16　禅宗七派

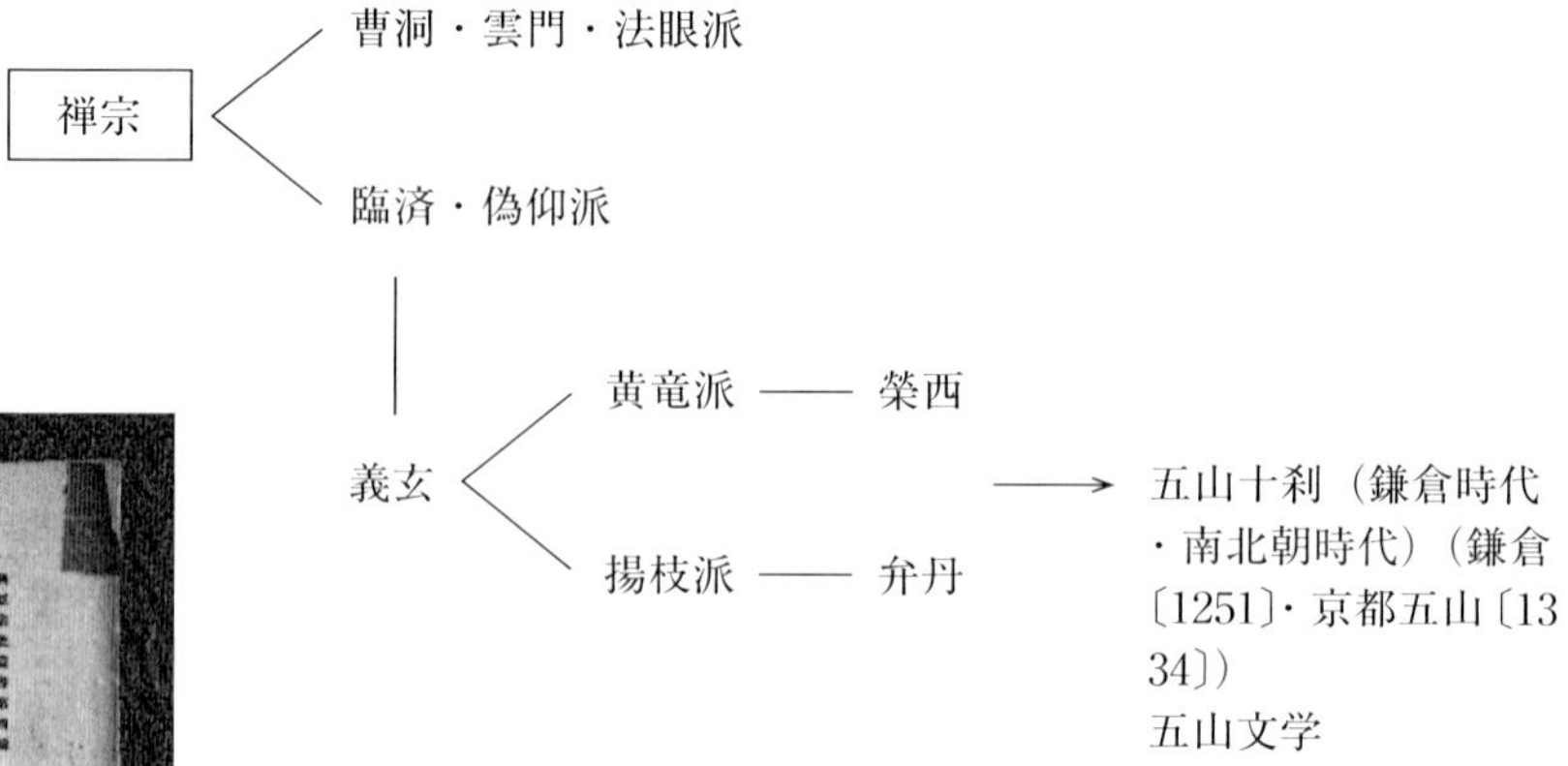

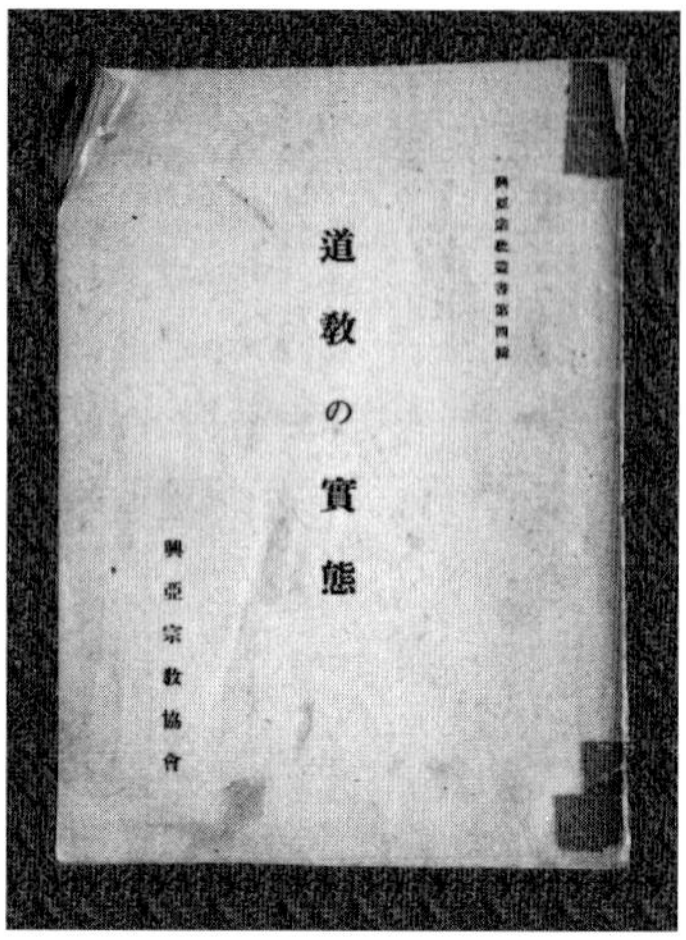

写真３　『道教の実態』

たい）から天台宗智顗に、ついで白幽（道士ともいっている）から白隠に伝えられたとしている。道教と禅の結びつきが分る。また天台宗智顗は『摩訶止観』を講述（灌頂が筆述）しているが、この止観も禅の内観、さらには道教の調息・行気法に近い。また平安期に入唐した最澄は天台宗（台密）を、空海は真言宗（東密）を開くが、天台宗は禅・台・戒の融合を説く（天台宗と天台派とがある事に留意する）。また榮西は禅と共に茶を招来し、日本独特の茶道がおこる（拙著『中・近世の傑人と医療』参照）。このよう

表17　『遠羅手釜』内観の伝承

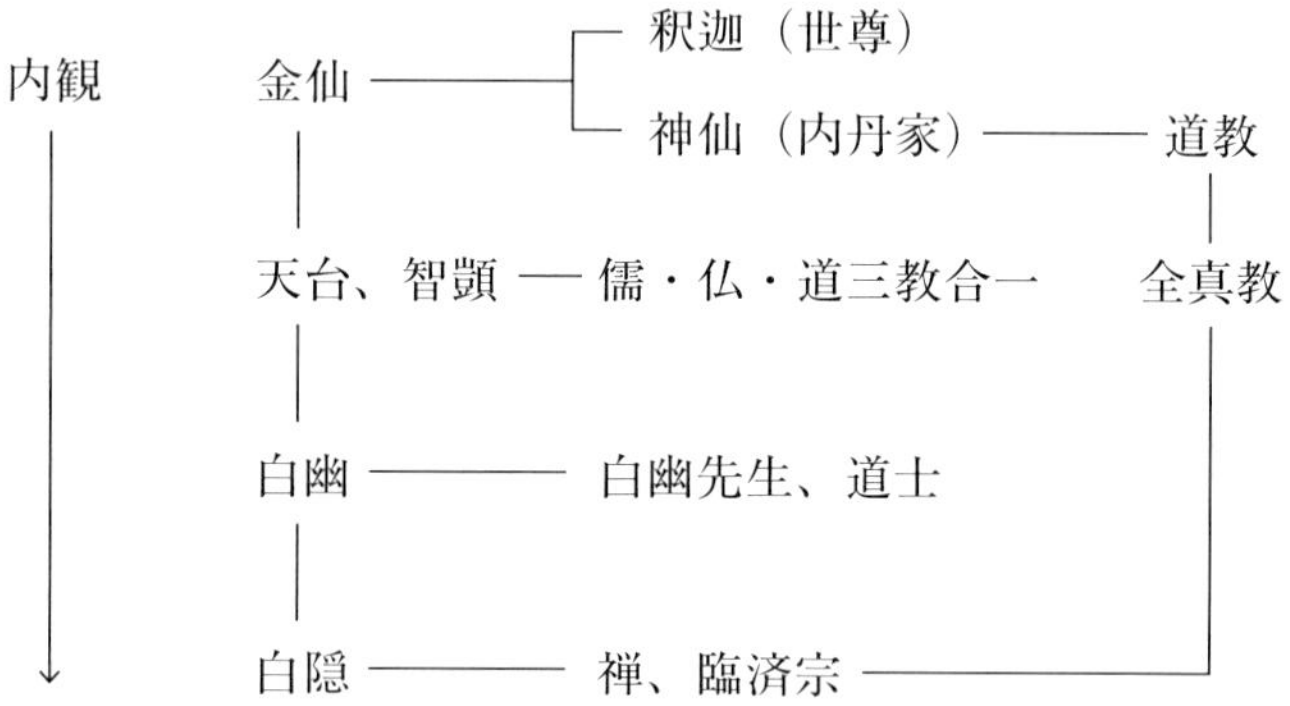

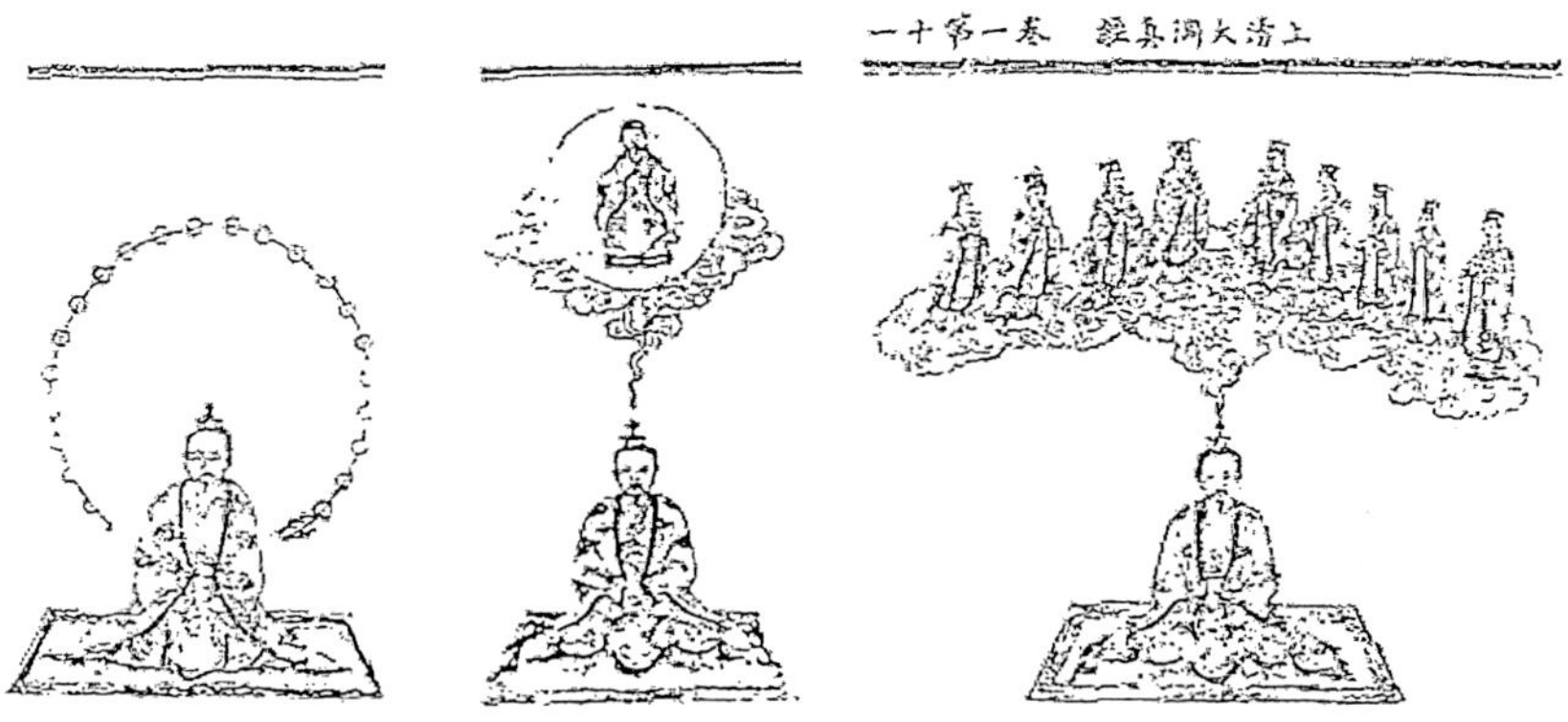

図16　『上清大洞真経』

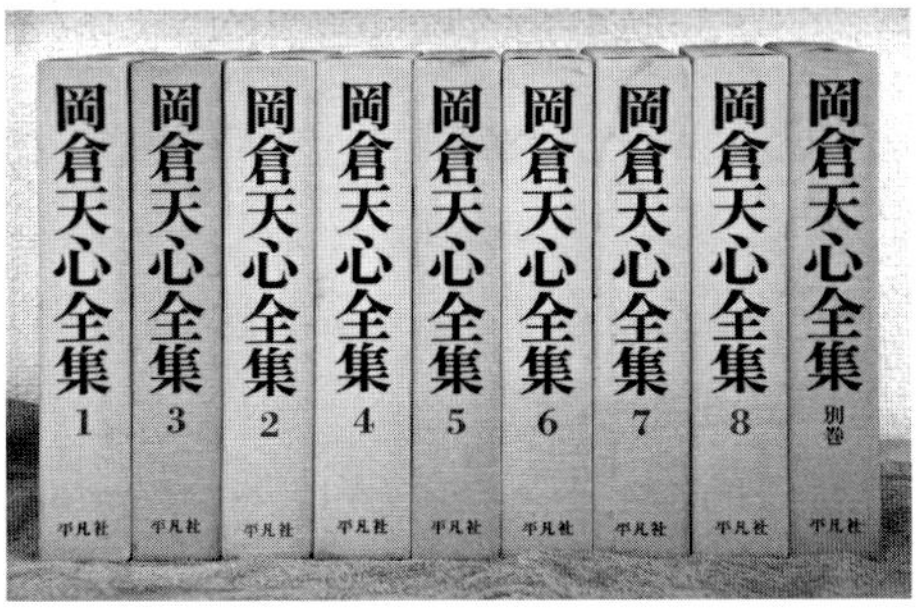

写真４　『岡倉天心全集』

に禅が日本の宗教・文化に及ぼした影響は大きく禅は道教の修行儀礼をとり入れ、発展して来た。岡倉天心の『茶の本』（明治三十九年、一九〇六）（写真4、岡倉天心全集、平凡社、一九八〇年二月、全八巻第一巻にあり、他に『岡倉天心集、明治文学全集第三十八』筑摩書房、一九六〇年二月、『岡倉天心』日本の名著39、中央公論社、一九六四年三月。大正十一年発刊の『天心全集』には収録されていない）には、「道教と禅」という一節がある。

なお図（図16）は『上清大洞真経』という『道蔵』にあるものだが、内丹・禅でいう瞑想をイメージした図なので示しておく。この『上清大洞真経』とは『三十九章』ともいい、三十九章からなる。六朝時代の『大清経』群のトップにあり、伝えられる処では晋興寧問（三六三～三六五年）南嶽夫人が揚義に授けたものとされる。梁の陶弘景は『真誥』巻五で「もしこの経を得特すれば必ずしも金丹を必要としない。万遍なく誦えれば神仙に達する」といい、その後、いろいろな校勘本がでる。総じて修練の法をいい、存思神、誦経、咒文、科儀等に及ぶ。『真誥』『無上秘要』『三洞珠嚢』等、南北朝から唐代の道教教典にみな本書をひいている。この図は精気神の聚神の瞑想を示している。

おわりに

インドのチャクラから初まり、丹田、奇経八脈・禅と時間的にははるか紀元前から現在までの長いはなしとなった。本書の主旨

はこれらの底流につながるものがあり、あるいはチャクラの性力（精力）といったり、精・気・神といったりしているが、その身体を流れるルートは奇経八脈でいう任脈・督脈であり、いずれも体の下部より頭頂に到りまたもどるという循環ルートをいっている。還精補脳であったり下丹田―中丹田―上丹田であったり、小周天や大周天であったりシバ神妃とシバ神の合体が解脱であったり、禅やヨーガはこれら修行により解脱を図り、道教では道をなして道と一つとなって仙人となることを最終目標としているが、これらチャクラ、丹田、経穴、経絡の実態は現代医学でも証明できない有様だが、気功や禅の実際からいうと機能面としてみればまたマッサージや鍼灸医学の実存から考えてみると実在しているように思える。まさに金子みすずの「ひるの星」の詩のように「見えないけれど、あるんだよ」なのである。禅といい、気功といい、ヨーガといい、どれもが現代に息づいている古代からの贈りものである。

『丹田』の中にある『用語集』はお役にたつと思うのでぜひ活用、利用していただきたいと考えている。このようなのは今迄余りなかったので読者の便利と思って書いておいた。従来これらの点について余り関心がなかったのも事実である。

参考文献（主要のもののみ掲げておく）

第一章　チャクラ

(1) アユルヴェーダ（古代インド医学と薬草）、伊藤和洋、楽遊書房、一九七五年十二月
(2) 仏教医学医学事典、附ヨーガ、複水勝美、雄山閣出版、一九七八年十二月
(3) クンダリーニ、中島巖、平河出版社、一九八〇年四月
(4) 古代インド医学、P・クトムビア著、幡井勉 他訳、研数弘文館、一九八〇年七月
(5) ヨーガと医学、Steven. F. Brena. 著、百瀬春生訳、紀伊国屋出版社、一九八〇年十一月
(6) インド医学概論、矢野道雄、朝日出版社、一九八八年一月
(7) 世界宗教大事典、平凡社、一九九一年二月

第二章　丹田

(1) 道教事典、野口鉄郎他、平河出版社、一九九四年三月
(2) 道教の大事典、坂出祥伸他、新人物往来社、一九九四年三月
(3) 道教大辞典、中国道教協会、華夏出版社、一九九四年六月
(4) 中華道教大辞典、胡孚琛主編、中国社会科学出版社、一九九五年八月
(5) 道教内丹修練、張興癸、宗教文化出版、二〇〇三年十月
(6) 道教与丹道、胡孚琛、中央編出版、二〇〇八年三月

第三章　奇経八脈

(1) 奇経脈攷全釈、小林次郎、燎原書店、一九九一年一月
(2) 現代語訳　奇経八脈考、勝田正泰訳、東洋学術出版社、一九九五年一月

その他

(1)中国医学の歴史、川井正久訳、東洋学術出版社、一九九七年二月
(2)老荘とその周辺、吉元昭治、たにぐち書店、二〇一一年二月
(3)中・近世の傑人と医療、吉元昭治、医聖社、二〇一七年七月
(4)医学禅、長谷川卯三郎、創元社、一九五八年九月
(5)日本に来た達磨、矢野昭、南窓社、一九九八年十月
(6)禅僧が医師をめざす理由、対木宗訓、春秋社、二〇〇一年七月
(7)ハタヨーガからラージャヨーガへ、真下尊吉、東方出版、二〇一七年三月
(8)道教医学とその周辺、吉元昭治(近刊)

（附）『印度蔵志』と『南海寄帰内法伝』『チャクラ』『ヨーガ書註解』及び『シッダ医学』

はじめに

本書もおわりになったが、平田篤胤の書（全集第十一巻）の『印度蔵志』、『南海寄帰内法伝』、『チャクラ』、『ヨーガ書註解』と『シッダ医学』の五つを紹介しておきたい。往時インドを紹介したものは少なく、『印度蔵志』は玄奘の『大唐西域記』をベースにしている。当時のインドの風俗や宗教、さらに医学についてふれているので、ここで他のものとともにふれておきたい。『南海寄帰内法伝』は義浄の著。巻四。玄奘よりおくれること約五十年。玄奘㊟のように陸路ではなく、海路、インドに渡航、ガンジス河流域にあるヒンドゥー教や仏蹟をたづねた。彼は医学も志したが、仏法の重さから医学を断念している。本書の巻三に当時のインド医学の様子が書かれている。いわゆるアユール・ヴェーダ（インド医学）であるが、中国医学と比較し、中国医学を批判しているという、貴重な資料である。ここでそこの部分を書いておくことにした。

〔註〕

○玄奘（六〇二～六六四年）。唐代の僧、法相宗・倶舎宗開祖、河南の人。六二九年、長安を出発し、天山南路からインドに入りナンランダー寺で戒賢等に学び、六四五年帰国後、『大唐西域記』を書き『倶舎論』『戒唯識論』など多数の仏典を訳す。玄奘以前の漢訳を旧釈とし、以後を新釈とする。『大唐西域記』は旅行記で孫悟空などが活躍する『西遊記』のモデルになっている。

○義浄（六三五～七一三年）。唐代斉州の人。六七一年、玄奘の遺風を慕い、海路インドにわたり、六九五年仏典四〇〇部余りと共に洛陽に帰る。『華厳経』『金光明法』等二三〇巻余りを漢訳し、『大唐西域求法伝』や『南海寄帰内法伝』をのこす。

一、『印度蔵志』

『印度蔵志』は篤胤が文政三年（一八二〇）に筆を起こし、同九年（一八二六）に脱稿したもので、その構成は、十一巻よりなり、

㈠、第一～第三、三巻。印度図俗品（上・中・下）
㈡、第四～第八、五巻。太平世界品
㈢、第二十一～二十三、三巻。印度流通品（九～二十は欠となっている）。

㈠は印度の地理、種族、風俗、習慣等をのべ、この中に医学的事項が、他にもあるが、ここに集中している。

㈡は『長阿含経』によって、印度の起源、太古に関する仏説を説き、

㈢は仏滅後百年より四〇〇年の間に小乗仏教が大乗仏教にとって代り以後、本流となり、大乗仏教は中国や我が国にも伝来した。篤胤は小乗こそが仏教の本質であるといい、大乗仏教を排斥している。当時にあっては稀有の説であり、富永仲基（『出定後語』）、服部天游（『赤裸々』）（延享、天明年間、一七四一～一七八八）のいう処をふんでいる。篤胤は天台・日蓮・浄土真宗等を攻撃し、真言・禅宗には極めて好意的で中国大乗仏教の中に道教の影響がある事をすでにいっている（全真教に禅宗が影響していることはすでにのべている）。

この禅宗との関わりは天保十一年十一月（一八四〇）、永平寺、禹隣禅師は篤胤に次のような題文を贈っている。「蔵経を研窮するは、禅家と雖も少なし。ここに大壑居士（篤胤）、数、蔵経を閲みて、諸派の宗派を捜索し、単伝の禅本を啓発し、遂に『印度蔵志』二十五巻を撰述する（実際は十一巻）とあって、居士（近世では在家の禅の修行者に対する敬称）の名を贈り、今後もうむ事なく後世の為につくしてもらいたい。弘く道を開いて下さった」と書いている。禅宗と密な事が分ってくる。以下『印度蔵志』の中の主要な処を並べてみる。

前にものべているが、本書は玄奘の『大唐西域記』を参考にしている。

(i)上、第一

○玄奘『西域記』によると印度を、古くは天竺、身毒、或いは賢豆といっていた。今では印度というが、古くは月ともいった。これは印度の地形が北広南狭で半月のようだからといわれている。印度とは天帝がいつも守っているので天帝の名のインドラーから来ているともいう。この天帝は仏教に入って帝釈天（密教でいう十二天の一つ）となり、今の西洋人はインドをなまってインデアといっている。インドは土地土地に国があって唐の州郡県とはちがっている。

○印度は種姓族類があり、バラモンを第一にしている。バラモ

ンは梵天（もとはヒンドゥー教のプラフーマ。帝釈天と共に仏教の守護神とされる。密教十二天の一つ）の末裔とされる。

天地開闢は、初めは日月星や地もなくて、ただ水があった。その大水はやがて鶏卵のようになり、ついで熟して、上にあるものは天、下にあるものは地となり、間に梵天が生れる。つまり万物の祖になる（中国の盤古のはなしと似ている）。この梵天の口からバラモンが生れたともいう。

○印度の地形は北広南狭で半月状だが七千余国もある。暑熱の地で湿気がつよい。北は山々が連なり、東は川が流れる潤沢の地（ガンジス河が代表）、南は草木が茂り、西は土地はやせ、石がゴロゴロしているような処である。

玄奘がインドに行く前の中国のこの方面の智識は乏しく、『文献通考』に「大秦国の西に弱水流沙があり、西王母がいて、日が没する処である」といった位であった。パミール以西は判っきりとしていなかった。

正しく印度の地形・地位を把握するのには西洋の地図を頼りにする他はない。これによると東西、南北ともおよそ二十度に般っている。

二大河流は東にガンジス（西部ヒマラヤから発し南東に流れ、ベンガル湾にそそぐ。ヒンドスタン大平原をつくり、下流は穀倉地帯、ヒンドゥー教徒の崇拝地、仏蹟も多い。恒河ともいう。全長二九〇〇メートル）。

もう一つは西方のインダス河、西部ヒマラヤ山脈に発し、北西に流れ、カシミールに入り、南西に転じ、パキスタンを南下、カラチ南東でアラビア海に入る。二九〇〇メートルの長さ。古代インダス文明発生の地。

東印度の東、ベンガル湾の奥にシャム国（現タイ国）がある。我が国の角倉紅屋という商人や天竺徳兵衛がシャムを訪れ通商したが、シャムを印度と思って仏蹟もそこにあると信じていた。このような記載しか当時はなかったのである。

ここに近世地図を参考とし、印度地図を作製した（図1）。これでみると、図面の南北は実際の南北ではなくて、緯線に準じて斜にして見た処が正南北である。東西は広狭もないから経度は直線にしてある。図面の正東西は全く正東西となる。こうして東は中国より西はペルシアに到る。南印度は赤道直下に当る。

この図を見ると哈密、天山、亀茲、玉門、沙州、成都、雲南、西蔵、ビルマ、シャム、雲山、大夏、大宛、弱水、ラホール、デリー、インダス河、ガンジス河、ゴア、セイロン島（現スリランカ）などの名がみられる。

○「クロンボ」（黒んぼ）という言葉は当時もあったらしく、篤胤は「崑崙人」が色黒いという処から来ているのだろうといっている。珍らしいはなしである。

その産するものは、全印度に米多く、粟少なく、黍はなく甘瓜はある。蔗芋は豊富にあるが葵菜は少なく、芥子《けし》（阿片材料）は

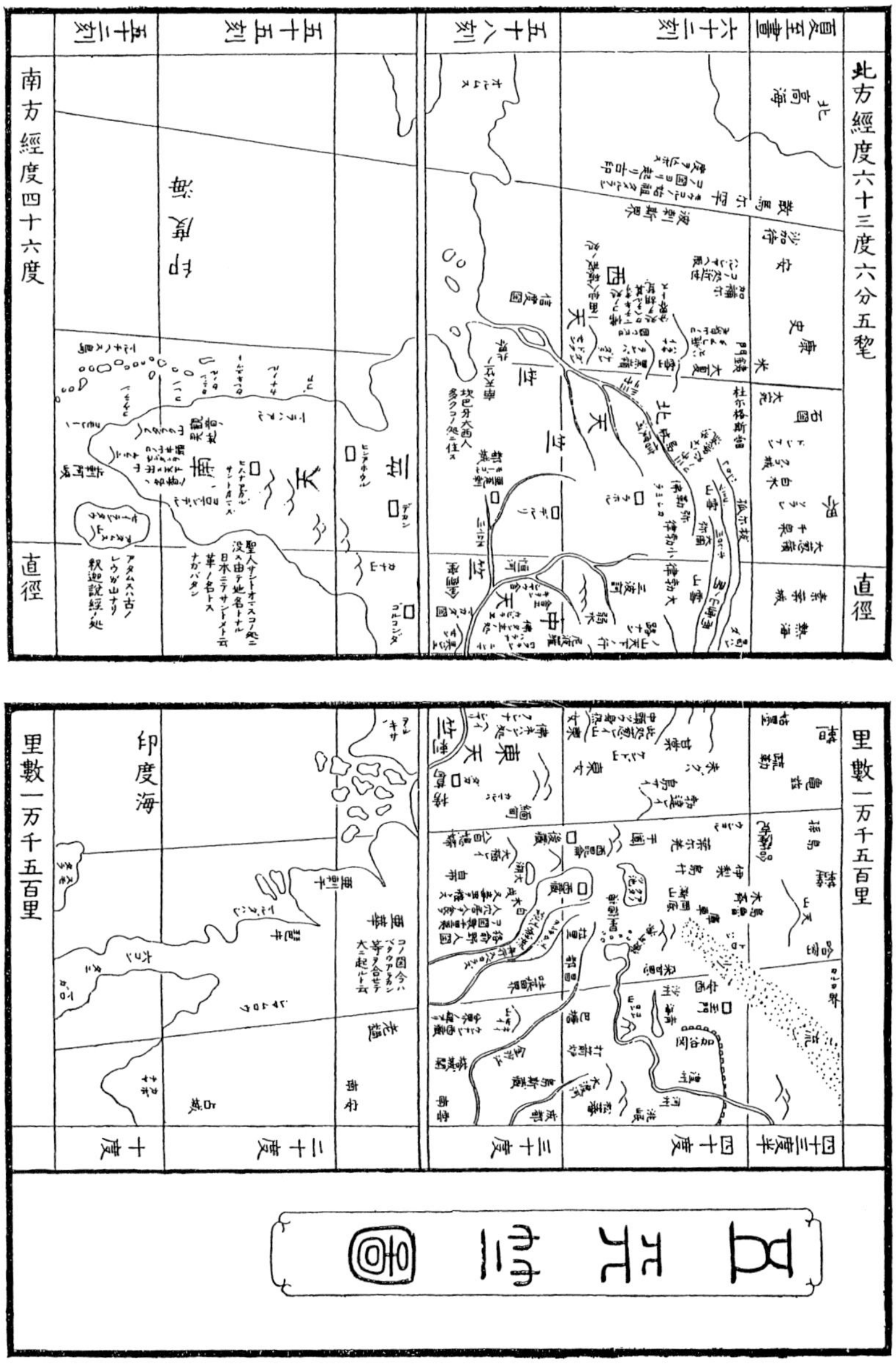

図1　天竺図（全集11巻、26頁、蕉亂作）

圧縮して油をとり食べる。これで人々は腹痛というものを知らず、胃腸はおだやかで、体も痛くこわばる人もない。

食事は右の手指を使い、匙や箸はなく『南海寄帰内法伝』にもあるように病気の時は匙を使うのは許される。

○清潔を宗とし、食餌前に必ず手洗いし、食事の残りはすてる。金属製食器はよく磨いておく。食後には楊枝を使い、口をすすぐ。大小便のあとはよく洗い、体には香をぬる。梅檀、欝金の類で、君主が入浴する時は弦歌を奏で、祭祀し拝祠する時は斉戒沐浴、体を洗う。

○衣服は裁縫することなく、白色のものを用いる。男性は腰や両腋に衣をまとい、右肩をぬぐ。女性は衣をまとい、下にたれ肩を掩い頭に小さい髻をまるめ、余った髪は重ねておく。絹を高級とし、普通は麻でつくる。その他羊毛、獣毛のものもあり、北印度では寒いので西域地方の胡服と似ている。

○病気になったら、七日は絶食する。この間には多くは治っている。それでも治らなかったら服薬する。薬の性質、名前はいろいろある。

○葬式は火葬、水葬、野葬（森林に捨て野獣の餌となる）がある。

○象は甲冑をまとい一人が上に、二人が両側より附添って戦をする。

○罪として忠孝に反すれば鼻をそぎ、耳を切り、手を断ち、足を切る。或いは国より追放したり荒野に放たれる。財を以てつぐない、獄につながれる。

○祈りはいわゆる五体投地や、膝踞、手を合せる、深く頭をさげる、祈りの言葉をいうなどがある。

(ii) 中、第二

○族姓に四つあり、一にバラモン、二に刹帝利（王族）、三に吠奢（商人）、四に戍陀羅（農人）の階級がある。この四姓は互いに婚姻できなく、婦人は嫁したら一生再婚はできない。

バラモンは修行で家庭をすて、山村に入り、一人修禅する。バラモンはいろいろと業をして財宝があり、居士（資産家の家長を梵語でいう。のちに在家で仏道を修行する男子、優婆塞《うばそく》の敬称。さらには男子の戒名の下につける言葉になる）といわれる。

○バラモンの宗教文献の中心はヴェーダで四つの聖典がある。一つは寿（養生、医方等）、二に祠（祭祈、火祭、懺悔）、三に平（礼儀、占卜、兵法、軍事）、四に衛（呪術、符印）がある。その祈りの形も讃誦、祭祀、歌詠、禳災などがある。

一体に義浄がインドに渡るまでどの位年月がたっているのであろう。この間、みな口伝で代々伝えてこられた。

○大梵天王が天地を創り万物（人をも）が生じて人々の生きるお手本になろうとし、また人々が末永く生きつづけさせるという自利のみならず他利にもなろうとして寿ヴェーダ（医明）を第一としたのではなかろうか（インド五明は〔のちに説明する〕バラモ

ン必須の課程で仏教でもこれを襲用した）。その「医明」に薬石針艾もある。しかし、これらも我が国の少彦名命から来ているとしている。

○四つのヴェーダ論の中に声明《しょうみょう》があり（バラモンの誦祈でバラモンの必須課程であり、仏教にも襲用される。仏教の儀式の一つとなり、梵語でとなえ、短いものは呪言、長いものは真言で祭文、和讃なども含まれる。梵唄ともいう）、音声に上下あり（律呂により高低の音声）、声色があり単独の事もあり合唱もある。要するに音楽である。ヴェーダにはこの声明、さきの医明、また巧明などがある。

○八医というのは、一にいろいろの瘡、二に針を刺し首の病いをとる。三に咽以下の病気、四に鬼瘴（邪気にみいられる）、五に諸毒を治す阿竭陀（あがだ）薬。『大涅槃経音義』に阿とは普、竭陀とは去という事でこの薬を服用するとどんな病気も治るという。また阿とは無、竭とは価ともいい、この薬は効きめはよく値も安いともいい、不死薬ともされる。阿伽陀とは梵語で丸薬をいい、青桐の粒大にして服用する。鼻がわるければ鼻より注ぐこともある（膏状にして）。六に小児病。胎児の時から十六歳まで。七に長年方（老人病に薬方はなく龍樹を鼻に注ぐとか沐浴する）。八は身体強健法で、この八術をよく修める必要がある。

このようにインドの医人は自分のみならず他人を救済し、医明を明らかにしている。病は多くは多食により、または過度の疲労によっておこる。夜になってもゆっくりせず、日に食事を多くとる。食事は不消化になり、また昼にも食事し、ここで霍乱（一般には暑気当りをいうが、ここでは吐瀉すること）、吐きけも日夜休まず、鼓腸も十日もつづき止む事がなくなる。薬を早くのみ医師を訪ね、新らしく病気を治す事で、こうすれば四大不調（地水風火）の百病も生じない。自利のみならず他利でもある。体の軽重を見て食事は少食にし、四大の強弱を観察する。いつも食べているものを見ると、きっと間違っている処があるはずである（少食することは大変によい事で、ヴェーダでもいっていて、バラモンの重要な修行法の一つである）。『大涅槃経音義』に「四百四病、地水火風の四大は風軽く地は重い。火は上に水は下にいく性質がある」といっている。互いに相反し、百一病を生じ、四大が不調になると、四百四病を生じてくる。

『仏説医方経』に「四大不調とは一に嚕（地大で体が重たくなる）、二に小火、涙、鼻水をしている。三に畢陀（水火の病で、頭胸に強い熱をもつ）、四に風火（気息があらくなる。我が国でいう沈重、痰癃、熱黄、気発に当る）をいう」とある。身の沈重とは古医方書には腫満の事であるとある。『阿含経』に「三つの大患―風痰冷がある。もし風を患えば酥がよく、これを飯にまぜて食べる。もし痰があれば蜜がよく、のむ。冷患ならば油がよく、油で飯をいって食べる。これらが仏祖が知りえた療法の限界であった」とある。『涅槃経』には「風熱水が原因で病にあり、風病の

人は酥油を、熱病の人は蜜を、水病の人には姜湯を与える」とあるのは『医明』の中からとったものである。仏説の医方のもとはヴェーダの医方よりでたものである。

もし四大不調の徴候を認めたら、すぐに絶食する。それは一日二日、または四、五日に般る事もあり治ったらやめる。もし腹に宿食（消化不良となり、便が出なくなる）あれば胸臍を指で刺して熱湯を飲まし、喉に指を入れ吐かせる。そして水分をとらせる。或いは姜湯ならよりよい（乾姜一味を煎じる）。その日は断食し、明朝によくなっていれば食事をとる。もし火急の時は膏油をぬって布団にくるまり暖をとる。傷の処には熱油をぬり、とり代える。もし痰がつまり口中に唾がたまれば鼻から水を流し、しゃべらず、食べず、十日もすれば治ってくる。『医明』にある。

また、癰痤が急におこり、発熱し、手足がいたみ、または刀傷、外傷、傷寒、霍乱、半月も下痢がつづくもの、頭痛、心痛、眼痛、歯痛のものも断食すべきである。

また「三等丸」もよく多病を治す。これは阿黎勒の皮、生姜、砂糖を三等分とし、前者をついて粉とし水にまぜ砂糖を加え丸薬とし十粒ほどを飲む。インドの薬にはこの他多いがこれは優れているので挙げておく。インドと中国とでは薬の種類が近い。同じではない。

中国では人参・茯苓・当帰・遠志・烏頭・附子・麻黄・細辛等は上薬としているが、インドでは阿黎勒が多く北では鬱金、西では阿魏が多く、南海では龍脳、三種の豆蔻などがある。このうち阿黎勒は殊に用いられている。これを毎日一粒ずつかんでその汁を飲むと一生病気にならないという。これら医明は帝釈天の五明の一つで、最も重要なのは中でも絶食である。阿黎勒の効用は人参のようで中国でいう「訶子」に相当する（訶子は中医薬では慢性下痢、慢性せきなどに用いられる。訶子樹の成熟果実を乾燥し、核を除いたものを使う）。

絶食時には遊びにでかけたり働いたりはしない。もし断食していれば路でころんでも怪我はしない。よくなったらしばらくは休息する。そして新らしく煮た飯を食べ、緑豆湯を熱して、香を少し加えてのむ。もし冷たいと感じたら椒姜・草茇を加える。もし風によるものと分ったら胡葱芥を使う。『医方論』に辛味は風を動かすが、ただ乾姜は異っている。これを加えるのもまたよい。絶食の日は調息をし、冷水を飲むのはよくない。その他粥を食べると痰が喉にからまってくるだろう。熱があれば苦参湯を煎じて飲むのがよい。茶もまたよい。自分は故国をはなれて二十余年、この治療法を身につけていたので殊更病気になった事はない。以上は『医方明』によるもので、「苦参湯」は単味か多味かはよく分らない。我が国の薬石は草木、根茎の類四〇〇ばかりあるという。色味香もいろいろであり、病気を治すには充分で、神によるものである。針灸や脈診は殊更加える必要がない。唐の義浄がインドで病が多く四〇〇ばかりあるというのはいぶかしいといえ

る。

　また薬は中国だけというのもおかしく、すでにのべてあるように医方の中に長年方というのもある。もし絶食して何事もなくても、のちに薬が必要な事がある。例えば苦参湯は熱病をとり、酥油蜜は風病に効く。インドの羅荼国では病気になると絶食すること半月、時に一月に亘る事があり、その後に食をとる。中央では七日、南海では二、三日絶食するが、これは風土の違いによる。このように四大不調も土地により同じではない。中国では七日食を断つと死ぬとされるが、病がもし体にあれば日数が多くても死ぬことはないものである。自分の知っている人で断食している人を多く知っているが、一人も死んだ人はいないと言っている。西戎の人が早く死ぬのは国柄が悪く米穀も悪く、塩をとる事少なく、その上人気も弱々しいので絶食より先に気おちして気がなくなり死ぬのであろう。七日ばかりの断食も自分は二回ばかりしてみたが何事もなかった。文化九年（一八一二）の四月から九月までひどく患った時、後のことだが、四十日ばかり絶食していたというのを看病した人から聞いている。自分（篤胤）がとても若い頃、一人の老医がいて、医療に絶食を行っていた。自分も時々見てとてもおかしいと思っていたが、その人は文字もよく分らない田舎医者で、聞こうにも昔の人であった。自分もさる事ながら、家内も病気の時は強いて食事はとらせない事があった。こうすると薬の効き目が早い事を知った。

○ヴェーダで寿の次の祠とは、祭祀、祈祷をいい、火をたき懺悔し人々には布施し、日に三回体を洗う。河に入って体を洗うと罪穢れが流れるとされている（現在でもインドでは河に入って行っている。聖なるガンジス）。火をたくというのは『智度論』に酥（酪、蘇、煉乳のこと）など十八種のものを焼く。するとその香気が上に昇り天に遠く、天はこれを食し人に福を与えるとある。祭祀は火を上とし誦頌を上とする。人では王、人々では海、星では月を上とする。護摩というのもこの火法から拡がったものである。なお生き物、殊に馬を殺して捧げる法もある（白馬がよいという）。その時「自分がお前を殺すのではなくて天が殺すのである」というが、天とは大梵天の事で、天が馬を殺す功徳で祝福を与えるという事で、場所により羊や牛であったり、我が国の熊祭りというのも似ている。仏教者は殺生をいましめているが、これはその怨霊を怖れているためで神に供えるために行うのである。十二天とは地天・水天・火天・風天・大梵天・伊邪那天・帝釈天・毘沙門天・羅刹天・日天・月天・焔摩天をいう。

○ヴェーダの三つめの平とは礼儀・占卜・兵法をいう。

四に術とは技能であり、技数、禁呪をいう。医については医方は寿ヴェーダでいってある。禁呪は禳災で呪言して妖災、病邪を断つ術である。技数には暦術や天文学がある。自分が考えるのにそもそもインドは五、六千年前に開闢している。従って天文、暦術だけではなく文字は勿論、医方等の諸技術、哲学など全てイ

ンドから西洋諸国に伝わったものと思っている（この点、インド文化がギリシャ文化の影響をうけているという説とは異なっている）。その中に梵天の昔から伝わったものに地転（地動説）がある。日月星は動かずこの大地が動いているので天が回転（天動説）していると思っている。地面より大約二十度まわり、この地球を包んでいるものがある。いわゆる気で、動いて風になるものも気である。また例えばこの有様は袋のようなもので、袋の中のものは大地と共に動くので上に向って物を投げると地面におちるのであり、矢を射っても的のうしろの土もりに届かないものはないのである。地動説は近時、西洋人もこれを認めている。

(iii) 下、第三

○外道（仏教以外のものをいう）。儒家が以外のものを左道というのに同じで、左道、外道の服飾はいろいろあって異形である。

○『金七十論』というものの初めに昔迦毘羅という仙人がいた。空より生れ、その身は現わさず空中にいる。一人のバラモンの阿修利というのがやってきて、「仙人様は三苦というものをいっておられます。教えていただきたい」と言うと、仙人は「お前はよく道をよく修めているのか。三苦とは心熱痰で一に内苦といい風熱をいい、臍より下を風処、臍の上から心までの苦を熱処とし、心より上のものを痰処といって風大いにふき、風に当ると痰熱となる。つまり風病となる。熱痰もそうで、これらを身苦というのだ。『八分医方』に身苦を治す方がある。心苦は家族と別かれ、人々の憎悪を受けた時などにおこるといい、二の外苦とは外からのもので野獣、蛇、山くずれ、岸辺のさかいでの災害、或いは風雨寒熱、雷電等によるものである」という。そこでかしこまって阿修利は家をすて出家の修行に入ったという。

○インドの文字についてのべると、梵天がつくったものとされ、天竺文字（悉曇梵字《しったんぼんじ》）である。四十七文字あるがしかし土地土地で少しばかり改変があり、中央インドのものを標準とし、周辺のものは訛《なまり》がある。

その五十音図を示したのが図（図2）である。

右従はア、イ、ウ、エ、オの母音（五字）。

右上から左にはカ行、サ行、タ行、ナ行、ハ行、マ行、ヤ行、ラ行、ワ行の子音（四十五字）が並んでいる。このうちア、イ、ウ、エ、オの五字とカ、サ、タ、ナ、ハ、マ、ヤ、ラ、ワの九字、計十四文字はいずれも初めにあるもので堅固不動のもので、父とし母とし、これより他の文字が派生したのである。うちインドの文字を標準とし周辺国の文字はこの梵字から変化、改変したもので、西戎国（チベット系を初めとするトルコ系の民族国家）の文字はこれより言語や音声は乱れ、梵語の意味を正確には伝えていない（梵語つまりサンスクリット語はペルシャ文字から来ているという説もある）。

○この梵字を研究した仙人は十二字（梵字のア、イ、ウ、エ、

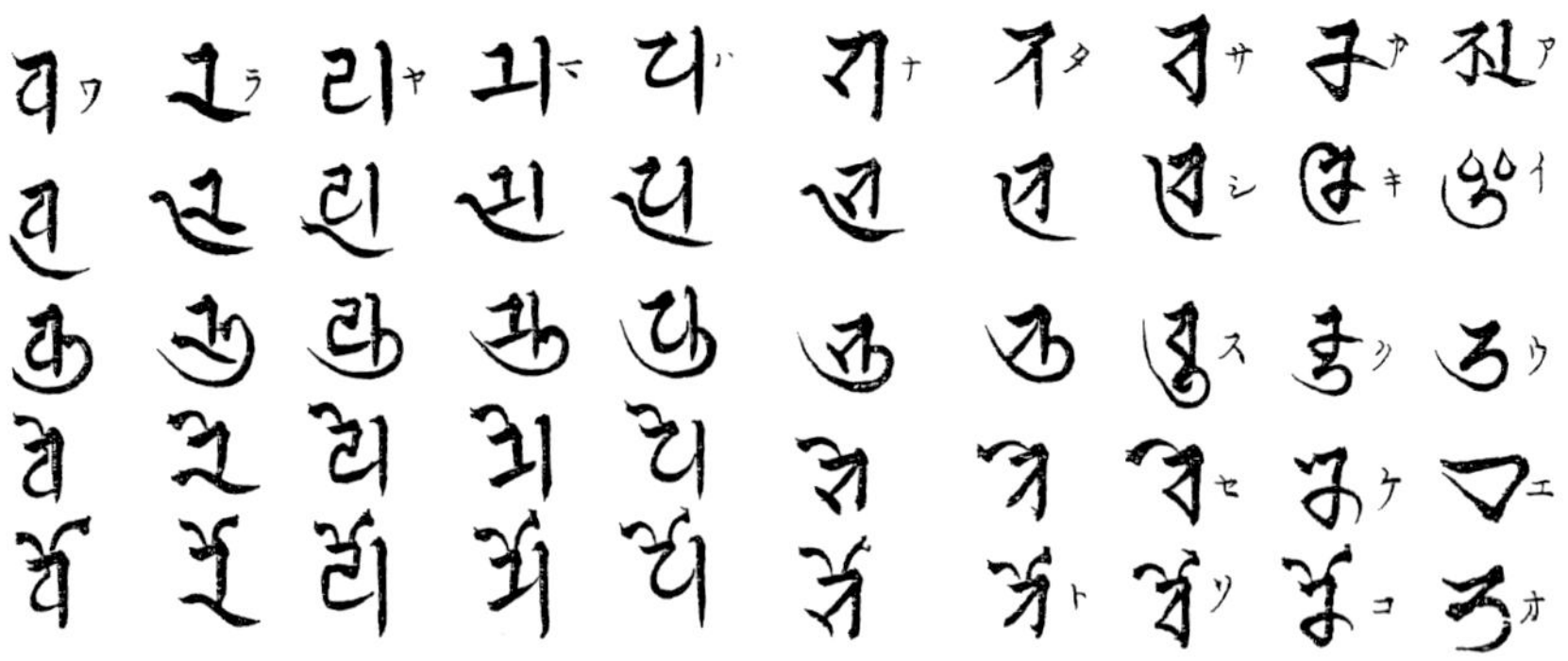

図２　梵字五十音図（全集11巻、96頁、篤胤作）

オの長短十声に撥音、急声の二つを加えたもの）をよく学び、七年後に梵天より『五明大論』を授けられた。五明の一の声明とは訓詁（古い言葉を解釈する事）や文字の識別。二に巧明（技術、陰陽、暦数）、三に医明（禁呪、閉邪、薬石針灸）、四に因明（正邪の原因を追求する）、五に内明（ものの因果関係をしらべる）などをいう。これはバラモンの四ヴェーダと違っていて五明になっている。これは玄奘がインドにいった頃、何者かが医明と禁呪を一つとし、別に内明（声明、医方、呪術、工巧）を併せて五明としたのであろう。バラモンの四ヴェーダ論をぬすんで五明大論としたのである。

二、『南海寄帰内法伝』

はじめに

本書は四巻よりなり、

巻一　序章、一～九

巻二　十～十八

巻三　十九～三〇

第二十七章　インド医学総論、疾病構造論

第二十八章　印中の比較医学論

第二十九章　中国の悪薬批判

巻四　三十一～四〇

となっている。

本書の由来は、インドの紹介はこの義浄と玄奘、さらにこれより約二〇〇年前の法顕の『仏国記』（『法顕伝』）があるにすぎない。この書名の「寄帰」とは義浄が現在のスマトラ島のパレンバン辺りから故国中国に送ったからとされ、内法伝とは仏教そのものの典籍（内典）からといわれている。玄奘の時代には余り顔を出さなかった密教が義浄の頃になると芽が出てきている。また法顕、玄奘の著が一種の旅行記であるのに対し、義浄のものは同じ処に留まり観察している。

しかしこの他にもここでのべる医学的事項（二十七、二十八、二十九章）の他、法衣のつくり方、着方、食べてよいものわるいもの、飲み水の検査と濾過の方法（九章）、食事の作法（十六章）、食後の腹ごなし運動（二十三章）、朝の歯みがき（八章）、トイレの作法（十八章）、水浴の法（二十章）、受戒の式次第（十九章）、梵語の教育（三十四章）、師弟の関係（二十五章）、葬式次第（十二章）、遺産相続について（二十六章）等極めて多岐にわたって報告している。二十八章のインド医学では発熱は冷さないが、中国南部では熱が出たら冷すとある。

以上をふまえて、二十七、二十八、二十九章の医学的部分を抽出してみる。

第二十七章　先体病源

（インド医学総論、疾病構造論）

○早朝の体調観察と小食（一日の食事は一日一食、昼とは別に早朝に食べること。粥、飯は体の軽い、重たいを考えてから食べる）のとり方。

小食（朝食）をとるのは、朝起きた時の身体の感覚、つまり地・水・火・風の四大の状態を観察して、それによって食べるか否かをきめるのである。

もし朝起きて体が軽やかで爽快ならば、四大が調和しているから食べてもよい。しかし普段より調子がわるいと感じたら、その理由（病気のもと）を知るべきで、そしたらゆっくり休息するのである。それでよくなれば、昨夜からの食事が消化吸収されているので、始めて食べてよい事になる。だいたいに朝はまだ充分に腸胃で消化分解吸収されていないので、この上食べたら、例えば火が燃えている処にさらに薪をくべるようなものになる。

そもそも小食とは釈迦世尊が一日一食（昼食）の他に早朝に食事をとるのをゆるしたのであり、粥か飯を体の軽い、重たい（四大の調和）を考えてとるのである。

○中国医学の誤解とインド医学の正しさ。インドでは病気になるとすぐ絶食療法をするが、中国ではおよそ多食をすすめる（いわゆる食養というもの。『素問』に七日絶食すると死ぬとある）。そのうえ体を動かす、食後の運動をすすめている。これではそのため

にかえって病気になってしまう。
それでもよくなければ医者に診てもらう。薬は食事をしない時に飲む。

○インド医学総論—八医論。インドの五科の学科、すなわち、声明・工巧明・医方明・因明・内明の中に医学がある。

医方はまず五官を総動員して、音・声・色、つまり声音と顔色から身体の変調を観察し、その後に八医（術）を行う。この八医とは、

一、大外科手術（瘡を切開）、二、小外科手術（首などに針を刺したり、鋭い刃物などでする外科的処置）、三に身体の病気の治療、四、精神的な病気、鬼神による病気、五、解毒薬の学問、毒物等、六、小児科学（胎児から十六歳まで）、七、不老長生薬、仙薬学、八、強精法、足身力を強くする。

インドではみなこの八医術を学習し、医者で生活に困るような事はない。そして尊敬される。同時に商人も尊敬される。これはこの二つの職業が殺生しないで自利のうえ、他利をして人を救うからである。自分（義浄）は医学も志したが仏跡巡礼と仏教を修める目的でインドに行ったので、医学の研修は断念したのである。

○インド・中国・南海薬物比較。インドと中国とでは薬物の種類が違っている事も知る必要がある。互いに一方にあり、一方にないものがある。例えば中国の人参・茯苓・当帰・遠志・烏頭・附子・麻黄・細辛などは上薬とされるがインドでは見当らない。一方インドでは訶黎勒《かりろく》が多く、北方では鬱金香、西では阿魏、南では龍脳が出る。南海の島々からは三種の豆蔲《づく》（紅・草・肉豆蔲）が出る。また二種の丁香も崑崙からでる。

それゆえ、中国伝統医学のみを重くみて、インド・南海の医学をさけるのは正しい事ではない。それで以下にインド医学の病源論を紹介したい。

○インド医学の病源論—多食と疲労。大体に地・水・火・風という四大の病が出るのは、殆んどみな多食するか、疲労からくる。中国では一般に夜食べ、未だ充分消化しきれないうちに朝の食事をしたり、朝食べてまた昼に食べる。これで病がおこり、ついには霍乱（暑気による急な下痢とか嘔吐をいう）となり、しゃっくりは止らず、腹がはって十日もつづく事がある。中国ではこのような場合、値の高い薬を飲んだりする。金持ちならよいが、貧乏な人はそうはいかない。その命は陽が昇ればすぐに消える朝露のようにはかないものになる。

つらつら病気と健康の事を考えると、一旦病気になってしまうと仲々救われない。それより病気にならないよう普段から心掛けるいわゆる養生が必要となる。

たとえ中国の名医、扁鵲が朝には丸薬・散薬をすすめ、夕べに湯薬、膏薬をもって来てもどうして救う事ができようか。救う事はできないのである。また灸や針をしてもそれは生命がない木石

を治療をしたのと同じ事で、手足や頭を動かし、按摩をしてもそれは死人を治療しているようなものである。

　こう見ると、中国人は医学のなんであるかの本質を把握してない事になる。これと四大の調和がよいと人は健康である事を理解していないからで、例えていうと中国の医学、医術は水が流れてあふれる場合、その本源を塞がないようなもので、また樹を切ってもその根をとらないと、やがてまた枝葉が生えてくるようなものである。

　自分、義浄はいささか前からインド医学を紹介しているが、どうか願う事には、母国の同じ道を志している人々にいいたい。しつこいなどと嫌わないでもらいたい。多くの高い薬をのまなくても急性な病は治せるのである。インド医学でいう地・水・火・風の四大が調和していれば百病が生じる事はない。これは自分のみならず（自利）、他人にも益するのである（他利）。

第二十八章　進薬方法（印・中の比較医学論）

○インド医学原論―印中の比較。

地・水・火・風の四大の調・不調和が健康や病気になる。およそ四大の不調和とは、

一、重＝地大の不調和―身体が重くなる。沈重。

二、痰＝水大の不調和―水大があつまり、痰や涙が出る。痰癊。

三、熱＝火大の不調和―火大が盛んとなり、熱が出る。熱黄。

四、風＝風大の不調和―風大が動き、息がつまるようになる。気発。

　インドの一般医学では、沈重と痰癊は本質的には（地・水）同じなので風・熱（火）・癊の三つをいっている。

○インド絶食療法の実際。朝おきて地・水・火・風の四大が調子わるいと感じたら、すぐさま絶食する。たとえ喉がかわいても、ジュースとか水をとってはならない。絶食の期間は一・二日または四・五日に亘る事もある。もとにもどってよくなったと思ったら止める。もしなお昨夜からの食事の残り（宿食）があると感じたら臍や腹を指で刺し残った腹中のものを吐く。まず熱湯を飲み喉に指を入れてえぐるようにする。熱湯ではなく乾姜のスープならなおよい。断食し、その翌朝は食べてよい。これは情況によってきめる。

○対応療法の構造理解と絶食療法。インドではもし体が重く感じ、悪寒戦慄するときは火に近づけ、冷すのを忌むのである。中国では長江より南の熱病地帯、マラリアなどでは体を冷している。

　風病が強いときは膏油を体にぬり焚火で体をあぶり、それから傷がある処は火のし（底が滑らかな金属製のものに炭火を入れ、その熱気を傷口をあてる）、熱い油をぬってもよいが、これらの方法は自分が実際にインドで見聞したものである。

癊となり痰症になって口中に唾がたまれば、片方の鼻孔から清潔な水を口の中に流す（鼻孔洗滌法）。この病気は気があつまって喉を傷つけ、言葉が出ず、食べても味がなく、この有様が十日もつづく事もある。

風・熱・癊の三大症状には以上のような対応療法と絶食療法をすれば癒るのである。

インドの医学は中国医学とは異なり、頭のてっぺんに灸をする事もなければ、中国医学では指を口につっこんで吐かせるような事はしない。中国医学のように湯薬を用いないで治すというのがインド医学である。

○インド絶食療法の対中医学優位性。絶食療法をするわけは、この療法で熱・風・痰の不調和を治せば健康になるというのである。すなわちその病人の宿食を除く事ができれば熱も下り、口中の唾もなくなり、身体内の集まった気は散るので、わざわざ脈を診る事もないのである（中国医学のように陰陽の分別もない）。インド医学では各自が毎朝四大の調和・不調和の観察で絶食療法を行うので、各自が医王（耆婆）になるのである。

中国でも曇鸞（四七六～五四二。北魏の僧、雁内の人、北インドの僧、菩提流支から『観無量寿経』を授かり、以後浄土教に専念する。『往生論註』『讃阿弥陀仏偈』などを著す）のように、気を調えて病を治そうとするものもいたが、これは神仙の術に長じた者にして初めてできるもので、慧思《えし》禅師（五一五～五七七。南北朝末の僧、天台宗の事実上の開祖。北魏末に慧文に師事し三〇歳すぎに開悟し、大乗仏教を山東、河南地方に拡げようとしたら仏教界から迫害をうける。『立誓願文』（五五八年）を書く。南岳に入り智顗はその頃の弟子。禅についても考究し、天台宗や禅宗に影響を与える。『法華経安楽行義』にここらを見ることができる）、ならば日夜、禅の中に入り邪悪な気を除き病気も治せようが一般の人々の識るところではないのである。また名医が都にやってきても一般の貧しい者は金もなく、また上薬が田舎にあるといっても買い求めるわけにもいかない。しかしインド医学の絶食療法は曇鸞や慧思のような達人に近づく事もなく、いろいろな事を省けるすぐれた方法なので貧者、富者を問わない。どうしてこの方法が不要といえようか。

○絶食療法の効用範囲。また癰とか瘡といった大小の腫れものがでて熱があり炎症があるとき、手足がわづらわしく病むとき、流行病の時などもみな断食するのであり、また刀傷、矢傷、高い処からおちる、傷寒や霍乱、下痢、頭痛、心臓の病、眼疾、歯痛などすべて病気がおこれば絶食すべきである。

○三等丸。この絶食療法の他にインドではよく三等丸が多くの病を治している。これのつくり方は簡単で便利なものである。阿黎の皮・乾姜・砂糖を等分にまぜるが、前者はよく砕いて、ついてそこに少しの水を加え、砂糖をとかして丸薬にする。朝に十丸ほど飲むのを限度とする。下痢の時は少量でも治ってしまう。その他本剤はめまい、風疾、宿食の消化にもよい。もし砂糖がなけ

れば蜜でも代用できる。

○阿黎勒。一日一つをかみ、その汁を飲めば一生無病でいられる。

○インドの絶食療法に対する中国の無理解。これらの事はインドの医方明に説かれているもので帝釈天（インドラ）から伝えられたものである。医方明は声明《しょうみょう》・工巧明・医方明・因明・内明の五明の一つでインドでは人々は天と共に遵守している。医方明の中で主要なものが絶食療法なのである。

中国でも古い人は「もし七日絶食しても治らなければ、その後に観世音菩薩に授けを求めるのがよい」とある。しかし中国ではこの断食療法を治療法とは思わないで心身を清める斉戒をしている。これは断食を伝えた者がはっきりと医道のなんたる事を知らない無理解や誤解からきている。

○中国医学の非と絶食の有効性。中国では道家のいう霊薬とされる丹石類を服用する事もあり、慢性病や、腹部にしこりがある病だったりする事もある。このような場合でも絶食療法は有効である。道家医学の非とする処は鉱物類の丹類をとる事で、この中には火を出すものがあり、これを長く飲んでいると体は破裂して急死してしまうこともある。インドの絶食療法の優れた点をよく見ることである。

○絶食療法実践上の注意点補足。毒蛇やさそりに刺された時にはこの絶食療法は無効で、絶食療法中は旅行や労働は禁忌だが、もし長旅の途中なら断食してもまあよいであろう。

○絶食療法の管理㈠。絶食療法して治ったらその後は必ず休息する事で、新らしく煮た飯を食べ、熱い緑豆湯（大豆のスープ）を飲む。この中に香料を入れる。もし熱があり悪寒すれば山椒・乾姜・胡椒を入れる。もし風病ならば胡葱・荊芥を入れる。もし絶食後に粥を食べたとすると、痰癊がますであろう。もし病因が痰ではなく風（風労）ならば粥を食べても障害はない。もし熱によるものなら苦参湯や茶を飲むのもよい方法である。

○義浄の体験告白。—インド絶食療法—。自分（義浄）は故国をはなれて二十余年になるが、この間病気になると絶食療法をして治り、他に病というのを知らないでいる。

○中国医学の礼讃と批判。中国の医学には鉱物・根類・茎・葉・果は四〇〇余りもあり、その色や香り・味を分別して治し、心をよみがえさせられるのである。針灸や脈診は中国だけでインドの何処を見わたしてもなかった。道家でいう不老長寿の薬も中国独自のものである。中国医学は対症療法であり、インドのそれは病源からたつというのとのちがいがある。

○絶食療法の管理㈡。絶食療法のあとでは養生用の滋養飲料を飲むが、熱の時は苦参湯、風病の時は酥（煉乳）・油・蜜・飲みもの、おもゆをとる。

絶食の期間が中国のように余り問題視していない。西インドでは半日、一日の絶食もあり、中部インドでは最大七日、南海地方

では二、三日である。これは土地によって地理・環境が異なり、地・水・火・風の比率がちがうからである。中国では七日も食べないでいると死ぬといっているが、これはその当人の病気に対する態度が悪いからで、自分（義浄）はかつて三十日も絶食している人を見た事がある。

○中国医学への批判。前にもいっているが、中国医学は対症療法で病の源を知らないでいる。熱があるのに（火がもえているのに）熱い粥を食べさせる。未消化の食物―宿食―があるのにさらに強いて食べさせようとしている。インド医学では強くいましめている処である。

○生食批判。中国の食生活では魚や野菜を生で食している。インドでは生のものは食べない。野菜はぐつぐつ煮て阿魏・酥・油・種々の辛味を加えて初めて食べるのである。中国の漬物類はインドでは皆食べない。実を言うと自分はある時、故郷の食べものを憶って漬物を作って食べた処、腹痛をおこした事がある。

○義浄からの伝言。自分、義浄の言う処を聞かないでどうしてインドの医学（医方明）を明らかにする事ができるだろうか。これは医方明の罪ではなく、聞く耳をもたない人がいるからである。絶食療法を中心とするインド医学を実践すれば身体は安らかになり、仏の道も備わり自利・他利ともに成就できるのであり、これを捨てれば身体は損われ、智力劣え、いろいろな働きもできなくなるのである。

第二十九章　除其弊薬（中国悪薬への批判）

およそ、文化・文明の恩恵をうけない遠い地方では、それぞれそこの特有な療法があるものである。

中国では病気があれば人の大便・小便を用いるし、また豚糞、猫糞を使っている。これらは瓶や水甕に貯られ黄龍湯と称している（『本草綱目』によると人尿を人中白、還元湯。人糞を人中黄、還元水、黄龍湯というとある）。名前がいいが実際にはすこぶる汚穢のものである。ところで、仏典には五辛（韮・蒜・葱・生姜・らっきょう）を禁とされているが、葱や蒜は食べてもよいとされている。しかしこれを食べるには家のすみで七日間隔離され、洗浴し体を清めてから日常に戻るのである。寺院をおまいりしたり、師にも会う事もしないのである。これは葱や韮のけがれたものというので、仏典の立場からいって口にするのは許されてはいない。

○陳棄薬の語義解釈。この言葉の意味は「古くなって捨てられた薬」ということで、梵語では「哺提木底鞞殺社（プチ・ムクタ・バイサイヤ）」という。哺提は腐臭、陳はふるい、木底はすてる、鞞殺社とは薬という意味になり、黄龍湯の事をいうのである。ところでこの陳棄薬には「腐尿薬」（初生・新生の子牛の尿を醗酵してつくる薬）というものもあり、こうなると中国の黄龍湯とは意味がちがってきて、許されるものになる。

○インド人の穢悪嫌悪。インドの極刑に人糞を体にぬって野外

に放逐し、人がいない所に追い出すというのがある。この場合、たとえ人糞をとり去りけがれを除いたとしても街の人のいる処にいけば人々は杖でうち、人々に報せる。もしこの汚れた者にぶつかったりすると体をよく洗い、着ている衣類をぬぐ。

○中国弊薬批判の論拠。弊薬（習慣的に悪いくすり）すなわち黄龍湯を使って人を救おうとするのは卑しむべきで、中国の弊風、悪風である黄龍湯をつねに用いるというのは忌むべきものである。

○弊薬に代えるべき中国の上薬。中国には香り高い薬があるのに、なんでこのような上薬を飲まないで黄龍湯などを飲むのだろうか。自分でも飲むのが嫌なのに、なんで人に推めるのであろうか。とても人々には推めるわけがない。

中国の香薬は、蛇毒・さそり毒は除いて、硫黄・雌黄・雄黄の鉱物性薬剤があり、これらは中国ではありふれているので誰でも手に入る。もし中国南方の湿地帯特有の風土病（熱瘴）、例えばマラリヤにあったら、甘草・恒山・煎薬の苦参湯があり、これらを備蓄することもたやすいのである。乾姜・山椒などは朝に飲めば、さむけはよくなり、氷砂糖・砂糖は夜とれば飢や渇きもしない。

○中国仏教批判。中国の仏教者は釈迦の教えである仏典に背いている処がある。それは薬直衣《やくじきえ》（湯薬の衣包み）さえも貯えていないので、急に病になって倒れてもどうしようもなくなるのである。中国の仏教者は日頃、金銭を使っていながら、肝心の火急の時の事は考えていないので、湯薬の直衣である薬直衣をなおざりにしている。自分義浄はこの中国薬を普段から備蓄と、黄龍湯などの悪薬についてその非を強くいっておきたい。誰が中国仏教の非を悟らせるのであろうか。

中国の人は自分の処にある香薬、良薬を使わないで逆に黄龍湯のような悪薬を使っているのである。

三、『チャクラ』

文献『チャクラ』の内容から、いくつか書き出してみる。本書は、今迄述べてあるのと大差なく、ただ原理の説明が長くあり、少しく難解でもあり、主要な点にしぼってみた。

著者のリードビーダー（一八四七〜一九三四、八十六歳）はイギリスで生れ、長じて牧師を志した真面目なキリスト教徒であったが、次第にオカルト（神秘的な、超自然的なもの）に興味を懐き、インドにわたり、ヒンドゥー教の師につく。三十七歳（明治十七年、一八八四）にしてヨーガを学び、チャクラの覚醒がおこるようになる。一度帰国、六十六歳（大正二年、一九一三）の時、オーストラリアに赴きシドニーでキリスト教の活動をして、多くの著作を書いている。七十八歳（大正十四年、一九二五）には三た

びインドを訪れ、そこで本書を書いている。この頃より心臓疾患におそわれ、またオーストラリアに戻り八十六歳（昭和九年、一九三四）バースで亡くなる。

本書はチャクラの研究書でありヨーガの書でもあり、同書によるとチャクラはこのヨーガ書の中でもラージヤ・ヨーガに詳しく、ラヤ・ヨーガ（クンダリーニ・ヨーガともいう）の流派はチャクラに最も注意を払っているという。これによると㊟クンダリーニ（蛇の火と彼は訳している）を目醒めさせて下から一つずつがチャクラを通っていくとしている。

同書で特別目をひいた二図を示したい。

図3。右は日本、奈良、東大寺法華堂にある、梵天（ブラフマー神）の頭像。左はインドネシア、ジャワ、ボロブドゥール遺跡の仏像の頭部像である。右図を見ると頭毛が炎状に立っている。左図では頭毛が小さい丸がいくつも重なっている。頭髪のように見えるが、実はこれらはチャクラのエネルギーが体のてっぺんの頭部に突出し、放射している様相だという。

脊髄をインドではブラフマー神の神杖といい、この図4はギリシャのヘルメス（マーキュリー神）の神杖というもので、よく目にする。この神杖の有様はインドのクンダリーニ（蛇の火）を現わし、気流の管を表現しているという。スシュムナー、ピンガラ、イダーの中の気流の上昇とよく似ている。

この図からいうと、ギリシャ神話とインド古代の医学（アユー

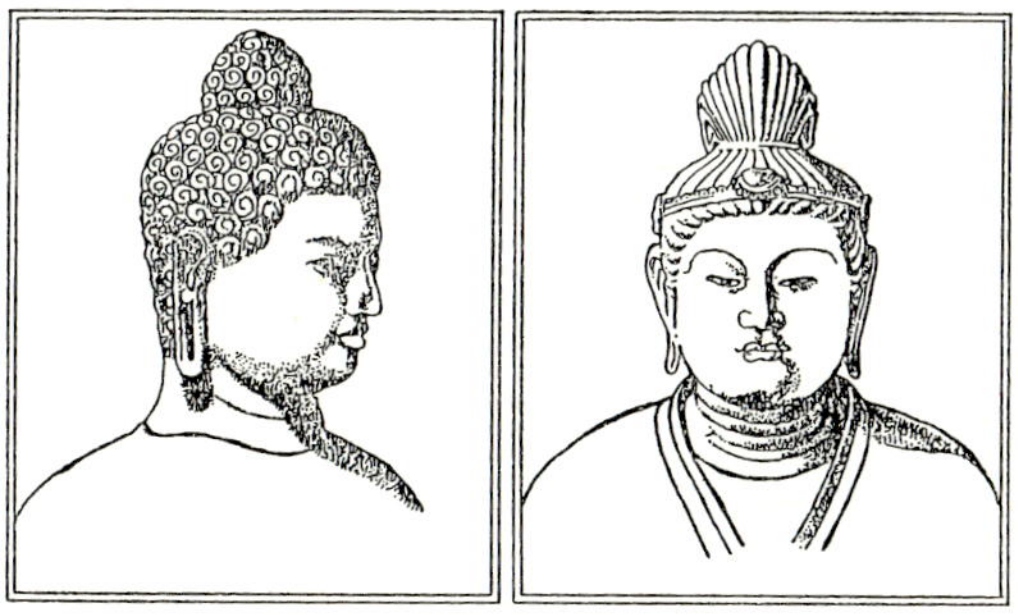

図3　仏像にみられる王冠のチャクラ
文献『チャクラ』P.29

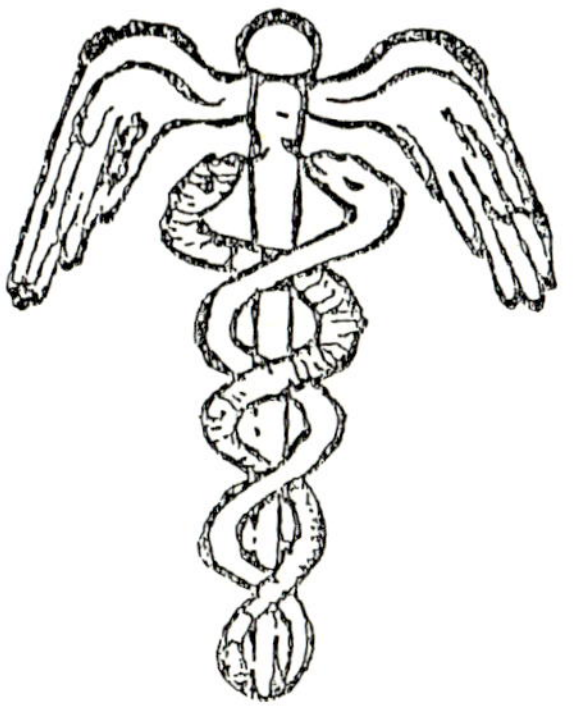

図4　ギリシャ、ヘルメス（マーキュリー）の神杖
文献『チャクラ』P.48

ル・ヴェーダもその一つ）に類似点があるといえよう。

㊟クンダリーニ。ヨーガで重視されるもので、尾骨附近にあるチャクラ（第一のムラダーラ・チャクラ）にひそんでいる一種の力をいい、シャクティ（性力）ともいう。それは男子の陰茎（リンガ）の囲りでとぐろを巻いている蛇の形で表現されている。リード・ビーダーは「蛇の火」といっている。要するに瞑想によってこの眠っているクンダリーニの力を覚醒させて、チャクラ（蓮華の花で表現）を開かせるのである。チャクラは中国の丹田（上・中・下）や、鍼灸でいう関元・膻中穴を経絡が通るところのツボと関係があることも強く意識したい。

四、ヨーガ書註解

本書の序文によるとヨーガとは、もともと精神を統一するという言葉であったが、インドでは解脱に到るための修行の方法とされ、その修行はのちにはインド全体に見られるようになり、インドの宗教、哲学に影響し、インド精神の基本的性格の一つになる。いわゆる六派形成され、その中の一つでインド思想の一つになったのがヨーガである。仏陀も菩提樹の下で大悟したともいうから、心統一の実践の伝統は広く東洋精神の根底を流れるものといってよいだろう。我が国に伝来した禅もそのルーツはインドのヨーガに求むべきであろう。しかし超自然的能力や医学的効果が必ずしも本来のヨーガが推していたのではなかったらしく、本来のヨーガの基本的精神は学派の根本聖典『ヨーガ・スートラ』によって明らかにされるべきものである、と記されている。以下本書を簡摘してみた。

○ヨーガの起源

ヨーガはいわゆる六派哲学の中でも学派としては独立性に乏しい方で、このことはヨーガが逆に普遍的でもありうる。そのヨーガの起源に二つの見方がある。一つはインド原住民（インダス文明をつくる）がすでにヨーガの先駆的なものをもっていて、ヨーガをしていたのを後続のアーリヤ人がうけついだ。二つには、アーリヤ人的なものと、土着のものが混合してヨーガができた、という説がある。

本書著者の考えは仏教が非アーリヤ的なものであると同じく、ヨーガも本来の土着的なものが主流であって、実践的なものは、モヘンジョダロのインダス文明の遺蹟に見られるようにこの頃すでにあった上に、アーリヤ人の産物である㊟ヴェーダの聖典の精神性が加味されてヨーガ思想が生れたのであろう。インド文化史がヒンドゥー化の歴史である事を考えると、特にこの土着的思想が示す役割は大きいといえる。

ヨーガという言葉はすでにリグ・ヴェーダにおいて「牛馬に装具をつける」という事から「準備する」「働くこと」などといっ

た意味に用いられていた。しかし何を意味しているのか不明であり、㊟ウバニシャッドになって始めて今のヨーガの意味に使われるのを見る（ウバニシャッドの中にもカタ・ウバニシャッドやそれ以外のものがある）。

○ヨーガ・スートラ

ヨーガの起源は判っきりとしない。すでにインダス文明のハラッパー遺跡から出土した印章にシバ神の前身らしい人物があぐらをかいて坐っている像がある。前六〜五世紀頃編纂されたという「ウバニシャッド」（とくに「カタ・ウバニシャッド」など）があり、前二〜四世紀頃にはこの「ヨーガ・スートラ」（伝、パタンジャリ作）が編まれてヨーガ学派が成立した。一方仏教でもヨーガが盛んに行われ、ヨーガは決して単一のものではなく、古くからいろいろの流派が生れてきている。すでにのべたようにヨーガ学派はラージャ（王道）、バクライ（信愛）、カルマ（行為）、ジャニヤーナ（智識）、マントラ（真言）、ハタ（強制）ヨーガ等がある。本書ではこのヨーガ・スートラを細かく分析している。

『ヨーガ・スートラ』の初めに「ヨーガとは心の作用の抑制である」と、ヨーガの定義がのべられている。その実習法は八つあり、一、制戒、二、内制、三、坐法、四、調息、五、制感、六、総持（凝念）、七、禅定（静慮）、八、三昧（サーマディ）などがある（この点はすでにふれている）。

『ヨーガ・スートラ』については五〇〇年頃から十九世紀にかけて、いくつもの注釈書がうまれてくる。

○仏教との関係

仏教は六派哲学のうちでも最もヨーガ学説に強い影響を受けている。それはまたヨーガ・スートラにも見られる。本書ではこの点も深く考察しているが、専門的にわたるので略した。

なお本書の後篇は『ヨーガ註』試訳となっていて、十世紀頃のヨーガ・バージャの内容を紹介している。

以上で本書の大約を終える。

㊟ウバニシャッド。古代インドの哲学書。インド思想のルーツを探るのに極めて重要なものである。バラモン教のヴェーダ（聖典）の四つの部門のうち最終部門の「ヴェーダの末尾」とか「ヴェーダの極致」といわれる。師弟が相対して坐り師から弟子に直接伝達される秘義を収録した文書で「奥儀書」とも訳される。その数は二〇〇種以上になるが、時代も古く内容も重要なものは十四ないし十七編位でこれらを「古ウバニシャッド」といい、前五〇〇年頃から前後数百年にわたって成立したものと考えられている。それ以後いくつものウバニシャッドの名をつけた文献がでて、これらを「新ウバニシャッド」といっている。

このウバニシャッドの長い期間中、特にその中心的思想とされ、後世に大きな影響を与えたのに「梵我一如」という思想がある。これは宇宙の本体としてのプラフマン（梵）と人間の本質的存在のアートマ

ン（我）とをそれぞれ最高の実在とし、この両者は同一であって、この同一性を悟る事が解脱が得られる道だというのである。インドにおける最も有力な思想になる。中国でいう「天人合一」的思想ともいえよう。ウバニシャッドの中ではじめて明らかになる「輪廻」の思想は以後インド思想全体に大きな影響を与え、仏教をはじめとするインドの宗教・哲学の諸派はみなこの輪廻思想を承認して何等かの形で輪廻から解脱することを理想としたのである。ウバニシャッドは十九世紀初めて西洋にフランスのデュペレによって紹介され、ドイツの哲学者ショーペンハウァーが大きな影響をうけたというのは有名なはなしになっている。

㊟ヴェーダ（ベーダ）。古代インドのバラモン教聖典の総称で、インド最古の文献。古代インドの神話、宗教や、その他いろいろな当時の社会情勢を知るのになくてはならないものである。「ヴェーダ」という言葉は元来、「知る」という動詞から、智識一般をさすようになり、さらに宗教的知識を収めた聖典という事になる。

バラモン教は元来前一五〇〇年前後にインド亜大陸に侵入してきたインド・アーリヤ人の民族宗教であった。祭儀を行い、それは神々に供物を捧げ、その恩恵をうけるために行った。この際、その様式、祭文等を記した文献類がヴェーダで祭官が司っていた。

ヴェーダは一つではなく「リグ・ヴェーダ」「サーマ・ヴェーダ」「ヤジュル・ヴェーダ」等が初めでき、のちに通俗信仰と共に発達した「アタルバ・ヴェーダ」がでてきて、これら四つを四聖典とする。この四ヴェーダは更らに内容が四つの部門に分れる。すなわち、一は「サンヒター・マントラ」（儀式で唱えられる賛歌・歌詞・祭詞・呪文を集め「本集」といわれる）。二は「プラーフマナ」。サンヒターにつづく文献で、祭式の行事規則と祭式の由来や意味を説明している。三は「アーラニヤカ」。秘密儀式や神秘的教義を記したものでアーラニヤとは森林を意味している。四は「ウバニシャッド」で梵我一如の思想を具体化して問答形式になっていて、「ヴェーダの終末」「ヴェーダの極致」といわれるものである。このように、四部門の中のそれぞれの四種のヴェーダ、すなわち十六組のものから成り立っているわけだが、各派とも分裂をくりかえし新らしく学派をつくり、ヴェーダもいろいろ生れて淘汰され現在では十数種が残っているにすぎない。

「ヴェーダ」はバラモン教では人の手によるものではなく、神の啓示をうけた聖仙から伝えられたものといっている。

「ヴェーダ」の成立は確定する事はむずかしく、その成立を前期と後期に分けられている。

前期（前一五〇〇～前一〇〇〇年頃）。インド・アーリヤ人がインドに侵入した頃で先住民を駆逐しつつ、パンジャブ地方で牧畜を主とした、農業を始めた。自然を神格化した多教の神々を崇拝し、火をたき、供物と賛歌を捧げた。その中に「リグ・ヴェーダ」という賛歌集が編まれた。この頃のアーリヤ人はラージャンという首長のもとに部族が集まり、鉄はまだ知らなく青銅をつくっていた。牛が最も重要なもので馬は戦車のように戦いに使われていた。この頃すでにインダス文明は衰退していたがなお高度な農業はあり、次第に互いの融合が行われるようになる。

後期（前一〇〇〇～前六、七〇〇年頃）。アーリヤ人の一部は東進してガンジス河流域に到り、この地で農業を営むようになる。鉄の使用も前八〇〇年頃より普及していった。水田をつくり、稲を栽培して生活が豊かになってくる。この頃「ウパニシャッド」を初めとする文献がつぎつぎ生れてくる。王権が生じて一方、宗教的権威が亢り祭式を独占したバラモンが生れ、階級的に社会の格差、上下関係や職業別が生れて、のちのカースト制につながってくる。カースト制とはクシャトリヤ・バラモン・バイシヤ・シュードラの四階級をいう。後期時代には政治・経済・社会・文化の発達を基にして、次の仏教成立の繁栄時代を迎える事になる。

以上、インド古代医学を中心にしてのべたが、医学面から横道にそれているといると思われるにちがいない。しかし、近著『道教医学とその周辺』にものべているが、医学は決して単独に独立してあるのではなく殊に古代ではその背景、つまり宗教を中心として、歴史、地理、地勢、気候風土、風俗、人種など社会全体を見渡して考える必要がある。インド古代医学も中国古代医学もそのもとは自然観より発し巫や巫医という時代をへて、巫と医が分離して初めて（宗教よりも分れて）、単独に医学が成立して来た事は筆者のかねてから主張している処であるが、インド医学ではなおその残りはあり、このインド古代医学はそれを如実に我々に教えてくれ、枝葉を見ないで樹の根を見るとはまさにこの事なのである。

我々は中国医学、ひいては日本漢方には、すでに充分な知識をもつようになったが、同じ東洋の伝統医学であるインド医学については余り理解していなかったといえるだろう。すなわちアユール・ヴェーダを基とした医学は現在もなおインド社会では実践され、人々はその恩恵にあづかっている。この伝統医学は教育機関をもち、病院もあるし、その医師もいる。ここに書いたのはこの点につき関心をもつ端緒になっていただけたら幸いである。

なお、今ではどうなっているか分らないが、大阪大学丸山博教授主宰の「アユール・ヴェーダ研究準備会」の機関誌『アユール・ヴェーダ研究』が一九七〇年よりあった。準備会員の中に宗田一・中川米造・難波恒雄・幡井勉氏等の名を見る。

ここで『印度蔵志』と、義浄の『南海寄帰内法伝』の中の医学的事項を追加させていただいた。

平田篤胤の時代から玄奘の『大唐西域記』まではすでに一〇〇〇年以上たっている。しかしこの江戸時代、インドを知る事少なく、西洋諸国よりインド地図が招来され、彼はそれにも触発され、インド古代の様相を極めるべく玄奘のものをベースとして大著を書いた。本稿ではその「印度国俗品上中下」の簡紹で医学的関係の処を見て、また古代インドの地理、歴史、宗教にも及んだ。インド宗教はバラモン教より初まり、仏教との関係あって、ヒンドゥー教となり、さらに仏教がインドをはなれ、医学は古代医学をひきづってアユール・ヴェーダなどになり、現在でも日常

インドの医学の柱になっている。また中国の中医学と結びついた仏教医学となって生きている。篤胤がここで書いている主な医療は第一に絶食で、油を体にぬり、たらし、鼻から水を注ぐ等の事が記している。絶食と安静や沐浴（疲れるのは体によくないとされる）であった。薬は阿黎勒を主要なものとしている。

　義浄は『南海寄帰内法伝』を書くが、玄奘より約五十年たっていて海よりインドに渡っている。四巻のうち巻三がインド医学の紹介になっている。

　一〇〇〇年以上も前の様相を見聞記として報せてくれている貴重なものである。

　その第三巻、二十七、二十八、二十九章にインド医学（アユール・ヴェーダ―インド医学、インド仏教医学）を見る事ができる。義浄自身、医学を志してもいたので当時の有様がよく分る。

　その主な処は、インド医学の特色はまず絶食から初まる。絶食と疲労は病因の大きなもので、絶食も多期間にわたる事がある。その留意点や方法をくわしくのべている。また彼はインドから見た中国の仏教、医学の批判もしている。医薬については中国とインドでの異なるものがあり、また中国の弊薬（悪薬）について書いている。当時中国ではこのような薬を使っていたのであろうか。仏教では天台宗の祖、慧思（智顗の師）と禅の関係など、また茗（茶）の効用も記されている。

　『南海寄帰内法伝』については和訳本（宮林昭彦氏他訳）を大いに参考にさせていただいた。感謝申し上げる。

参考文献

(1)平田篤胤全集第十一巻、平田篤胤全集刊行会、平凡社、一九七七年二月
(2)現代語訳、南海寄帰内法伝、義浄撰、宮林昭彦他訳、弘蔵館、二〇〇四年四月
(3)チャクラ、C・W・リードビーダー著、本山博、湯浅泰雄訳、平河出版、一九七八年
(4)ヨーガ書註解、本多恵著、平楽寺書房、一九七八年四月

五、シッダ医学

はじめに

今般、医聖社から『チャクラ・丹田・奇経八脈と禅』というのを出版させていただいた。同書を読んでいただけたら判るが、チャクラや丹田が奇経八脈の任脈・督脈、道教内丹術の小周天・大周天及び禅との底流に結びつきがあるようだと、どなたにも感ぜられるとおもう。

つまり古くインドと中国とでは何処かで係わりをもっているとおもわれる事が分った。しかしそれを実証するものもなかったが、最近、『アジアの伝統医学』（幡井勉他、出帆新社、二〇〇四年六月）を読んだところ、そこに佐藤任氏の『シッダ医学概論』ともう一つ『アジアの医学』（赤松昭彦他訳、せりか書房、一九九一年七月）も参考にした。これをお借りして、その内容を簡単に紹介し、インドと中国の結びつきの一端として紹介したい。

一、シッダとは

シッダにはいくつもの意味がある。まずインド半島南端にタミル・ナドウ州というのがあり（地図参照）、古くからドラヴィダ語系のタミル語を話す人達がいた。スリランカと海を隔てて対し、マドラスという大都会があり、旧フランス領のポンジシェリーもある。ここの人達はスリランカを初め、インド中高地、東南アジア、南アフリカに移住している。このタミル地方の伝統的医学がシッダ医学で、一八八五年のインド政府の発表ではインド全体でアユールヴェーダ、ユナニ（アラビア医学）に次いで普及している伝統医学だという。

次にシッダというのは、元来はインド哲学用語で、サンスクリット語で「完成した者」という意味があり、転じて修行を完遂した人や、完成してえられる神通力を意味する。また半分は人、半分は神といった清浄さと神聖さを備え、八種のシッディ（Siddi、後述）という超自然的な神通力をもつものといわれ、一説では八万八千人もいたという。シッダという言葉はこのシッディからきている。シッダはこのように、中国の仙人に似ているが、シッダは感得し、神を見、解脱し悟り神と合一した人で、世俗とは一切離れる。このシッダによる医学がシッダ医学の由来とするところである。

シッダ医学の古典はタミル語で綴られている。シュダはシッディ（前述）という神通力に近いものをもっているが、その八大成就をもって初めてなされる。この八つとは、シュバ神がもっているという八つの超自然力で、

一、アニマー：微細化。自分又は他人を極細化し、他の物体に進んでなれる。死体の中に入って命を与える事ができる。

インドとパキスタン

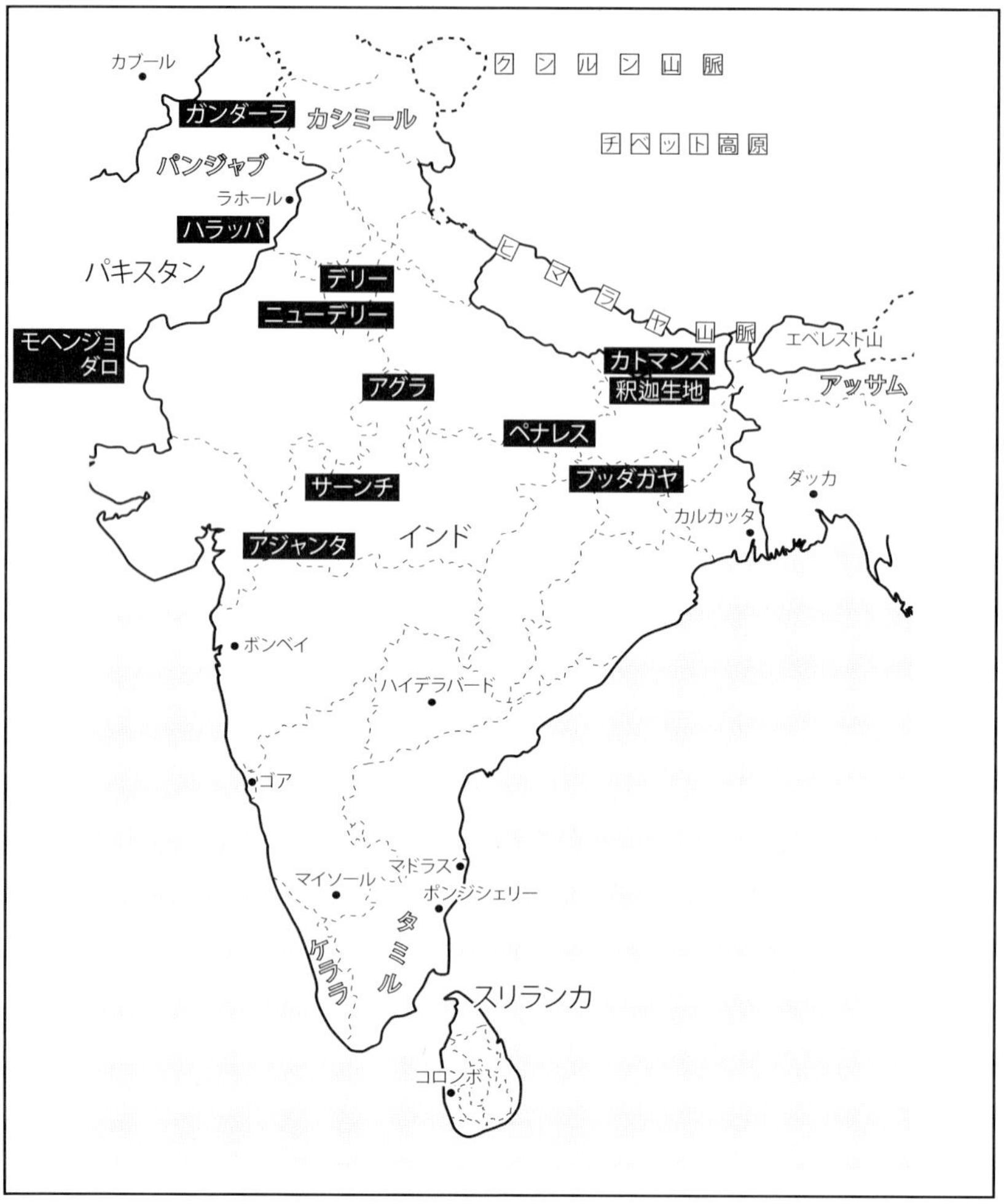
クンルン山脈
チベット高原
カブール
ガンダーラ
カシミール
パンジャブ
ラホール
ハラッパ
パキスタン
デリー
ニューデリー
モヘンジョダロ
アグラ
ヒマラヤ山脈
エベレスト山
カトマンズ
釈迦生地
アッサム
ペナレス
ブッダガヤ
ダッカ
サーンチ
カルカッタ
アジャンタ
インド
ボンベイ
ハイデラバード
ゴア
マドラス
マイソール
ポンジシェリー
タミル
ケララ
スリランカ
コロンボ

タミル

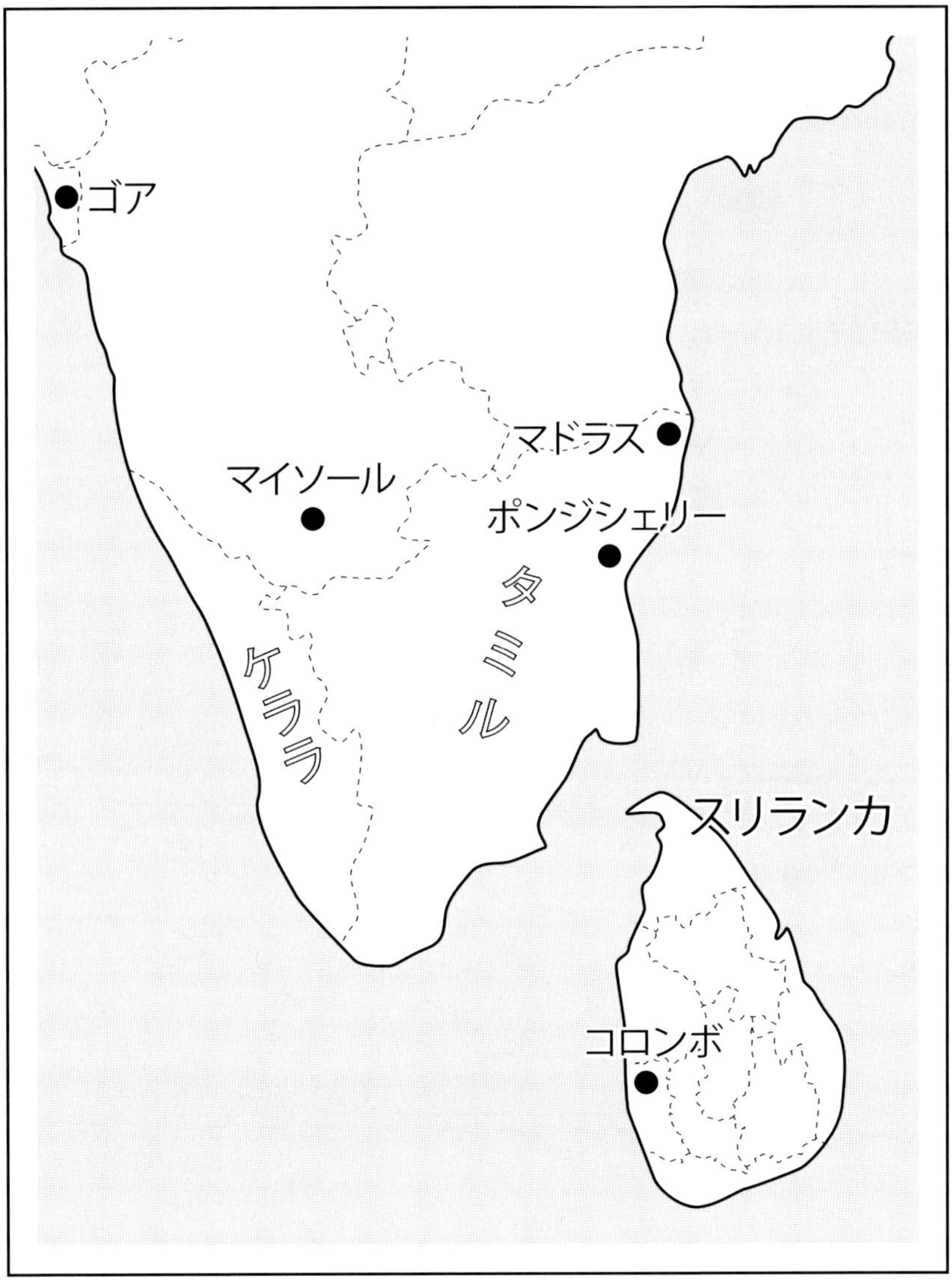

二、マヒマー：増大、巨大、拡大。自分の体を極大化できる。自分の体の中に宇宙を包みこみ、口を開けては宇宙の全てを見せる。

三、イラキマー、ラギマー（軽性）：自分や他人の重みを制圧して軽くする能力。自分を羽のようにして空中や水中を浮揚できる。

四、カリマー、ガリマー（重性）：体重や体を増大させ、自分を山のように重くして、他の力で動かない不動のものとする能力。

五、ピラーッティ、プラプティ（能得）：未来を予言できる。鳥獣の言葉を理解できる。

六、プラーカーミヤム（自在術）：自然の障壁を破ってどこにも自由にいける能力。（またはプラカミヤ：死ぬまで若いままでいられる能力）

七、イーチャットゥヴァム、ヴァシトゥヴァ（得自在）：あらゆる生命体を支配できる能力。

八、ヴァチットヴァム、イシャトゥヴァム（神通力）：自然の流れに魔法をかけ変化させて別の形や性質に変える能力。それによって神の業をえることができる。

このうち三、六、八などは全く神仙術、仙人と同じであるといえる。

またシッダは前著『チャクラ…』でもあるように、修行により会陰下部（ムーラーダーチャクラ）にある、チャクラにすむというクンダリーニ（蛇の火。蛇がとぐろをまいているようになっている）を目覚めさせ、スシュルナーナーディ（中央気脈）の中を脊椎に六つあるチャクラを一つずつ昇って頭頂のサハスラーチャクラにいるシバ神と合体して解脱できた者ともいう。

二、シッダの歴史

シッダ医学の起源についてはいろいろあり、一つにかつて大昔インド洋にあった幻の大陸（レムーリア大陸）があったが数度の大洪水で水没し、人々は各地に分れる。その人達の医学であったという説。二つは地中海起源説。シッダ医学を担うタミル地方の人々はドラヴァイダ族が多く、彼等は元来地中海地方を出自とするが、インドアーリア人の圧迫でここインド南端タミルにやってくる。彼等は冶金術に秀れシッダ医学に金属、鉱物の薬物がある理由という。三つ目の説として、シッダ医学は有史以前よりタミル地方に伝わっていたもので、伝説によるとシッダ医学の聖者、アガスティヤルが創めたという。また別説にシヴァ神がナンディに伝え、その弟子がアガスティヤルだったという。従ってシッダ医学の初まりは特定できない事になる。

伝えられるところでは、タミルのシッダの主なものは十八人いたというが、前述した通り多数のシッダがいた事になる。この中のシッダで重要とおもわれるシッダを挙げてみる。

一、ティルムーラル。五世紀頃の人という。タミルのシッダの中の先駆者であり、影響を与えた人で「シッダの父」ともいわれる。彼はシッダとは「ヨーガで生活し、ヨーガの力でシャクティ（性力、神の力）を見て、解脱できること」といい、もともとカイラーサ山（インド神話でヒマラヤ山中にあり、シバ神のいるところといわれる）に住んでいたスンダラルというヨーギ（修行者）であり、シバ派の中心地・ティルヴァドゥトゥライの菩提樹の下で長く瞑想し三昧の境地（サマーディ）に達して、ティルムーラルといわれるようになる。彼の著作は、ナーディー（気脈）について初めて書いたシッダであり、ヨーガの論理も初めてシッダの医学方面に導入した最初の人である。治療よりも予防を優先すると考えていた。

二、ボーカル（ボーガナタール）。その生れはなお論争中であり、中国からタミルに遊学した中国人であろうという説と、彼はティルムーラルの弟子の学生であったが、更らに智識を広めるため中国に赴いたともされる。いずれにしろ中国と関係のふかい人物であったらしい（その年月は書かれていない）。ヨーガとかチャクラの思想、インド医学が中国に渡っていたという証しにもなる。達磨（南インド、バラモンの生れ。中国で少林寺を創め、中国禅宗の祖とされる）がやはり六世紀頃中国に禅宗をもたらしたというのと思い合わせるとこの頃、案外彼等の往来はあったようである。ボーカルは錬丹術にもふかく、中国の錬丹術のようにシッダ医学では水銀・硫黄等を重用していた事などからインドと中国との関係があったとおもわれる。彼の弟子ブリバニも中国人であったという。ボーカルはタミルから航路中国に渡り、航海無事のため中国人の死体に自分の体をのりうつしたという。それから自分をボーヤンと名乗り、ボーヤンは老子として知られるようになり、タントラヨーガの実践で多くの中国人の弟子を教えたという（M・ゴーヴィンダン著による）。ボーカルはエジプトやイタリアなどにも行って薬草をもち帰った。これでシッダ医学の薬理方面はさらに発展した。

三、アガスティアル。いろいろの名前をもっていて彼は眼科・薬理・外科・疾病の分類などの著があるが、脈診を強調している。また医師の倫理、道徳や医師の務めをのべ、「インドの医師の王」「シッダ医学のヒポクラテス」と言われている。彼とヒポクラテスとの間には、ことに病気の予後と診断についていくつかの奇妙な一致があるという。

三、シッダ医学の内容

シッダ医学の医師は、薬物学・占星術・長生術・脈診・病因論・治療法・診断・予後について深い智識を有し、一方ではことに神を信じ、慈愛と博愛の精神をもって無欲な心で患者に接すべきであると説き、報酬は過度にわたらない。全ての欲望をたち、神に祈り涅槃（ニルヴァーナ）に達するよう努力し修行すべきで、

「シヴァー・ヤ・ナー・マ」（シヴァ神に帰依する）という言葉を絶えず瞑想し、薬を与える時もこの真言（マントラ）をくりかえす。また医師の守るべき道、患者についての注意点をこまかくのべている。

シッダ医学の目的は他の医学と同様に病気の予防と治療にあるが、他に体を鍛えるという医学でもある。すなわち身心統一、梵我一如ともいうべき身体成就を目的とする。これは神になるためのもので、ヨーガ（瞑想）・座禅・霊薬（エリクシル）の服用等がある。こうして修行が完遂すれば自由に空中を飛び、あらゆるものを可視する力をえるという。この瞑想と薬物を用いるのは生きて解脱に到るためのもので生身解脱（ジーヴァンムクティ）であり、もう一つ、死後の救済、死後解脱（ヴィデーハムクティ）があり、これらがインドの救済観になっている。

シッダ医学では不死の霊薬につよい関心をもち、ことに水銀と硫黄は重要とした。十一世紀頃の錬金術『水銀の無限の力』という著には「水銀と硫黄はその使い方で神酒にも毒にもなる。定めに従ってのべば神酒になるが、守らないでのべば毒になる」と書かれている。

神を感得する方法を示したシッダはヨーガシッダというが、これは、体を重視するもの（薬物の摂取と健康維持）と、体内に内在する神を重視する方法とがある（ヨーガを行って身体の不死を図る）。この両者はいってみれば同一のようなもので、自分の体を通して神を感得するか、直接に神を感得するかのちがいである。

シッダ医学はこの身体的修業、鍛練で自分の体を病気から守ることによって神に近づき、体は霊魂の器として体をより強くするのを目的とした。身体を強くすることにより人は長生が可能になる。そのためにシッダの医学ではいろいろな薬物、鉱物、毒物などの特質を調べ、それらを適切に使った。なかでも金属を薬物として使ったのは特色があった。（中国の練丹術、神仙術の鉱物の用い方とよく似ている。前著『チャクラ…』にある『南海寄帰内法伝』によると、インドでは鉱物類の薬物を見なかったとあるのに較べると、中国の影響もあり、また逆に中国にインドの影響があったといえよう。）

四、シッダの身体観・自然観

シッダによれば、多くの病因は「呼吸の秘密」を知らないためという。呼吸を調節、コントロールすることで、怖れ、悩み、欲望、憎しみ、怒り、嫉妬、憂鬱、悲哀などの感情から解放され、生殖器官に強さを与え活発化させる。一方、シッダ医学では不死の体をつくるため健康な体をつくり、病気から守り、幸福を得ようとする身体成就という方法を編みだした。これにより身体は若々しくいつまでもあって、アユールヴェーダの長生法（若返り法）に相当している。その方法として

●呼吸をコントロールすることによって血流循環を促し、内分

泌機能を守る。
●セックスでは射精しないで身体の再生のために活用して性エネルギーを保存する（中国道教の房中術、養生術の環精補脳と同じである）。
●薬草の利用
●チャクラへの集中
●金属灰（バスマ）の状態にした化学的、錬金術的な薬物の調製。
●人体の排泄物や分泌物の調剤（『南海寄帰内法伝』によると、中国の人糞よりつくった黄龍湯を極めて反論している。また道教経典の『太平紀第七巻』に「食糞、飲其小便」という字句があり、何らかこれらを使っていたらしい）。

自然観としてはシッダによると、人体は大宇宙に対して小宇宙とあり（中国の自然観と同一である）、この宇宙はもともと原子からなり、それが人体の五感覚と一致する五元素、すなわち「地・水・火・風・空」が全ての宇宙の物質の基礎であるとする（中国の五行説と似ている。地・水・火・風・空は初め地・水・火・風の四元素説であったが（四大四病など）、のちに空（五行説の土と同じ意味に似ている）という概念が加わる。この場合、空元素は風・火・水・地の原子から展開して無限で全てのものを包含するという）。

宇宙、太陽、月、星や生物、鉱物など宇宙に存在する全てのものは八四〇万個あるというが、これらは全てこれら五元素のいろいろな割合で成りたっているという。

五、シッダ医学の実際

シッダは基本的には修行者（ヨーギ）であり、副次的に医師である。この点道教でいう医宗同源、道士は医師でもあったことによく似ている。

(一) シッダ医学の特徴

診断法として脈診・眼診・声診・触診・色診（肌色）・舌診・弁診・尿診などがあり殊に脈診と尿検査は特色がある（漢方の望・聞・問・切診と同じようである）。

●脈診。脈診する時は、精神を集中させ、脈の速さ（速いかおそいか）、張力（圧力）、脈の間隔（整か不整かを、橈骨、頚動脈、心臓、幼児では頭頂の大泉門の搏動等で、男性は右、女子は左側の橈骨がよいとされる。五本の手指はそれぞれ五大に関係し、第一指は地、第二指は風、第三指は火、第四指は水、第五指は空に対応している）。

●尿検査。色調が濃赤色、又はミルク状の白色は悪性、不透明、乳白色のものは五大の風の異常、濃い黄色味で赤いのは火の異常、濃い黄色は黄疸、泡の多い尿は水の異常という。また胡麻油を一滴、尿を入れた容器にたらし、その油が散っていく様子で診断する。油滴が長く伸びれば地、四方に拡るのは火、花模様のようにみえれば水の異常、油滴が分離しなければ治り、沈めば治りにくい病気である。その他、その油滴の形が花や動物等に見え

る形で良否をきめる。

薬物の服用はシッダは占星術の知識が必要で星宿、曜日（月、水曜は無効、火・木・日曜は良い）、日時、月の干満にも関係するという。

またシッダでは薬物を敵と味方に分ける。敵とは他の薬物と混ぜると副作用をおこしたり、効かなかったりする。味方のものは混ぜると効力がましたり、結果がよくなる事をいう。

㈡シッダ医学の薬物

いろいろな形態があり、製造法、製剤内容、使用法もまちまちであるが、一応重要な所をふれておく。

●精粉薬。丁字、シナモン等の植物性薬物を精粉にしたもの。疝病、しゃっくり、萎黄病、精液漏、リウマチ、性機能不全、不眠症などに用いる。

●粗粉薬。鉄屑、乾燥したマンゴーの若葉等を目の粗いもので粉にして、貧血、黄疸による腹水、浮腫、肝や脾臓の腫厚等に用いる。

●煎じ汁。樟脳、乾姜等からつくり、コレラによい煎じ薬。胃痛、捻挫、鼓腸等にも使われる。

●糖菓類。生姜、砂糖、蜂蜜等でつくる。嘔吐、胃腸の炎症、食欲不振、消化不良に使われる。

●丸薬。錠剤で水銀、硫黄、辰砂、錫、鉛、硼砂、銅、コブラの胆嚢等をすりつぶし軟膏とする。また阿梨勒等もコブラの胆嚢とまぜ、すりつぶして丸薬とする。発熱、高熱によるうわごとに用いる。

この他、硫黄、鶏冠石、トリカブト、雄黄、辰砂、天然磁石等に生姜を加え丸薬にする。肝臓、智識不全、貧血、黄疸、しゃっくり、うわごと、気絶、てんかん等に用いる。

●軟膏。阿魏、水銀、岩塩、硼砂、トリカブト、鶏冠石、雄黄、ヒマシ油、等をトウダイグサ科のクロトンの種を油であげて軟膏とし、まぜる。痔出血、膿瘍、癰、乳癌等に用いる。

●薬用油。普通は胡麻油を用いるが、ヤシ油、ヒマシ油、卵黄油、蜜蠟等も用いられる。浴用油（週二回）と内服用油がある。

●金属灰。原料になるものを煆焼法でつくる。灰になると金属灰は微細な粒子、分子となり、多くはコロイド状になり、これを酸化と磨砕によって極く細い粒子とする。金属や鉱物はそのままでは生体には吸収されないので、このコロイド状になると中毒も防げるという。シッダ医学では活力剤の効果としての使用もある。材料としては水銀、硫黄、天然磁石、鉄屑、岩塩、硼砂、アロエ液等がある。亜鉛・水銀の金属灰（痔疾、痔瘻）。亜鉛、アロエ（痔疾、下痢、赤痢）、人間の頭蓋骨骨片（多量）・生姜汁等の鍛焼灰（幻覚、痙攣、気絶、狂乱、精神異常）。黄金屑、トウダイグサ科の植物等と金属屑（結核、萎黄病、神経衰弱、催淫剤）、また鉛丹・酸化鉛からつくるアユールヴェーダにもあるものもあり、適応症は貧血、るいれき、疝病、頭痛、リウマチ、痔疾、子

宮疾患、睾丸炎、胃潰瘍、筋肉痛、あかぎれ、梅毒、ヘルニア、結核、リンパ腺炎、腸の吸収不全等である。これら鉱物、金属類を薬として使うのが多いのは、このタミール地方の地図でみると鉱山が多い事が分り、これらが関係していると思われる。

おわりに

シッダ医学という我々には馴染のうすい名前の伝統医学がインド半島南端のタミル地方（スリランカに対している）に有史以前からあったという医学のはなしである。シッダの研究は最近からで一般に知られるようになり、インドではアユールヴェーダ、ユナニ（アラビア医学）に次いで普及しているという。シッダとは「完成した者」という意味があり、クンダリーニヨーガ（シヴァ派ヨーガ、性力派ヨーガ）を成就して解脱をえた者で身は軽く、自由にどこでも行け、空中をとび、神通力を備えた中国の仙人のようでもある。シッダの中で著名な者は五〇〇年以後の事であり、その活動年もよく分っていないが、中国人という者や、中国に行ったともいわれるシッダがいる。シッダ医学が今まで余り知られてなかったのは師弟伝承で反バラモン的でもあったためで、インドの南端、タミル地方にのこり、そこの人々、ドラヴィダ族の伝統医学でもある。彼等は冶金術に秀でていたためシッダ医学では水銀、硫黄、鉛等の鉱物を使う事が多い。これはまたシッダの中に中国人もいたというので、或いは中国の外丹（錬丹術）と関係があるのかもしれない。

このようにいろいろ考え併せると、シッダ医学の特色はインドの地方的伝統医学であるが、中国医学との関係は今後の研究にゆだねたい。

平田篤胤が『チャクラ…』や前著『中、近世…』でものべているように医学―国学―道教―インドと思考が変っているのと同じく著者も偶然の一致とはいい、較べるのもはばかるが、医学―道教―神話・伝説―道教―インド医学と書いてきたのと範を同一にしている。

参考文献

㈠アジアの伝統医学、幡井勉、他、（シッダ医学概論、佐藤仁）、出帆新社、二〇〇四年六月。
㈡アジアの医学、ピエール・ユアール他著、赤松昭彦他訳、せりか書房、一九九一年十月

本論は両書を参考、引用している。深い感謝をのべておきたい。

あとがき

健康とか、健康長寿という言葉の響きには身体健康・丈夫な体で長生きをするというように思いがちだが、一つ「心の健康」ということを忘れがちではなかろうか。道教では「精気神」を重視するが、認知症とか、うつの状態では、このうちの神（心）がおかしくなり、やがて精気（身体的機能）にも変化を産むようになる。

一方、体の病気では精や気がまずやられ、体力、エネルギーは消耗し、やがて神（精神的状態）も侵されてくる。誠に身（体）と心（精神）は一つであり、両者が全うしていれば健康ということになる。まさに「身心一如」「梵我一如」なのである。スポーツでただ記録を伸ばせば称えられるが、そこに心（精神）がこもっていなければ空しいものになってくる。道教でいう「偽道長形、真道養神」とは、まさにこの点をついているのである。

著者略歴

昭和 3年5月	東京市神田に生まれる
昭和25年3月	順天堂医学専門学校　卒業
昭和25年4月	国立東京第一病院　実地修練
昭和26年4月	順天堂大学医学部　産婦人科学教室　入局
昭和37年3月	同退局
	この間　医学博士　助手兼講師
昭和38年7月	東京都小平市に吉元病院を開設
	次いで吉元医院に改称、現在に到る
昭和60年7月	順天堂浦安病院　産婦人科（漢方鍼灸外来）
平成11年3月	同退職
	この間　非常勤講師

米国カリフォルニア州鍼灸師、
ドイツ鍼アカデミー名誉会員、
香港港九中医師公会名誉会長を歴任

道教と医学 論文集（第2巻）

2020年11月10日　第1刷発行

著　者　吉元 昭治
発行者　谷口 直良
発行所　㈱たにぐち書店
〒171-0014　東京都豊島区池袋2-68-10
TEL. 03-3980-5536　FAX. 03-3590-3630
たにぐち書店.com

乱丁・落丁本はお取替えいたします。